JN219109

Standard Textbook

標準形成外科学

監修

鈴木　茂彦　浜松ろうさい病院名誉院長

編集

岡崎　睦　東京大学教授

森本　尚樹　京都大学大学院教授

医学書院

標準形成外科学

発　　行	1975 年 9 月 15 日	第 1 版第 1 刷
	1982 年 5 月 15 日	第 1 版第 2 刷
	1987 年 9 月 15 日	第 2 版第 1 刷
	1992 年 12 月 1 日	第 2 版第 2 刷
	1995 年 3 月 1 日	第 3 版第 1 刷
	1999 年 7 月 1 日	第 3 版第 3 刷
	2000 年 3 月 1 日	第 4 版第 1 刷
	2006 年 6 月 1 日	第 4 版第 6 刷
	2008 年 3 月 15 日	第 5 版第 1 刷
	2010 年 6 月 15 日	第 5 版第 2 刷
	2011 年 11 月 15 日	第 6 版第 1 刷
	2016 年 12 月 1 日	第 6 版第 5 刷
	2019 年 1 月 1 日	第 7 版第 1 刷
	2022 年 8 月 1 日	第 7 版第 3 刷
	2025 年 2 月 1 日	第 8 版第 1 刷Ⓒ

監　　修　鈴木茂彦（すずき しげひこ）

編　　集　岡崎　睦（おかざき むつみ）・森本尚樹（もりもとなおき）

発行者　　株式会社　医学書院

代表取締役　金原　俊

〒113-8719　東京都文京区本郷 1-28-23

電話　03-3817-5600（社内案内）

印刷・製本　三報社印刷

本書の複製権・翻訳権・上映権・譲渡権・貸与権・公衆送信権（送信可能化権を含む）は株式会社医学書院が保有します.

ISBN978-4-260-05764-6

執筆 （執筆順）

門松　香一　昭和大学主任教授
永竿　智久　香川大学主任教授
覚道奈津子　関西医科大学教授
貴志　和生　慶應義塾大学教授
髙木　誠司　福岡大学教授
中井　國博　福井大学教授
冨田　興一　近畿大学教授
中川　雅裕　浜松医科大学教授
久保　盾貴　大阪大学大学院教授
小山　明彦　福島県立医科大学主任教授
清水　雄介　琉球大学大学院教授
多久嶋亮彦　杏林大学主任教授
権太　浩一　東北医科薬科大学教授
水野　博司　順天堂大学教授
小室　裕造　帝京大学教授
奥本　隆行　藤田医科大学教授
松村　　一　東京医科大学主任教授
八木俊路朗　鳥取大学教授
四ツ柳高敏　札幌医科大学教授
鳥山　和宏　名古屋市立大学教授
古川　洋志　愛知医科大学教授
宮脇　剛司　東京慈恵会医科大学主任教授
沼尻　敏明　京都府立医科大学病院教授
力丸　英明　久留米大学教授
杠　　俊介　信州大学教授
今井　啓道　東北大学大学院教授
森山　啓司　東京科学大学大学院教授
淺野　ふみ　昭和大学言語聴覚士
垣淵　正男　兵庫医科大学主任教授
荻野　晶弘　東邦大学教授
山下　修二　川崎医科大学教授
橋本　一郎　徳島大学大学院教授

清水　史明　大分大学医学部附属病院診療教授
三川　信之　千葉大学大学院教授
上村　哲司　佐賀大学教授
東　　隆一　防衛医科大学校教授
副島　一孝　日本大学教授
島田　賢一　金沢医科大学教授
林田　健志　島根大学准教授
関堂　　充　筑波大学教授
林　　礼人　横浜市立大学主任教授
林　　利彦　旭川医科大学教授
森本　尚樹　京都大学大学院教授
小川　　令　日本医科大学大学院教授
漆舘　聡志　弘前大学大学院教授
成島　三長　三重大学教授
元村　尚嗣　大阪公立大学大学院教授
松﨑　恭一　国際医療福祉大学教授
市岡　　滋　埼玉医科大学教授
寺師　浩人　神戸大学大学院教授
荒田　　順　滋賀医科大学特任教授
松田　　健　新潟大学教授
飯田　拓也　獨協医科大学主任教授
岡崎　　睦　東京大学教授
櫻井　裕之　東京女子医科大学主任教授
森　　弘樹　東京科学大学主任教授
牧口　貴哉　群馬大学医学部附属病院診療教授
百澤　　明　山梨大学教授
櫻庭　　実　岩手医科大学教授
吉村浩太郎　自治医科大学教授
赤松　　正　東海大学教授
朝村　真一　和歌山県立医科大学教授
佐武　利彦　富山大学教授
武田　　啓　北里大学主任教授

歴代監修者・編集者・執筆者一覧 （五十音順）

青山　　久	赤川　徹弥	朝戸　裕貴	安瀬　正紀	石郷岡　純
井砂　　司	磯貝　典孝	市田　憲信	一瀬　正治	一色　泰成
稲川　喜一	今井　　進	上田　和毅	上田　晃一	内田　　満
内沼　栄樹	大久保文雄	大慈弥裕之	大塚　　壽	岡崎　恵子
岡田　忠彦	小川　　豊	尾郷　　賢	鬼塚　卓彌(＊)	小野　一郎
柏　　克彦	梶川　明義	加藤　正子	上石　　弘	亀井　　譲
川上　重彦	木股　敬裕	木村　智江	清川　兼輔	清澤　智晴
楠本　健司	熊谷　憲夫	栗原　邦弘	光嶋　　勲	幸地　省子
児島　忠雄	小林誠一郎	酒井　成身	佐々木健司	佐々木　了
佐藤　兼重	沢田　幸正	柴田　　実	陣内　卓雄	菅原　康志
杉原　平樹	須佐美隆史	添田　周吾	田井　良明	髙戸　　毅
田嶋　定夫	館　　正弘	田中　克己	田中　嘉雄	谷野隆三郎
田原　真也	鳥居　修平	鳥飼　勝行	仲沢　弘明	中塚　貴志
中島　龍夫	中嶋　英雄	中西　秀樹	中山　　敏	中山　凱夫
奈良　　卓	南條　文昭	西野　健一	西村　善彦	野﨑　幹弘(＊)
秦　　維郎(＊)	原科　孝雄	原田　輝一	波利井清紀	百束　比古
平野　明喜	平林　慎一(＊)	深水　秀一	福島　　章	福田　　修
福本　　修	藤井　　徹	藤田　晋也	冨士森良輔	藤原　百合
文入　正敏	保阪　善昭	星　　栄一	細川　　亙	前川　二郎
松尾　　清	松本　維明	丸山　　優	三鍋　俊春	三宅伊豫子
宮坂　宗男	武藤　靖雄	森口　隆彦	安田　　浩	安田　幸雄
梁井　　皎	山田　　敦	山本　有平	横尾　和久	吉村　陽子
渡邊　克益				

(＊：監修者・編集者)

第8版 序

形成外科は体表面の先天的後天的変形，欠損などを修復し，機能的，形態的回復を行うことで，個人の QOL を高めることをめざす診療科である．その歴史は極めて古く 4,000 年以上前にさかのぼることができるが，名称が確立され体系化されたのは 19 世紀後半である．欧米では第一次世界大戦を経て形成外科が世間で認識されるようになったが，日本では第二次世界大戦後にようやく認識され始め，1958 年に日本形成外科学会が設立された．形成外科が標榜できる診療科として認められた 1975 年に，鬼塚卓彌先生の編集で医学生や初学者向けの初めての形成外科教科書として「標準形成外科学」の第 1 版が刊行された．

このころからマイクロサージャリーやクラニオフェイシャル・サージャリー，骨延長法，ティッシュエキスパンダー法，レーザー治療など先進的な技術が導入され，形成外科の飛躍的進歩が始まった．さらに基礎的研究も進められるようになり，再生医療については黎明期から先陣を切って研究が始められ，早くから臨床応用が行われた．21 世紀に入ってからもコンピューターを応用した手術，創傷治療にかかわる新たな医療技術の開発など，さらなる発展が続いている．

美容外科は，再建外科と両輪となる形成外科の主な領域である．近年，新たなレーザー機器の開発など，美容外科領域における進歩発展も著しい．

本書はこのような形成外科の日進月歩に対応して改訂を続けてきたが，初版刊行後 50 年の節目となる今般，第 8 版を刊行することになった．今回の改訂にあたっては，形成外科の進歩と社会の医療需要の変化に伴う内容更新を行うとともに，新専門医制度下の基本診療科である形成外科において医学生が知っておくべき基本的事項を精選することを心がけた．最新の情報を加えつつ，美容外科を含めた形成外科全領域を網羅し，医学生および形成外科の基礎知識を学びたいすべての皆様に役立つ教科書をめざしている．目覚ましい進歩を成し遂げてきた形成外科も成熟期に入ったといえるが，新たな飛躍をもたらしてくれる読者が生まれることを願っている．

本書第 4 版までは鬼塚先生，第 4, 5 版は秦維郎先生と野崎幹弘先生に監修・編集いただき，第 5 版から平林慎一先生と私が編集に加わらせていただいた．第 7 版は平林先生が監修をされ岡崎睦先生に編集に加わっていただき，今版では森本尚樹先生にも加わっていただいた．執筆は全国の医科系大学で形成外科を教育されている先生方にお願いした．今版にご執筆いただいた先生方，第 7 版までに出版にかかわっていただいた先生方に厚く御礼申し上げる．

2024 年 11 月

鈴木茂彦

初版の序

　日本に形成外科学会が誕生して，今年ですでに18年になる．人間でいえば，いよいよ成年に達しようとする時期であり，前途洋々たる若人の未来が開かれているといえよう．

　こうした日本形成外科の繁栄も，最初はといえば東大の整形外科の特別診療班として，故三木威勇治教授が始められたものである．欧米ではすでに3,000年の歴史をもっていた形成外科も，そのころの日本では美容整形あるいはそれと同類のものとして邪道視されており，また，そういわれてもしかたがない戦後の混乱した時代でもあった．もちろん，正しい学問的な仕事は各科で細々ながら志ある方々によって行われていたが，三木教授はこれらの玉石混淆の状態を心配され，正しいアカデミックな医学の一つにしたいと，それに賛同する方々を集められて1956年（昭和31年），毎週土曜日の午後に形成外科の診療を始められたわけである．その当時は，形成外科そのものの概念，意義内容などまったく未知数であり，将来どうなるものやらと不安のほうが多かったことを記憶している．それが，このように年々興隆の一途をたどるようになろうとは，当時としては夢想だにしなかったし，また，今日の形成外科を築きあげられたのも，先人のなみなみならぬ努力があったわけであり，今昔の感ひとしおである．しかしながら，これからは，これまでのようにがむしゃらな努力のみでは無駄が多すぎる．いわゆる新しい時代の近代形成外科学を発展させるためには，過去の経験をもとに，形成外科医になるにはどれだけの知識と訓練が必要か，あるいは，現在および将来の日本形成外科はどうあるべきか，など考えあわせ，形成外科そのものをできるだけまとめ，集大成したものを作らなければならない．すなわち，形成外科教科書の編纂である．

　このたび，はからずもこの編者の願いを医学書院の方々がかなえて下さって，本書を出版するはこびになった．そこで，上記のような編者の意向から，本書では，形成外科の守備範囲をできるだけ網羅した内容（日本の現在の国内情勢からは，あるいは問題になるかもしれない点もあるが，国際的な視野から考えての内容）を含み，しかも部分的に偏らないように平均化し，さらに，平易であることをモットーにした．著者としては，斯界のいわゆる権威ではなく，実質的に仕事をしておられる経験豊富な新進気鋭の方々に執筆をお願いした次第である．もちろん，医学の進歩，世の進歩にあわせて，どんどん改訂，加筆を重ねるつもりであり，日本形成外科の教科書を作りあげるように努力して行きたい．

1975年6月

編者　鬼塚卓彌

目　次

第Ⅱ編　先天性疾患 65

第Ⅲ編　後天性疾患 125

第Ⅳ編　美容外科　　　　　　　229

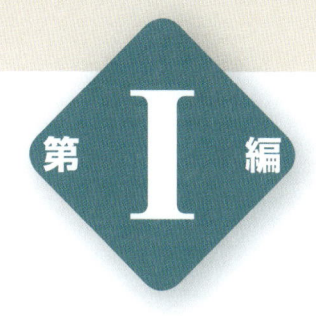

第 I 編

総論

第1章 形成外科総論

A 形成外科の概念

1 定義および対象疾患

　形成外科は身体の機能や外見を修復・再建・改善することを目的とした外科の一分野で，先天性および後天性の欠損や異常，外傷，感染症，腫瘍，その他の病気や治療による身体の変形や損傷を治療し，患者の生活の質の向上を目標としている．形成外科（plastic surgery）の plastic はさまざまな形に成形できるという意味のラテン語の plasticus，ギリシャ語の plastikos や，成形されたものや形作られたものを意味する形容詞 plastos から派生しており，Karl Ferdinand von Gräfe の著書 Rhinoplastik（1818）で初めて使用されたとされる．

　形成外科では，皮膚，筋骨格系，頭蓋顎顔面構造，手，四肢，胸部および体幹，外性器，または体のこれらの領域の美容上の改善を含む，形態または機能の物理的欠陥の修復，再建を行うが，表1-1 のような分野に細分化されており，それぞれ専門医・分野指導医が日本形成外科学会および関連学会にて定められている．

2 形成外科の歴史

　形成外科の歴史は非常に古く，その起源は古代文明にまで遡る．

1 ● 古代エジプト（紀元前 3000 年ごろ）

　古代エジプトの医療文書「エドウィン・スミス・パピルス」には，顔面の外傷や骨折の治療についての記述がある．

表 1-1 　形成外科における代表的な分野

分野	各分野の概要
皮膚腫瘍外科分野	皮膚や軟部組織の良性および悪性腫瘍の治療を行う分野
小児形成外科分野	小児を対象に年齢，発達の状態，成長などを考慮して口唇・口蓋裂などの頭蓋顔面の先天異常や体幹・四肢の先天異常・変形，母斑，血管腫・血管奇形，腫瘍，外傷や瘢痕などの治療を行う分野
再建・マイクロサージャリー分野	顕微鏡を用いた繊細な外科手術．頭頚部，乳房，乳房以外の体幹部の再建，再接着を含む四肢の再建，マイクロサージャリー手術などを行う分野
創傷外科分野	身体における外傷などの急性創傷や褥瘡（床ずれ）や下腿潰瘍などの治りにくい慢性創傷と，ケロイドや肥厚性瘢痕などをきれいに治す分野
頭蓋顎顔面外科分野	頭蓋顎顔面の骨折や骨格変形，先天性の部分欠損，外傷や腫瘍切除や組織欠損の再建など，顔面を中心とした変形に対する治療を行う分野
美容外科分野	身体の外見を改善するための手術．フェイスリフト，隆鼻術やフィラー，レーザーを用いた審美的改善をめざす分野
手外科分野	手の機能を改善・修復するための手術．手指の切断や骨折などの外傷，スポーツ障害や筋肉・腱の障害，皮膚などの組織欠損，関節炎・関節症による痛みや変形，手のしびれ・痛みや知覚異常，先天的な障害などの治療を行う分野
熱傷分野	熱傷によって生じた皮膚損傷に対して病態生理，創傷治癒，再生医療など基礎研究と，ライフサポート，感染制御，局所管理，創閉鎖などを行う分野

2 ● 古代インド（紀元前 800 年ごろ）

医師 Sushruta が記した，Sushruta Samhita には，鼻の再建術についての記述があり，これが世界で最も古い形成外科手術の1つとされているために古代形成外科の父と呼ぶ人もいる．

3 ● 中世（10～14 世紀ごろ）

中世のヨーロッパでは，医学の発展が停滞するもアラビアの医師たちは，古代ギリシャやローマの医療知識を保存し発展させていった．

4 ● ルネサンス（14～16 世紀ごろ）

近世において形成外科の父と呼ばれているイタリアの医師 Gaspare Tagliacozzi(1545-1599)は，鼻や耳の再建術に関する詳細な手法を記した「De Curtorum Chirurgia per Insitionem（植皮による欠損修復手術）」を著している．

5 ● 近代（19 世紀～）

19 世紀には無菌手術法の確立や麻酔技術の進歩により，外科手術全般が大きく進展した．この時期に形成外科も現代的な形に発展した．

20 世紀の2つの世界大戦において形成外科の需要が急増し，Harold Gillies(1882-1960)や Archibald McIndoe(1900-1960)といった外科医たちが，負傷兵の治療において大きく貢献した．彼らの技術は，戦後も多くの民間人に対する治療に応用され，形成外科の技術はさらに進化発展を遂げる．

6 ● 現代

現代の形成外科は，美容外科を含む広範な分野にわたり，多岐にわたる技術が発展した．レーザー治療，マイクロサージャリー，組織工学などの最新技術が導入され，より精密で効果的な手術が可能となった．

7 ● わが国の形成外科

わが国では，江戸時代以前は金瘡医という僧侶が外科的な処置を行っていたが，外科医療の中心は中国系外科術であり，本格的な外科手技は明治時代に西洋医学が導入されてからである．

1956 年，東京大学付属病院整形外科の中に形成外科の診療班である plastic surgery 研究会が発足したのをきっかけに，1960 年にわが国で初めて形成外科の独立診療科が設立され初代教授に大森清一(1906-1989)が就任した．1957 年 6 月第 1 回研究会が行われ，1958 年 11 月に開催された第 2 回研究会の席上で日本形成外科学会という名称が採用された．1975 年，形成外科は医療法による一般標榜科として正式な診療標榜を認められている．

③ 形成外科の発展

形成外科は，現代の技術革新と医学の進歩により，日進月歩進化し発展している．

Ⓐ 再生医療と組織工学

再生医療と組織工学の発展により，損傷した組織や臓器の再生が可能になってきており，患者自身の細胞を使用して欠損部位の再生を行ったり，拒絶反応のリスクを減少させたりすることで，現在では難しいとされる顔面移植に代表される他人からの外表複合組織移植も期待できる．

Ⓑ ロボット支援手術

ロボット支援手術技術は，Da Vinci や hinotori™ などに代表される手術支援ロボットがすでに多くの分野で使用されているが，形成外科領域でも手術支援ロボットを用いた手術の報告はみられるようになり，関心が高まっている．今後，形成外科に特化したデバイスが開発されることで，より精密で正確な手術が期待できる．

Ⓒ 美容外科の進化と発展

美容外科は形成外科の一部門として，非侵襲的および最小侵襲的な技術の進歩がみられる．レーザー治療，ボトックス注射，フィラーなどの技術や薬剤，器材が進化し，より自然な結果を期待できる．

Ⓓ サステナビリティ

医療資源の持続可能性と倫理的な側面も重要である．廃棄物の削減，リサイクル可能な医療材料の使用や組織工学を利用した臓器提供や細胞利用の推進は，倫理的な整備も必要となる．

E 教育とトレーニングの革新

シミュレーション技術やバーチャルリアリティ（VR）を用いたトレーニングにより，手術の練習や経験の蓄積がより効率的に行えるようになる．また，遠隔教育やオンラインを使った知識共有も可能となる．

F 他分野との連携

形成外科は他の医療分野とも密接に連携することが重要となる．特に腫瘍外科，神経外科，整形外科，皮膚科などだけでなく，心理学やリハビリテーション，医療材料工学などの分野とも連携協力し，包括的な治療アプローチを提供することで，患者の全体的なQOLを向上させることが必要である．

B 形成外科と形態学

形成外科は皮膚や筋肉，骨を中心とする体表周辺の組織に操作を行うことによって，その形態と機能を改善する臨床領域である．形態を改善する手術を行うにあたっては，手術を行うと，どのように形が変わるのかをイメージしなくてはいけない．ゆえに形成外科学と形態学は不可分な関係にあり，以下のように応用されている．

1 統計的な評価による標準値

外傷や先天異常などで変形した身体を修復する際には，どの形態をめざして修復を行うべきかの指標が必要である．人間の体表は基本的には左右対称である．ゆえに左右のいずれかに存在する器官が失われた場合においては，形成の目標となるべきは健常側の形状である．

しかし鼻など両側にまたがる器官が変形している場合には，目的とすべき形態の指標がない．また，乳房など左右の双方に存在する器官であっても，両側の形が正常でない場合には，やはり指標がない．このような場合には，**一般的にその器官はどのような形態を有しているのか**が指標となる．身体の各器官の形態は，主として長さと角度で表現されるが，人の身体形状には個人差が存在

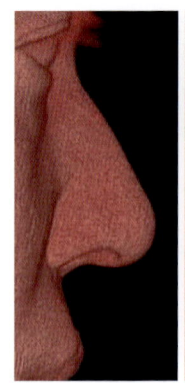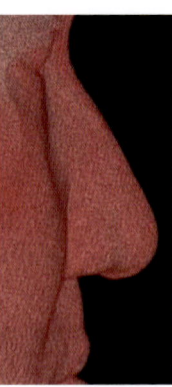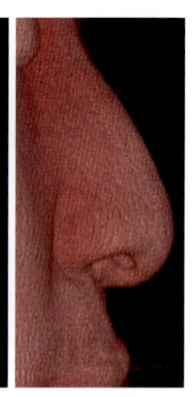

図1-1　コンピューター断層撮影による鼻の形態
個人差が存在する．

する（図1-1）．ゆえに一定以上の人数においてデータを計測し，統計処理を行うことによって平均値や標準偏差を得る必要がある．こうしたデータを基準にして，手術を計画する．

2 視覚認識から導かれる，美の法則

A 長さ・比率についての法則

人間が美しいと認識するものには一定の法則性を有する場合がある．なかでも黄金比はよく知られている例であり，黄金比に近い比率を有する構造物ほど，人は美しいと認識する．顔貌に関しても審美の法則性が存在する．人が美しいと認識する顔貌においては，目・鼻・耳の大きさが一定の割合をとっている（図1-2）．

B 領域・形態についての法則

形成外科の治療を行うにあたっては，いかなる形態を自然と感じるかについても配慮が必要である．例えば顔面を修復する場合，必ずしも最小限の範囲で修復をするのがよい結果を招くわけではない．顔面には鼻唇溝や人中稜など，生理的に境界となる線が存在する．これらの線により規定される領域を，人間は1つの単位として視覚で認識する（図1-3）．ゆえに顔面に欠損が生じた場合には，その欠損をそのまま再建するよりも，むしろその欠損を含む単位全体を切除したうえで再建を行ったほうが，整容的によい結果を得ることができる（aesthetic unit）．

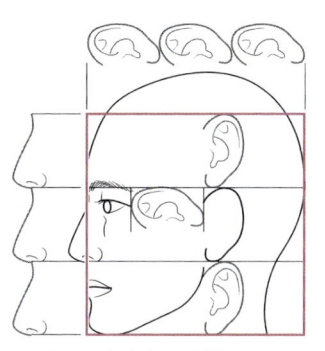
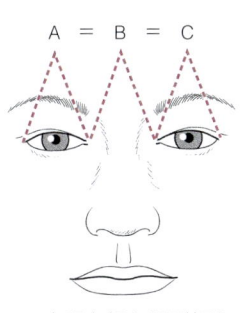
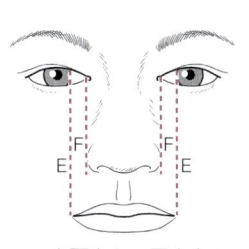

a　鼻，耳と顔との関係　　　b　内眼角幅と眼裂幅と　　　c　鼻翼点と口唇交点の
　　　　　　　　　　　　　　　　の関係　　　　　　　　　　眼との関係

図 1-2　Leonardo da Vinci による比例チャート
a：顔は，鼻長，耳長でそれぞれ 3 等分される，b：内眼角幅と眼裂幅は等しい.
c：鼻翼点は内眼角点からの垂線を越えない. 口唇交点は，虹彩の内縁からの垂線上にある.
〔秦維郎：美容外科総論. 鬼塚卓彌（監修）：標準形成外科学（第 4 版），pp280-287, 医学書院, 2000 より〕

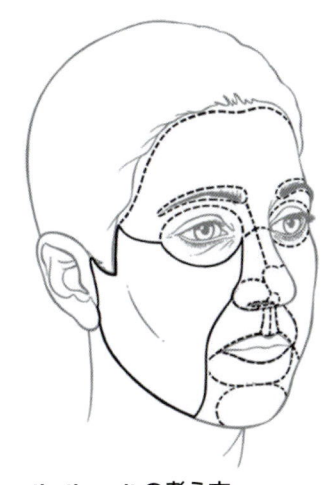

図 1-3　aesthetic unit の考え方
顔面は，視覚的に自然と認識される単位より構成される.

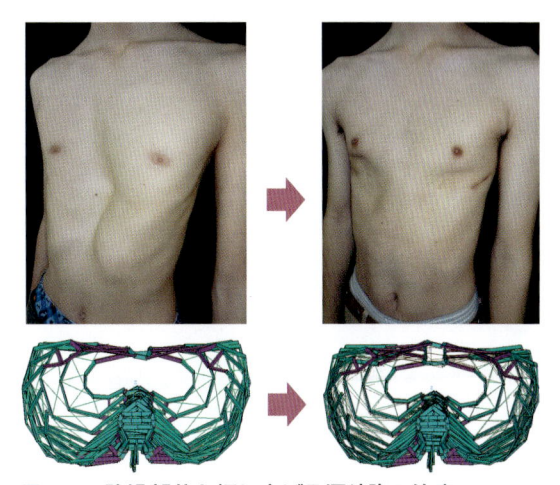

図 1-4　陥没部分を押し上げる漏斗胸の治療
工学的な計算技術を用いて，術後の形態を予測することが
できる.

●参考文献
1）永竿智久，他：漏斗胸手術に伴う胸郭形態変化の予測
　　システムの開発. 日形会誌 29：412-420, 2009
2）秦維郎：美容外科総論. 鬼塚卓彌（監修）：標準形成外
　　科学（第 4 版），pp280-287, 医学書院, 2000

❸ 工学的な技術の応用による形態の予測

　形成外科の治療の一部には，目的とする部位に
力を加えることにより形態を整える性質のものが
ある．例えば胸郭の中央部が陥没している先天疾
患である漏斗胸においては，陥没している部分を
金属製の装具で押し上げることにより，形態の修
正がなされる．このような治療においては，胸郭
をバーチャルモデルに変換したうえで力学計算を
行えば，どのように形が変化するのかを手術に先
だって予測することができる（図 1-4）[1].

C 形成外科患者の精神病理と患者対応

❶ 患者心理と形成外科の役割

A 形成外科と精神医学

　形成外科は，体表の変形や欠損，色調変化など

の醜状を手術や皮膚レーザーで再建・修復する臨床領域である．さらに，これらの病態をもつ患者の精神的・心理的負担や苦痛を軽減・解消し，一般生活を送れるようにすることを目標とする．

これは精神医学とも共通するところがあるが，精神医学では精神や行動の病的状態に対し，主にカウンセリングや薬物投与によって治療を進める．一方，形成外科では体表の醜状などに対して，メスやレーザーによる物理的な施術を主な手段として治療を進める点で異なっている．

Ⓑ 患者心理

人は誰もが人として生きていくことが保障されるべきで，良好な QOL が担保されることを望んでいる．しかし，外表先天異常，外傷，腫瘍切除後などの体表にかかわる変形や欠損といった醜状をもつことにより疎外や孤立を感じたり，奇異なものを見る視線を向けられたりするなど，日常生活や学校生活，社会生活でさまざまな不具合をきたすことがある．これは，患者が社会生活で積極性を失う原因ともなる．

Ⓒ 形成外科治療の意義

社会的に未熟な構成員による社会や集団は，体表に醜状をもつものにとっては心理的負担や苦痛を生じやすい環境となる．患者が術後の自分自身に自信をもてるようになり，社会生活をより積極的に行えるよう導くことが，形成外科治療の意義といえる．

❷ 形成外科治療の心理的背景と適応

Ⓐ 心理的背景

形成外科治療を希望する患者は，軽度から重度までの精神的負担や苦痛を感じている．担当医は問診において治療目標となる醜状についてだけでなく，既往も含めた精神状態の変化にも注意深く聴取する必要がある．

特に先天異常例や幼少期における損傷例などでは，長髪にして患部を隠す，家庭では患部のことを話題にしないなどの特別な対応をしていたことで，患者にかえって精神的負担を負わせている場合もある．さらに，家族の精神的負担が大きいこ

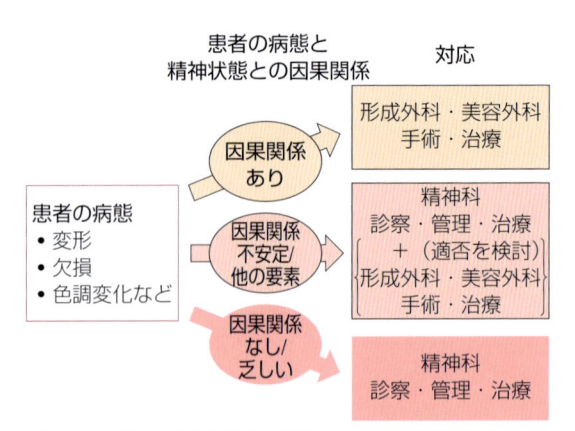

図 1-5　患者病態と精神状態との因果関係による対応
変形・欠損などと精神状態との因果関係により 3 つの対応がある．
〔楠本健司：形成外科患者の精神病理と患者対応．平林慎一（監修）：標準形成外科学（第 7 版）．pp5-11，医学書院，2019 より〕

ともある．その場合は初診以降も，医療スタッフが患者とともに家族の不安や心理状態に対し，配慮する姿勢が重要である．

Ⓑ 形成外科治療の適応

形成外科手術の適応を決めるとき，患者の病態と精神状態の因果関係により 3 つの対応がある（図 1-5）．

第 1 に，変形・欠損や腫瘍切除後に再建・修復を要する病態で，すでに苦痛を生じている場合，また確実に苦痛や精神的負担が生じると判断できる場合である．この場合は手術治療の適応とする．

第 2 に，変形・欠損と精神的負担や苦痛との因果関係が認められるが，負担や苦痛が過剰または不安定で，他の要因も考えられる場合である．この場合は，手術はいったん保留して，精神科リエゾン（後述）などによる協力や対診協力を得る．そのうえで精神科医とともに，その患者にとっての手術の意義と有用性を検討し，手術治療を進めるかどうかを医療的に判断する．

第 3 に，変形・欠損と精神的負担や苦痛との因果関係が乏しい場合である．この場合，精神的苦痛の根元にうつ病，身体醜形症（➡8頁），統合失調症，Munchausen（ミュンヒハウゼン）症候群（➡9頁）などの要因を有していることがある．したがって，その負担や苦痛が大きくても手術の適応とはせず，精神科に診断や治療を依頼する．精神科治療が奏効することで手術治療が不要になった

り，患者-医師間で良好なコミュニケーションが得られ，治療を円滑に進められたりするケースがある．

❸ 精神科との連携

Ⓐ 精神科リエゾン

診察において精神科医の協力が必要と判断しても，患者の来診理由・主訴が変形や欠損の修復であり，直ちに精神科への診察に導くことが難しい状況はよくある．このようなときは，患者と手術治療を何回か話し合う中で精神科受診を勧めてみる．また，形成外科外来で精神科医に同席してもらい，助言や示唆をもらうことも可能である．

このような精神科リエゾンは，全人的診断治療や手術適応の判断に有用である．形成外科患者に対する精神科リエゾンの施術の必要性に対する検討では，精神科医が手術に対して反対する要素として「患者が男性」「手術希望部位が鼻，あるいは顔全体」であること，加えて恐怖症性不安障害と持続性妄想性障害が挙げられていた．

また，同一部位で医療機関を変えて，あるいは同一医師で部位を変えて，何回も本人の希望する手術を受けるポリサージャリー（頻回手術症）の患者も散見される．精神科医によるポリサージャリー症例に対する包括的精神病理学評価尺度による調査では，「男性で眼瞼・頬部・顎などの手術を希望し，3か所以上の医療機関を受診し，術後に不満を感じ，精神病理学的な主観症状として不安，抑うつ，強迫の状態像を示すのが典型」とされている．

手術に不満を感じる患者は，他覚的には軽度な変形であるが本人は重度と思っていることが多く，YG性格検査，包括的精神病理学評価尺度などの評価法で異常を示されることが多い．これらの検査は，形成外科治療を進める際や，いかなる術式に適応するかを判断する際の補助的な指標として用いる．

Ⓑ 心理支援

精神科医や臨床心理士による心理支援を得ることで，円滑で良好な治療を進めることができる．さらに社会復帰や復学の場合は，心理・社会生活，健康管理とリハビリテーションの面で，関係者による連携された支援が必要となる．家族だけでなく，医師やソーシャルワーカー，児童の場合はスクールカウンセラー，担任教諭，養護教諭，児童相談所，自治体の子育て支援課，成人の場合では自治体の福祉部門，社会福祉協議会，ボランティア組織などとの連携が重要である．

Ⓒ メイクアップの併用

形成外科手術を終え，なお縫合瘢痕や熱傷瘢痕，母斑，血管腫の色調などが気になる場合は，メイクアップによる病変部のカモフラージュによって社会参加への積極性が促されることもある．唇裂口蓋裂の成人女性には，特にこの方法が有効である．また，美容外科における術前のメイクアップにより，主訴を具体的に把握でき，手術を円滑に導入できたとその有効性が指摘されている．

❹ 美容外科における患者心理

Ⓐ 形成外科と美容外科（図 1-6）

形成外科に対し，美容外科は病的ではない状態から整容や美肌をめざした治療を行う．この間に厳密な区分は存在せず，形成外科手術に美容外科的アプローチを加えることでさらに良い結果が得られることも多い．整容をめざす主な美容外科治療は，重瞼，隆鼻，豊胸，顔面輪郭形成，除皺（しわとり），しみとり，脂肪除去などである．これらの術後に希望の形態改善が得られると，行動性や社会性が向上し，人間関係の改善もみられる．

特に美容外科治療では，患者が主観的で繊細な形態変化を求めることが多い．術前の十分かつ詳細なインフォームド・コンセントのもと手術を進めることで，満足な手術結果や安心感，高揚した活力ある心理的状態が得られる．

しかし，患者の希望する治療目標が必ずしも整容的でない場合や，解剖学的あるいは医療的にリスクを有する場合もある．これに対しては，患者に他の治療を提案したり，治療の意義がないことを平易に説明したりして納得を得る必要がある．この過程が不十分であると患者がドクターショッピングに走ることにもつながる．

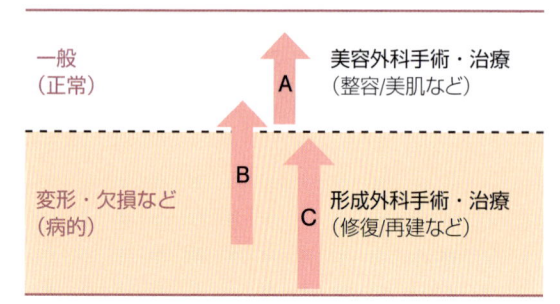

図 1-6　形成外科と美容外科
A：豊胸術，隆鼻術など．
B：眼瞼下垂症で除皺を併用，下顎前突症で下顎後退とおとがい形成併用など．
C：乳癌切除後の乳房再建術，熱傷での植皮術など．
形成外科手術・治療：病的状態からの修復再建．
美容外科手術・治療：正常の枠内での整容や美肌をめざした治療．

〔楠本健司：形成外科患者の精神病理と患者対応．平林慎一（監修）：標準形成外科学（第7版）．pp5-11, 医学書院, 2019 より〕

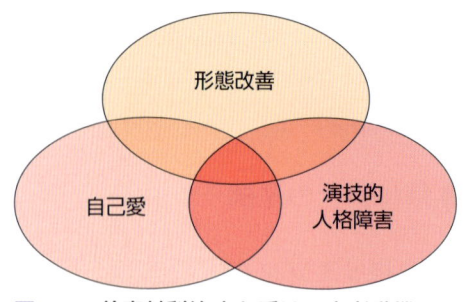

図 1-7　美容外科治療を受ける患者動機の3要素
美容外科治療を受ける患者は，単一の要素か複合した要素による動機が考えられる．

〔楠本健司：形成外科患者の精神病理と患者対応．平林慎一（監修）：標準形成外科学（第7版）．pp5-11, 医学書院, 2019 より〕

医師は，時代に適合した美的感覚と正しい医学知識をもつ必要があり，誠意をもって症例ごとに適切で十分な説明に努めなければならない．これを行っても患者の理解が得られないときは，手術を保留するのがよい．

Ⓑ 美容外科治療を希望する患者の心理

患者が美容外科治療を希望する動機は，① 形態を改善すること，② 自らを愛すること（narcissism），③ 演技的な人格障害の3要素とされる（図1-7）．具体的には，患者自身が自らのボディイメージについて問題意識をもっている，からかわれた過去をもつ，自尊心を高めたいといったことが発端となり治療を希望するに至る．

美容外科手術希望者の心理検査では，約1/3の患者に身体醜形症やうつ病などの精神医学的問題が認められている．患者には，初診時から変形や欠損の機能や見かけのみならず，心理的苦痛による抑うつ状態や心理的解放の願いなどがあることを理解し，精神心理的状態の把握に努め，全人的な観点をもって診療を進めることを心掛ける必要がある[4]．

また，うつ病治療とともに行う美容外科手術は，行わなかった場合より満足度が高いとされている．精神医学的問題が想定される場合は精神科医との連携が不可欠である．

Ⓒ 不十分な情報

近年，インターネットやSNSなどでは美容外科治療を中心とした医療情報があふれている．しかし，その内容は手術や手技，副作用，後療法，術後経過などの必要な情報が欠落していることが多く，患者の安易な受診を招く．また，十分な説明のないまま手術治療が行われることで，患者が医学的トラブルを抱え，治療に不満を残すこともあり，結果としてドクターショッピングなどへとつながる．

❺ 特殊な精神的病態

Ⓐ 身体醜形症
body dysmorphic disorder（BDD）

身体の形態の美醜イメージに極度にこだわる病態である．心気症や強迫性障害とされ，統合失調症や自殺に至る場合もある．また，悩みが大きいとうつ病を併発することも多い．同義で醜形恐怖，醜状恐怖とも呼ばれる．性差はなく，対象は頭蓋，眼瞼，外鼻耳介，口唇，歯牙，顎からおとがい，性器，体形などである．常に鏡で対象部位を見るなど情緒的な不安定傾向，思考的内向性の高さが認められ，社会生活や職場で人間関係に支障をきたしていることも多い．

変形を訴えて来診しても，他者から見ると軽微な変形か正常範囲内であり，安易なインフォームド・コンセントで手術が行われると，ポリサー

ジャリーに至ることが多い．また，医療機関に受け入れられずドクターショッピングに至るケースもしばしばある．

本疾患が疑われるときは，患者とのコミュニケーションをとりつつ，施術の有無にかかわらず，精神科リエゾンチームと連携して対応する．

B 自傷行為 self-mutilation

形成外科は種々の創傷や熱傷を治療する機会が多いが，以下のような自傷治療の機会もある．

1 ● リストカットなどの自傷が明らかな場合

神経症，境界性パーソナリティ障害，統合失調症などで加療歴がある場合が多い．自殺企図と異なり軽度の創傷を繰り返すことが多く，摂食障害や薬物乱用と共通した根元が考えられている．担当医と連携し，精神的安定を得てから創傷の治療を進める．

2 ● 基礎的病態に伴う自傷が考えられる場合

自傷行為，知的障害，脳性麻痺を呈する Lesch-Nyhan（レッシュ・ナイハン）症候群などの基礎的病態を有する．この根元を明らかにし，精神神経学的な加療とともに創傷治療を進める必要がある．

3 ● 受傷およびその後の経過が曖昧で，自傷が明らかでない場合

普通では生じない傷をきたしている，治癒不全が続く，対象の傷が治癒に向かっていると同時に別の傷が生じる，といった通常では考えられない創傷の発症や経過がみられるのが特徴である．傷を作ってはドクターショッピングをしたり，ポリサージャリーとなったりすることもある．

他部位に多発瘢痕を見出すこともある．これは，自らに関心を引くために自傷行為を行う「ミュンヒハウゼン症候群」で，臨床現場で見過ごされ，何回もの処置の後に明らかになることも多い．境界性パーソナリティ障害との関連が指摘されており，小児期の外傷時に同情を受けた記憶が根元になる場合もあるとされる．本疾患は，他者からの同情を引くことが目的であるため，治療において協力的である点で経済的な利益が目的である詐病とは異なる．

また，傷をつけるのが自分自身ではなく子や配偶者などである「代理ミュンヒハウゼン症候群」の場合もあり，虐待児に付き添いする母親や近親者の介護者などに見出されることがある．

C 性別不合

gender incongruence（GI）

GI については別項を参照されたい（➡221 頁）．

● 参考文献

1) 日下志厳，他：形成外科患者におけるコンサルテーション・リエゾン精神医学の現状と問題．近畿大医誌 24：33-40，1999
2) 真鍋幸嗣：形成外科領域における polysurgery 患者の精神病理学的特徴．近畿大医誌 25：21-35，2000
3) 日比野英子，他：唇裂口蓋裂女性を対象とした化粧によるサポートの実践的研究―より適応的なペルソナの形成を目指して．大阪樟蔭女子大学論文集 47：105-117，2010
4) Shridharani SM, et al：Psychology of plastic and reconstructive surgery：a systematic clinical review. Plast Reconstr Surg 126：2243-2251, 2010
5) ニコライ・ラムゼイ：美容手術に対する心理学的評価．アレックス・クラーク，他（著），原田輝一，他（訳）：アピアランス〈外見〉問題介入への認知行動療法．pp280-300，福村出版，2018
6) TL Beauchamp, et al：Principles of Biomedical Ethics (8th ed). pp23-25, Oxford University Press, New York, 2019

D 損傷・創傷治癒

1 損傷と創傷

損傷は，さまざまな外界からの刺激により生じた組織の障害のことをいう．組織や臓器名のあとに「損傷」をつけることで，例えば皮膚損傷，肺損傷などと使用する．一方で，創傷の創は，元来，鋭的な刃物でできた損傷をさす．

2 創傷の治癒過程

A 正常な皮膚の構造

皮膚は，**表皮**と**真皮**の二層の構造の中に，血管，神経，毛包，立毛筋などを有している．

表皮の厚さは，平均約 0.2 mm で，表皮は主に

表皮角化細胞からなる．このうち基底細胞が約19日間かけて分裂し，有棘層，顆粒層，角層と分化していき，約45日で皮膚から脱落する．表皮角化細胞以外にも，基底層にメラノサイトが存在し，紫外線から体内を防御するためのメラニン色素を周囲基底細胞に移送する．表皮にはその他 Langerhans（ランゲルハンス）細胞などが存在する．

表皮は細胞同士が接着しているのに対して，真皮は線維芽細胞が細胞の主体であり，線維芽細胞がコラーゲンなどの細胞外マトリックス（細胞外基質）に埋もれている状態である．ほかに，血管内皮細胞，平滑筋細胞，炎症細胞などが存在する．

Ⓑ 細胞と細胞外マトリックス

さまざまな組織は，細胞と細胞外マトリックスからなる．細胞外マトリックスは，蛋白質や蛋白質に一部糖鎖が結合した糖蛋白質からなる．

正常の真皮の細胞外マトリックスは，膠原線維と弾性線維を中心に形成される．膠原線維はコラーゲンと呼ばれ，皮膚の結合組織の20〜30％を占める．これまでに27種類のコラーゲンが発見されているが，真皮ではⅠ型とⅢ型コラーゲンが多い．正常の真皮は，Ⅰ型コラーゲンが多いが，創傷治癒過程の肉芽組織では，血小板凝集能に優れたⅢ型コラーゲンの比が高くなる．弾性線維は皮膚に弾力をもたせる．主な成分はエラスチンである．

Ⓒ 創傷治癒の過程（図1-8〜10）

外界には，細菌，紫外線，活性酸素など体内の恒常性維持を障害するものであふれている．また，体内は体外と違った環境で保湿・保温を保ち，体内の恒常性を維持する必要がある．外界と体内の境界を作るバリア機能が，皮膚の最も大切な役割の1つである．このため，皮膚に創傷ができるとこれを修復する必要がある．この過程が創傷治癒である．

真皮まで至った創傷は，厳密にいうと多かれ少なかれ瘢痕を形成し（後述），元どおりの形態には戻らない．これを修復と呼ぶ．これに対してイモリなどは四肢を切っても元どおりの正常な組織に戻るが，これを再生と呼ぶ．肝臓の部分損傷や，表皮までの損傷，ある時期までの胎児の皮膚の損傷は再生する．

ここでは，修復の過程である創傷治癒に絞り解説する．創傷治癒過程は，出血・凝固期，炎症期，増殖（修復）期，成熟期に大きく分けることができる．これらの過程は，明確に区切られるものではなく，それぞれオーバーラップしている．それぞれの過程を順を追って説明する．

1 ● 出血・凝固期（図1-8a）

受傷直後〜受傷後数時間の反応である．真皮に至る創傷が生じると，真皮内に存在する微細な血管が損傷を受け出血する．損傷を受けた血管は，一時的に血管収縮し，血管内皮細胞下のコラーゲンが露出し，内因系血液凝固が始まる．それに引き続き血小板が粘着し，活性化される．活性化した血小板は凝集し，血漿成分のフィブリノゲンの働きで創面が血塊で被覆される．

このように血液凝固塊が形成され止血されると，創面は一時的に遮断される．この血液凝固塊の中に血小板が豊富に含まれていて，血小板は止血の作用のみならず，platelet-derived growth factor（PDGF），transforming growth factor β（TGF-β），ヒスタミン，キニン，プロスタグランジンなどを含む．活性化した血小板は同時に脱顆粒し，中に含まれるさまざまな因子が創面に放出される．これが，出血・凝固期で，この血小板からのさまざまな因子の放出と刺激で創傷治癒が開始される．

2 ● 炎症期（図1-8b, c）

受傷数時間〜約3日程度の反応である．血小板の脱顆粒により放出された上記のさまざまな因子の刺激をもとに炎症が生じ，キニン類により毛細血管の透過性が亢進し，炎症細胞が創部に遊走してくる．最も早く創傷部に集まってくるのが好中球である．好中球は，殺菌作用と貪食作用を有していて，殺菌と分解産物や死滅した細菌，赤血球などの貪食を行う．また，好中球は細胞質内に顆粒を有し，この中にコラゲナーゼ，エラスターゼなどの好中球プロテアーゼを有している．脱顆粒を起こすことで好中球プロテアーゼを含むさまざまな酵素の放出を行う．好中球による炎症反応のピークは受傷後24時間程度である．

引き続いて，受傷後2〜3日をピークとして，マクロファージ（macrophage，貪食細胞）が創部に

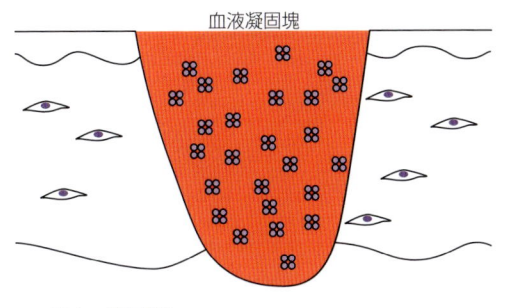

�	血小板	(マクロファージ図)	マクロファージ
M	好中球	(線維芽細胞図)	線維芽細胞
(単球図)	単球	(血管図)	血管

a 出血・凝固期

創傷部位

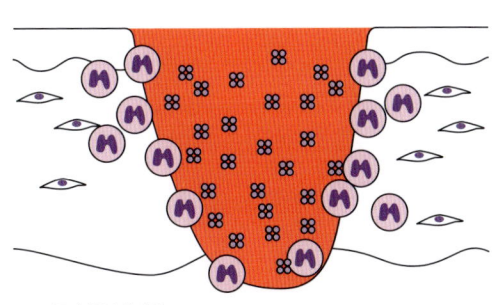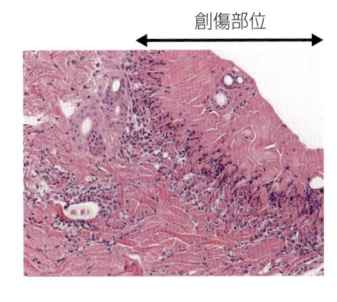

b 炎症期（前半）

創傷部位

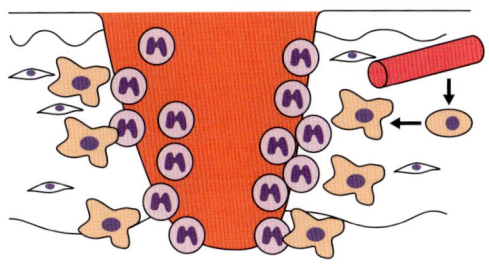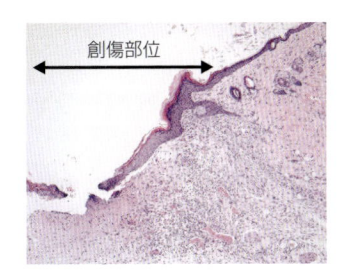

c 炎症期（後半）

再上皮化

血管新生

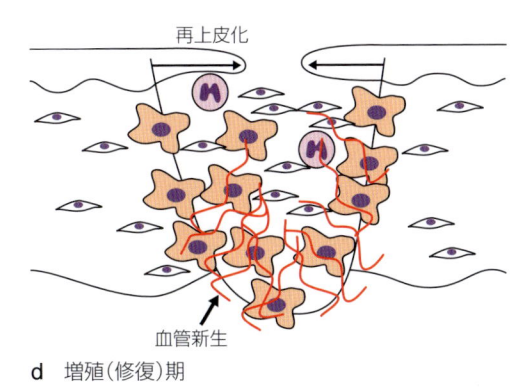

d 増殖（修復）期

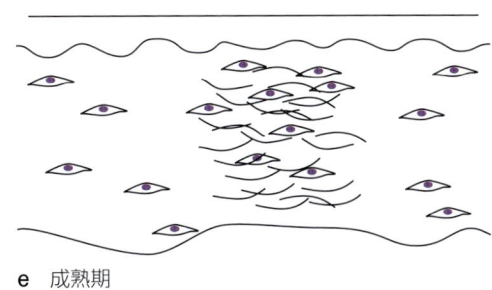

e 成熟期

図 1-8　各創傷治癒過程のシェーマと組織像（マウス）

集積してくる．マクロファージは，単球が創傷部に遊走して分化する．また，細菌，ウイルス，死んだ細胞などの貪食能を有するのみならず，TGF-β1, basic fibroblast growth factor（bFGF, FGF-2），epidermal growth factor（EGF）などの細胞増殖因子の放出を行う．マクロファージは，創傷部位に長くとどまり，これら細胞増殖因子を放出し続け，創傷治癒の進行に重要である．さらに，リンパ球や肥満細胞も創傷治癒にかかわる炎症細胞である．

3 ● 増殖（修復）期（図 1-8d）

これらの炎症細胞が放出するさまざまな増殖因子の刺激により，線維芽細胞がコラーゲンやフィブロネクチンを中心とした細胞外マトリックスの産生を多く行うようになる．これにより欠損した創傷部が埋まっていく．これは受傷後 3 日目ごろから始まる．一方で，新しくできた組織を栄養する必要があるので，同時に活発に血管新生が起こる．このように炎症細胞，線維芽細胞，細胞外マトリックス，新生血管などが一塊となり創を埋めていく．この組織のことを肉芽組織と呼ぶ．

正常の真皮はⅠ型コラーゲンが多いのに比べ，初期の肉芽組織はⅢ型コラーゲンが多い．前述のようにこの肉芽組織には，フィブロネクチンも多く含まれる．フィブロネクチンは，周囲の炎症細胞や線維芽細胞の移動に役立っている．この肉芽組織の中に筋線維芽細胞と呼ばれる，創収縮を引き起こす細胞が生じる．筋線維芽細胞は，線維芽細胞と平滑筋細胞双方の特徴を有し，組織を埋めてゆくとともに創の収縮を引き起こし，創の大きさを小さくしていく（図 1-9）．

これら一連の反応と同時に，創縁から表皮角化細胞の分裂，増殖，遊走が起こり，肉芽組織の上を表皮が被覆する現象である再上皮化が起こる（図 1-10）．再上皮化は，創面が乾燥しているより，湿潤環境にあるほうが，早く終了する．このため創傷部は，ある程度湿潤な状態で管理するのがよい．

4 ● 成熟期（図 1-8e）

再上皮化が終了すると，もともと肉芽組織であった組織が徐々に壊され，成熟した組織に再構築されていく．これに伴い，真皮の強度も増して

創傷部位

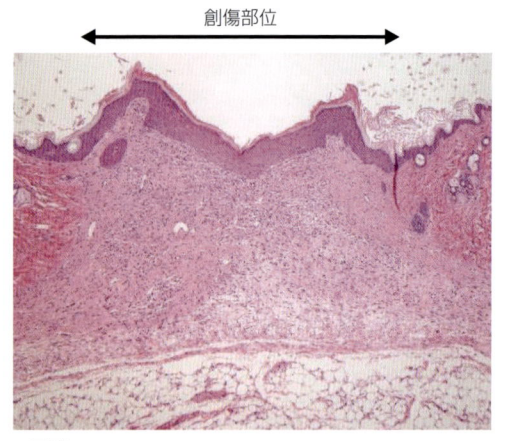

7 日後

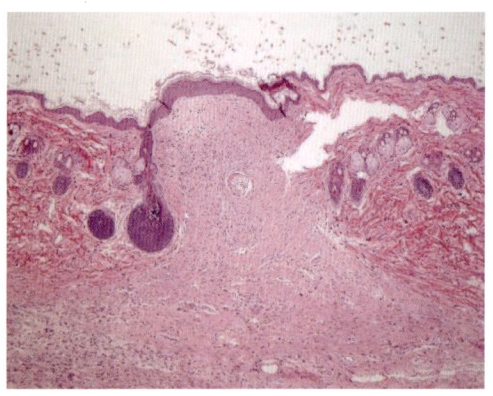

14 日後

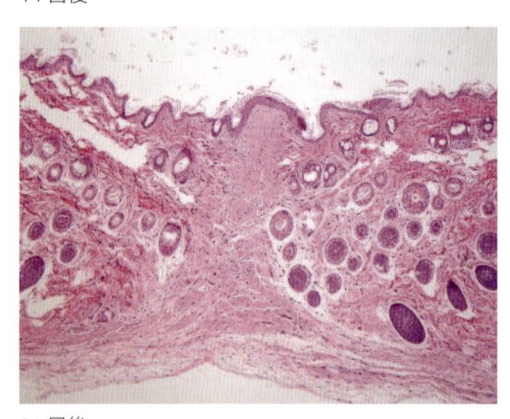

21 日後

図 1-9　創の収縮（マウス）
時間経過とともに創自体が収縮する．

くる．この時期に何らかの原因で炎症が遷延する状態が続くと，肥厚性瘢痕を生じやすくなる．

これら一連の過程をまとめると，図 1-10 のようになる．

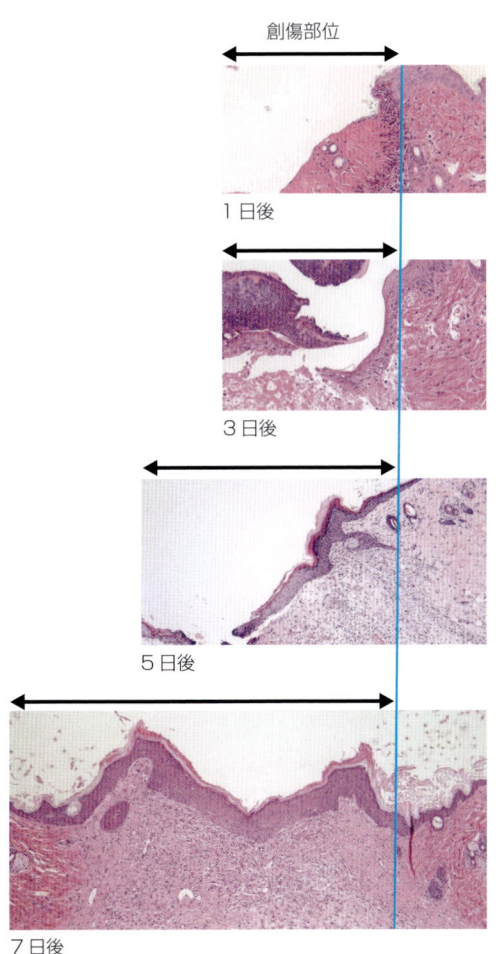

創傷部位

1 日後

3 日後

5 日後

7 日後

a 再上皮化

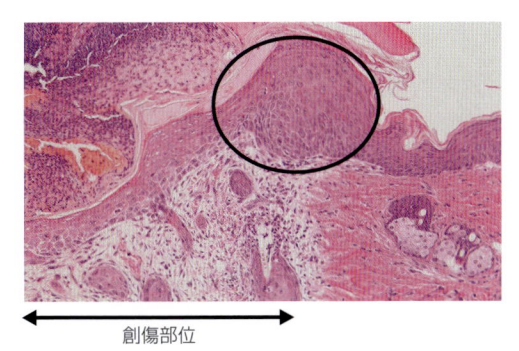

創傷部位

b 創縁の活発に増殖している表皮

図 1-10　創の再上皮化（マウス）
青い線は創の辺縁を示す.

D 創傷の種類

　治癒形態でみれば，創傷治癒は一次治癒と二次治癒に分けられる.

1 ● 一次治癒

　切創などの受傷直後に縫合された創の創傷治癒過程を一次治癒と呼ぶ. 創面同士が接触している状態である. 開放創でみられる肉芽組織の形成があまりみられないうちに再上皮化が終了するので，炎症も軽度に抑えられる. その結果，瘢痕の幅は狭く形成される.

2 ● 二次治癒

　創傷を受傷したが縫合されないと，肉芽組織の形成と，その上に再上皮化が起こり治癒する. これを二次治癒と呼ぶ. 創治癒まで時間がかかり，また瘢痕も広くなるので整容的にも不良である. このような二次治癒は，熱傷や褥瘡に代表される治癒過程に多くみられる.

　健常人が二次治癒となった場合は，肉芽組織は新生血管に富み，赤色，易出血性で比較的強固である（図 1-11a, b）. 一方で，褥瘡や難治性潰瘍など創傷治癒が遅延した状態では，肉芽組織は淡桃色で脆弱であることが多い. これは不良肉芽と呼ばれる. 不良肉芽は，炎症細胞や新生血管に乏しく（図 1-11c, d），この上には再上皮化は起こりにくいので，創傷面のデブリードマンを行う必要がある.

3 ● 急性創傷と慢性創傷

　急性創傷は，創傷治癒過程が進行し治癒していく過程である. 一方で，後術の創傷治癒を遅らせる全身的，局所的な要因が存在すると，創傷治癒過程は遷延し，これを慢性創傷と呼ぶ. 褥瘡，下腿潰瘍などが慢性創傷となることが多い.

E 瘢痕の種類

1 ● 成熟瘢痕

　創傷治癒が終了し，正常の真皮の隙間に形成された線維性組織が瘢痕組織である. 正常の真皮と比較して膠原線維の太さが細かく，硬い. 通常，ヒトでは再上皮化終了後 6 か月で瘢痕組織は成熟瘢痕になるといわれている.

2 ● 肥厚性瘢痕

　通常創傷後の瘢痕は 6 か月程度で成熟瘢痕となるが，病的な状態のため瘢痕部が発赤し肥厚してくる状態を呈することがある. これを肥厚性瘢痕

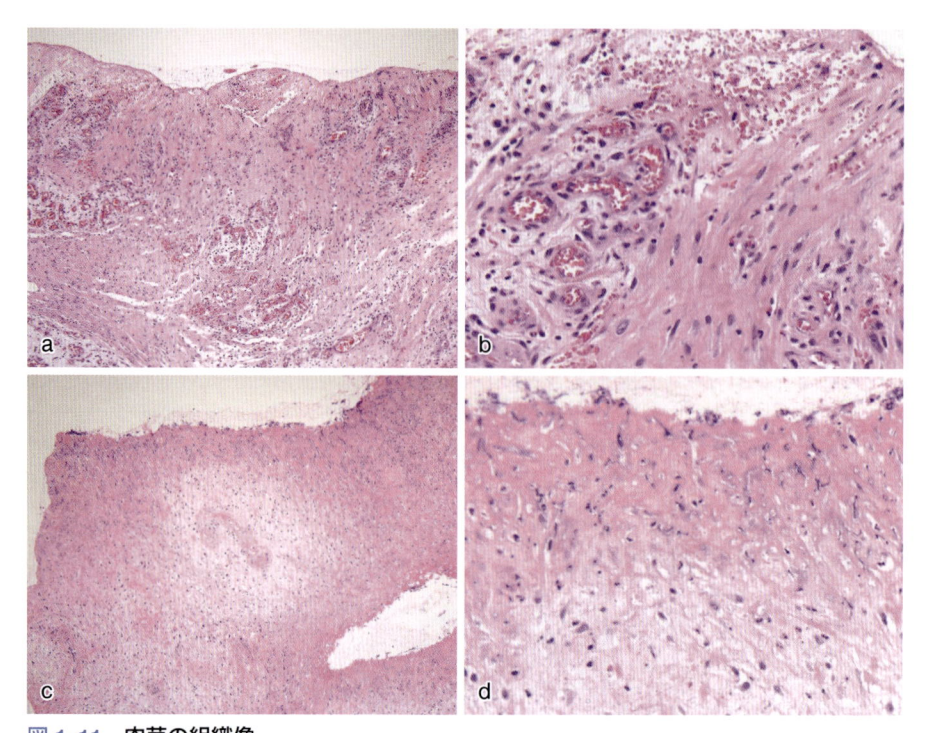

図 1-11　肉芽の組織像
a，b：良好な肉芽の組織像．c，d：不良肉芽の組織像．炎症細胞，血管に乏しい．

と呼ぶ．いくら肥厚しても周囲組織に浸潤することはない．

3 ● ケロイド

肥厚性瘢痕と同様に，創傷や炎症をきっかけとして刺激部位が発赤し，肥厚してくる状態である．肥厚性瘢痕と違い，ケロイドは瘢痕の辺縁を越えて正常組織内にまで浸潤，拡大する．肥厚性瘢痕もケロイドも，体の各部位で発生しやすい場所と，しにくい場所がある．眼瞼や陰嚢にはほとんど発生しないが，前胸部，肩などは好発部位である．

F 創傷治癒に影響する因子

創傷治癒の過程は，炎症細胞や線維芽細胞などさまざまな細胞のネットワークにより創が埋まり収縮し，上皮で覆われる（図 1-12）．このネットワークがうまく働かないと，創傷治癒は進行しにくくなる．創傷治癒に影響を与える因子は，全身的なものと，局所的なものを考慮する必要がある．

1 ● 全身的な要因

低栄養，低蛋白血漿，糖尿病，神経障害，低酸素，ステロイドの長期投与などにより創傷治癒は遅延する．ステロイドは長期投与により，炎症，増殖を抑制する．

2 ● 局所的な要因

圧迫による末梢循環・栄養障害，感染，壊死物質の付着などにより創傷治癒は遅延する．圧迫が起こると末梢血管が虚脱し，組織に十分な酸素，栄養，血液が届かなくなるため，創傷治癒が進まなくなる．もともと創傷部は，非創傷部に比べ3～4倍の酸素を必要としている．感染が起こると，細菌が蛋白質を分解し肉芽組織が壊される．その一方で，消毒薬は細胞にも毒性があるので，創面は消毒をしないほうがよい．創面は生理食塩水や微温湯で洗うのがよいとされている．壊死物質の付着は，それだけで細菌の温床となる．

G 創傷治癒にかかわる増殖因子

1 ● fibroblast growth factor（FGF，FGF-2）

ヘパリンと結合するポリペプチドで，下垂体か

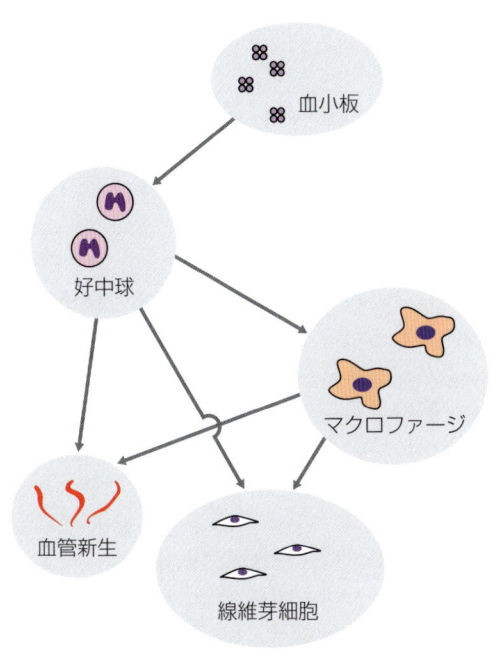

図 1-12　創傷治癒のネットワーク

らの抽出物として発見されたが，現在までにヒトでは 22 種類の分子が FGF ファミリーとして報告されている．名前のとおり，線維芽細胞の増殖に深くかかわっているが，組織の発生に重要な役割を果たす分子も数多く報告されている．このうちbFGF（FGF-2）は，わが国で臨床応用されていて，皮膚潰瘍に対して効果がある．また，強い血管新生作用があることも知られている．

2 ● platelet-derived growth factor（PDGF）

2 本鎖のポリペプチドで，A 鎖と B 鎖の組み合わせにより，AA，AB，BB の 3 種類が存在する．血小板に多く含まれるが，貪食細胞や血管内皮細胞からも分泌される．線維芽細胞，平滑筋細胞などの遊走や増殖を刺激する．VEGF は PDGF ファミリーの 1 つであるが，bFGF と同様，強い血管新生作用を有する．

3 ● transforming growth factor-β（TGF-β）

2 本鎖ポリペプチドで，哺乳類では TGF-β1〜β3 まで存在する．細胞の分裂や分化などさまざまな場面にかかわっている．このうち TGF-β1 は線維芽細胞に働きかけ，さまざまな臓器に強い線維化を引き起こす．

4 ● epidermal growth factor（EGF）

1 本鎖のポリペプチド鎖で，細胞の分裂，成長や分化にかかわっている．表皮のみならずほとんどの上皮に増殖作用を有する．

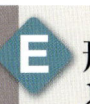 **E　形成外科の院内での役割と他科とのかかわり**

1　皮膚損傷を通した他診療科とのかかわり

心臓外科や耳鼻咽喉科を例として，多くの臨床系診療科において各科が扱うヒト臓器がある程度決まっているなか，形成外科が扱う主たるヒト臓器としては皮膚・皮下脂肪が挙げられる．形成外科は皮膚・皮下脂肪の損傷を診ることに長け，その創傷を治癒へと導くことを専門的務めとしている診療科である．全身をくまなく覆っているこの皮膚という臓器は，さまざまな場面で損傷されうる．

すり傷・切り傷・やけどなどは日常生活のなかでしばしば生じうる急性外傷であり，これらを受傷した患者が院内での救急外来を経て，時に周辺地域のクリニックから，その当日もしくは翌日に形成外科へと相談されてくることはよくある．

また診療科を問わず，手術室で行われる手術のほとんどにおいては，大なり小なり皮膚を切開して手術対象部位へとアプローチされるので，その皮膚の治りが悪い・キズが開いてしまったということはどうしても生じうる．このような場合も，形成外科が相談を受けることがある．どのような手術が施行されたのか，人工物を埋入されているのか，壊死組織や感染の有無はどうか，患者のもつ基礎疾患や栄養状態はどうなのか，などの情報提供を受け，確実な創閉鎖に向けて治療方針を探っていくこととなる．さらには，正常に創治癒した場合でも，その術後瘢痕が肥厚性瘢痕やケロイドとなり，患者が痛みやかゆみ症状を訴えるということで相談を受けることもある．

非外科的理由でも皮膚の損傷は生じうる．末梢動脈疾患や糖尿病に合併する足潰瘍，静脈うっ滞による下腿潰瘍，放射線照射後の後遺症としての皮膚潰瘍，全身性エリテマトーデスや全身性硬化

症などの膠原病に伴う難治性皮膚潰瘍などである．これらについては内科系の医師と情報共有しながら治療にあたっていくこととなる．また点滴漏れによる皮膚の発赤や緊満で相談を受けたり，漏出薬剤の種類や量によっては皮膚潰瘍となってしまい，その創傷治癒で相談を受けたりすることもある．起こりうる合併症であるとはいえ，原因が医原性であるため，治療方針立案には少なからず配慮が必要である．

2 褥瘡対策における役割

　厚生労働省からの指針で「入院患者に対しては病院として適切な褥瘡対策をとること」が必須となっている現在，院内の常勤医師のなかの誰かがこの褥瘡対策のリーダーを務めることになる．そして疾患の特性上，褥瘡対策の先導役を形成外科医が務めることも多い．院内褥瘡対策室の室長もしくはメンバーのひとりとして，看護師や栄養士らとともに定期的な褥瘡回診を行い，すでにある褥瘡の評価や治療指示を行う．このような褥瘡の治療もさることながら，褥瘡の発生予防の点でも形成外科の役割が存在する．具体的には，「褥瘡対策に関する褥瘡診療計画書」の作成への関与であったり，院内職員を対象とした褥瘡予防・褥瘡治療に関する院内教育セミナーの講師を務めたりすることもある．

　社会の高齢化はますます進み，国民医療費も増加の一途をたどっている社会背景のなか，厚生労働省は在宅での医療・介護を推進する施策を打ち立てている．これを受けて，褥瘡や難治性足潰瘍を抱えたまま病院から自宅や療養施設に移り，そちらで在宅医療・訪問診療を受けながら創傷の管理を受けている患者も増えてきている．入院ベッドを保有する病院という枠を離れたところでも，体表のキズを適切に診ることができる医師の需要が高まりつつあり，その面でも形成外科に求められる役割は増えつつある．

3 再建外科医としての他診療科とのかかわり

　上皮性悪性腫瘍（＝癌）と，骨・血管・筋肉・神経など，上皮組織以外の細胞からできる悪性腫瘍

（＝肉腫），これらは皮膚癌を除けば形成外科以外の診療科が外科的切除を担うことがほとんどである．例えば舌癌であれば耳鼻咽喉科が，乳癌であれば乳腺外科が，骨や筋肉の肉腫であればこれを専門とする整形外科医が病巣の切除を行う．悪性の部分を切除された後には組織欠損が生じるが，その組織欠損量・範囲が小さい場合には，例えば周囲の残存組織を縫い寄せることで，機能的にも整容的にもそれほど障害を残すことなく手術を終えることができるかもしれない．

　逆に組織欠損量・範囲が大きい場合には，同部に何らかの組織を補填・補充することで，術後の機能障害を最小限とし，整容面でもなるべく元の形態を取り戻す，という考えも必要となってくる．この医学領域は再建外科と呼ばれ，マイクロサージャリーという技術を用いて，皮膚を含めた組織の移植を果たすことを得手としている形成外科に求められる役割の1つである．実際の手術では，他診療科による切除終了後に形成外科による再建が始まるため，ともすると深夜に至る手術となってしまうが，そこは事前にしっかりと打ち合わせを行い，例えば悪性部分の切除と再建のための組織採取を可能な範囲で同時進行とするなどして，無駄のない手術進行に努めるべきである．

　組織欠損に対する血管柄付き組織移植ではなく，純粋に「血管吻合」「神経吻合」というマイクロサージャンとしての技術を求められる場合もある．例えば，肝移植や肝門部癌摘出時における肝動脈再建や，甲状腺摘出にあたっての反回神経吻合などである．これらは，術前の段階から協力を求められている場合もあるし，手術中に主診療科にとって有事の事態が生じたために形成外科医が急遽に手術室に呼ばれ，その場で対応を求められることもある．後者では迅速な状況把握と的確な判断力を要する．

　悪性腫瘍に関連した手術以外では，重度四肢外傷において骨固定に使用したプレートを皮膚・軟部組織で閉鎖するために組織移植が必要な症例，手指の完全切断において切断された組織の再接着のために血管・神経の吻合が必要な症例，顔面外傷で顔面神経が切断されてしまい，その再吻合が必要な症例など，外傷に関連するところでも他診療科とかかわりをもつことがある．

4 小児形成外科医としての院内での役割

　例えば「口唇裂」は，産婦人科による胎児超音波検査により出生前診断がつくことがある．口唇裂に併せもつ顎裂や口蓋裂については出生後の評価が必要ではあるものの，「唇顎口蓋裂」という疾患について包括的な病態説明・治療の流れ・予後などについて事前に説明しておくことは，母親および家族に対して心理的安心感を与えることにつながることが多い．その一方で，出生前診断がつかない体表先天異常も数多くあり，比較的の頻度が高いものであれば，副耳・母指多指症・足の多合趾症・各種母斑などである．

　代謝性疾患や内臓疾患と違って体表先天異常は「見てわかる異常」であるゆえに，子育てをする母親はどうしても毎日のようにそれを目にすることになり，ともすれば子の将来に対して悲壮感を抱いてしまうかもしれない．実際の手術はまだまだ先かもしれないが，早めに情報提供を行い，安心をもって子育てができるようサポートしてあげるのも形成外科医の役割である．

5 院内での役割と他科とのかかわりのなかで形成外科医に求められること

　医学・医療の発展と高度化によってさまざまな分野で細分化が進み，かつそれぞれの専門性が高まってきていることから，チーム医療の必要性と重要性はますます顕著になっている．各領域のプロフェッショナルがお互いに連携し，チーム医療体制を取ってこそ，最善の医療サービスを患者に提供できる時代である．

　そのなかでも形成外科は，他診療科と共同して治療にあたることが比較的多い診療科であり，外科系の各診療科はもとより，内科系診療科や時に歯学系の各科とも協力し合って治療にあたることがある．形成外科医の素養として，他診療科や他職種の方々と良好なコミュニケーションを取れること，そしてお互いの専門性を尊重しながら最善の治療方針立案をめざしていく姿勢が必要である．

第2章 形成手術手技

A 皮膚外科基本手技

手術により生じる傷跡をいかにきれいに目立たなくするかは形成外科にとって最も基本的な目標であり，そのために形成外科的皮膚縫合術に習熟する必要がある．皮膚縫合に至るまでの手術手技にも細心の注意を払うことで，初めてきれいで目立たない傷跡に到達することができる．

また，形成外科独自の手術手技であるZ形成術とW形成術もある．

1 形成外科的皮膚縫合術

A 皮膚切開のデザイン

きれいな傷跡とするためには，緊張がかからない方向に皮膚切開を行うことが重要であり，切開線をしわの方向に合わせるようにすればよい．

B 局所麻酔

手術範囲が狭いときは，注射により麻酔薬を浸潤させる局所浸潤麻酔で手術を行う．

局所麻酔薬の注入は皮膚直下に行う．投与量が少なく，皮膚の麻酔も速やかである．注射針を皮膚にほぼ平行に進めて局所浸潤麻酔を行う（図2-1）．

C 皮膚切開

小円刃刀が多くの皮膚切開に用いられ，微細な切開となる場合は尖刃刀を使用することもある．通常，ペンを持つようにペンホルダー式にメスを把持して皮膚切開を行う（図2-2a）．術者のメス

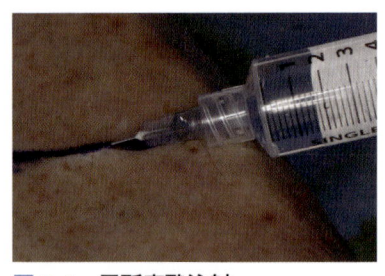

図2-1　局所麻酔注射
局所麻酔薬の注入は皮膚直下に行う．注射針を皮膚にほぼ平行に進めて局所麻酔を行う．

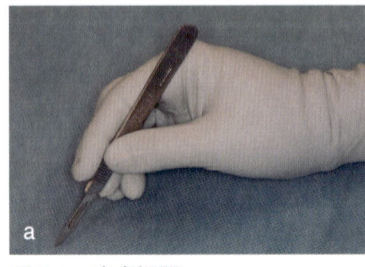
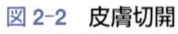

図2-2　皮膚切開
a：メスはペンホルダー式に把持する．
b：皮膚面に対して垂直に皮膚切開を行う．真皮深層の深さで創が1〜3mm開いてくる程度に切開する．

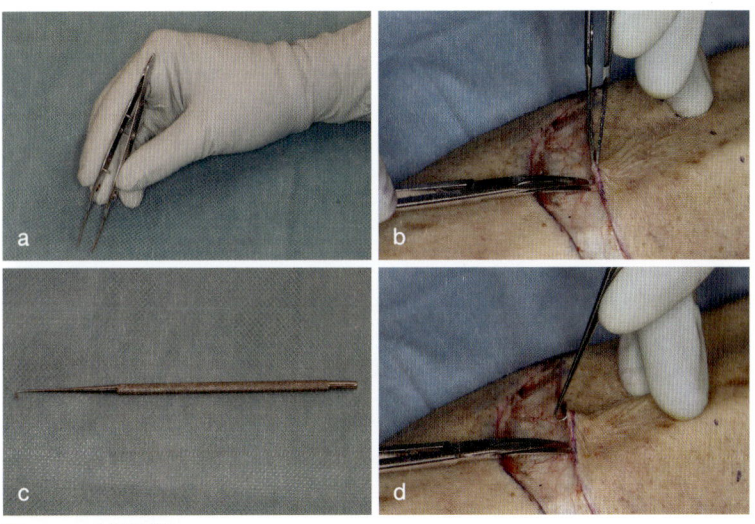

図 2-3　皮下剥離
a：微小有鈎鑷子はペンホルダー式に把持する．
b：創縁を微小有鈎鑷子でやさしく把持する．
c：スキンフック
d：創縁をスキンフックで引っかけて持ち上げる．

を持たない手や助手の手を用いて皮膚に適度な緊張をかけておく．

　切開は原則皮膚面に対して垂直に行うようにする．毛髪部では毛根を損傷しないように毛の方向に合わせて切開を行う．正確に切開を行うためには適度な切開の深さを意識する．皮下脂肪が見える真皮深層の深さで切開して創が1〜3 mm開いてくる程度がよい（図2-2b）．次に皮下脂肪まで切開を行う．また，皮下脂肪まで一気に切れ込むと創が大きく開いて皮膚の緊張がなくなり，正確な切開が難しくなる．

Ｄ 皮下剥離

　創縁が容易に寄せられるようにするために皮下剥離を行うことがある．真皮縫合を容易に行うために皮下剥離を行うこともある．必要以上に剥離する必要はない．剥離の深さは，顔面では顔面神経の損傷を回避するように皮下脂肪の浅い層で，四肢，体幹では創縁の血流を考慮して皮下脂肪の深い層あるいは筋膜上で，深さが一定になるように皮下剥離を行う．

　皮下剥離を行う際には創縁の組織を挫滅させないように，創縁を微小有鈎鑷子（せっし，ピンセット）でやさしく把持するか，スキンフックでひっかけて持ち上げて，剥離操作を行う．微小有鈎鑷

子はペンを持つようにペンホルダー式に把持する（図2-3）．

Ｅ 止血

　術後に血腫が生じると感染や炎症による創治癒遷延や線維化して硬い瘢痕となることがあるため，止血は重要な手術操作となる．出血に対して電気凝固や結紮で止血を行う．電気凝固には，モノポーラ（単極性）とバイポーラ（双極性）がある．

　モノポーラの止血では，微小無鈎鑷子で出血点を小さく正確につかんで，その鑷子に電気メスの先端を当てる（図2-4a）．出血点をつまむ鑷子が創縁に接した状態で電気メスを当てると，創縁の皮膚が熱損傷するので注意する．

　バイポーラの止血では，バイポーラのピンセットで出血点を小さく挟む．挟んだ部分のみ電気凝固されるので細かい止血操作がしやすい（図2-4b）．

　直径1 mmを超える血管では電気凝固ではいったん止血できても再出血することがあるので，糸を用いた血管の結紮を行う．血管の断端は止血鉗子（かんし）でつかむが，止血鉗子として小型の無鈎曲モスキートペアン鉗子を使用する（図2-4c）．

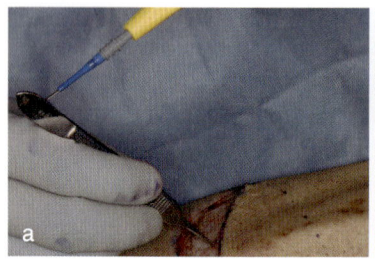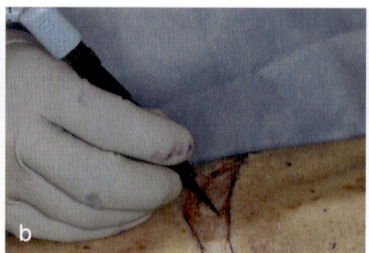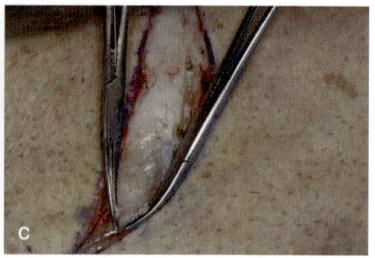

図 2-4　止血
a：微小無鉤鑷子で出血点をつかんでその鑷子に電気メスの先端を当てる．
b：バイポーラのピンセットで出血点を挟む．
c：血管の断端を止血鉗子でつかみ，糸を用いた血管の結紮を行う．

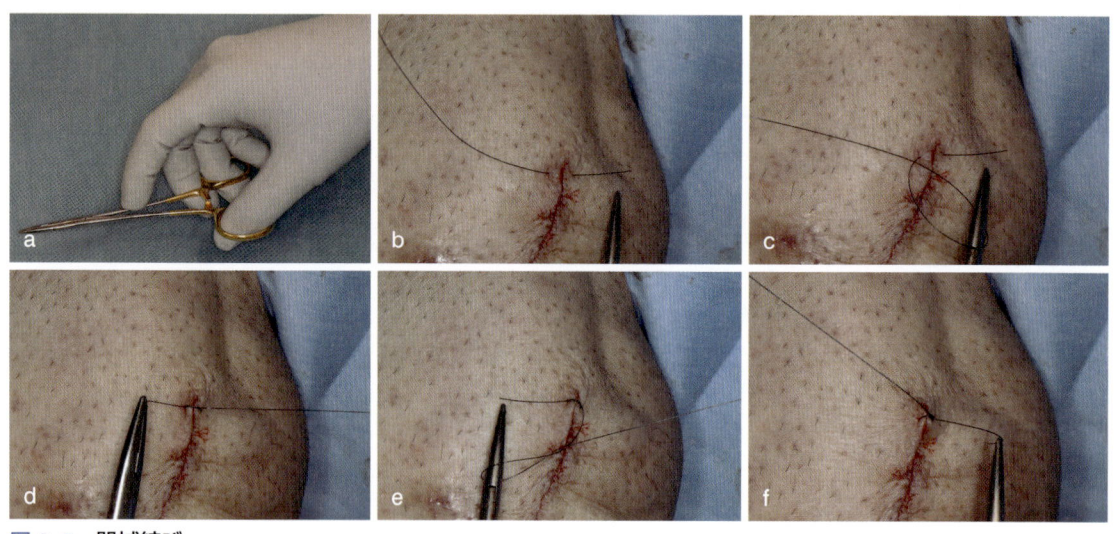

図 2-5　器械結び
a：持針器の持ち方．
b：持針器を糸の断端に近づける．
c：持針器に糸を巻きつける．
d：ねじれを取りながら結びを締めていく．
e：再び持針器に糸を巻きつける．
f：結びを締めていく．

🇫 器械結び

　形成外科では，持針器を用いて縫合糸を結ぶ器械結びを多用する．

　持針器は通常ヘガール型を用いる．持針器を右手で持つ場合，母指をフィンガーリングに深く差し入れず母指の橈側で押し付ける．環指をもう一方のフィンガーリングに差し入れ，中指はフィンガーリングの縁を下から添える．示指は柄にあたる部分に添える．母指で押し付けつつ環指と中指で引き上げて持針器を開閉する（図 2-5a）．

　器械結びの手順は以下のとおりである．右手で持針器を把持して皮膚に針を通すと，左側に針が右側に糸がくる．持針器を糸の断端に近づけて（図 2-5b），左手を用いて持針器に糸を巻きつける（図 2-5c）．糸が巻きついたら持針器で糸の断端をつかみ，ねじれを取りながら結びを締めていく（図 2-5d）．これで 1 回目の結びは終了となる．

　次に，2 回目の結びに移る．持針器から糸の断端を外し，左手を用いて持針器に糸を巻きつけて（図 2-5e），再度持針器で糸の断端をつかみ，結びを締めていく（図 2-5f）．

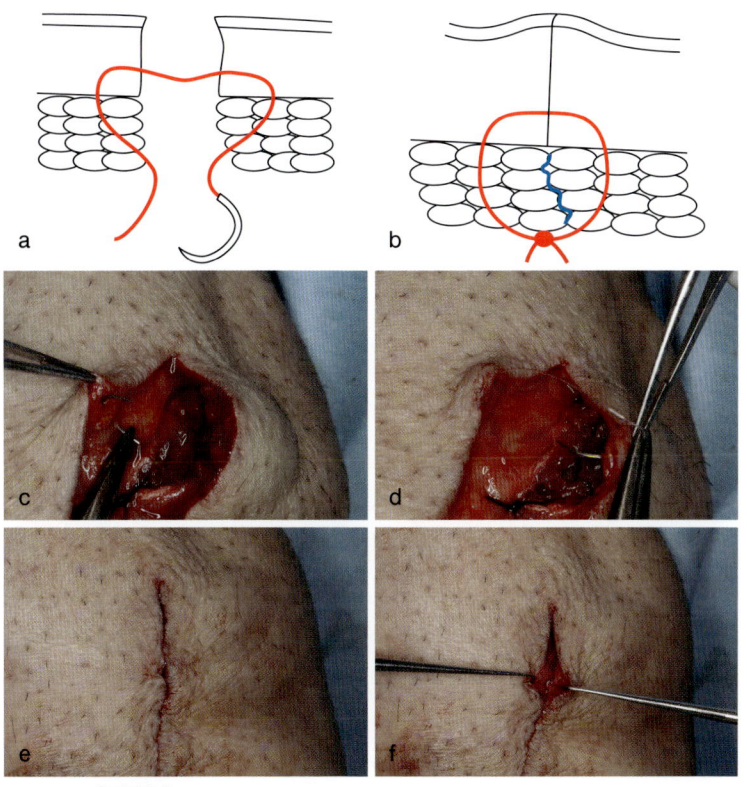

図 2-6　真皮縫合
a：針を皮下脂肪に刺入して真皮から抜く．次に対側の真皮に同じ深さで刺入して皮下脂肪から抜く．
b：創縁が揃い真皮が密着する．結び目は真皮深くにある．結び目の糸は短く切る．
c：針を皮下脂肪に刺入して真皮から抜く．
d：針を対側の真皮に同じ深さで刺入して皮下脂肪から抜く．
e：創縁が揃っている．
f：真皮が密着している．

Ⓖ 真皮縫合

　創治癒後の傷跡（瘢痕）には瘢痕の幅を広げる方向に張力がかかるが，治癒直後の瘢痕にはそれに対する抗張力が伴っていない．治癒後3〜6か月かけて抗張力が伴った成熟瘢痕となっていく．成熟瘢痕となるまで瘢痕は開大していくことになる．

　これを予防するために真皮縫合が必要となる．皮膚や皮下組織のなかで最も堅固な組織である真皮を，皮下の埋没縫合で強固に長期に密着させて，十分な抗張力を備えることで瘢痕は開大を防ぐ．縫合糸には，針刺入時の皮膚への損傷が少ない糸と針が段差なくつながっている針付き糸を用いる．糸の種類として，組織反応を少なくするように非吸収性モノフィラメントナイロン糸か，吸

収が緩徐なモノフィラメント吸収糸を用いる．

　真皮縫合は以下のとおりである（図 2-6）．針は皮下脂肪に刺入して真皮をすくうようにして針を真皮から抜く（図 2-6a, c）．次に対側の真皮に同じ深さで刺入して真皮をすくうようにして針を皮下脂肪から抜く（図 2-6a, d）．糸を結ぶと，創縁が揃い真皮が密着して，結び目は真皮深く位置することになる（図 2-6b, e, f）．結び目の糸は短く切る．縫合操作では創縁を外に向けながら行うが，創縁を挫滅させないように微小有鉤鑷子やスキンフックを用いて愛護的に把持する（図 2-6c, d）．

　手掌，足底，眼瞼，包皮，頭髪部には真皮縫合を行わない．手掌，足底では術後に角質肥厚を生じる可能性があるため，眼瞼，包皮では皮膚が薄

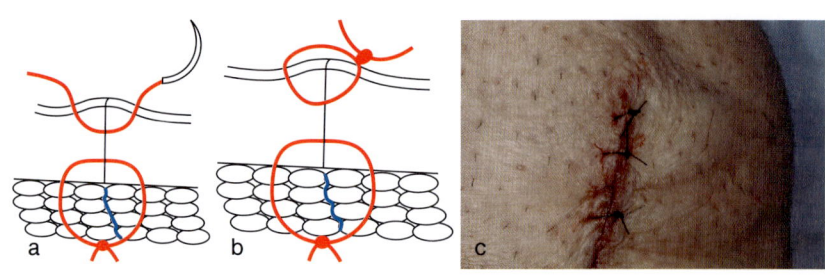

図2-7　表層縫合
a：表層縫合は創面がずれないように合わせる.
b：皮膚に食い込まないように緩く行う.
c：皮膚に食い込まないように緩く行った状態.

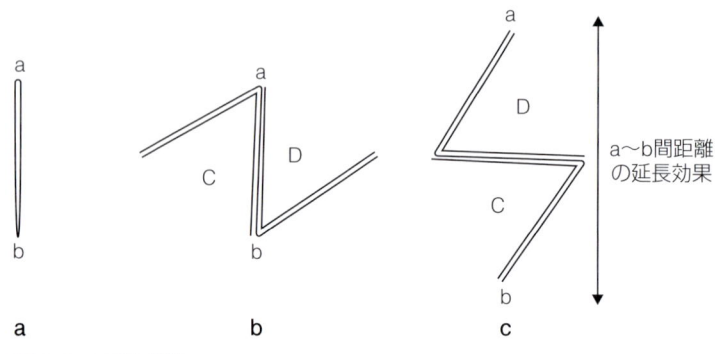

図2-8　Z形成術
a：線状瘢痕（a〜b）
b：線状瘢痕の両側に二等辺三角形の皮弁（C，D）を作成する.
c：2つの三角弁（C，D）を入れ替えることで，a〜b間距離に延長効果が得られる.

く緊張がないため，頭髪部では毛根を損傷して脱毛の可能性があるためである.

Ⓗ 表層縫合

表層縫合では縫合糸瘢痕を残さないことが重要である. 真皮縫合で創縁はすでに密着しているので，表層縫合は創面がずれないようにするためであり（図2-7a），皮膚に食い込まないように緩く行う（図2-7b，c）. 食い込んだ糸は術後腫脹により縫合糸瘢痕を残すことになる.

縫合糸には針付き糸で組織反応が少ないモノフィラメントで，非吸収性のナイロン糸を用いる.

Ⓘ 術後管理

縫合糸瘢痕を残さないためにもできるだけ早期抜糸が望ましく，1週間以内で抜糸を行うことが多い. 抜糸後は瘢痕の開大を予防する目的で，テーピング保護を3か月間程度行う. また，瘢痕の開大方向に張力がかかる運動は避けてもらう.

瘢痕の通常の経過は，術後2〜3か月では瘢痕は硬く赤くなり，術後3〜6か月で硬さや赤みがとれた成熟した瘢痕となる.

② Z形成術

Z形成術は，線状瘢痕に対してその両側それぞれに線状瘢痕と同じ長さの二等辺三角形の皮弁を作成して入れ替える局所皮弁の一種である（図2-8）. 2つの三角弁が並ぶ形がアルファベットのZの形をしているため，Z形成術と呼ばれる.

線状瘢痕に伸展障害があり，線状瘢痕の両端の距離が延長できず運動制限が生じている場合，Z形成術を用いた2つの三角弁の入れ替えにより線状瘢痕の両端の距離が延長されて運動制限を改善させることができる. また，瘢痕の方向を変えることができるため，瘢痕をしわの方向に合わせる

ようにすると瘢痕が目立たなくなる.

Z形成術を用いた2つの三角弁が角度60°の正三角形の場合，延長効果は正三角形の一辺を底辺とした高さの2倍で計算されて，理論上ほぼ75%の延長効果となる.三角弁の頂点の角度が大きいほど延長効果が上がるが，三角弁の回転が大きくなりひずみが生じやすくなる.2つの三角弁の頂点の角度は同じである必要はなく，線状瘢痕の改善目的に合わせて作成すればよい.

❸ W形成術

W形成術は，線状瘢痕の両側に複数の三角弁を同じように作成して，その両側の三角弁をジグソーパズルのようにぴったり合わせてジグザグ状にする局所皮弁の一種である（図2-9）.ジグザグ状の形がアルファベットのWの形をしているため，W形成術と呼ばれる.三角弁を扱うのはZ形成術と同じであるが，Z形成術のような延長効果はない.瘢痕の方向が変えることにより，瘢痕の一部をしわの方向に合わせることで瘢痕を目立たなくすることができる.

●参考文献
1）岡崎睦（編）：外傷処置・小手技の技＆Tips 第2版.メジカルビュー社，2022
2）林寛之（監）：縫合の基本テクニック 第2版.メディカ出版，2020
3）細川亙（編）：スキンサージャリーの基本手技.克誠堂出版，2007
4）倉田喜一郎：Z形成術とその他の皮膚形成術.克誠堂出版，1984
5）岡崎睦：皮膚外科・体表形成外科の技と理.メジカルビュー社，2023

Ⓑ 皮膚表面形成術

皮膚表面形成術とは，「皮膚組織に対して何らかの医学的処置・処理を加え，体表上の小病変を除去したり，凹凸変形を修正したり，皮膚の色調や質感の改善を図る施術」と定義することができる.対象疾患の多様性，患者の多さ，加えて医療全般にわたる低侵襲治療の傾向と相まって，形成外科領域における重要分野となっている.

本項では，体表面レーザー治療，ケミカルピー

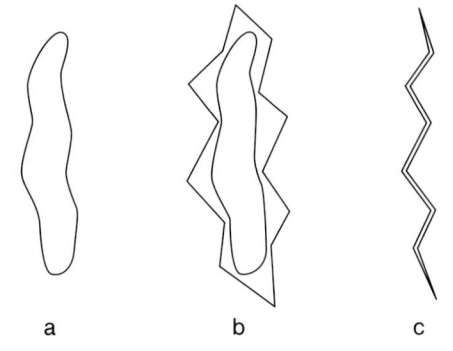

図2-9　W形成術
a：線状瘢痕
b：線状瘢痕の両側に複数の三角弁を同じように作成する.
c：両側の三角弁を合わせてジグザグ状にする.

リング，高周波治療，および高密度焦点式超音波治療についてその概略を述べる.

❶ 体表面レーザー治療

レーザー装置が1960年ごろに開発されて以来，炭酸ガスレーザーや色素レーザーが皮膚疾患の治療目的で使用されるようになった.今日では，体表面レーザー治療は皮膚疾患のみならず，美容目的でも広く使用されている.

Ⓐ 基本的原理

レーザー（laser）とは，light amplification by stimulated emission of radiation の略語である.

特殊な装置（発振器）内で特定の媒質から誘導放出されたレーザー光は，以下の特徴を有している.① 波長（wavelength）が一定である，② 位相（phase：振動のタイミング）にずれがない，③ 増幅（light amplification）が容易である，④ パルス発振（pulsed operation）させることにより短時間の高エネルギー照射が可能である.

レーザーはさまざまな作用を有しているが，生体に照射されると，その光熱的作用により，標的組織を選択的に破壊することで効果を発揮する.

Ⓑ 体表面レーザー治療の各論

1 ● 色素レーザー dye laser

色素レーザーは，585nmの波長を用いて血管病変を治療する.赤血球の酸化ヘモグロビンにレー

ザーが吸収されることで赤血球が熱破壊され，周囲の血管内皮を損傷し，拡張した異常血管が減少する．適応疾患としては，乳児血管腫（苺状血管腫），単純性血管腫，毛細血管拡張症，瘢痕やケロイドの赤みなどがある．

2 ● メラニン系レーザー

ルビーレーザー，アレキサンドライトレーザー，Nd：YAG レーザーなどがあり，特定の波長光を利用して，メラニン色素に特異的に作用する．メラニン色素がこの光を吸収することで，メラニンを含む細胞や組織が破壊され，治療効果を得ることができる．代表的な適応疾患としては，扁平母斑，老人性色素斑，雀卵斑（そばかす），太田母斑，異所性蒙古斑などがある．

本法は，標的細胞・組織への選択性が高く，一般的に治療成績は良好であるが，一方で，高エネルギーのため皮膚障害（瘢痕化，色素沈着，色素脱失）などの合併症が生じることがあり，個々の症例に応じた配慮が必要となる．

3 ● 炭酸ガスレーザー CO₂ laser

炭酸ガスレーザーは，10,600 nm の波長をもつ赤外線レーザーで，この波長は水分に非常によく吸収される特性をもっている．水分の多い皮膚組織に対して高い吸収率を示すことから，蒸散による精密な組織除去が可能である．皮膚の良性腫瘍性小病変の蒸散除去ができるため，適応疾患としては，老人性疣贅，尋常性疣贅，単純黒子，皮膚線維腫，眼瞼黄色腫，老人性色素斑，表皮母斑，脂漏性角化症などがある．

さらに近年では，皮膚を浅く剝削できるアブレーション機能や，皮膚に微細な小孔をあけるフラクショナル機能を有する機器もあり，にきび跡などの瘢痕の凹凸修正目的に用いられることもある．

2 ケミカルピーリング
chemical peeling

ケミカルピーリングは，特定の化学薬剤を皮膚に塗布し，古い皮膚細胞を剝離させることで創傷治癒機転を促し，新しく健康的な皮膚層の再生を促す治療法である．薬剤は皮膚の表層または中層

まで浸透し，特定の深さで皮膚細胞を化学的に分解する．この作用により，皮膚や真皮の一部が剝離し，新しい皮膚細胞が再生することで，皮膚の質感が改善される．

使用する薬剤はさまざまで，濃度，pH，施行時間，術後ケア，施術部位などにより結果が異なるため，十分な知識と技量を有する者が行うことが求められる．一般的に使用される薬剤としては，グリコール酸，サリチル酸，トリクロロ酢酸などがある．

日本皮膚科学会では，ガイドライン（改訂第 3 版）を公表しており，適切な施術を指導している．その記載によれば，ある程度有効性が認められるものとして，ざ瘡（炎症性・非炎症性），小斑型の日光黒子，比較的浅い小じわ，が挙げられる．一方で，ざ瘡による陥凹性瘢痕，肝斑，雀卵斑，真皮の弾力線維の変性を伴う深いしわ，などには明らかな有効性が確認されていない．

3 高周波治療

高周波治療は，ラジオ波（RF：radio frequency）とも呼ばれる，数 10 kHz〜30 GHz 程度の波長領域をエネルギー源としている．誘電率の高い分子を激しく運動させて皮膚の深部に熱を発生させ，その熱がコラーゲン線維の収縮と新しいコラーゲンの生成を促すことで，しわやたるみの改善を期待する．表面のハリ感や肌質を改善させる機序としては，皮膚膠原線維の炎症や浮腫による即時性の反応と，熱破壊に伴う組織の再生により，数か月かけて生じる遅発性の反応によるものが考えられている．本法は，しわの改善を目的とした美容用の治療器として，米国 FDA（食品医薬品局）から認可を受けている．

本法を行う際，照射時から照射後にかけて，一時的な痛み，軽度の赤み，腫脹，痂皮形成，紫斑が生じることがあるが，重大な副作用は稀であり，非外科的にしわやたるみを改善したい患者にとっては選択肢の 1 つとなりうる．

4 高密度焦点式超音波治療

高密度焦点式超音波治療は，HIFU（high intensity focused ultrasound）とも呼ばれ，高強度の焦

点超音波を用いた治療技術である. HIFU は真皮
網状層の中層〜下層の特異的な深さに高エネル
ギーの超音波を発生させる. これを高密度に集束
することにより, 真皮組織や皮下組織を熱凝固さ
せ, 皮膚・皮下組織を熱収縮させる. この熱凝
固・熱収縮により真皮コラーゲン線維やエラスチ
ン線維の新生, 表在性筋膜群の引き締めなどを促
し, たるみや引き締め効果などを誘導する.
HIFU は眉, 顎下, 頸部のたるみ改善や上胸部の
しわ改善に対して, 米国 FDA(食品医薬品局)か
ら認可を受けている.

　本法では照射時から照射後にかけて, 一過性で
非持続性の疼痛, 発赤, 浮腫, 紫斑などが出現す
ることがある. また, レーザーのように選択的に
組織を破壊することができないため, 皮下の神経
や血管, 筋肉などを傷害する恐れがあり, 施術者
は十分な解剖学的な知識を有している必要がある.

●参考文献
1) 波利井清紀(監), 谷野隆三郎(編):レーザー治療—最
　　近の進歩(形成外科 ADVANCE シリーズⅡ-2)改訂版
　　2版. 克誠堂出版, 2004
2) 河野太郎(編):さあ, レーザー治療をはじめよう!
　　2023. 克誠堂出版, 2023
3) 古川福美, 他:日本皮膚科ケミカルピーリングガイド
　　ライン　改訂第 3 版. 日皮会誌 118:347-555, 2008
4) 日本皮膚科学会:美容医療診療指針　令和 3 年度改訂
　　版(日本美容外科学会会報 2022 vol. 44 特別号). 全日
　　本病院出版会, 2022

C マイクロサージャリー

　マイクロサージャリー(微小外科)とは, 手術用
顕微鏡, 手術用ルーペ, 外視鏡, 手術支援ロボッ
トなどを用いて, 拡大した視野のもとで行う手術
の総称である. 耳鼻咽喉科や眼科などから始ま
り, 脳神経外科, 整形外科, 泌尿器科, 消化器外
科などさまざまな外科の手術で行われている.

　形成外科におけるマイクロサージャリーは, 微
小血管外科, 微小神経外科, リンパ管外科などで
行われている. 特に, 遊離皮弁移植は日本で発展
し進歩した手術手技の 1 つになっており, 形成外
科領域のマイクロサージャリーといえば遊離皮弁
移植をさすほどである. 遊離皮弁移植において
は, マイクロサージャリーは狭義に微小血管を縫

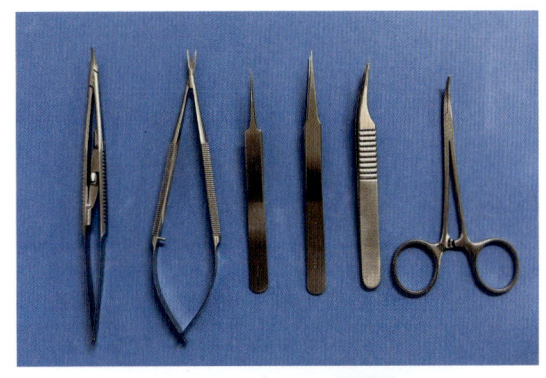

図 2-10　マイクロサージャリー用器具
左から, 持針器(ロック付き), 剪刀(直), 鑷子(No. 5), 鑷
子(No. 2), 血管拡張鑷子, 血管剝離鉗子(モスキート鉗子).

合する技術のみをさすが, 皮弁の選択やデザイ
ン・挙上, 移植床血管の剝離, 周術期管理なども
含めた知識と技術が重要で, それらが皮弁生着の
有無に大きくかかわってくる.

　マイクロサージャリーは手術顕微鏡の進化や,
高精細カメラや 3D モニターの技術の発展によ
り, 手術用顕微鏡はもちろんのこと, 外視鏡や手
術支援ロボットなどでも行われるようになってお
り, 0.5 mm 以下の細い血管やリンパ管などの吻合
も可能となっている.

① 微小血管吻合

Ⓐ 手術器具

　マイクロサージャリーでは視野を拡大して手術
器具を使用するため, 通常の手術より繊細な器具
を用いる(図 2-10).

1 ● 縫合針糸

　反応性が少ないモノフィラメントの針付ナイロ
ン糸が用いられる. 一般的に, 縫合する血管やリ
ンパ管の直径・壁の厚さなどにより 8-0〜11-0 ま
でが使われることが多い(図 2-11). 通常は片端
針を用いることが多いが, 内膜の剝がれやすい動
脈では, 運針を血管内側から外側に向けて行うほ
うがよいため, 両端針を用いることもある.

2 ● 持針器

　持針器としては, spring handle type のものを

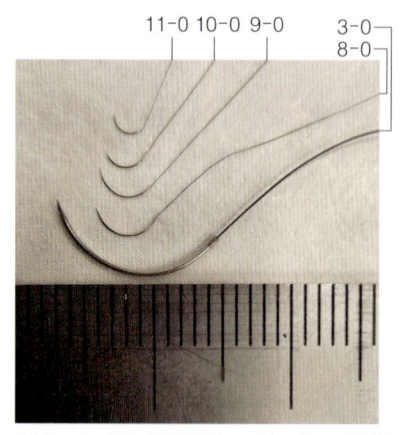

図 2-11　マイクロサージャリーに用いる針と糸
糸は8-0から11-0が使われることが多く，針も3～5mm 程度である.

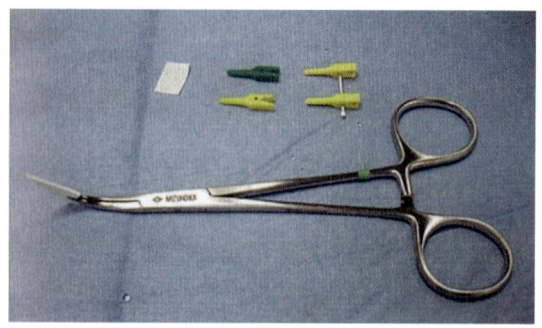

図 2-12　血管クリップと M.Q.A.®
シングルクリップとダブルクリップ，M.Q.A.® はモスキートに挟んで用いる.

使用することが多く，ラチェット式のロック付きとロックの付かないものがある．ロック付きのものは針をつかんだままにしておけるので，持針器と鑷子を持ち替える際に針の紛失の予防になる.

3 ● 鑷子（せっし）

鑷子の先端が細く繊細できちんと合っているものを用いる．最近では先端がさらに細く繊細な supermicrosurgery 用のものも販売されている.

4 ● 剪刀（せんとう）

持針器と同様に spring handle type のものを使用することが多く，直剪刀と曲剪刀がある．直剪刀は主に血管の切断に用いられ，曲剪刀は血管周囲の組織除去や縫合糸の切離に用いられる.

5 ● 血管クリップ

シングルクリップとダブルクリップがある．また，金属製のリユースのものと，プラスチック製のディスポーザブルのものがある．ディスポーザブルのクリップでは，閉鎖圧力が30，60，120 gf のものなどがあり，黄色や緑色で区別することができる．通常動脈では60 gf を，静脈では30 gf を利用する．ダブルクリップも同様の圧があり，血管を端々吻合するときに先端同士を固定したり寄せたりすることができる.

6 ● 血管剥離鉗子（モスキート鉗子）

先端に凸凹の目がないモスキート鉗子である．先端が細くなっており血管周囲の組織剥離に用いられる.

7 ● 薬剤

血管内腔の血液を洗浄する際にヘパリン加生理食塩水（ヘパリン生食水）を用いる．この際に10 mL の注射器に二段針や25 G 鈍針を用いる．また，血管攣縮を拡張させるため，パパベリン塩酸塩を血管周囲に撒いて用いる.

8 ● その他

吻合血管の周囲の血液や水分を除去するときは三角形の眼科用吸収スポンジ（M.Q.A.®）を用いる（図 2-12）．また，血管吻合する際，周囲組織に針や糸が貼り付かないように緑色のシートであるバックグラウンドシートを敷くと縫合しやすい．バックグラウンドシートには1 mm 四方の方眼が入っているものがあり，血管径を測る指標になる.

Ⓑ 血管吻合手技

1 ● 血管吻合

血管の吻合には単結節縫合と連続縫合があるが，基本的に動脈では単結節縫合を行い，静脈では単結節縫合と連続縫合の両方が行われる．また，血管の前壁から縫合し，前壁縫合が終わると血管を180°翻転する turn-over 法と後壁から血管の内膜を確認しながら縫合する back wall 法（back wall first technique）などがある．さらに血管断端同士を吻合する端々吻合と，断端と血管側壁に孔をあけて縫合する端側吻合，また側壁同士

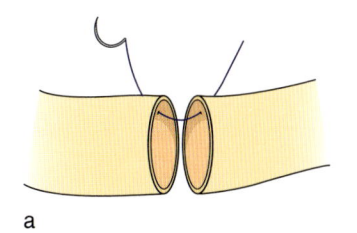 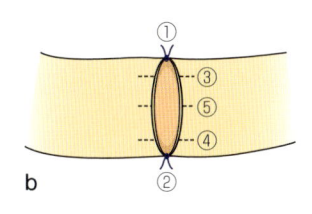 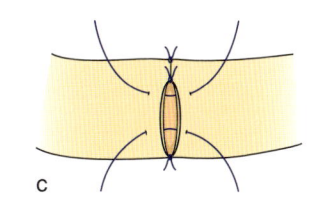

図 2-13　端々吻合
a：1 針目は 12 時の方向から縫合する.
b：縫合は①→②とし中央は 3〜4 針縫合する（図は 3 針縫合）.
c：前壁の最後の 2 針は un-tie とする.

を縫合する側々吻合がある. ここでは最も基本的な血管吻合法である, turn-over 法の単結紮の端々吻合と端側吻合を示す.

a 端々吻合（turn-over 法）

通常, 術者から見て 12 時方向にまず 1 針目を入れる. 後壁に針がかからないようにするため, 血管内腔に鑷子の先端を挿入し, 前壁を軽く持ち上げるようにして, 後壁との間にスペースをつくる. また, 鑷子を持ち上げることにより, 針を刺入する際のカウンタトラクションになる. 内膜に確実に糸をかけるように, 外膜から垂直に近く針を通すように心掛ける. 針の刺入部は血管壁の厚さによって変える必要があるが, 通常は血管壁の厚さの 2〜3 倍程度のバイト幅で行う. 対側の血管は同様に 12 時の方法に内膜を確実に拾うように針を通す（図 2-13a）. 血管吻合のコツは両血管の内膜に糸を確実にかけ外反させることであり, ナイロン糸が血管内腔に出ていても血栓ができることはない.

糸の結紮は持針器と鑷子で行う方法と, 持針器を鑷子に持ち替えて, 鑷子を両手に持って行う方法がある. 慣れた方法で行えばどちらでもよい.

2 針目は術者から見て 6 時方向の位置に 1 針目と同様に糸をかけ, 結紮する. 血管の径により前壁をさらに 2〜4 針かけるが, 最後の 2 針は un-tie として糸を結紮せず（図 2-13b, c）, 内腔が確認できる状態で針をかけ, その後結紮する. 前壁の縫合終了後に, 血管クリップとともに血管自体を 180° 翻転し, 後壁が正面に来るようにする. 後壁はまだ縫合していない部分から血管内腔をヘパリン生食水で洗浄し, 内腔の縫合糸と内膜の状態を確認する. 内膜が内腔に内反していたり, 内膜に糸が確実にかかっていない場合は血栓リスクとな

るため縫合しなおす. 内膜と縫合糸の状態はよければ, 後壁を前壁と同様に 3〜4 針かける. これも最後の 2 針は un-tie とする.

すべての糸を結紮する前に内腔をヘパリン生食水で満たし, 血管内の空気を抜いておくのと縫合した部分からの漏れを確認する. 後壁の縫合終了後, クリップを元の位置に 180° 翻転し戻してから, 末梢側より血管クリップを外す. 吻合部から血液の漏出があれば, 再度クリップをかけて漏れている部分を縫合する.

b 端側吻合（turn-over 法）

端側吻合では, 血管壁を縦方向に運針し, 縫合することが多いので難易度が高まる. 通常, 太い血管の側壁に孔をあけて吻合する. 内頚静脈など, 血管径が太い場合のクランプは前述の血管クリップではなく, ブルドッグ鉗子を用いる. 孔をあける大きさは自由に決められるため, 吻合の血管径に差がなくなる利点がある. 縫合は端々吻合と同様であるが, 1 針目は右端の 3 時の方向から行い, 2 針目は 1 針目の 180° 反対側の 9 時の方向を縫合する（図 2-14a）. 両縫合し固定できたら前壁を端々吻合と同様に 3〜4 針縫合する（図 2-14b）. このときも最後の 2 針は un-tie とする. 前壁の縫合終了後に血管を 180° 翻転して, 後壁を縫合する（図 2-14c）. 後壁も前壁と同様に縫合する（図 2-14d）.

c 自動血管吻合器

口径差のない静脈の端々吻合には, 自動血管吻合器（GEM 自動血管縫合器）を用いることもできる. 2 つのリングが対になっており, それぞれ 6 本のピンがある. それぞれのリング内に静脈の断端を通し, 血管壁を翻転させてピンに刺す（図 2-15）. リング同士を合体させると血管の内膜同士

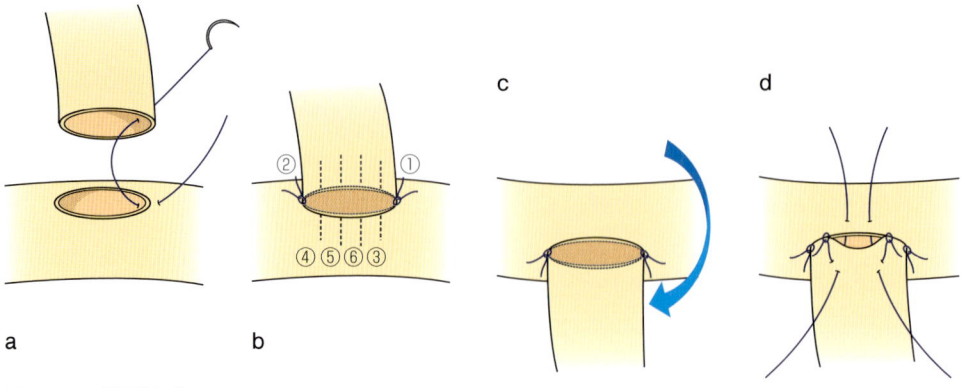

図 2-14　端側吻合
a：1針目は3時の方向から縫合する.
b：縫合は①→②とし中央は3～4針縫合する（図は4針縫合）.
c：端となっている血管を180°翻転させる.
d：前壁・後壁とも最後の2針はun-tieとする.

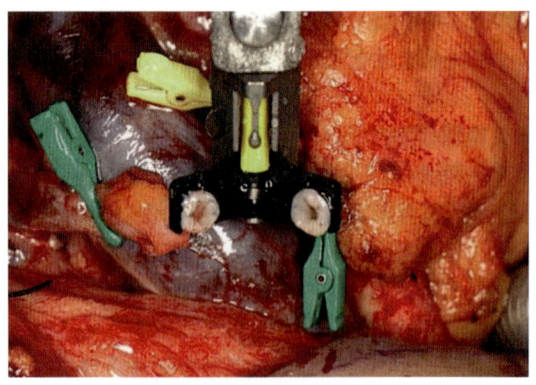

図 2-15　自動血管吻合器による吻合
リングの中に血管を通して翻転させてピンに血管の内腔をかける.

が癒合し, 血管吻合が完成する. 動脈では, 血管壁が厚く血管壁を翻転しピンに刺入しにくいため使用しない.

2 ● 血管吻合後

吻合した動脈の拍動があること, 静脈の怒張がないこと, 皮弁の色調, Pin-prick 所見などを確認する. また, 吻合血管の閉塞は吻合後20分以内に起きることが多いとされており, 閉創前に再度血流が保たれていることを確認する.

❷ 微小神経縫合

四肢の末梢神経や顔面神経などの切断では, 顕微鏡下に神経縫合や神経移植を行うことで, 神経

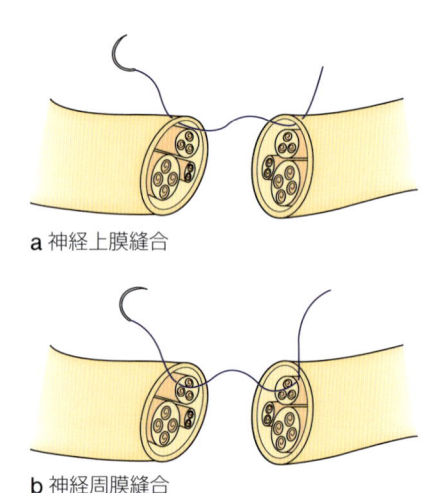

a 神経上膜縫合

b 神経周膜縫合
図 2-16　微小神経縫合

の回復が期待できる. 手術器具では血管クランプは必要なく, その他は血管吻合と同様である.

Ⓐ 神経縫合術

縫合は10-0ナイロン糸を用いて行う. 縫合法には神経上膜縫合（epineurial suture）, 神経上膜・周膜縫合（epineuro-perineurial suture）, 神経束縫合（funicular suture）などがあるが, 指神経や顔面神経などの細い神経で, 神経束が少ない場合では神経上膜吻合を行い, 正中神経などのやや太い神経で, 神経束の多い場合は神経上膜・周膜縫合を行う（図2-16）. 神経縫合では血管吻合と異なり, 3～4針程度の縫合で上膜をきちんと合わせるのがよく, 必要以上に針数を多くすることによっ

てかえって神経の再生にとって障害となる．神経束が縫合部から出てしまう場合は，神経束を短く切断し，神経束がすべて上膜内に収まるように縫合するのがよい．最近では神経再生誘導する人工神経を縫合部に介在させることもある．

B 神経移植術

神経の欠損があり，直接神経断端同士を縫合ができないときは神経移植を用いる．移植する神経は，後遺症の少ない腓腹神経や大耳介神経などの知覚神経が用いられることが多いが，運動神経である大腿神経外側広筋枝も使用されることがある．神経縫合の方法は通常と同様である．2か所の縫合部があるため，回復や機能に神経縫合より劣る場合がある．最近では，5 cm 以下の短い欠損に対しては採取部の犠牲のない人工神経も用いられる．

3 リンパ管静脈吻合

リンパ浮腫に対する外科的な治療としてリンパ管静脈吻合(lymphaticovenous anastomosis；LVA)が行われる．四肢のリンパ液のうっ滞を静脈にドレナージさせてリンパ浮腫を軽減させる術式である．0.5 mm 以下のリンパ管を静脈に吻合することもあり supermicrosurgery と呼ばれる領域である．

リンパ管は細く透明であり，また，リンパ浮腫においては萎縮していることもあり同定が困難である．LVA の術前にインドシアニングリーン(ICG)蛍光造影検査を行い，リンパ管の走行を確認しておく．2〜3 cm の小切開で11-0〜12-0の縫合糸を用いて吻合する．端々吻合や端側吻合などで複数本吻合することが多い．

● 参考文献
1) 波利井清紀, 野崎幹弘(監)：形成外科の基本手技 1. 克誠堂出版, 2016
2) 珠玉のオペ 2 応用編—次世代に継承したい秘伝のテクニック. 形成外科増刊. 克誠堂出版, 2018

D 組織移植術

1 概論

A 組織移植術とは

形成外科領域では，主に体表や皮下に先天的あるいは外傷や腫瘍切除などの後天的な原因により組織欠損や不足を生じた場合，その欠損や不足を修復するために組織移植術を行う．それにより，整容性の改善や機能回復を目的とする．形成外科領域で移植を行う組織としては，皮膚・脂肪・筋肉・筋膜・腱・骨・軟骨・神経・血管・毛・爪・粘膜・リンパ節などがある．単一組織の移植を行う場合もあれば，複数の組織を組み合わせて移植する場合もある．

組織移植は，ドナーの違いにより，自家組織移植・同種組織移植・異種組織移植・同種同系移植が行われる(表 2-1)．同種組織移植・異種組織移植は免疫反応や倫理的な問題などもあり，形成外科領域で一般的に行われているのは自家組織移植である．また，同種同系移植も倫理的な問題から，形成外科領域では一般的には行われていない．なお，同種組織移植は，広範囲熱傷の治療として，同種皮膚移植が行われることがある．

組織移植では通常，欠損した組織と同じ組織が移植される．例えば，皮膚欠損があれば皮膚移植を行い，骨欠損があれば骨移植を行う．ただし，常に同じ組織同士の移植を行わないといけないというわけではない．皮下腫瘍切除などの理由により脂肪組織の不足があり，陥凹変形をきたしているような症例があったとする．脂肪組織の不足が原因であるので脂肪組織を移植するところを，あえて術後に吸収されにくい軟骨の移植をするよう

表 2-1 ドナーによる組織移植の分類

自家組織移植	同一の個体間での移植
同種組織移植	ヒトからヒトへのような同じ種類間での移植
異種組織移植	ウシからヒトへの移植のような種類が異なる間での移植
同種同系移植	ヒトでは一卵性双生児間の移植

表 2-2　遊離組織移植と組織弁（flap）の特徴

	遊離組織移植	組織弁（flap）移植
移植の際の移植片の血行	保たれていない	保たれている
移植できる組織の大きさ・厚さ	大きい・厚い組織は生着しにくい	大きい・厚い組織移植も可能
血行の悪い移植床への移植	困難	可能
手技	簡便	複雑
術後の収縮・吸収	吸収・収縮を生じやすい	吸収・収縮を生じにくい

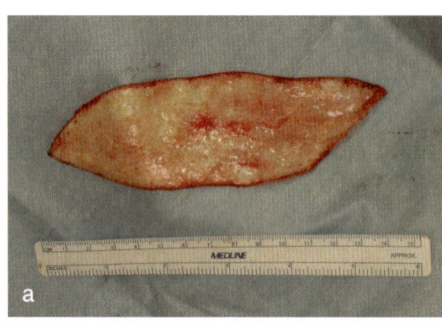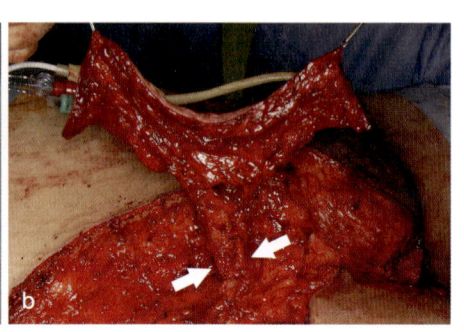

図 2-17　遊離組織移植（植皮）と組織弁移植（鼠径皮弁移植）
a：遊離組織移植（植皮）．鼠径部から採取した皮膚を裏側からみたところ．脂肪が付かず薄いことがわかる．
b：組織弁移植（鼠径皮弁移植）．脂肪が付き厚い．組織弁の基部が，完全に切り離されず体に付着しており，ここから血液が供給され血行が保たれている（矢印）．

な場合もある．

Ⓑ 血行の有無から分類する組織移植 —遊離組織移植と組織弁（flap）移植

　組織移植は，移植の際にその移植組織が血行を保っているかいないかという観点から大きく2つに分類される．移植の際に移植組織が血行を保っていない遊離組織移植と，血行を保っている組織弁（flap）移植である．

　遊離組織移植と組織弁移植の特徴を表2-2に示す．遊離組織移植は，いったんドナーから完全に切り離され，その後に移植床に移植される．すなわち，血管などはすべて切離されるので，血行が完全に断たれ，移植の際には血行が保たれていな

い．血行が保たれていない遊離組織移植片がどのように生着するかであるが，例えば，皮膚の遊離組織移植（植皮）では，まず移植床にある血清が移植片に浸漬し，その後，移植片と移植床の血管が直接連結し吻合したり，新生血管が移植床から移植片に侵入したりして，血行が再開し生着するとされている．骨移植のようにいったん吸収され新生骨により置換されるものもあり，移植組織により生着過程は異なるが，皮膚以外の他の遊離組織移植も基本的には移植床からの血行の再開により生着する．

　遊離組織移植は，血行の悪い部位には生着しにくい．また，組織が大きかったり，厚かったりすると移植床からの血行が再開する前に，移植組織が虚血に陥り壊死してしまうので，通常は小さい・薄い組織が移植される（図2-17a）．特に移植床の血行や移植片の生着過程に問題があると，術後に吸収・収縮が起こりやすい．

　一方，組織弁では，それ自体が血行を保っている．そのため，大きな組織でも厚い組織でも移植が可能である（図2-17b）．また，血行が悪い移植床への移植も可能である．ただし，うまく血行を

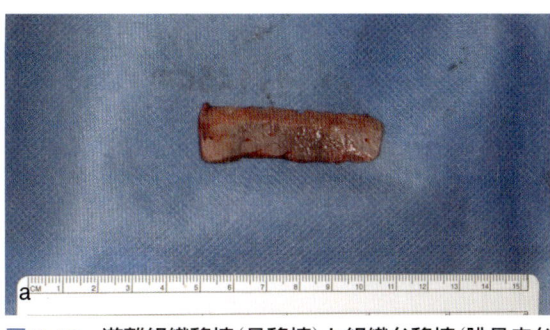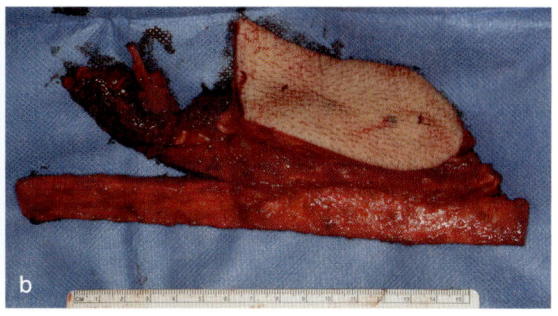

図 2-18　遊離組織移植（骨移植）と組織弁移植（腓骨皮弁）
a：遊離組織移植（骨移植）．腸骨を採取したところ．単一の組織（骨）である．
b：組織弁移植（腓骨皮弁移植）．皮膚・脂肪・筋膜・筋肉・骨など複数の組織を含んでいる．

保ちながら移植をする必要があるため，通常は手技として，遊離組織移植よりも複雑となることが多い．血行をうまく保って移植することができれば，術後の吸収・収縮は遊離組織移植に比べて生じにくい．

前述したように遊離組織移植では，移植時に血行を保っていないことから，移植組織は小さい・薄いという制限があり，そのため単一の組織の移植が多いが（図 2-18a），真皮脂肪移植，皮膚軟骨移植，毛と毛が生えている部位の皮膚を移植する植毛術のような複数の組織移植を組み合わせたものもある．それに対し，組織弁移植では，血行が保たれているので，大きな組織移植が可能であり，また，皮膚・脂肪・骨・筋肉のような複数の組織を組み合わせることも可能である（図 2-18b）．

ただし，大きな組織弁を採取すると，術後の瘢痕が長くなるなどドナーサイトの犠牲を生じやすくなる．よって，移植を行う際は，どのような種類・大きさ・厚さの組織が必要なのか，移植床の状態，術後のドナーサイトの犠牲の程度などを考慮して選択することが重要である．

●参考文献
1）鬼塚卓彌：形成外科手術書　改訂第5版─基礎編．pp349-408, 南江堂，2018
2）三鍋俊春：皮弁─総論．波利井清紀，他（監），清川兼輔，他（編）：形成外科手術手技全書II　形成外科の基本手技2. pp73-90, 克誠堂出版，2017
2）樫村勉，副島一孝：植皮の生着過程．PEPARS 205：9-14, 2024

② 皮膚移植術

Ⓐ 植皮（遊離植皮）

直接縫い閉じることのできない皮膚欠損は，皮膚移植によって被覆する必要がある．皮膚移植の方法として，有茎で血流を保持して移植する有茎皮膚移植と，採取部位から切り離して血流のない状態で移植する遊離皮膚移植があり，前者は皮弁（flap），後者は遊離植皮（free skin graft）と呼ばれる．単に植皮という場合は通常，遊離植皮をさす．

皮膚欠損に対し，植皮と皮弁のどちらを適用するかは，欠損の大きさ求められる質的，整容的な結果に応じて決定される．腫瘍切除や熱傷による大きな皮膚欠損や，皮弁採取部で縫合閉鎖が困難な場合などは，植皮が適応となる代表例である．

1 ● 植皮の種類

植皮は厚さにより分層植皮（split thickness skin graft：STSG）と全層植皮（full thickness skin graft）に分類される．前者は表皮から真皮の一部を含み，後者は表皮と真皮のすべてを含むものである（表 2-3，図 2-19）．

a 分層植皮（図 2-19）

分層植皮はさらにその厚さから薄目，中間，厚目に分けられる．体幹や下肢の皮膚の場合，薄目分層植皮（thin split thickness skin graft）は 7/1,000 インチ（約 0.2 mm）程度で，中間分層植皮（intermediate split thickness skin graft）は 15/1,000 インチ程度（約 0.4 mm），厚目分層植皮（thick split thickness skin graft）は 20/1,000 インチ（約 0.5 mm）を超える厚さとなる．

表2-3　分層植皮と全層植皮の比較

	分層植皮	全層植皮
厚さ	表皮と真皮の一部	表皮と真皮のすべて
採取方法	ダーマトーム	メス，ハサミ
生着しやすさ	しやすい(薄目>厚目)	しにくい
一次収縮(採取直後の収縮)	起こしにくい(薄目>厚目)	起こしやすい
二次収縮(術後の収縮)	起こしやすい(薄目>厚目)	起こしにくい
色素沈着	起こしやすい(薄目>厚目)	起こしにくい
感染	比較的強い(薄目>厚目)	弱い
外観	劣る(薄目>厚目)	優れる
採皮部	自然上皮化する．厚目になるほど瘢痕が目立つ	縫合閉鎖あるいは植皮や皮弁による被覆を要する
適応	広範囲の植皮，広範囲熱傷の救命，比較的血行の悪い母床(骨膜，軟骨膜，腱など)	小範囲の植皮，顔面など整容性が求められる部位，外力の加わる部位，拘縮の解除

　薄い植皮ほど生着しやすいが，術後収縮を起こしやすく(二次収縮)，採取部の瘢痕が目立ちやすい．厚い植皮ほど質感が良好だが，採取部の上皮化に時間を要し，瘢痕が目立つ.

b 全層植皮(図2-22 ➡34頁)

　表皮と真皮の全層を含む．採取部は皮膚の全層欠損となるため，縫合閉鎖か皮弁や皮膚移植による被覆を要する.

2 ● 特殊な植皮術

　採取した植皮片をそのまま移植することをシート状植皮というが，目的や状況に応じて植皮片に何らかの加工を施すなどした特殊な方法が用いられる.

a 網状植皮 mesh graft(図2-20)

　植皮片に小さな切開を密に加え，網状にして移植する方法である．切開の入れ方や引き伸ばし方で1.5〜9倍に拡大でき，広範囲熱傷など限られた植皮片で広く被覆する必要がある場合などに用いられる．また血腫が起きにくく生着しやすいという特徴がある反面，網目状の外観を呈するため整容的には劣る.

b 切手状植皮・切り張り(パッチ)植皮
stamp graft, patch graft

　植皮片を小さく切り分けて島状に移植する方法である．生着しやすく，細片の大きさを小さくしたり，移植間隔を開けたりすることによって広範囲な皮膚欠損に対応できる．網状植皮同様に整容的には劣る.

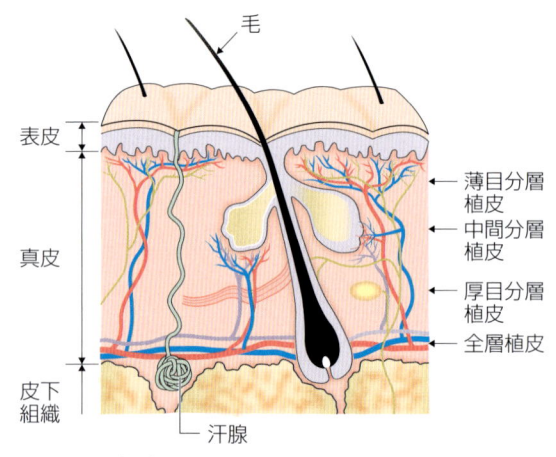

図2-19　植皮の厚さ

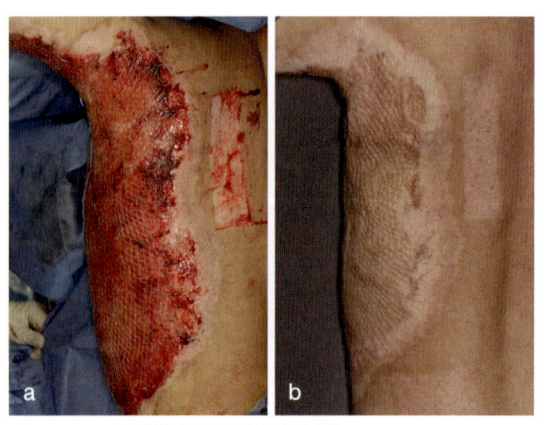

図2-20　分層植皮術(網状植皮術)
左側胸部のⅢ度熱傷に対し網状植皮術を行った.
a：背部より分層皮膚を採取し，網状に加工して移植した.
b：生着した植皮と上皮化した採皮部

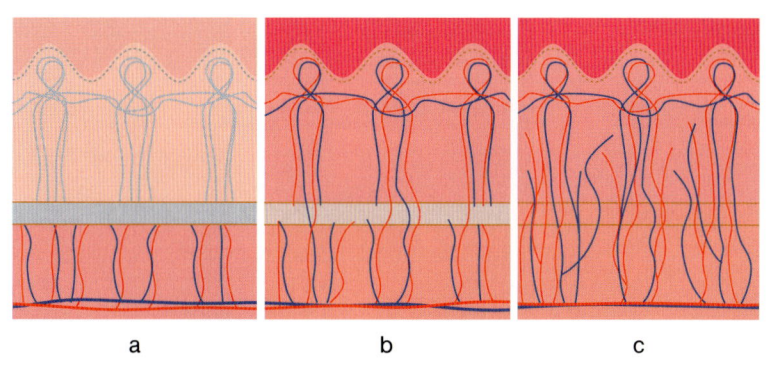

図 2-21　植皮の生着機序
a：血清浸漬期. 浸出液の浸漬により栄養が供給される.
b：血行再開期. 既存の血管同士の吻合が始まる.
c：血行再編期. 血行が再構築される.

c Buried chip skin graft（BCSG）

植皮片を 1～3 mm ほどの極めて小さな細片に分割し，鑷子を使って肉芽組織内に埋め込んでいく方法である. 褥瘡や糖尿病性潰瘍など感染のリスクが高い潰瘍に対して行われる.

d 含皮下血管網植皮

真皮直下の血管網を温存して移植する方法である. 真皮の損傷が少なく，早期の血行再開が図られることから収縮や色素沈着が起きにくく，健常皮膚同様の弾力性，伸縮性が保たれる利点がある.

3 ● 生着機序と条件

植皮片は採取とともにいったん血行が途絶するが，経時的に段階を経て移植床からの栄養供給が構築されていく（図 2-21）.

a 血清浸漬期

植皮後の最初の 3 日間は，植皮片は組織液の浸透により栄養の補給を受け代謝を維持する.

b 血行再開期（毛細血管吻合期）

4 日目には植皮片と母床の血管吻合により，循環の再開が始まる.

c 血行再編期（毛細血管新生期）

7 日目には移植床からの新生血管により新しい血行の構築が完成し，生着が確認される.

生着機序を妨げ，植皮を壊死に陥らせる要因として血腫，ずれ，過度な圧迫などがある. 植皮の生着には，移植床との適切な密着が必要であり，また前提として移植床に植皮片を養うに足る血行があることが条件となる. 骨膜，軟骨膜のない骨や軟骨，腱膜のない腱露出部，あるいは放射線照射によって強い組織障害を受けた部位は生着が困難である.

4 ● 方法・手技（図 2-22）

a 採取部位の選択

広範囲の分層植皮であれば，大腿，体幹，頭皮など，非露出部が選択されることが多い.

一方，整容的な植皮では，植皮片は基本的に採取部の特性を保持することから，植皮部に近い部位を選択するのが理想である. 顔面であれば耳前部，耳後部，鼻唇項部，鎖骨部など，必要となる皮膚の大きさと採取部の瘢痕に考慮して選択される. 手掌であれば，角質が厚く色素沈着が起こらない，組織学的にも近似した土踏まずが最も適切な採取部位である. このように採皮部の選択は，移植部と採取部のそれぞれにおける整容的，質的，機能的な条件と必要な皮膚の大きさに考慮して決定しなければならない重要事項である.

b 採皮方法

全層：必要な大きさ，形をマーキングして皮膚切開し，メスやハサミを用いて皮下で剝離していく. 採取後，付着する皮下脂肪組織をハサミで切除する.

分層：ダーマトームといわれる器械を用いる. ダーマトームにはフリーハンド・ナイフやドラム型のパジェットフードダーマトームなどがある. これらは採取する皮膚の厚さを調整することができる. 小さな植皮片はカミソリやメスを用いて採取する場合もある.

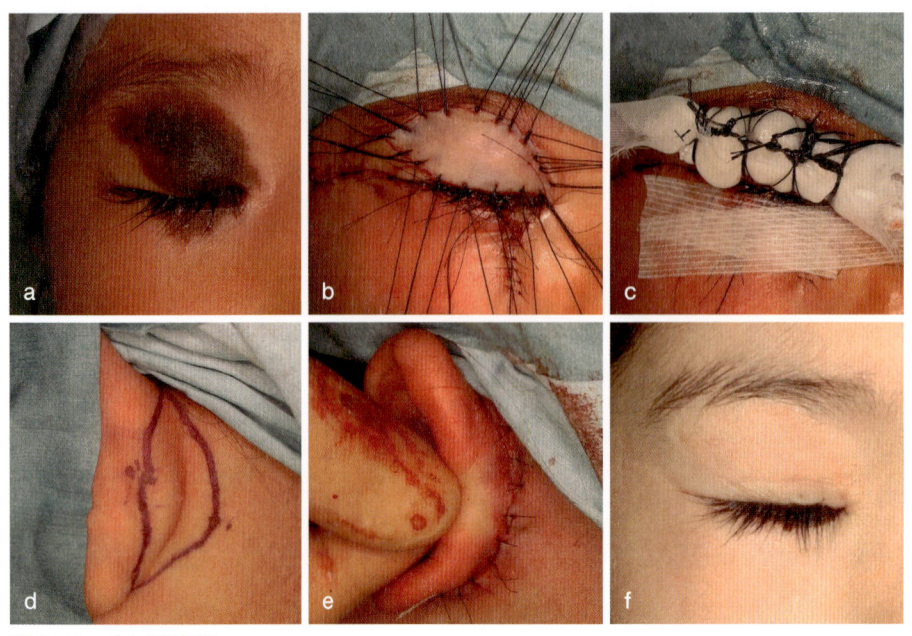

図 2-22 全層植皮術
右上眼瞼の色素性母斑を切除し，左耳後部より全層植皮を行った.
a：上下眼瞼にまたがる色素性母斑（分離母斑）
b：上眼瞼の母斑を切除し，全層植皮を施行
c：タイオーバー固定
d：全層皮膚採取部
e：採取部は縫合閉鎖した.
f：術後3年. 色調と質感が適合している.

c 固定方法

植皮片を辺縁や植皮内で縫合固定する. さらに血腫やずれを予防し，移植床と均一に密着させるため通常圧迫固定をする. 最も一般的な方法にタイオーバー法（tie-over dressing）がある. これは，植皮部周囲に糸を縫着して植皮片を覆ったガーゼやコットンの上で結んで圧迫固定する方法である. 糸を強く締め過ぎて過圧迫とならないよう，特に直下に骨がある部位などでは注意を要する.

四肢では包帯を巻いて圧迫する方法も有用である. 関節部などは安静保持のため，シーネ固定やギプス固定を行う. 指ではワイヤーを刺入して関節の動きを制限することもある.

d 術後処置

タイオーバーは4日～1週間ほどで外して，合併症の有無を確認する. 血腫があればメスで切開して排出し，再度圧迫固定する. 以後数日に1回程度の処置でよい. 術後3週間ほどで植皮はある程度強固になるので，運動を徐々に進めていく.

e 採取部の処置

分層皮膚採取部は，創傷被覆材や軟膏を外用して上皮化を図る. 上皮化完了に要する期間は通常1～2週間であり，厚目分層採皮では2～3週間ほどである. 採皮部に瘙痒，乾燥，皮膚炎，肥厚性瘢痕などが生じることがあるので，適宜保湿剤やステロイド剤を用いて対処する.

f 植皮片の変化と後療法

植皮片と移植床の間で起こる創傷治癒過程によって線維性組織が増生し，硬化と収縮が現れる. また色素沈着も生じ，特に機械的刺激や紫外線の影響を受けると増強する. 収縮や色素沈着は薄い植皮ほど強く現れやすい.

収縮に対しては自他動運動にて伸展させたり，圧迫療法やステロイド剤の外用を行ったりする. また日焼け止めを用いて色素沈着の予防に努める.

● **参考文献**
1）櫻井裕之（編）：植皮のすべてを教えます. PEPARS 205，2024

2）鬼塚卓弥：植皮術. 形成外科手術書　基礎編（改訂第5版）. pp255-311, 南江堂, 2018

3）安田浩（編）：イチから見直す植皮術. PEPARS 120, 2016

4）楠本健司（編）：遊離植皮術のコツと update. PEPARS 34, 2009

5）川上重彦, 他：全層植皮の適応と採取法. 形成外科 42：S117-S120, 1999

6）倉田喜一郎：植皮の歴史. pp100-170, 中外医学社, 1972

Ⓑ 有茎皮弁

　薄い皮膚を移植する植皮（遊離植皮）に対して, 皮下脂肪などの下部組織を含めて皮膚を移植する有茎皮弁（単に皮弁ともいう）について概説する.

1 ● 定義

　皮弁（skin flap）とは, 皮膚・皮下組織をその血流を保ったまま挙上した組織の塊である. 血流を有したまま移植することが皮弁移植術の本質であり, 血流のない移植である植皮とは対になる.

　近年, 筋皮弁（musculocutaneous flap）, 筋膜皮弁（fasciocutaneous flap）など種々の型の flap が開発され, 皮弁はそれらの flap も含めてもう少し広い意味の「組織移植」という意味で解釈されるようになってきた. しかしそれでは「皮弁（skin flap）＝flap」として解釈されてしまうことになり, 理解が難しくなる. そこで flap を「血流のある組織弁」と考え, 狭義・広義的な皮弁を下記のとおりに考えると理解しやすい.

　狭義的な皮弁とは, 皮膚・皮下組織のみを弁状に挙上したものをさす. 身体と連続性を保っている部位は茎部（pedicle）と呼ばれ, 皮弁は茎部を通して周辺組織から血行を受けて生存する. 茎部は皮膚・皮下脂肪筋膜組織・血管・神経などで構成され, それらを単独あるいは複合して用いられる.

　広義的な皮弁とは, 皮膚の構成要素（表皮・真皮・皮下組織）の全部, あるいは一部を含むだけでなく, さらに筋肉が付随した筋皮弁や, 骨が付随した骨皮弁（osteocutaneous flap）をさす. しかし, 単独の筋弁（musculo flap）や骨弁（bone flap）は除外される.

2 ● 分類

　皮弁には〇〇皮弁, と呼ばれる数多くの種類が

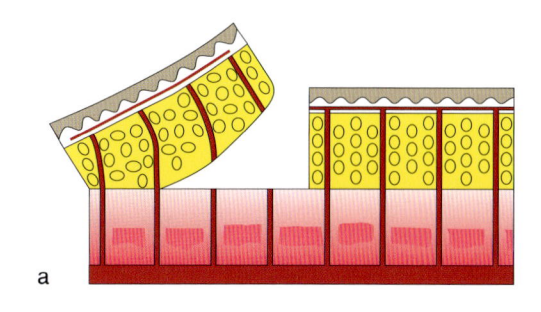
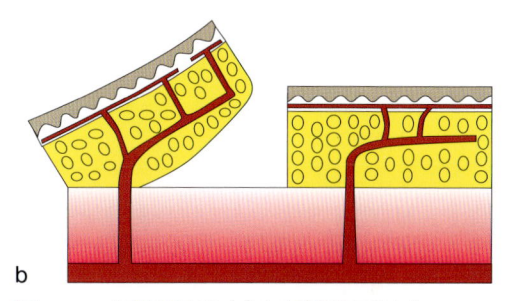

図 2-23　無軸型皮弁（a）と有軸型皮弁（b）

ある. 多くは前額皮弁（forehead flap）や鼠径皮弁（groin flap）などのように皮弁を作成する身体の部位の名称や, 大胸筋皮弁（pectoralis major musculocutaneous flap）や広背筋皮弁（latissimus dorsi musculocutaneous flap）などのように, 具体的に皮弁の構成組織の解剖学名を名称につけたものである. しかし, これらは独自の皮弁を特定するものであり, いわば皮弁の固有名詞のようなものである.

　ここでは皮弁を理解するうえで必要最小限の知識として, ① 血行による分類, ② 位置関係による分類, ③ 移動法による分類, の3つを紹介する.

a 血行による分類

　血行に注目して皮弁を分類した場合, 無軸型皮弁（random pattern flap）, 有軸型皮弁（axial pattern flap）, 穿通枝皮弁（perforator flap）の3つに分類することができる. しかし穿通枝皮弁の概念の導入により, 三者の境界は曖昧な点が多い.

　McGregor と Morgan（1973）は, 皮弁の血行形態を解剖学的に random pattern と axial pattern の2つの概念に分け, 皮弁の血行を分類した（図2-23）. しかしそれだけで皮膚血行を説明するには不十分で, 現在ではより詳細な分類がなされている.

・無軸型皮弁 random pattern flap

　真皮下血管網により栄養される皮弁であり, 特

に皮弁を栄養する主要動静脈をもたず，血流の方向は定まっていない．生着範囲は幅と長さの比率で制限され，「幅：長さ＝1：1〜2」の範囲内に作図すると安全であるとされる．

しかし，これはあくまでも1つの目安に過ぎない．実際には解剖学的位置，皮弁生着条件に影響を与える因子（年齢，動脈硬化などの基礎疾患，放射線照射部など）の有無により異なる．例えば顔面は血流が豊富なため，これよりもやや長く作成しても生着が可能なことが多い．一方で，動脈硬化の強い下腿の皮弁は，通常よりも短く作図するほうが安全である．

・有軸型皮弁 axial pattern flap

皮弁長軸方向に栄養する，主要動静脈（主幹動脈またはその皮枝）を有する皮弁である．代表的なものに前額皮弁，前胸三角筋皮弁（deltopectoral flap），鼠径皮弁などが挙げられ，個々の皮弁の安全範囲はすでに解明されているものが多い．皮弁内に主要動静脈を含むため，皮弁の生着範囲は無軸型皮弁と比較して大きく作図できる．また，細長い皮弁などの作図も可能で自由度は高い．

・穿通枝皮弁 perforator flap

皮膚穿通枝を茎にした皮弁の総称である．従来の皮下組織茎皮弁（subcutaneous tissue pedicle flap）は，術中に穿通枝を同定しないものの，深部から真皮下血管網に流入する穿通枝，またはさらに細かな capillary perforator によって栄養されていると推測され，穿通枝皮弁に含まれる．

さらに近年，穿通枝を術前または術中に同定し，それらを茎に含んだ局所穿通枝皮弁（local perforator flap）の有用性が数多く報告されている．

b 位置関係による分類

最も一般的な分類方法で，組織欠損創と皮弁との位置関係によるものである．

・局所皮弁 local flap

皮弁作成部位を組織欠損部位周囲に求める皮弁の総称である．術後の色調・質感に優れる特徴をもち，一般に「random（無軸）」な血行形態の概念から作成される．皮弁の到達距離や大きさに制限があるため，比較的大きな欠損には用いられない．後述する前進皮弁（advancement flap），回転皮弁（rotation flap），横転皮弁（transposition flap）に代表される欠損部に隣接した皮弁をさす．

・区域皮弁 regional flap

「axial（有軸）」な血行を含む皮弁を，移植近隣部に求める皮弁の総称である．指の再建での手背部皮弁や，肘部の再建における上腕・前腕の皮弁，近隣部への有茎で移動する筋皮弁や axial な筋膜皮弁，中隔皮弁などもこの範疇に含まれる．

・遠隔皮弁 distant flap

皮弁作成部位を組織欠損のある移植部より遠隔部とするもので，一期的に皮弁を移植部へ到達させる直達皮弁（direct flap）や，介在部へ皮弁を一次的に移植し，二期的に皮弁を移植床へ到達させる介達皮弁（indirect flap）などが挙げられる．皮弁の切り離しや一定の安静期間を要し，患者への負担が大きいことなどが欠点である．

昨今では技術の発達により遊離皮弁（free flap）が標準的となったため，介達皮弁の適応はほとんどない．また，厳密には遊離皮弁もこの遠隔皮弁に属するが，現在では遠隔皮弁から遊離皮弁を独立させて分類することが多い．

c 移動法による分類

前進皮弁，回転皮弁，横転皮弁が基本3型である．穿通枝皮弁の概念の導入により，局所穿通枝皮弁のなかでこれらの移動法に当てはまらないものがでてきた．

・前進皮弁 advancement flap

隣接する皮弁を前進させて欠損部に移動するものである．茎部のねじれが少ないため，皮膚の歪みが生じづらい利点がある．一方で，可動性が少ないために後戻りの傾向がある．前進する距離は，皮膚または皮下脂肪の伸展性に起因する．

図2-24 は皮弁を最も単純に前進させるデザインであるが，この皮弁の前進を容易にするために，皮弁基部で二等辺三角形の皮膚を切除することが多い．このアイディアを最初に思いついた人物名に因んで「Burrow の三角」と呼んでいる．この Burrow の三角状の皮膚切除法は前進皮弁のみならず，後述する回転皮弁の際にも有効である．

・回転皮弁 rotation flap

扇状の皮弁を円周方向に回転させて隣接する欠損部に移動させるものである．皮膚欠損の大きさによって皮弁も大きくなるが，この皮弁は欠損部の面積よりもかなりの大きさ（2〜3倍）の面積を起こす必要があり，必ずしも図2-25 のように創を閉じられるとは限らない．

2
形成手術手技

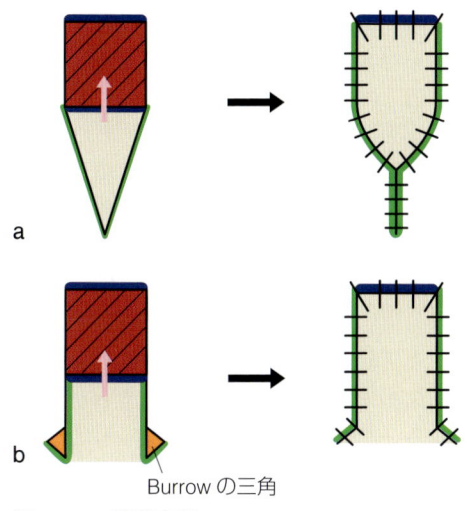

図 2-24　前進皮弁
a：前進皮弁
b：矩形前進皮弁

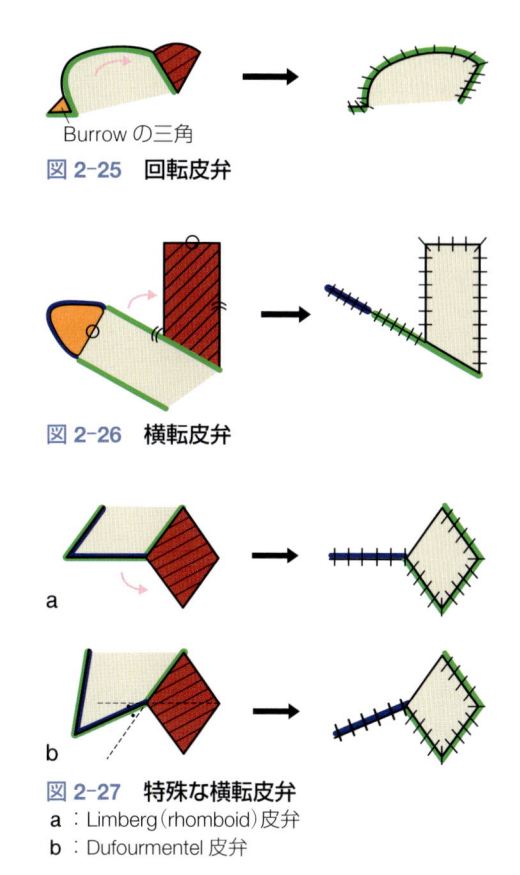

図 2-25　回転皮弁

図 2-26　横転皮弁

図 2-27　特殊な横転皮弁
a：Limberg（rhomboid）皮弁
b：Dufourmentel 皮弁

・横転皮弁 transposition flap

　皮膚欠損部の周囲に作成した皮弁を横に移動するものである（図 2-26）．多少とも回転の要素が含まれるため，回転皮弁と混同されやすい．皮弁採取部は縫縮可能な場合は縫縮し，できない場合は植皮を追加する．

　特殊な横転皮弁として Limberg（リンバーグ）（rhomboid）皮弁や Dufourmentel（デュフォーメンタル）皮弁などがある（図 2-27）．Limberg 皮弁は血行に不安のない顔面，特に尾翼部付近のほくろ切除時などに有効である．Dufourmentel 皮弁は，皮弁の基部の幅が広いため，血行不良部に近い仙骨部褥瘡の手術に有効である．

3 ● 適応

　皮弁は植皮と同様，体表の皮膚・軟部組織欠損に対して有力な再建法である．皮弁か植皮かの選択は，皮弁でなければならない絶対的適応と皮弁のほうが優れている質的な相対的適応がある．

a 絶対的適応

・重要組織の露出部位

　骨・軟骨・腱・靱帯・神経・血管などの露出部は組織の保護，機能確保の面から皮弁の適応となる．

・血行不良部位

　慢性潰瘍や放射線潰瘍など母床の血行不良部では植皮が生着しにくく，生着しても潰瘍化しやすいため適応となる．

・荷重部位

　足底部・坐骨・仙骨・大転子部など持続的に負荷の加わる部分には，クッションとしての役割を果たす強靱な皮弁が適応となる．

・立体的組織欠損部位

　眼瞼・耳介・口唇・乳房・胸壁・腹壁・会陰部などでは，三次元的な修復が可能である皮弁が適応となる．

・量的不足部位

　進行性半側顔面萎縮症，Poland（ポーランド）症候群，膿胸，骨盤死腔など，面ではなく容積として組織が欠損しているところではボリュームを追加できる皮弁が適応となる．

・機能的再建を要する部位

　顔面神経麻痺や造指術などの運動や知覚といった機能的再建を要求される状況や，神経移植・筋移植などが必要な場合は，複合組織を血管や神経を付加させたまま移行できる皮弁が適応となる．

b 相対的適応

・瘢痕拘縮好発部位

　頚部や腋窩や鼠径部などの関節部では瘢痕拘縮

をきたしやすく，植皮より皮弁の適応となる．

・質的適応部位

顔面，頸部，上下肢の露出部などでは整容的観点から皮膚としての肌理（texture match），色調（color match）などが必要とされ，植皮より皮弁の適応となる場合が多い．

c 利点と欠点

・利点

血行がよいため血流不良部へ移行でき，感染・外力に対する抵抗力が強く，皮下組織・筋・骨を含めた複合組織の移動が可能である．立体的・一次的再建が行えることや，皮弁下の腱・骨などの組織との癒着が少なく，比較的早期より自動運動が可能であることなどが挙げられる．

・欠点

作図，挙上，移行，delay（あえて日本語でいうと「遷延」）といった手技が比較的複雑で，dog ear や厚みなどを生じ，後日修正術を要することがある．遊離皮弁ではマイクロサージャリー技術や特殊器具を必要とすることや，筋・筋皮弁では採取部の筋脱落症状など機能的損失も考慮しなければならないことが挙げられる．

4 ● 皮弁の作成

a 手術計画

皮弁を用いて実際に再建手術をするときの，考え方の手順と必要事項について述べる．

・再建部位の評価

再建部位の正確な評価こそが，手術の成否を決める最大の要素といえる．

一般的な評価として患者の性別，年齢，職業，全身状態，合併症の有無などが挙げられる．幼小児では手術に対する理解や忍耐にも限界があり，成長に伴う問題もある．高齢者では血管病変をはじめ他の生活習慣病を合併し，血行や創傷治癒力に問題がある場合が少なくない．スポーツ選手で

NOTE

delay（遷延）

皮弁への血流障害が危惧される際，皮弁を安全かつ確実に移行させるための前処置として用いる方法である．実際には，皮弁作成予定部にあらかじめ分割切開を加え，皮下剥離を行う．皮弁を阻血状態として側副性循環の増大を図ることを目的とする．

は，筋力の低下や減退を残すような筋皮弁の選択は避けるべきである．

局所的な評価としては，原疾患の性質，再建の部位，感染の有無なども重要な要素となるが，何よりも欠損の形態的評価が最重要事項となる．先天性疾患や後天性の変形に対する再建では，正常な形態をいかに正確に想定しうるかがポイントとなる．その際，瘢痕拘縮などにより実際の欠損と現実の欠損に差があることに留意する必要がある．

切除と再建が同時に行われる一期的再建では，生ずる欠損をいかに正確に想定しうるかがポイントとなる．それには切除に関する一般的な外科的知識や，臨床解剖学的な知識の有無が重要な要素となる．

・皮弁の選択

欠損の評価が済み再建法の検討に入るとき，まずどこまで再建しうるかを推考する．欠損を解剖学的に完全に修復するのは理想ではあるが，欲張りすぎて完璧をめざし，かえって基本的なレベルで手術に失敗することも少なくないからである．

皮弁の選択にあたっては，各種皮弁の特徴と適応を理解し，前述の評価ができていればおのずと決まってくる．手術法は常に少なくとも二番手までは考えておくことが大切である．なぜなら遊離皮弁に限らず，すべての手術の成功率は絶対に100%にはならないからである．

b 生着条件

皮弁が生着するかどうかは，再建手術の根幹であり，皮弁壊死は絶対に避けなければならない．皮弁を生着させる基本的な条件は，まず適正な皮弁を選択し，正確にデザインし，確実に皮弁を操作することである．

そして，血行障害をきたすようなあらゆる因子を考慮・排除することである．患者側の因子として，フレイル・糖尿病・動脈硬化・低栄養・放射線照射部などが挙げられ，医療者側の因子として，雑な手術操作・皮弁の過緊張やねじれ・術後の浮腫による循環障害・血腫・感染などがある．

c 血行判定

皮弁の血行状況が，皮弁の生着の良し悪しを規定するといえる．そのため血行の判定は，術後管理の最優先事項である．判定法には次のものが臨床的に有用である．

・皮弁の色調・温度・緊張度

2
形成手術手技

・pin prick（ピンプリック）テスト（皮弁からの動・静脈性の出血確認）
・毛細血管再充満時間（capillary refilling time）
・ドップラー血流計法

● 参考文献

1）百束比古：アトラス形成外科手術手技．pp 46-56，中外医学社，2011
2）市田正成：スキル外来手術アトラス—すべての外科系医師に必要な美しく治すための基本手技 改題第3版．pp 57-65，文光堂，2015

ⓒ 遊離皮弁（血管柄付遊離組織移植）

　組織移植を行う際，血流が遮断された状態で組織を採取し，これを移植することを遊離組織移植と呼ぶ．移植する組織名に応じて，遊離皮膚移植，遊離骨移植などと呼称される．これらは移植後に新生血管が移植組織に侵入することによる，血行再開を期待して行われるものである．

　これに対して，マイクロサージャリーの発展に伴い血行再開を血管吻合することにより行い，移植を確実なものとすることが可能となった．血行再開のためには，組織を灌流している動静脈と移植を受ける部位（移植床）の動静脈を顕微鏡下に吻合する必要がある．移植組織の血管が組織の柄のように見えることからこれを血管柄と呼び，このような移植形態を血管柄付遊離組織移植と呼ぶ．

　開発当初は皮膚組織を含む皮弁組織の移植がもっぱら行われており，flap を皮弁と日本語訳していたこともあって，有茎皮弁に対応して遊離皮弁（free flap）と名付けられた．その後，皮膚だけでなく筋肉や骨組織などあらゆる種類の組織移植が行われるようになってからも，慣用的に広義の遊離皮弁と呼称されている．ここでは混乱を避けるため，血管吻合を伴う組織移植を血管柄付遊離組織移植とし，そのなかで皮膚組織を含んだ場合に血管柄付遊離皮弁移植と呼ぶこととする．

1 ● 血管柄付遊離皮弁移植

　血管柄付遊離皮弁には，皮下脂肪組織を含む皮膚組織のみを移植する遊離皮弁（free vascularized skin flap），筋組織，筋膜組織をキャリアとしてもつ遊離筋皮弁（free musculocutaneous flap），遊離筋膜皮弁（free fasciocutaneous flap）などがある（図 2-28）．

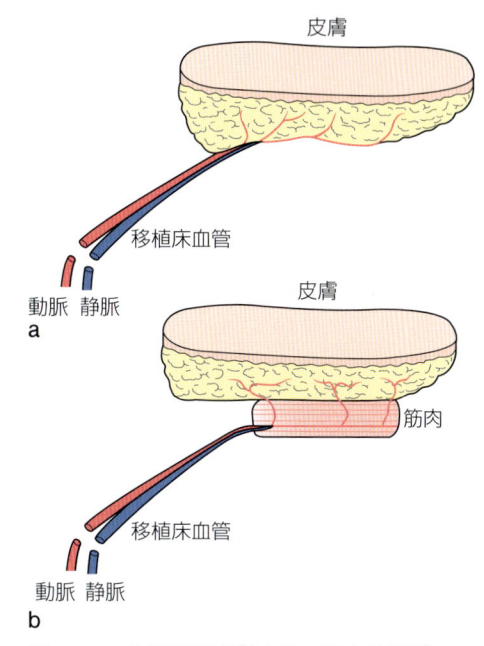

図 2-28　血管柄付遊離皮弁の代表的形態
a：血管柄付遊離皮弁
b：血管柄付遊離筋皮弁

　Free vascularized skin flap を採取できる部位は，皮膚を栄養する血管が血管吻合に適した太さをもっている必要があるため，その種類が限られている．一方，遊離筋皮弁は太い血管を栄養血管としてもつ表在骨格筋が多いため，その種類も豊富である．さらに最近では，筋皮弁の筋肉から皮膚組織への穿通枝を温存しながら，筋肉成分を極力減量した皮弁（穿通枝皮弁）も開発されている．現在，頻繁に用いられている代表的な皮弁を表 2-4 に示す．

a 特徴

　有茎皮弁と比較して，遊離皮弁は多くの利点を有する．

① 遠隔部より皮弁を採取し，移植することができるので皮弁の選択肢が広い．

② 有茎皮弁のように茎部の組織が必要ないため，組織を有効に利用できる．

③ 有茎皮弁と比較して血行が安定しているため，感染にも強い．

④ 三次元的に複雑な組織欠損でも，死腔を残さず再建することができる．

⑤ 皮弁採取部は創閉鎖が容易であることが多いので，術後瘢痕が少ない．

表 2-4　代表的な血管柄付遊離皮弁

遊離皮弁 free flap	鼠径皮弁 groin flap 血管径は細く，茎も短いという難点をもつが，薄い皮弁で採取部の瘢痕が目立たないので整容的改善を要求される手術に適している．
遊離筋皮弁 free musculocutaneous flap	腹直筋皮弁 rectus abdominis musculocutaneous flap 血管径が太く，茎も長い．皮弁部分や筋体部分はそれぞれ成分量を調節することができるので広い用途に用いられる．筋体をすべて除去して，穿通枝のみを温存したものは腹直筋穿通枝皮弁と呼ばれる．
	広背筋皮弁 latissimus dorsi musculocutaneous flap 血管径が太く，茎も長い．筋体と皮弁部分の自由度は低いが，大きな筋体を採取できるので広範囲の再建に適している．
遊離筋膜皮弁 free fasciocutaneous flap	肩甲皮弁 scapular flap 血行の安定した皮弁であるが，採取に体位変換が必要なことが多いので，現在は骨皮弁として用いられることが多い．
	前腕皮弁 forearm flap 血管径が太く，茎も長い．皮弁は薄く血行も安定しているため用途は広いが，主要血管を犠牲にすること，露出部に採取後の瘢痕を残すことが問題となる．
	前外側大腿皮弁 anterolateral thigh flap 血管径が太く，茎も長い．皮弁は前腕皮弁より厚く，体幹からの他の皮弁より薄いため利用価値は高い．しかし，皮弁血行が不安定である場合があるという問題点を抱えている．

　欠点としては，吻合部血栓を生じると皮弁全体が壊死に陥る可能性があることが挙げられる．しかし，手術用顕微鏡などの発達に伴って吻合部血栓の可能性は低くなっており，特に頭頸部における再建では 2〜3％と低い確率となっている．

b 適応と禁忌

　遊離皮弁の適応は広く，以下のような場合に用いられる．

① 遊離植皮が生着しない骨，腱，関節など血行不良部の被覆．

② 神経・血管などの深部重要組織が露出している場合の被覆．

③ 頸部や関節部など術後の拘縮を予防したい部位の被覆．

④ 陥凹部など三次元的な再建を行いたい部分の被覆．

⑤ 近隣部位に瘢痕を残さないように，整容的に優れた結果を得たい部位の被覆．

　一方，禁忌としては以下のような場合が挙げられる．

① 放射線照射などによって移植床の血管病変が

著しい場合．

② 患者が長時間の手術に耐えられない場合．

③ 高度な糖尿病や閉塞性動脈硬化症などの血管性疾患の患者において，下肢から皮弁を採取すること．

2 ● 血管柄付遊離筋肉移植

a 特徴

　体幹・四肢の骨格筋は運動機能の力源として重要であるが，いくつかの筋が共同で１つの運動を行っている場合などでは，そのうちの１つの筋組織を採取しても機能的にほとんど問題のない場合がある．そのような筋肉を選択して，マイクロサージャリーを利用した移植を行うことを血管柄付遊離筋肉移植と呼ぶ．多くの場合，筋体を栄養する血管柄だけでなく筋の支配神経を付けて採取し，移植床の神経と縫合することにより，筋体の収縮力を再現させる神経・血管柄付遊離筋肉移植術として用いられる．

b 適応と選択

　筋肉組織はもともと血行に富んだ組織であり，

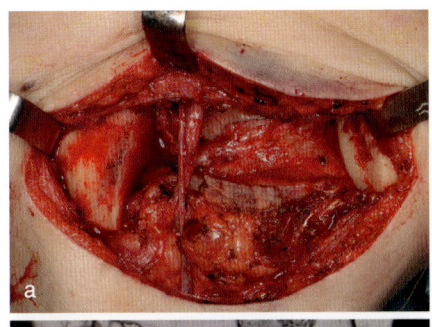
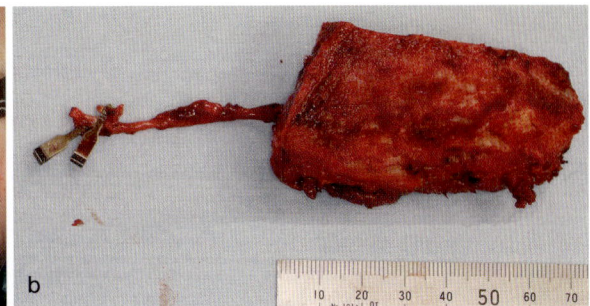
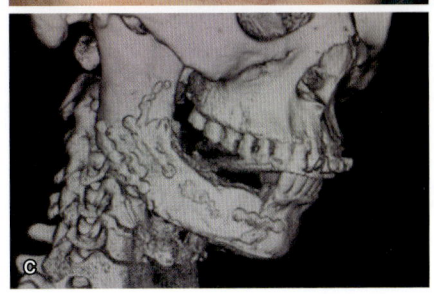

図 2-29　下顎骨髄炎切除後の欠損に対する腸骨移植による下顎再建
a：骨髄炎切除後の下顎骨欠損.
b：採取した腸骨.
c：術後の三次元 CT.

形状を容易に変化させることができるため，血管柄付遊離筋肉移植は，感染の可能性が考えられる部位への移植や，複雑な形状をした死腔の充塡に適している．具体的には，上顎洞近辺の再建や，頭蓋底における硬膜と前頭洞との遮断，あるいは骨髄炎搔爬後の死腔充塡などに用いられる．選択される筋組織としては，腹直筋や広背筋が広く用いられている．

一方，神経・血管柄付遊離筋肉移植術は，陳旧性顔面神経麻痺の治療のほか，腕神経叢麻痺や四肢における運動機能回復を目的として施行される．選択される筋組織としては，陳旧性顔面神経麻痺の場合，広背筋，腹直筋，薄筋が用いられることが多い．四肢においては，筋体の滑走距離が長い薄筋や広背筋が第一選択となることが多い．

3 ● 血管柄付遊離骨移植
a 特徴
従来行われてきた遊離骨移植では，移植された骨の中に存在する骨芽細胞，破骨細胞などが生存し続ける可能性が低い．したがって，移植骨はいったんは吸収されたあと，周囲から侵入した細胞により改めて骨代謝が行われる．これに対して血管柄付遊離骨移植は，骨組織を生きたまま living bone として移植することができるので，感染に強く，吸収されることなく周囲骨と癒合するのも早い．

b 適応と選択
下顎骨の再建では，長さ5 cm 以上の欠損に対しては血管柄付遊離骨移植が必要とされている．また上顎における二次再建や，骨髄炎など感染に対抗する必要がある場合に用いられる．さらに下腿や脊椎の固定など，負荷がかかる部位の再建にも用いられる．

移植骨の選択としては，腸骨，肩甲骨，腓骨，肋骨，橈骨などが現在用いられている（図 2-29）．これらのうち，どの骨を選択するかは，必要な骨の長さ，形状，血管柄の長さ，骨と同時に再建が必要な皮膚・軟部組織欠損の大きさ，などを考慮したうえで総合的に判断する．

4 ● 足趾の移植
a 特徴
足趾を血管柄付遊離組織として，手指の再建に用いる．主にピンチ機能の再建を目的として，母指再建が行われることが多いが，関節機能の再建のために足趾の関節のみが移植される場合もある．さらに爪欠損に対して，整容的改善を目的に足趾の爪を含めた皮膚・軟部組織の移植も行われている．

b 適応と選択
母指再建において，中手指節関節（MPJ）以遠の再建であれば，移植した腸骨の周囲に第1趾の爪，皮膚，指神経を含んだ血管柄付遊離組織（wrap

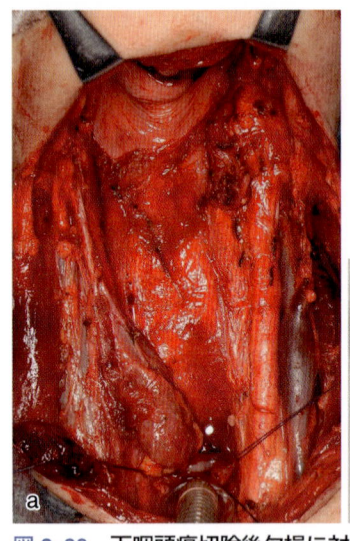
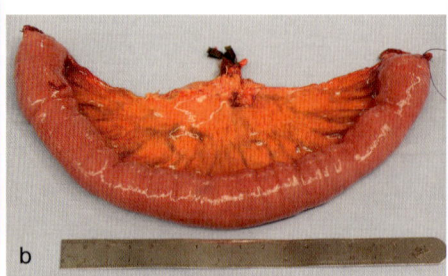
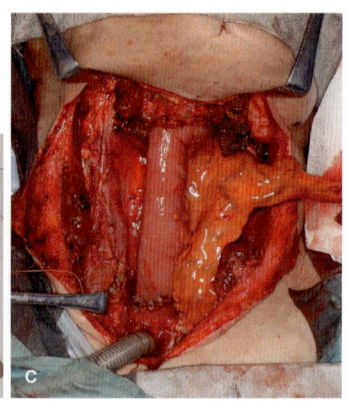

図 2-30　下咽頭癌切除後欠損に対する空腸移植による食道再建
a：下咽頭癌に対する咽頭喉頭食道摘出術後の欠損.
b：採取した空腸.
c：食道再建を行ったところ.

around flap)を適応することが多い. 爪再建において同様の皮弁を用いる. 母指 MPJ より近位からの再建では, 強度の強い第2趾を中足骨を含めて移植する second toe-to thumb が中心となる.

5 ● 内臓の移植
a 特徴

内臓器も血管柄付遊離組織として移植されるが, 代表的なものとして空腸や結腸などの腸管のほか, 大網が用いられる. また遊離組織移植ではないが, 胃管や結腸などの吊り上げ術の際に, 吊り上げた腸管の先端部分の血行不良に対して, 先端部分の血行を支配している血管を吊り上げた場所で移植床動静脈と吻合することにより血行改善を図る, いわゆる血管付加吻合(supercharge)もマイクロサージャリーを応用した技術である.

b 適応と選択

下咽頭癌や頚部食道癌の切除後の欠損に対して, 空腸(稀に結腸)が移植される(図2-30). 癌切除後の欠損が全周性にわたる筒状である場合は, 空腸などをそのまま欠損部に移植するが, 部分的な欠損の場合は腸管を開き, パッチ状にして再建を行う. 大網は血行とリンパ組織に富み, 感染に強いため, 慢性骨髄炎の治療や放射線潰瘍などの治療に用いられる.

●参考文献
1) Harii K：Microvascular Tissue Transfer. Igaku-Shoin, Tokyo, 1983
2) 波利井清紀：マイクロサージャリーの基本手技. 克誠堂, 2015

❸ 骨・軟骨移植術

Ⓐ 骨移植術

骨移植術の概念には, 生体由来の骨組織の移植のほか, 人工の骨代替材料の移植も含まれるため, 一般的な定義としては「骨新生活性によって局所の骨癒合反応を促進する単一または複合材料の移植」となる.

1 ● 骨移植の生物学的作用機序

生体骨組織をその組成からみると, Ⅰ型コラーゲンを主成分とする基質蛋白に, リン酸カルシウムの一種である炭酸アパタイトが沈着しており, この無機塩の沈着によって骨の力学的強度が獲得されている. 骨組織を塩酸によって処理し, この無機塩を溶出・除去し(同時に骨細胞も死滅させて), 基質蛋白だけの組織としても, 血行のある環境下に移植すると新生骨が誘導される(ラットにおける実験, Urist 1965). これは骨再生研究の出

2
形成手術手技

骨供与元による分類
- 自家移植 autograft
- 同種移植 allograft
- 人工骨移植 bone graft substitutes

血流供給方法による分類
- 遊離骨移植 non-vascularized bone graft
- 血管柄付き骨移植 vascularized bone graft
  - 有茎
  - 遊離

移植骨の組織形状による分類
- 皮質骨移植 cortical bone graft
- 海綿骨移植 cancellous bone graft
- （全層）骨移植 corticocancellous bone graft

骨移植形式による分類
- 骨欠損（gap）の再建のための移植 inlay graft
- 骨隆起の補塡のための移植 onlay graft

図 2-31　骨移植のバリエーション

発点となった実験であるが，骨基質蛋白が骨新生の足場となり，かつ基質蛋白内に存在する bone morphogenic protein（BMP，骨形成蛋白）ファミリーをはじめとする骨誘導因子の作用で，骨前駆細胞が誘導され骨芽細胞・骨細胞に分化し，骨が新生されたと考えられる．

この現象は，以下の 3 つの生物学的作用に分けて理解され，それぞれの機序が骨移植の生着過程においても複雑な形で起こっている．

a 骨新生

（移植床や移植材料中の）骨前駆細胞がさまざまな骨形成に関与する細胞に分化し，骨組織を新生する機序．

b 骨伝導

蛋白や無機材料などからなる（移植材料の）3 次元的な足場構造が，血管細胞や骨形成に関与する前駆細胞との高い親和性を基盤として，毛細血管の新生と骨組織の進入・置換を受け入れる機序．

c 骨誘導

移植材料中に存在する生物学的活性をもった成分（BMP，IGF-I・IGF-II，FGF など）が骨前駆細胞などに作用して，骨新生を起こさせるように誘導する機序．

2 ● 骨移植法の種類と使い分け

骨移植術にはさまざまな方法論がある（図 2-31）．

a 骨供与元による分類

まず，移植骨の供与元としては，形成外科領域では同一個体（自家移植）が一般的だが，別個体の

ヒトから供与された骨を，凍結，凍結乾燥，脱灰などの処理で免疫原性のある細胞成分を除去し，抗原性を減らしたうえで移植する同種移植も行われる．さらにわが国では，リン酸カルシウムの一種である水酸（ハイドロキシ）アパタイトや炭酸アパタイト，β型リン酸三カルシウム（βTCP）などを成分とした人工骨（ブロックまたはペースト）が薬事承認され，臨床応用されている．

b 移植骨の組織形状による分類

骨移植成分として，皮質骨や，皮質骨・海綿骨を含めた骨全層（全幅）を移植する場合と，海綿骨を移植する場合とがあり，それぞれ骨移植に求められる意義や生物学的効果が異なる．海綿骨には機械的強度は期待できないため，移植直後から力学的強度を必要とする場合は皮質骨や骨全層の移植が選択され，骨欠損範囲が小さくかつ骨折部・骨欠損部の強固な支持手段（副木，創外固定など）が利用可能な場合は海綿骨移植が選択される．

c 血流供給方法による分類

骨は血流をもった組織であるため，移植骨が最終的に生着するためには血行が再開する必要がある．移植床や接合先の骨断端の血流が良好である場合は，遊離移植でもある程度移植骨は生着するが，骨移植部が血行不良だったり放射線照射されていて血管新生が抑制されていたりするとか，また細菌感染が存在するなど，移植条件が悪い場合には，移植骨は吸収され，縮小したり消失したりする可能性が高い．

血管柄付き骨移植と比べて遊離骨移植のほうが技術的には容易であるが，このように劣悪な移植

表 2-5　形成外科で頻用される自家移植骨の採取部

移植骨	移植骨血流の有無	移植骨形態	血管柄付きの場合の血管茎	主な使用目的	短所	長所
頭蓋骨	Non-vascularized Vascularized（稀）	皮質骨・全層	浅側頭動静脈（帽状腱膜・骨膜血行を介して灌流）	頭蓋再建，顔面骨への onlay graft	骨採取部頭蓋の陥凹・変形，硬膜・脳損傷のリスク	顔面への移植時に採取しやすい，採取部瘢痕・変形が頭髪で隠れる，遊離移植でも骨吸収が少ない
肋骨	Non-vascularized Vascularized	皮質骨・全層	肋間動静脈・内胸動静脈，胸背動静脈穿通枝	頭蓋再建，上顎再建	採取部痛，血管柄付きの場合皮島が付けられない	頭蓋再建に適合しやすい，皮質骨を多量に採取可能
肩甲骨	Vascularized	全層	肩甲回旋動静脈，胸背動静脈の angular branch	広範囲軟部組織欠損を伴う骨欠損の再建，上顎・下顎再建	採取部瘢痕・採取部痛，移植骨の細かい骨切りが困難，側臥位・半側臥位での採取が必要	大きな皮島を付けて挙上可能，移植骨と皮島との間の自由度が大きい，広背筋皮弁や血管柄付き肋骨との合併採取が可能
腸骨	Non-vascularized Vascularized	海綿骨皮質骨・全層	深腸骨回旋動静脈	海綿骨採取の第1選択，顔面骨（特に鼻骨）への onlay graft，上顎・下顎再建	採取部痛，外側大腿皮神経損傷のリスク，血管柄付きの場合血管茎が短くまた移植骨の細かい骨切りが困難，皮島と移植骨との間の自由度が少ない	大量の海綿骨が採取可能，移植骨が厚い
腓骨	Vascularized	全層	腓骨動静脈	血管柄付き骨移植の第1選択，四肢骨分節欠損の再建，下顎再建	採取部瘢痕・採取部痛，皮島と移植骨との間の自由度が少ない，ハンマー趾変形	血管柄付きにもかかわらず移植骨の骨切りが多数箇所で可能，皮島が薄い

条件の場合には阻血や感染に強い血管柄付き骨移植が選択される．また遊離骨移植の場合，たとえ移植床の血流が良好だとしても一定割合の骨吸収は避けられないため，特に長大な移植骨を要する場合にはやはり血管柄付き移植が選択される．

　形成外科領域で頻用される自家移植用の移植骨としては，表 2-5 のようなものが挙げられる．移植目的や移植骨に求められる条件，移植床の状況，採骨部に予想される障害の程度などを考慮して，移植骨の採取部や移植骨形状，移植形式，遊離移植か血管柄付き移植かを決定する．

3 ● 自家移植骨の生着過程
a 血管柄付骨移植
　移植骨の血流が完全に維持された状態で移植されるので，移植骨は通常の骨折治癒と同様の機序と時間経過（1～4 か月）をもって接合先の骨と癒合する．

b 遊離皮質骨移植
　移植骨内の生細胞や骨基質は，移植に際していったん血行が途絶し壊死する．まず破骨細胞による移植骨の吸収が起き，次いで血管新生が起きて，その後壊死した骨基質内に存在する骨誘導因子の作用により，骨芽細胞がハバース管を中心部にもつ新しい骨単位（オステオン）を移植骨の基質内に向かって形成していく．この過程は，移植骨と移植先の骨との接合部から始まり，徐々に移植

NOTE

骨移植形式による分類

　骨移植の目的としては，偽関節を含めた骨折遷延治癒や骨の分節欠損において力学的強度を再獲得させる機能的な再建と，骨格の隆起の補塡や輪郭の修正といった主として整容目的の再建とがある．前者には inlay graft（あえて和訳するとしたら，「はめ込み移植」），後者には onlay graft（同様に，「上張り移植」）という移植形式が用いられる．

2
形成手術手技

表2-6 形成外科で頻用される自家移植軟骨

	軟骨の種類	採取可能量	主な使用目的	軟骨移植片の特徴	短所
肋軟骨	硝子軟骨	多量に採取可能	外鼻形成, 顔面骨輪郭形成, 耳介再建	ボリュームが大きい, さまざまな形に加工しやすい, 軟骨膜を容易に除いて採取可能	軟骨膜を外しても弯曲変形が起こりうる, 加齢によって石灰化が進行し弾性が失われる, 胸壁における採取操作の侵襲が大きい
耳介軟骨	弾性軟骨	限定的	耳介部分再建, 外鼻再建・外鼻形成, 眼瞼再建, 陥没乳頭矯正, 乳頭再建	薄く弯曲しているが, さまざまな形に加工しやすい, 軟骨膜や皮膚とともに複合組織として移植可能	軟骨膜が固着し外しにくいため移植後に変形しやすい
鼻中隔軟骨	硝子軟骨	限定的	外鼻形成, 眼瞼再建* *軟骨粘膜複合組織として	鼻中隔粘膜とともに複合組織として移植可能	採取による外鼻変形や鼻中隔穿孔のリスク

骨内部に向かって進んでいき, 血行のある新生骨による移植骨の置換が起こる.

c 遊離海綿骨移植

海綿骨の骨梁の表面積は大きく, 骨梁間の間隙が存在するため, 移植床から移植骨への血行再開は迅速(約2週間)に起こり, 移植骨に豊富に含まれる骨前駆細胞・骨芽細胞・破骨細胞のうち骨表面に存在する細胞は生存する. これら移植骨由来の細胞や移植床からの遊走細胞が, 移植に際して壊死した骨梁を足場として遊離皮質骨移植の場合と同様の機序で骨新生を起こし, 最終的にはすべての骨基質が新生骨に置換される. 移植部にかかる荷重方向に沿って骨折部あるいは骨欠損部へ移植された海綿骨のリモデリングが起き, 骨癒合部の強度が増す.

遊離骨移植では, 皮質骨移植であっても海綿骨移植であっても, 移植床の血流が良好であることが移植骨生着の絶対的な必要条件となる.

NOTE

遊離皮質骨移植における移植骨のサイズと生着の程度の関係

遊離骨移植における移植骨の置換は, 移植骨のサイズや移植床の血流の程度に応じた一定の深度で止まる. 内部に残った壊死した骨組織は新生した置換骨組織で囲まれることとなり, それ以上の骨吸収から免れるが, この残存した壊死骨部分は骨移植部の力学的強度を落とし, 後の骨折の原因となる. これが, サイズの大きな骨移植では血管柄付き移植のほうが遊離移植より力学的に有利であることの理由である.

B 軟骨移植

軟骨は, 軟骨細胞が細胞間質に埋め込まれた構造をとり, 軟骨膜という密性結合組織の鞘に包まれている. 軟骨膜の直下には線維芽細胞が存在し, これが軟骨芽細胞を経て軟骨細胞に分化する.

軟骨のなかで主要なのは硝子軟骨というタイプ(肋軟骨, 鼻軟骨, 気管・気管支軟骨, 関節軟骨など)である. このほか弾性軟骨というタイプ(耳介・外耳道軟骨, 喉頭蓋軟骨など)もあり, これは基本構造は硝子軟骨と同様だが, 弾性線維が多く含まれ硝子軟骨よりさらに強い弾性を示す.

軟骨は軟らかくメスで加工しやすいため, 形成外科領域ではしばしば頭部顔面領域の形態形成や外鼻・眼瞼・耳介などの繊細な構造物の再建の目的で移植される(表2-6).

軟骨組織には血行は存在せず, 細胞間質や軟骨細胞への酸素供給・栄養供給は拡散による. そのため軟骨移植片は, 骨移植のように血管柄付きで移植しなくてもほとんど吸収されずに生着することが期待できる. ただし, 移植後に時間経過とともに弯曲するなどの変形をきたす場合がある.

● 参考文献

1) Bates P, et al：Bone injury, healing and grafting. *In* Ramachandran M(ed)：Basic Orthopaedic Sciences (2nd ed). p205, CRC Press, Taylor & Francis Group, Boca Raton, 2017

2) Urist MR：Bone formation by autoinduction. Science 150：893-899, 1965

3) Mathes SJ (ed)：Plastic Surgery (2nd ed) Vol. 1. Saunders Elsevier, Philadelphia, 2006

④ 脂肪，その他の移植術

皮膚移植（植皮，皮弁移植術），骨・軟骨移植と同様，生体のさまざまな組織欠損に対し，それに相応した組織移植が可能である．移植組織のドナーにより自家組織移植，同種組織移植，異種組織移植が考えられるが，広範囲熱傷に対するスキンバンク保存皮膚移植（同種移植）など特別な場合を除き，永久生着を目的とする場合は自家組織移植が行われている．

移植組織が変性や壊死を起こすことなく，移植された場所で生着して組織学的な構造や機能を維持するためには，十分な血行が移植組織に供給されることが必須である．移植組織に血流が入る機序は植皮や皮弁移植術と同様，移植組織周辺からの毛細血管新生に依存するものであるか，ないしは皮弁やマイクロサージャリーによる血管柄付遊離組織移植など，移植組織への血流を維持した状態での移植のどちらかが必要である．そのため移植組織が小さい，薄い，細いものであれば周囲組織からの血管新生のみでも生着するが，組織が大きい，厚いような場合は血行が付加された皮弁や血管柄付遊離組織移植が必要となる（表2-7）．

Ⓐ 脂肪移植

体表面の細かな陥凹変形の修正や比較的大きな軟部組織欠損に対する充填や増大を目的として行

われる．補填する組織量が少量であれば遊離脂肪移植（free fat grafting），あるいは血管網の存在する真皮組織を脂肪組織とともに移植し，脂肪組織への血流を補う遊離真皮脂肪移植（free dermal fat grafting）で対応可能である．しかしながら，大きな組織量の移植が必要とする際，あるいは瘢痕などの存在のため周辺組織からの血流が期待できないような場所に移植する際は，周辺組織からの血管新生のみでは血流の供給を受けることが不可能なため，血管柄付遊離脂肪弁・真皮脂肪弁移植（vascularized free fat/dermal fat transfer）を要する．

1 ● 遊離脂肪移植

体表面の比較的小さい陥凹変形や，顔面のしわやくぼみなどの整容的な改善を目的として行われる．移植方法は通常，脂肪注入（fat injection）という手段をとるため脂肪の採取も脂肪吸引（liposuction）によって行われる．移植する脂肪の採取は体のいかなる場所からも可能であるが，簡便性かつ整容面上ドナーの傷が目立たない場所，具体的には腹部，殿部，大腿内側部から採取されることが多い．採取された脂肪は，混入している血球成分や局所麻酔薬，血管収縮薬などを除去する目的で洗浄，遠心分離されたのちに注入移植する．注入量は1つの注入か所にはできるだけ少量とし，何か所にも移植したほうが生着がよいとされている．

問題点は移植組織の生着量が予測しにくく，かつ移植場所の血流に依存を受けることである．顔面など血流の豊富な場所への移植は良好な結果を

表2-7　血行の観点からみた各種移植組織と主な適応疾患

	遊離移植	有茎移植，血管柄付遊離移植
脂肪	体表面の小さな陥凹変形，顔面のしわ，くぼみなど	進行性半側顔面萎縮症，乳房再建など
筋	―	慢性骨髄炎，軟部組織欠損の被覆，顔面神経麻痺，腕神経叢麻痺など
神経	顔面神経麻痺（新鮮例），新鮮外傷に伴う神経欠損など	顔面神経麻痺，腕神経叢麻痺など
筋膜	眼瞼下垂，顔面神経麻痺，腹壁瘢痕ヘルニアなど	顔面神経麻痺，腹壁瘢痕ヘルニアなど
粘膜	眼瞼結膜欠損など	口蓋瘻孔，赤唇欠損，鼻咽腔閉鎖機能不全など
硬毛	男性型禿髪など	瘢痕性禿髪，眉毛欠損など
複合組織	外鼻の小欠損など	手指欠損など
爪，その他	爪欠損など	爪を含む指尖部欠損など

注）筋組織の移植は有茎または血管柄付遊離移植に限定される．

得やすい反面，その他の部位においてはおおよそ50％程度は吸収されてしまう．そのため必要量よりも多めに移植したり，複数回に分けて移植したりすることが多いが，1か所に大量の脂肪注入をすると，組織の変性，壊死，oil cyst の形成，石灰化などの合併症を起こす．

2 ● 遊離真皮脂肪移植

遊離脂肪移植に比べて真皮組織に存在する血管網を移植脂肪塊と一緒に移植するため，遊離脂肪移植組織に比べて若干大きな面積を有する組織塊として移植できる．しかし注入移植という手段がとれないため切開創瘢痕を残してしまうこと，皮膚直下に存在する表在性陥凹変形のみが対象であること，移植組織の大きさに限界があることなどから，本法でもおおよそ移植組織の30～40％は吸収を受ける．そのため必要とする大きさよりも，やや大きめの真皮脂肪を移植する必要がある．

3 ● 血管柄付遊離脂肪弁・真皮脂肪弁移植

進行性半側顔面萎縮症に伴う顔面の広範囲の陥凹変形や，乳房再建術の際にエキスパンダーで拡張された胸部の皮下に自家組織移植を行う場合など，比較的大きな軟部組織の充填を要する場合には，血管柄付遊離脂肪弁・真皮脂肪弁移植が適応となる．

採取部位は，解剖学的な栄養血管の存在部位により制約を受ける．採取部位の整容面を考慮し，主な部位は腹部（深下腹壁動静脈を血管茎とする），鼠径部（浅腸骨回旋動静脈を血管茎とする），大腿内側（大腿深動静脈を血管茎とする）などである．

a 脂肪組織由来幹細胞を付加した脂肪移植術

近年の再生医学の進歩に伴い，ヒト皮下脂肪組織中に多分化能を有する幹細胞（stem cells）が存在することが証明され，脂肪組織由来幹細胞（adipose-derived stem cells）と呼ばれている．この細胞は，脂肪細胞をはじめとする種々の成熟細胞に分化するだけでなく，虚血環境下に移植されると血管新生因子をはじめとする多くの液性因子などを放出して，局所の血流の増加と恒常性の維持に寄与することがわかっている（図 2-32）．

この脂肪組織由来幹細胞をコラゲナーゼなどの酵素処理によって脂肪組織より分離し，注入移植

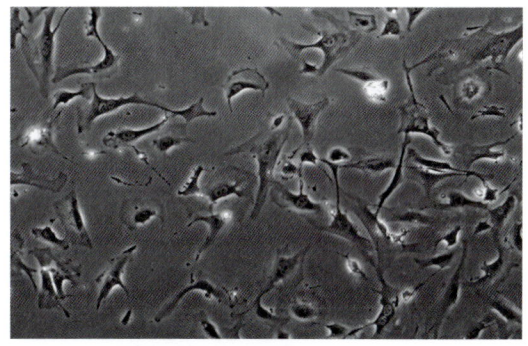

図 2-32 **脂肪組織由来幹細胞**

予定の脂肪組織に添加し脂肪組織中に存在する脂肪組織由来幹細胞量を増やして移植することで，移植された脂肪組織の生着率が有意に向上することが，臨床的にも報告されている．

B 筋移植

筋移植の目的は大きく2つある．すなわち，①豊富な血行を有する組織である利点を利用した死腔や感染創への充填，骨髄炎の治療および軟部組織欠損の被覆と，②筋本来の機能を保ったまま移植することによる，運動機能の再建である．したがって，遊離骨移植や遊離脂肪移植と異なり，血行を伴わない遊離筋組織移植という概念は存在せず，すべてが有茎もしくは血管柄付遊離組織移植の形態をとる．

1 ● 有茎筋移植による死腔・感染創への充填，骨髄炎の治療，軟部組織欠損被覆

移植筋の起始部ないし停止部，あるいはその両方を離断し，筋の栄養血行を温存させた状態で移行する．具体的には，①胸骨骨髄炎や前縦隔炎に対する感染制御と死腔の充填を目的とした大胸筋，広背筋や腹直筋移植，大腿骨，脛骨骨髄炎に対する病巣掻爬後の充填や，②股，膝の人工関節露出部の被覆を目的とした大腿直筋，外側広筋，大腿筋膜張筋，下腿三頭筋（腓腹筋，ヒラメ筋）移植，血行の乏しい下腿前面，果部の被覆を目的とした前脛骨筋，下腿三頭筋移植，③足底荷重部の皮膚・軟部組織欠損の被覆やクッションの再建を目的とした短趾屈筋，母趾内転筋移植などがある．

2 ● 有茎筋移植による動的機能再建

　動的機能再建を行うには，移植する筋肉を支配する運動神経を温存させた状態で移植する必要がある．具体的には顔面神経麻痺患者の口角挙上を目的とした側頭筋，咬筋移植，腕神経叢麻痺患者の肩関節挙上再建を目的とした僧帽筋移植（Leo Myer 法），肘関節や指屈曲機能再建を目的とした広背筋移植，母指外転（対立）運動再建を目的とした小指外転筋移植（Huber-Littler 法），肛門括約筋再建を目的とした薄筋移植などがある．

3 ● 血管柄付遊離筋移植による動的機能再建

　マイクロサージャリーにより移植する筋組織を，その栄養血管と支配神経とともに血管吻合，神経縫合をすることで機能的な筋移植が可能となり，種々の動的機能再建に用いられる．顔面神経麻痺の動的再建に多く利用され，主に薄筋，広背筋，腹直筋が利用される．それらの運動神経（閉鎖神経，胸背神経，肋間神経）はレシピエント神経（健側の顔面神経，舌下神経，副神経など）に縫合され，栄養血管（内側大腿回旋動静脈，胸背動静脈，深下腹壁動静脈）はレシピエント血管（顔面動静脈，上甲状腺動静脈，浅側頭動静脈，外頚静脈など）と吻合される．それ以外には手指，肘の屈曲・伸展の再建に対し，薄筋，広背筋移植が可能である．

C 神経移植

　新鮮外傷や悪性腫瘍切除に伴う運動神経の部分的な欠損が生じた場合に，他の健常な神経を移植することで機能の回復を図ることが可能である．一般的に切断された神経は神経縫合によって軸索がすぐに連続性を取り戻すのではなく，再生軸索がその切断端から神経鞘内を伸長し終末器官に到達することで目的の結果が得られる．同様に神経移植の場合もいったん移植神経の変性が生じ，その後に移植神経内に残存した足場を伝って神経線維が近位側から再生していく．末梢神経には大きく分けて運動神経と知覚神経の2種類があるが，そのような理由から，運動神経の再建においても知覚神経移植によって目的を達成することが可能となる．

　再生軸索の伸長速度は1日1mmといわれている．したがって，再生軸索が終末器官に到達する

までの間に筋が廃用性萎縮に陥らないよう，四肢の骨格筋では低周波などの刺激を与えておくこともある．軸索の伸長の程度をおおよそ把握する方法として，神経の再生端を軽く指で叩く方法がある．伸長されている箇所では叩打痛を感じる．これを Tinel（ティネル）sign と呼んでいる．

　神経縫合の際には拡大鏡もしくは手術用顕微鏡を用い，神経上膜縫合（epineural suture），神経束縫合（funicular suture）を行うが，軸索再生に支障をきたさぬよう，神経断端同士に強い緊張がかからない程度に縫合する．また縫合の形態としては端々縫合が一般的であるが，近年，端側縫合でも良好な神経再生を得られることがわかっている．

　神経の移植形態には他の組織移植と同様，遊離神経移植，有茎神経移植（神経移行），血管柄付遊離神経移植がある．

1 ● 遊離神経移植

　移植床の血行が良好かつ移植神経が周辺の軟部組織で被覆されるような場所において実施される．逆に瘢痕組織内，放射線照射領域，骨膜などの露出部位といった周辺組織の血流の悪い箇所だと移植神経に十分な血流が供給されないため，移植神経の変性や中心性壊死をきたす恐れが生じる．

　移植神経には神経束間に神経の分岐と結合が存在し，そこで軸索が減数するといわれているため，移植に際しては中枢側と末梢側を反対にして逆行性に縫合するのがよいとされている．

　腓腹神経は遊離神経移植の際に最も利用される神経の1つで，アキレス腱外側から内側腓腹皮神経まで採取すればおおよそ40cmの神経が採取可能である．採取における知覚脱失は足背外側を中心に発生するが，徐々に範囲は限局したものになる．

　本法が適応となる代表的疾患は，顔面神経麻痺に対する治療である．例えば耳下腺悪性腫瘍摘出時における顔面神経合併切除の際，顔面神経の中枢断端が表層部に残っていて神経縫合が可能であれば即時に遊離神経移植を行い，もし顔面神経の中枢断端が残っていない場合においても，顔面神経の分枝の末梢断端と舌下神経との間に端側縫合で一期的に神経移植を行うなどして顔面表情筋機能の回復に努める．陳旧性顔面神経麻痺の場合でも，反対側の健側顔面神経の分枝と神経縫合し，

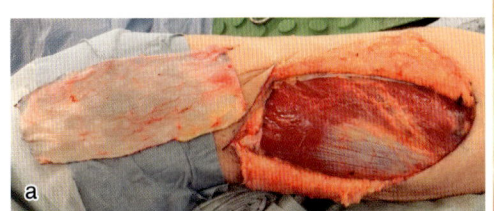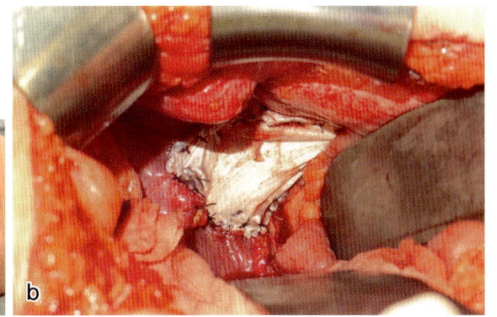

図 2-33　遊離大腿筋膜移植による腹壁欠損再建
a：採取された大腿筋膜．　b：二つ折りにして補強された大腿筋膜を，腹腔内より腹壁欠損部に移植．

麻痺側へ軸索再生を誘導する<u>顔面神経交叉移植</u>（cross-facial nerve grafting）を行い，その後の二期的な神経血管柄付遊離筋移植によって顔面の動的再建が可能となる．

　また正中神経の再建など，再建神経に比べて移植神経が細い場合には，3，4本の移植神経を束ねる神経束移植（cable graft）が行われる．

2 ● 有茎神経移植（神経移行）

　損傷を受けた末梢神経の中枢側が神経再建に利用することができない場合，近傍に存在する神経を皮弁の形で移行し再建する方法である．この場合，治療の目的が運動機能再建か知覚再建かによってレシピエントとなる末梢神経の選択に注意する必要がある．

　具体的には顔面神経麻痺に対する同側の舌下神経交叉移行術，腕神経叢麻痺の筋皮神経，正中神経などへの肋間神経移行術などがある．

3 ● 血管柄付遊離神経移植

　移植神経を伴走する血管とともに採取し，再建部位周辺で血管吻合を行って神経への血行を温存した状態で移植する方法であり，移植床の血流の悪い部位への神経移植の際には有用である．移植神経の血行が温存されている分，遊離神経移植に比べて神経の中心性壊死の確率が少なく，軸索再生も早いといわれている．

D 筋膜移植

　筋膜は比較的強靱でかつ支持性を有する組織であり，採取におけるドナーの犠牲もほとんどないため，主に組織の吊り上げ材料や補強材料として利用される．筋膜は他の組織に比べて薄いために遊離移植でも吸収されにくく，支持性も比較的長期にわたって維持される．

1 ● 遊離筋膜移植

　先天性上眼瞼下垂症に対する眼瞼の吊り上げや，腹壁瘢痕ヘルニアに対する腹壁補強の材料として大腿筋膜が利用されている（図 2-33）．大腿筋膜の採取において，専用の筋膜ストリッパー（fascia stripper）を用いると小さな切開で細くて長い筋膜を採取することが可能である．また，顔面神経麻痺による口角下垂の静的再建に側頭筋膜が用いられている．

2 ● 有茎筋膜移植（筋膜移行）

　筋膜を栄養する血管または筋膜と連続する筋とともに有茎移植することで，筋膜の血流を温存した形での移植が可能になる．したがって，顔面神経麻痺によって生じた閉瞼障害や口角下垂に対する有茎側頭筋膜移行や腹壁欠損に対する有茎大腿筋膜張筋弁移行のほかに，顔面領域での死腔充填や植皮の移植床形成に，有茎側頭筋弁移行が有用である．

E 粘膜移植

　粘膜が皮膚と大きく異なる特徴は，角層を伴わない，皮脂腺，汗腺，毛囊などの皮膚付属器がなく，粘液腺を有する点にある．したがって，皮膚で代用することが望ましくない部位の粘膜欠損に対しては，粘膜移植によって治療する必要がある．

　粘膜移植の形態は，他の組織移植と同様，遊離粘膜移植，有茎粘膜弁移植がある．

1 ● 遊離粘膜移植

欠損部位の近傍に粘膜組織のない，比較的小範囲の粘膜欠損に対して実施される．眼瞼結膜欠損に対する口蓋粘膜移植や鼻中隔粘膜移植，口蓋裂閉鎖に伴う粘膜欠損に対する頬粘膜移植などがある．

2 ● 有茎粘膜弁移植

粘膜欠損部に隣接した健常粘膜組織を，血流を保った状態で移植する方法である．口蓋瘻孔閉鎖に対する有茎頬粘膜弁移植，赤唇欠損部位に対する有茎赤唇弁移植，大きな口蓋瘻孔に対する舌粘膜弁，鼻咽腔閉鎖機能不全に対する咽頭粘膜弁移植などがある．

F 硬毛移植

成人頭皮にはおよそ10万本の毛髪があるといわれており，1か月あたりおよそ1cmの毛髪伸長がある．1つの毛根からは1～3本の毛髪が存在する．

硬毛移植は通常，頭皮有毛部より皮膚，毛根を一塊にして採取し，1～2個の毛包（micrograft）あるいは3～6個の毛包（minigraft）に分けたものを禿髪部位に点状に移植する．一度におよそ1,000～3,000個の毛包移植が可能である．毛髪採取部位に関しては，生理的な男性型禿髪の影響を受ける頭頂部ではなく，女性ホルモンの影響を受け移植後も脱毛となる確率の低い後頭部から採取することが多い．

移植された毛包が局所で生着するには，移植床が良好な状態であることが必要であるため，熱傷や外傷後の瘢痕性脱毛部では生着が期待できない．そのような場合には，浅側頭動静脈を血管茎とする有茎皮弁やティッシュエキスパンダーによって拡張された頭皮皮弁の移植が考慮されなければならない．

G 複合組織移植，その他

複合組織移植とは，2つ以上の組織で構成されたものを移植することである．臨床的には鼻翼や鼻柱の小欠損に対する耳介複合組織移植などがある．

遊離複合組織の生着機序は植皮同様，① 組織液の拡散，② 毛細血管の吻合，③ 血液の流入を介し

てのものである．そのため移植組織の代謝需要の点で大きさに限界があり，一般的にその幅は1.0～1.5cm程度といわれる．

また，複合組織を血管柄付遊離移植片としてマイクロサージャリーにより移植することもあり，代表的なものとして手指欠損に対する血管柄付遊離足趾移植，近位指節間関節，中手指節間関節の関節強直や欠損に対する第2または第3中足趾節間関節移植などがある．その他の複合組織移植として，爪甲欠損に対する爪床，爪母，爪周囲組織を一塊とした爪遊離複合組織移植や血管柄付遊離爪複合組織移植などがある．

● 参考文献

1) Power HA, et al：Repair and grafting of peripheral nerve. *In* Neligan PC（ed）：Plastic Surgery Vol. 1（5th ed）. pp295-308, Elsevier, Amsterdam, 2023
2) Rubin JP：Repair and grafting fat and adipose tissue. *In* Neligan PC（ed）：Plastic Surgery Vol. 1（5th ed）. pp308-320, Elsevier, Amsterdam, 2023
3) Barrera A, et al：Hair restoration. *In* Neligan PC（ed）：Plastic Surgery Vol. 2（5th ed）. pp690-699, Elsevier, Amsterdam, 2023
4) Daeschler SC, et al：Facial paralysis. *In* Neligan PC（ed）：Plastic Surgery Vol. 3（5th ed）. pp359-389, Elsevier, Amsterdam, 2023
5) Zuk PA, et al：Advances in Tissue Engineering Volume 2—Stem Cells. pp119-133, Mary Ann Liebert Inc, New Rochelle, 2010

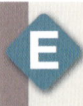

E ティッシュエキスパンダー法（組織拡張法）

ティッシュエキスパンダー法（組織拡張法）とは，エキスパンダーと呼ばれるシリコン製の組織拡張器（ゴム風船のようなもの）を皮下に埋入し，これに数週間～数か月かけて徐々に生理食塩水を注入することで局所の皮膚を伸展させ，この伸展された皮膚で再建を図る手技である．皮膚の表面積を増加させることで目的とする十分な大きさの皮弁移植が可能となり，また皮弁採取部を一次縫合により閉鎖できるなど整容的な効果も期待できる．

1 エキスパンダー（組織拡張器）

エキスパンダーはシリコン製バッグの本体部分，生理食塩水を注入するドーム部分（reservoir dome）と，これらを連結するチューブからなる（図 2-34）．ドーム部分に注射針を体外から刺し，生理食塩水を徐々に注入することで本体部分が拡張され，エキスパンダーを覆っている皮膚部分が伸展される．

エキスパンダーには，円形型，長円形型，長方形型，三日月形型など種々の形状のものがあり，容量も 20 mL 程度のものから 1,000 mL を超えるものまで用意されている．最近では乳房再建専用として乳房の形状に合わせたものもある．

2 基本的な術式

原則として 2 回の手術が必要である．初回手術ではエキスパンダーの埋入を行い，2 回目の手術でエキスパンダーの抜去および皮弁移植を行う．

A 初回手術

通常エキスパンダーは再建部に隣接した部位に埋入され，生理食塩水の注入により局所の皮膚が伸展されたのちに，この伸展された皮膚を皮弁移植することで移動させる．皮膚切開ののち，皮膚および皮下組織を筋膜上で剥離挙上しポケットを作成したのち，エキスパンダーを埋入する．

B 生理食塩水の注入

術後 1〜2 週間から生理食塩水の注入を開始する．注入には細い注射針（23 G 以下）を用いる．通常，外来通院で週 1 回程度のペースでエキスパンダーの容量の 10〜15％程度を注入する．全容量の注入まで標準的には合計 10 数回，期間は 2〜3 か月かかる．拡張量は伸展した皮膚で再建部分を十分被覆できると判断された時点までである．

C 2 回目の手術

2 回目の手術ではエキスパンダーの抜去および皮弁の移動が行われる．エキスパンダーを抜去し皮弁を移動させてみて再建部分が完全に被覆できることを確認してから，移植床の瘢痕や母斑の切除を行う．

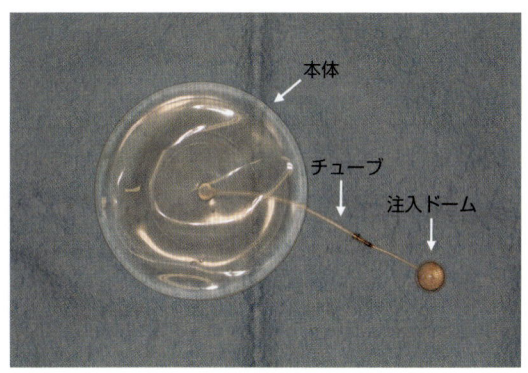

図 2-34　ティッシュエキスパンダー

3 部位別の適応・使用法

A 乳房

現在エキスパンダーが最も用いられるのは**乳房再建**においてである．乳癌切除により胸部皮膚が切除された症例での使用となる．

乳癌切除と同時の即時再建あるいは二期的な再建において，大胸筋下にエキスパンダーを挿入する．エキスパンダーは円形型または涙滴型（teardrop type）のものが用いられる．通常健側よりもやや大きい程度にまで拡張し，乳房インプラントへの置換術などが行われる．

B 頭皮

頭皮はティッシュエキスパンダー法が最も有効である部位の 1 つである．その理由として頭髪部分の皮膚を伸展することで毛髪を含む頭皮の再建が可能である点，また頭部は下床が頭蓋骨であるためエキスパンダーの拡張により頭皮の伸展が有効に行えるという解剖学的利点も挙げられる．このため熱傷後の瘢痕性禿髪や腫瘍切除後の禿髪の再建には欠かせない方法となっている（図 2-35）．

C 顔面

顔面の熱傷瘢痕や母斑の再建では整容的な改善が求められるので，色調・質感の近い近接する部位からの皮弁移植が望ましい．この際にエキスパンダーを用いて皮弁を伸展させることで，大きな面積の再建が可能となる．

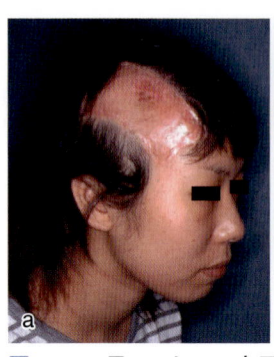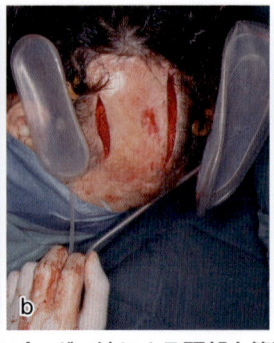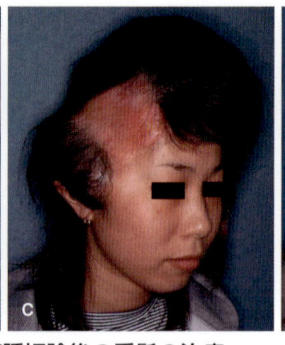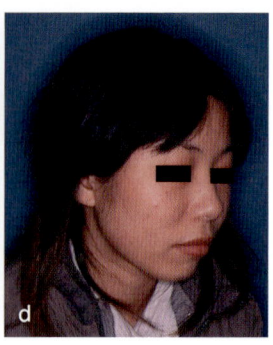

図 2-35　ティッシュエキスパンダー法による頭部血管腫切除後の禿髪の治療
a：術前，b：手術時．2個のエキスパンダーを埋入，c：full expansion の状態，d：術後．

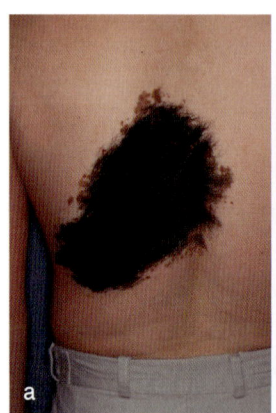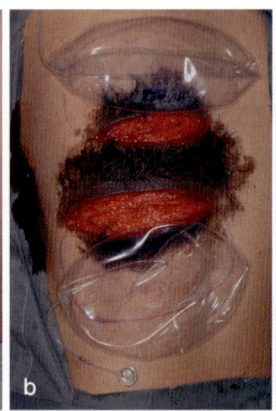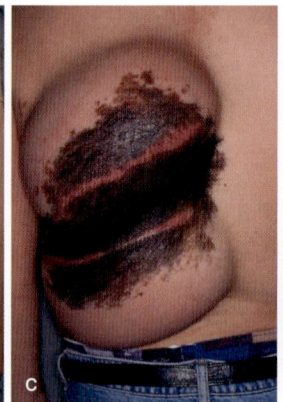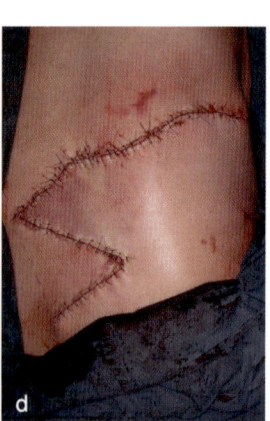

図 2-36　ティッシュエキスパンダー法による背部獣皮様母斑の治療
a：術前，b：手術時．母斑内の切開部から2個のエキスパンダーを埋入した．
c：full expansion の状態，d：術後．

◆D 躯幹

　躯幹部は皮膚に余裕があるため，多少の組織欠損が生じても通常一次縫合が可能である．ティッシュエキスパンダー法は一次縫合できないような，広範囲の熱傷瘢痕や巨大獣皮様母斑の切除などに適応される（図 2-36）．

◆E 四肢

　四肢の瘢痕や母斑切除に際して，エキスパンダーが用いられる．前腕や下腿では皮下組織が薄くエキスパンダーの露出などの合併症の発生率が高いので，注意を要する．

❹ 特徴

　ティッシュエキスパンダー法の特徴を，以下に示す．長所として，以下の3点が挙げられる．
1）術式が簡単である．
2）再建部分に近接した部位の皮膚を伸展させて利用するので，色調・皮膚の質感などの点で整容的に優れた再建が行える．
3）ドナーの犠牲が少ない．

　また，欠点としては，以下の4点が挙げられる．
1）2回の手術が必要である．
2）頻回の外来通院が必要であり，治療期間が長期にわたる．
3）エキスパンダーの拡張中は，外観上社会生活に著しい不都合を強いる．
4）異物を体内に埋入する方法なので，感染や露出などの合併症がある．

⑤ 合併症

合併症として術後血腫・漿液腫形成，感染，エキスパンダーの露出，エキスパンダーの不具合などがある．

● 参考文献

1) Neumann CG：The expansion of an area of skin by progressive distention of a subcutaneous balloon. Plast Reconstr Surg 19：124-130, 1957

2) Radovan C：Tissue expansion in soft-tissue reconstruction. Plast Reconstr Surg 74：482-490, 1984

3) Nordström RE, et al：Scalp stretching with a tissue expander for closure of scalp defects. Plast Reconstr Surg 75：578-581, 1985

4) Versaci AD：A method of reconstructing a pendulous breast utilizing the tissue expander. Plast Reconstr Surg 80：387-395, 1987

F クラニオフェイシャル・サージャリー（頭蓋顔面外科）

クラニオフェイシャル・サージャリー（craniofacial surgery：頭蓋顔面外科）とは，頭蓋や顔面の骨を対象とした手術手技の総称であり，主に骨の変形に対し骨切りを行い移動させ治療することを目的としている．上顎骨や下顎骨の骨切り・移動術をマキシロフェイシャル・サージャリー（maxillofacial surgery：顎顔面外科）と分けて呼称することもあるが，両者を含めてクラニオマキシロフェイシャル・サージャリー（craniomaxillofacial surgery：頭蓋顎顔面外科）もしくはクラニオフェイシャル・サージャリーという呼称が用いられることが多い．

歴史的には顎変形症に対する上顎骨や下顎骨の骨切り術は 20 世紀初頭より始まり，1960 年代にフランスの Paul Tessier により先天性の頭蓋顔面変形に対して頭蓋骨や眼窩などの上顔面の骨切り術が確立され，以後飛躍的に治療手技が発展してきている．近年では，こうした技術は頭蓋底や顔面深部の腫瘍へのアプローチや腫瘍切除後の再建，頭蓋顔面外傷，さらには美容外科領域へも応用されている．

① 対象疾患

先天性疾患として，頭蓋では短頭蓋や舟状頭蓋などの頭蓋縫合早期癒合症（craniosynostosis）のほか，Crouzon（クルーゾン）症候群や Apert（アペール）症候群などの頭蓋に加えて，顔面骨などにも発育障害をみる症候群性の頭蓋顔面異骨症（craniofacial dysostosis）がある．また顔面では，両眼窩隔離症などの顔面裂や唇顎口蓋裂，第 1 第 2 鰓弓症候群などの顎変形がある．

後天性疾患としては，頭蓋顔面骨骨折後の変形治癒，アプローチや再建に難渋するような頭蓋底・顔面深部に及ぶ腫瘍，頭蓋顔面領域の線維性骨異形成症，さらには咬合異常をきたす顎変形症や美容外科領域における顔面輪郭形成などが対象となる．

② クラニオフェイシャル・サージャリーの実際

Ⓐ 手術に必要な局所解剖

頭蓋骨や顔面骨の基本的構造，とりわけ副鼻腔と顔面骨の buttress（バットレス）構造を理解することが重要である（図 2-37）．さらには血管・神経の走行では，骨切り操作において損傷する恐れのある顎動脈とその分枝や翼突筋静脈叢，顔面神経や三叉神経の走行を熟知する必要がある．また咬合（上下顎歯列の噛み合わせ）に関する知識も大切である．

Ⓑ 術前準備

1 ● チームアプローチ

クラニオフェイシャル・サージャリーでは頭蓋から顔面骨全体に及ぶ手術になるため，関連各科との連携が欠かせない．開頭を伴う手技において

NOTE

顔面骨の buttress（バットレス）構造

副鼻腔など空洞部分の多い顔面骨において，その構造を維持する梁構造を意味し，水平（横）方向あるいは垂直（縦）方向に走る骨の厚い部分を総称したものである．骨折の整復や骨切り術において，安定した骨固定を行うことができる部位である．

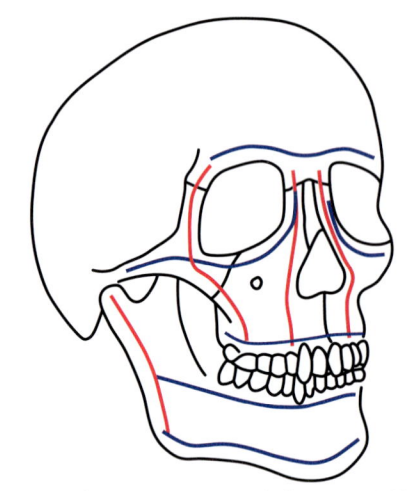

図 2-37　顔面骨の buttress（バットレス）構造
━：横方向の buttress
┃：縦方向の buttress

は脳神経外科，咬合管理を伴うマキシロフェイシャル・サージャリーにおいては矯正歯科との連携が必須である．また術前評価，術後管理において小児科，眼科，耳鼻咽喉科，麻酔科，放射線科などとの協力体制も重要である．

2 ● 術前診察・検査

術前診察においては頭蓋や顔面の外貌を視診し，変形の程度や全体像を把握することが大切である．また顎顔面変形では，顎関節運動や咬合に関しても把握しておく．

画像検査としては頭蓋顔面の X 線撮影に加えて，CT 画像にて骨や軟部組織の状態を精査するとともに，3D-CT 画像から骨格形態の全体像を把握することが可能である．また上下顎の形態や位置関係を定量的に把握するには，頭部 X 線規格写真（セファログラム）が必須であり，上下顎歯列の情報や下顎とりわけ顎関節の形態を把握するには歯列パノラマ X 線写真（オルソパントモグラフィ）が有用である．

3 ● 術前計画

クラニオフェイシャル・サージャリーで骨切り移動するには，術前の計画が重要であり，3D-CT 画像や頭部 X 線規格写真を用いて行う．3 次元的な移動を必要とするような症例では，CT データをもとにコンピューター上で 3D 画像シミュレーションを行ったり，実体モデルを作製して実際の手術と同様にモデルを骨切り移動するシミュレーションサージャリーを行ったりして，形態の確認や移動量の計測，プレートなどによる骨固定部位の決定を行う．また骨延長術を行う場合においても，骨切り部位や骨延長器装着部位の決定や延長量の計画において実体モデルでのシミュレーションは有用である．

顎変形症などに対するマキシロフェイシャル・サージャリーにおいては，従来頭部 X 線規格写真を用いたペーパーサージャリーと咬合模型（歯列石膏モデル）を用いたモデルサージャリーが一般的であった．しかし，これらは 3 次元非対称を呈する症例には不十分であり，近年では 3D 画像や実体モデルを用いたシミュレーションが必要不可欠となってきている（図 2-38）．

◉ 骨切り術 osteotomy

1 ● 前頭・上眼窩骨切り（移動）術

主に冠状縫合早期癒合を生じる短頭蓋や斜頭蓋，Crouzon（クルーゾン）症候群などの頭蓋顔面異骨症に対して，前頭部の頭蓋内容積の拡大や前額部の形態改善を目的に行われる．また，前頭蓋底から鼻腔副鼻腔にかけての腫瘍や眼窩内腫瘍へのアプローチにおいても適用される．

2 ● 眼窩骨切り（移動）術

両眼窩隔離症や眼窩位置異常を呈する頭蓋顔面裂などに対して，眼窩の移動を目的に行われる．眼窩上壁の移動を伴う場合には頭蓋内操作が必要となるため，前頭開頭も併せて行われる（図 2-39）．

3 ● Le Fort（ルフォー）型上顎骨切り（移動）術

上顎骨の骨切り術は Le Fort Ⅰ～Ⅲ型の 3 タイプに分類され，これらは上顎骨骨折における骨折線の分類法に準じている．

Le Fort Ⅰ型骨切り術では，上顎歯槽部のみの骨切り術で，主に後天性の顎変形症や唇顎口蓋裂に伴う上顎後退症などに適応される．またⅡ型では上顎骨に鼻骨，篩骨を一塊として，Ⅲ型ではさらに頬骨まで一塊として中顔面を骨切り移動させる術式で，主に頭蓋顔面異骨症や顔面多発骨折後の中顔面後退に対して適応される（→139 頁）．

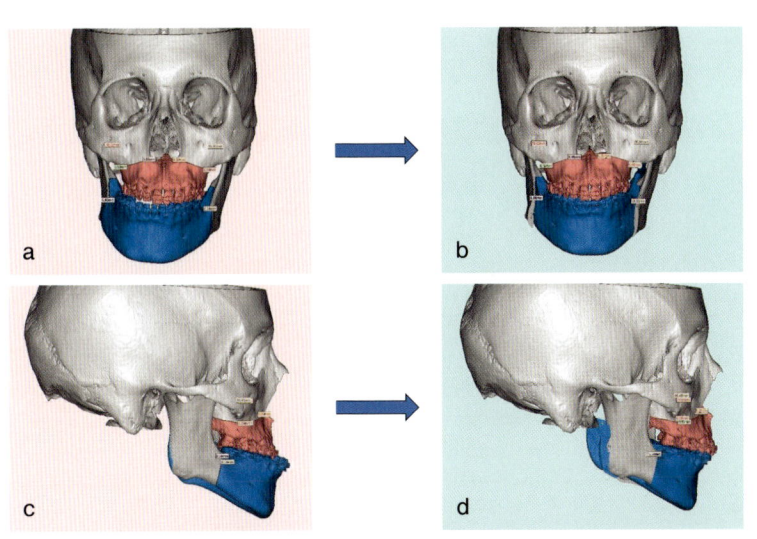

図 2-38　非対称性顎変形症に対する上下顎骨切り術の 3D 画像シミュレーション
a：移動前正面，b：移動後正面，c：移動前側面，d：移動後側面.

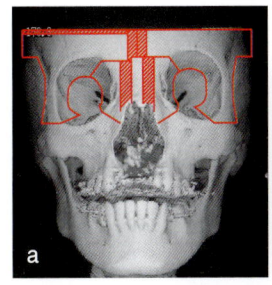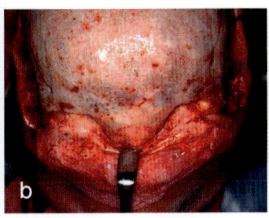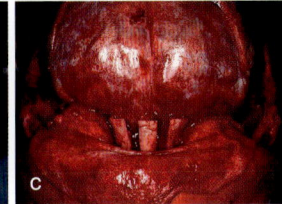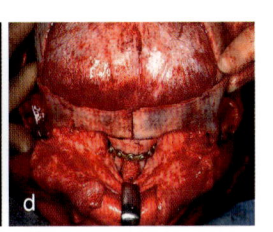

図 2-39　眼窩隔離症に対する眼窩骨切り移動術
a：3D-CT 像による術前計画（左右 6 mm ずつ▨，計 12 mm の傍正中切除）.
b：術中所見：眼窩隔離を認める.
c：前頭開頭後に傍正中切除術施行.
d：両眼窩の正中移動・固定後.

4 ● 下顎枝矢状分割骨切り術

　下顎枝を矢状分割し下顎体部を移動させる術式で，下顎前突症，下顎後退症，開咬症などさまざまな顎変形症に適応される．分割した内外両骨片間の接触面積が大きいため，骨の癒合において優れているが，骨切り分割部に下歯槽神経管があるために，おとがい部の知覚障害が生じやすいという欠点もある．

5 ● その他の骨切り術

　舟状頭蓋に対する全頭蓋形成術，上顎前突や下顎前突に対する上下顎それぞれの分節骨切りによる後方移動術，鼻骨骨切り術，おとがい骨切り術，下顎角部骨切り術（輪郭形成術）などがある．

D 骨延長術 distraction osteogenesis

　骨切り後に一期的に骨を移動するのではなく，骨延長器を装着して漸次延長を図り，延長部位の骨新生を促す手法である．クラニオフェイシャル・サージャリーにおいては1990年代前半に鰓弓症候群に対する下顎骨延長に始まり，その後上顎骨や頭蓋骨に適応が広がっている．延長器には創外型と創内型があるが，延長量や延長方向により使い分けがなされている．

　利点は一期的移動術と比べて移動量に制限があまりなく，皮膚軟部組織の拡張も同時に図れることや手術侵襲が少ないことが挙げられる．一方，欠点は治療期間が長く，延長器除去手術が必要な

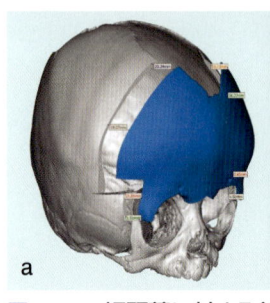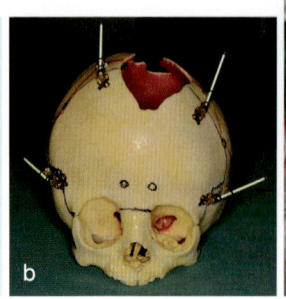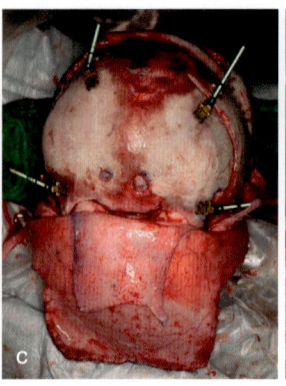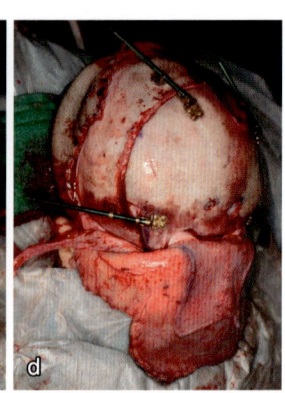

図 2-40　短頭蓋に対する前頭・上眼窩骨延長術
前頭骨と上眼窩を一塊に骨切りし，創内型骨延長器を装着している.
a：3D 画像シミュレーション
b：実体モデルによるシミュレーションサージャリー
c：延長器装着時（正面）
d：延長器装着時（側面）

ことなどである（図 2-40）.

❸ 合併症

Ⓐ 出血

　骨からの出血は軟部組織などと比べて止血が困難であるため，ある程度の出血が予想される. 必要に応じて輸血の準備が必要であり，成人の顎変形症などでは，あらかじめ自己血輸血のための貯血を行うことも多い. また術中の血管損傷，特に顎動脈とその分枝や翼突筋静脈叢からの出血では，予想外の出血量となることもあるので留意する.

Ⓑ 神経損傷

　前頭蓋底部骨切り術に際しての嗅神経や上眼窩骨切り術時の眼窩上神経，上顎骨切り術時の眼窩下神経，下顎骨切り術時の下歯槽神経などの損傷に留意する.

Ⓒ 感染

　骨切り移動術後に生じた死腔に血液や浸出液が貯留したり，頭蓋腔と鼻腔の交通が残存したりすると感染を引き起こしやすい. また，骨固定用のプレート類なども感染源となることがある.

Ⓓ その他

　上顎骨切り術に際して不完全な骨切りから視神経管に向かって骨折が生じ，失明などの視神経損傷をきたすことがある. また上下顎領域の手術では，術後に口腔咽頭領域の浮腫が生じ，気道閉塞をきたしやすい. とりわけ上顎骨・下顎骨の低形成や後退をきたしている症例では，気道確保に十分な注意が必要である.

● 参考文献
1) Tessier P：The definitive plastic surgical treatment of the severe facial deformities of craniofacial dysostosis. Crouzon's and Apert's diseases. Plast Reconstr Surg 48：419-442, 1971
2) McCarthy JG, et al：Lengthening the human mandible by gradual distraction. Plast Reconstr Surg 89：1-8, 1992
3) Rudderman R, et al：1.3.1 頭蓋顔面骨格のバイオメカニクス. 下郷和雄（監訳）：AO 法　骨折治療　頭蓋顎顔面骨の内固定. p19, 医学書院, 2017

Ⓖ 組織工学と再生医療

❶ 発展の歴史

　再生医療は組織工学を基礎にして，組織を再生させる医療として発展してきた. この源は，1950 年代に行われた人工臓器開発の研究にさかのぼ

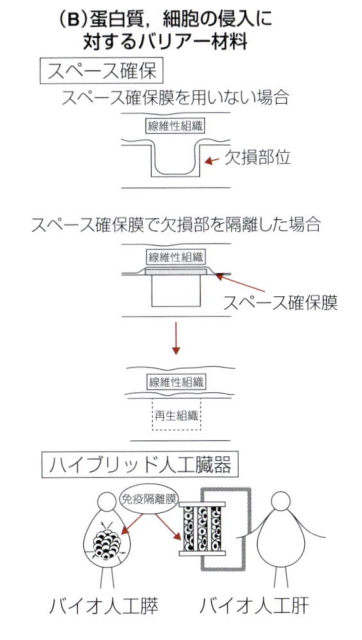
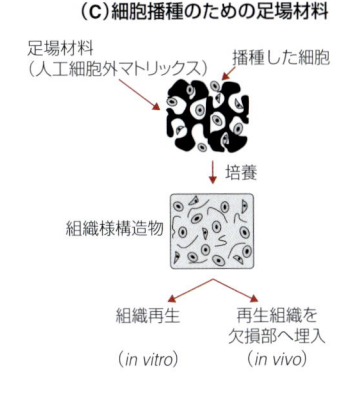

図 2-41　再生医学における生体材料の役割
〔田畑泰彦：再生医学における材料学の役割. 医学のあゆみ 196：301-306，2001 より〕

る．人体に移植する機器の開発においては，生体組織との親和性の高い素材の工学と融合した研究開発が行われ，組織工学(tissue engineering)と呼ばれた[1]．

この tissue engineering を現在のように体系づけたのは，1993 年に米国 Massachusetts Institute of Technology の Dr. Langer と，ハーバード大学の Dr. Vacanti により Science 誌に発表された総説である[2]．これによると，生体組織を再生する方法として，① 細胞の移植，② 細胞増殖因子などを用いた再生，③ 細胞と細胞足場材料，あるいは異種細胞と免疫隔離膜とを組み合わせた再生を述べている．翌年には，Vacanti 兄弟らはマウスの背中にヒトの耳の形をした軟骨を再生させて，形成外科領域のみならず，大きな注目を浴びた[3]．

その後，再生医療は，組織工学，分子生物学，発生遺伝学の目覚ましい進歩，さらには京都大学の山中伸弥教授らにより確立された iPS 技術[4]により，大きく発展してきている．

現在において，再生医療は 2 つの分野に進化しつつある．1 つは，従来からの流れである組織を再生することで，疾患を治療する再生治療である．もう 1 つは，細胞自体を研究する細胞研究と，それらの細胞を利用して新しい治療薬を開発する創薬をめざす再生研究となってきている．今後は，2 つ目の分野にも大きな注目がなされるものと思われる．

一方，再生医療が現実的な治療となり，臨床現場に応用される状況となると，細胞移植の安全性，ドナーの問題などが医学的な問題だけでなく，倫理的，社会的な問題として扱われ，それらの解決が急務となっている．

② 足場となる生体材料の重要性

組織再生においては，細胞，細胞の足場，細胞増殖因子の 3 つを組み合わせているが，そのなかで足場となる生体材料(scaffold，スカフォールド)が重要となる(図 2-41)[5]．

この体内で使用される生体足場材料においては，細胞増殖に有用な足場を提供する機能，細胞増殖を妨げるものに対するバリア機能とともに，細胞増殖因子などを必要な部位に必要な期間送り出す機能，つまり drug delivery system も求められる．さらに生体に悪影響を及ぼさない生体親和性が求められ，多くの場合には生体組織が構築さ

れてくるにつれて，もともとある足場材料は生体
にとって障害物となるので，その経過に合わせて
分解・吸収される生体吸収性が必要となる．

　この生体足場材料には，無機材料（ハイドロキ
シアパタイトなど），脱細胞化組織（生体組織を無
細胞化したもの，無細胞化真皮など），生体吸収性
高分子材料が用いられる．なかでも生体吸収性高
分子材料が多く用いられる．

　生体吸収性高分子材料には，ポリ-L-乳酸，ポ
リグリコール酸などの合成高分子と，コラーゲン
やゼラチンなどの天然高分子が使用される．目的
とする形状に合わせて多孔材料やゲルに加工され
て用いられる．それらの生体吸収性，強度，多孔
構造を変化させることで，再生したい組織に適応
できるようにしている．天然高分子材料は生体内
で早期に吸収されてしまうため，一定期間不溶化
とするために，化学架橋，熱架橋などの処置が必
要となる．

　脱細胞化組織は，生体の組織構造との相同性が
高いこと，成長因子などが多く残っているため
に，組織再生に有利であるが，そのソースや個体
差などの問題がある．

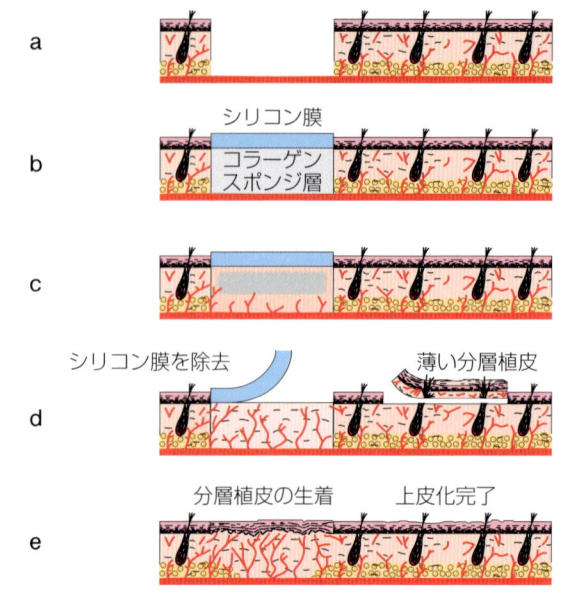

図 2-42　人工真皮の治癒過程
a：皮膚欠損創．
b：人工真皮を貼付．
c：人工真皮コラーゲン層の中に，母床からの細胞や血管
　　が侵入して，真皮様の組織を構築．
d：表層のシリコン膜を除去して，その部位に薄い分層植
　　皮の移植．
e：皮膚欠損創の人工真皮による再建の完了．

3 組織工学や再生医療を用いた治療手技・製品

　形成外科領域においては，すでに1990年代より
組織工学を用いて作製された二層性人工真皮の臨
床使用が開始され，またわが国初の再生医療製品
である自家培養表皮の臨床使用が始まっており，
医学界のなかでも，組織工学と再生医療のトップ
を走っている臨床診療科である．

　以下に，形成外科領域において，すでに臨床応
用が行われているもの（医療製品として承認され
ているもの），今後臨床応用が期待されているも
の（臨床治験などが進んでいるもの）に分けて，そ
の概要，臨床使用などについて紹介する．

Ⓐ すでに臨床応用が行われているもの

1 ● 二層性人工真皮

　1990年代後半より，わが国で承認されてきた組
織工学によって作製された．これはブタやウシの
コラーゲン組織より，多孔性のコラーゲンシート
を作製したものである．表皮の代わりとして，シ

リコン膜を貼り合わせているものが一般的であ
る．現在は4種類の製品がわが国で臨床使用され
ている．使用したコラーゲンの種類，コラーゲン
に強度を与えるための架橋の状態に差がある．

　この人工真皮を皮膚全層欠損創に貼付したあ
と，2〜3週間で母床より線維芽細胞など自己の細
胞が侵入，毛細血管の侵入が起こり，類真皮組織
が形成される．これを待って，薄い分層植皮を行
うことで創閉鎖が完成される（図2-42, 43）．つま
り，人工真皮自体は細胞足場の製品で，そこに自
己の細胞を誘導するものである．人工真皮を貼付
することで，① 真皮成分を追加することで，瘢
痕・瘢痕拘縮を抑制できる，② 創閉鎖に要する分
層植皮は非常に薄いものでよく，採皮部の整容性
が向上する，③ 小範囲の骨や腱の露出があって
も，それ以外の母床からの細胞侵入によるブリッ
ジング効果により分層植皮で創閉鎖することがで
きる，などの利点がある[6]．

2 ● 神経再生誘導チューブ

　現在では，2種類の製品がわが国で使用されて

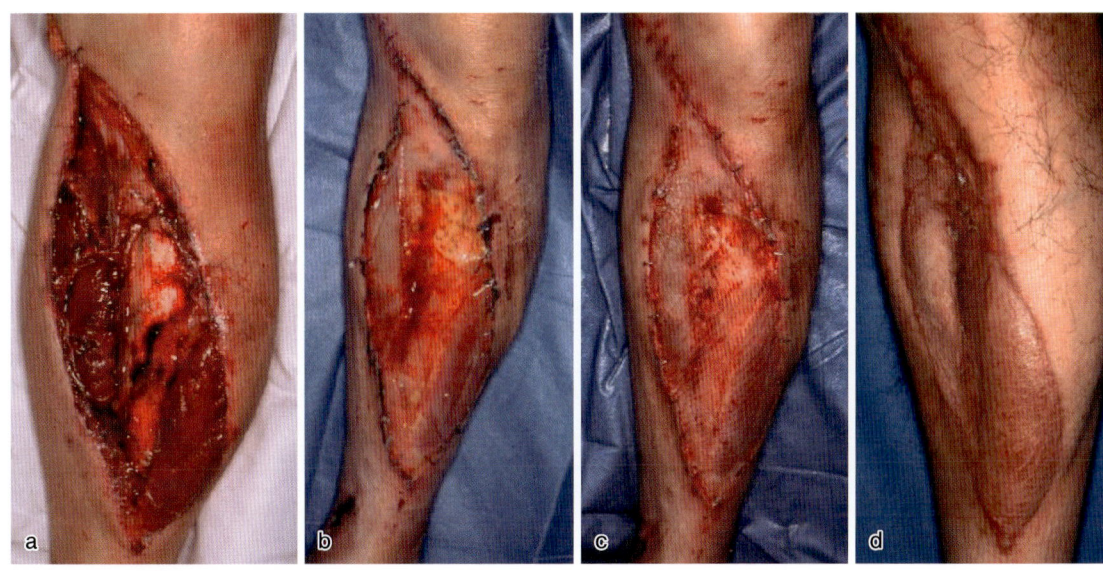

図 2-43　人工真皮の臨床応用
a：下腿筋群と脛骨の露出の症例
b，c：人工真皮（インテグラ®）を貼付後 21 日にて，表層のシリコン膜を除去して，7/1,000 インチの厚さの 1.5 倍薄層網状植皮を施行した．
d：自家植皮後 5 か月の状態．

チューブ内腔：コラーゲン　　　　外面：コラーゲン塗布

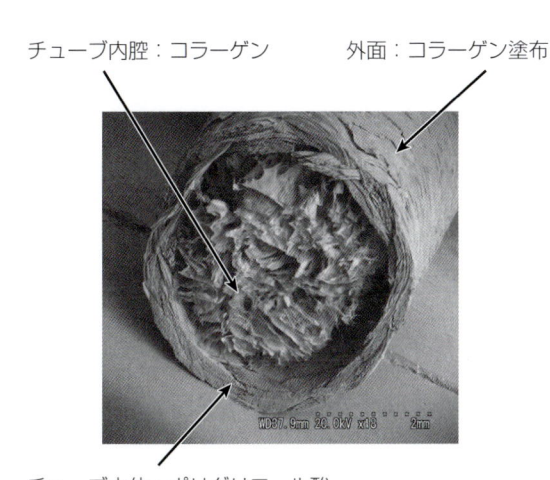

チューブ本体：ポリグリコール酸
図 2-44　神経再生誘導チューブ（ナーブリッジ®）断面

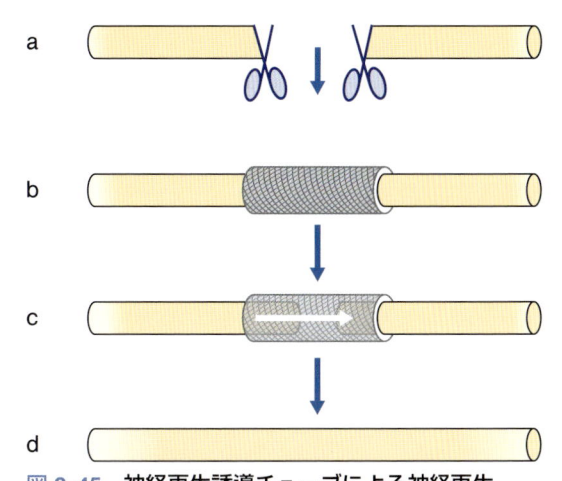

図 2-45　神経再生誘導チューブによる神経再生
a：神経損傷欠損後，断端の新鮮化を行う．
b：神経再生誘導チューブを装着して，周囲からの外組織の侵入の防止．
c：神経の再生
d：外層の分解吸収

いる．1 つは，合成吸収性材料のポリグリコール酸（PGA）製の筒状物の中にブタ真皮由来のコラーゲンが充填され，外面にもコラーゲンが塗布されている．約 2～4 か月間後に PGA 並びにコラーゲンはともに体内で分解・吸収される（ナーブリッジ®，図 2-44）．もう 1 つは，全体がコラーゲンで作製され，外筒部とその内部にコラーゲン線維束が充填されている（リナーブ®）．

いずれも切断された神経の両断端を架橋し，中枢側から末梢側へ神経の伸展を誘導し，一定期間の後，分解吸収される（図 2-45）．外筒部は神経組織が伸展するための空間を保持し，線維束は神経伸展の足場となり，人工真皮と同様に細胞足場の製品として，そこに自己の細胞を誘導する．

3 ● 自家培養表皮シート

　ヒトの細胞・組織を用いた国内初の再生医療製品として 2007 年 10 月に薬事承認を取得し，2009年 1 月からジェイス®として発売を開始している．表皮細胞の培養は 1975 年に Howard Green らによって初めて報告され[7]，数 cm^2 の患者の皮膚組織から約 2 週間の培養で 1,000 倍の面積の培養表皮シートを得ることができ，約 3 週間で患者のもとに届けられる（作製法は http://www.jpte.co.jp/Professional/JACE/Product_outline.html 参照）．

　このとき，表皮細胞を安定的に増やすために，マウス由来の 3T3 細胞をフィーダーとして用い，角化表皮細胞を増殖・重層化させることができて，シート状の構造物として作製される．創面（真皮残存もしくは真皮再構築された創面が望ましい）に移植することで，1 週間程度で生着し，基底層から有棘層，顆粒層および角質層に至る表皮の形態が認められる．しかしながら自家培養表皮シート自体が極めて薄く脆弱であり，創面の細菌コンタミネーションに弱く，現時点では広範囲熱傷症例での生着率は 60 ％台後半となっている（図 2-46）[8,9]．

　2024 年 4 月時点では，Ⅱ度Ⅲ度合計 30 ％ TBSA以上の重症熱傷，先天性巨大色素性母斑，先天性表皮水疱症に対して保険収載がされている．メラノサイト含有自家培養表皮ジャスミン®は，12 か月程度症状が固定した尋常性白斑，Vogt・小柳・原田病もしくは化学物質による完全脱色素斑，またはまだら症などの先天性異常による完全脱色素斑に対して，2023 年 3 月に薬事承認されており，現在，保険償還を待っている状態である．

4 ● 自家皮膚細胞懸濁液スプレー

（RECELL® Spray-On Skin™ Cells）

　小範囲の皮膚分層採皮片を蛋白分解酵素であるトリプシンで処理することで，細胞をバラバラにして自家皮膚細胞懸濁液を作り，皮膚欠損部にスプレーしたり塗布したりすることで，皮膚欠損創の上皮化をめざす治療法である（https://recellsystem.jp 参照）．採取した皮膚小切片の大きさの約 80 倍の面積に適応が可能である．懸濁液には，基底膜周囲の細胞，つまりケラチノサイト，メラノサイト，Langerhans 細胞，線維芽細胞，血管内皮細胞などが含まれる．

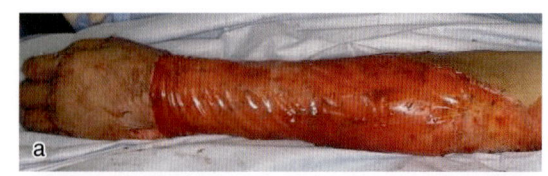
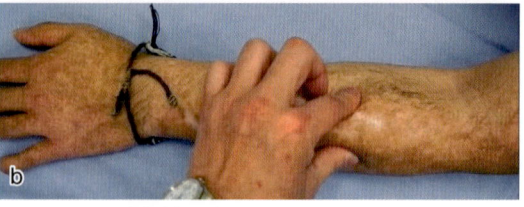

図 2-46　広範囲熱傷症例
a：熱傷創のデブリードマン後に，人工真皮にて真皮を再構築した．シリコン膜を除去後に，自家培養表皮ジェイス® を移植した．
b：移植後 1 年の状態．非常に質感のよい皮膚が再現されている．

　Ⅱ度熱傷や採皮部などの分層欠損創に対しては単独で，Ⅲ度熱傷や皮膚全層欠損創に対しては，分層網状植皮と併用される．これにより，早期の上皮化，採皮部の減少，整容性の向上が得られる．オーストラリアで RECELL® として開発された製品で，2018 年にはわが国での臨床治験が行われ（UMIN 試験 ID：UMIN000030985），2022 年に薬事承認，保険収載された．

Ⓑ 今後臨床応用が期待されているもの

1 ● ヒト同種線維芽細胞添加ハイドロゲル被覆材

　スイスで作製された白色人種 12 週齢の男子胎児の皮膚から単離された同種線維芽細胞 FE002-SK2 細胞株と，その足場となるハイドロゲルを混和させて創傷に貼付するものである．同種線維芽細胞から創面に放出される増殖因子およびサイトカインが創傷治癒を促進すると考えられている．2018 年に台湾との国際共同治験が行われ（ClinicalTrials.gov Identifier：NCT02737748），わが国での臨床使用が期待されている．

　同様の同種線維芽細胞を含んだ創傷被覆材としては，Dermagraft（Organogenesis 社）が米国を中心に，糖尿病足潰瘍の創傷治癒を促進するとして多く使用されている．

2 ● 血管内皮前駆細胞移植

　慢性重症下肢虚血患者に対して，血管内皮前駆細胞（endothelial progenitor cell；EPC）を局所投

与することで，血管新生を促進して，組織血行を改善する臨床研究が以前より行われている．EPCは末梢血中の単核球成分の一部として存在し，また単核球中のCD34陽性分画がEPCを豊富に含んでいる．血液成分採血装置を使い，体外循環によりCD34陽性細胞を採取したり，無血清生体外培養増幅法を用いて，患者末梢血からEPC細胞集団を作製して局所投与したりする方法も研究されている．

3 ● ヒト同種培養表皮シート

前述した自家培養表皮シートを，同種（他家）の表皮細胞を用いて作製するものである．あらかじめ確立したセルバンクより培養して作製する．このため自家培養表皮シートでは，皮膚採取から3週間の待機期間が必要であるが，同種培養表皮シートでは使用したいときに供給が可能である．

現在，わが国での臨床試験が終了段階である．比較的安価に作製することが可能であり，自家培養表皮よりも，比較的重症度の低い皮膚欠損創にも適応が望まれる．

● 参考文献

1) 金丸眞一：再生医療を支える基本概念．耳鼻臨床98：519-527，2005
2) Langer R, et al：Tissue engineering. Science 260（5110）：920-926, 1993
3) Vacanti CA, et al：Neo-cartilage generated from chondrocytes isolated from 100-year-old human cartilage. Transplant Proc 26：3434-3435, 1994
4) Takahashi K, et al：Induction of pluripotent stem cells from mouse embryonic and adult fibroblast cultures by defined factors. Cell 126：663-676, 2006
5) 田畑泰彦：再生医学における材料学の役割．医学のあゆみ196：301-306，2001
6) 松村一：人工真皮—熱傷・皮膚欠損創に対する有効性と展望—．熱傷31：11-21, 2005
7) Rheinwald JG, et al：Serial cultivation of strains of human epidermal keratinocytes：the formation of keratinizing colonies from single cells. Cell 6：331-343, 1975
8) Matsumura H, et al：Application of the cultured epidermal autograft "JACE®" for treatment of severe burns：Results of a 6-year multicenter surveillance in Japan. Burns 42：769-776, 2016
9) Matsumura H, et al：Chronological histological findings of cultured epidermal autograft over bilayer artificial dermis. Burns 39：705-713, 2013

H 陰圧閉鎖療法（NPWT）

1 概論

陰圧閉鎖療法（negative pressure wound therapy；NPWT）は，1990 年代に米国で始まった比較的新しい治療方法であり[1]，わが国でも 2010 年より保険適用となるとともに NPWT 装置が市販された．NPWT は，創部を陰圧で管理すると創部が収縮し，創傷周囲の血液循環が改善することを利用して創傷治癒を促進する治療法である．褥瘡，糖尿病性足潰瘍および胸骨骨髄炎といった難治性創傷の治療に効果的である．

創部を特殊なスポンジと閉鎖性フィルムで被覆し，その上からポンプで陰圧（通常 −125〜−60 mmHg 程度の陰圧）をかけて創傷からの浸出液や血液を吸引して創部を管理する．最近では在宅医療や外来通院で NPWT を行うための小型で携帯可能な NPWT 装置も開発されている．さらに洗浄機能を付加した NPWT が可能な装置も，わが国で普及してきている．

2 NPWT が創傷治癒にもたらす効果

A 創傷内の陰圧維持

NPWT 装置を用いて陰圧下で創部を管理することにより，創部からの過剰な浸出液が吸引され，適切な湿潤環境が保たれ局所の浮腫や炎症が減少する．また創部の血流やリンパ液の循環が促進され，創傷治癒に必要な血液や酸素の供給を受けることができる．

B 創部の清潔保持

NPWT は創部をフィルムで密閉して外部からの汚染や細菌の侵入を防ぐことによって，創部の清潔を保持することが可能になる．創部感染のリスクを軽減し，清潔な環境下での創傷管理ができる．

C 創部への機械的刺激

創部にかかる陰圧による機械的応力は線維芽細胞の遊走，創部周囲の血管拡張や血管新生，創部

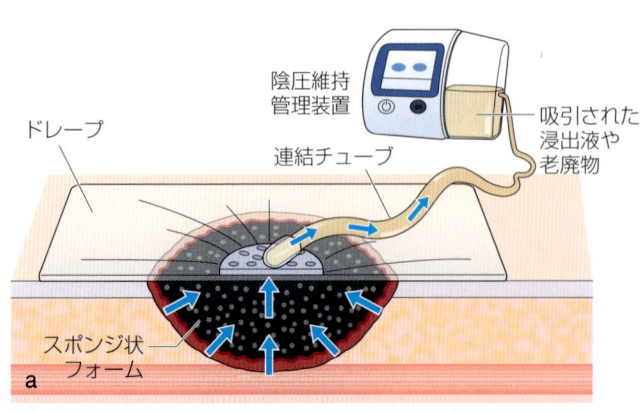
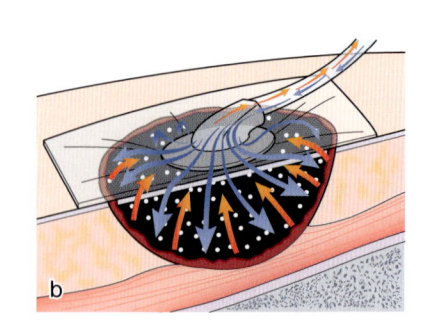

図 2-47　NPWT 装置と洗浄機能付き NPWT 装置
a ：NPWT 装置．浸出液と感染性老廃物の除去を行う．
b ：洗浄機能付き NPWT 装置．周期的な洗浄液注入（青矢印）により創を清浄化し，浸出液と感染性老廃物（赤矢印）を除去する．

の収縮および線維芽細胞が分泌するコラーゲンなどの組織修復因子の産生を促進し，創傷治癒を助ける．

Ⓓ 壊死組織の除去

創面から剥がれ落ちた壊死組織などの汚染物質が除去されることにより，清潔な創傷環境が維持され創傷治癒が促進される．

❸ NPWT の実際

NPWT 装置は吸引した浸出液や汚染物質を溜めるキャニスターがついた陰圧維持管理装置（本体），連結チューブ，創面を被覆するドレッシング材，および創面に直接触れるスポンジ状のフォームからなる．さらに洗浄機能を付加した NPWT 装置では洗浄液を注入するパーツがついている（図 2-47）．

一般的な NPWT の手順はまず，医師が創部の大きさ，深さ，感染の有無，創周囲の皮膚の状態などを考慮してその適応を判断する．感染がある状態では行うことができないので，感染を除去するために抗菌薬の投与や創部の洗浄，壊死組織の除去（デブリードマン）を行う．創部が大きい場合や処置時に患者の疼痛の訴えがある場合は，手術室で全身麻酔下にデブリードマンを行うこともある．

次に，周囲の皮膚を保護して創部にスポンジ状のフォームを配置する．このフォームは創部を埋めるように配置し，創面に均一の陰圧がかかるよ

うにする．その上からドレッシング材で被覆して創部を密閉する．創部を覆っているドレッシング材に連結チューブを固定し，チューブを NPWT 本体に接続する．陰圧の強さは創部の部位や状態により調節される．

NPWT 装置装着後は約 2〜3 日に一度の間隔で創部を確認して，洗浄ののちに再度 NPWT 装置を装着する．3 週間（場合によっては 4 週間）が保険診療の範囲内となる．創部が良好な肉芽で覆われたことを確認して NPWT を終了する．その後は適切な軟膏や創傷被覆剤を用いて創傷管理を行い，創部を上皮化させる．創面が大きい場合は，皮膚移植や皮弁移植など外科的治療によって創閉鎖することもある（図 2-48）．

❹ NPWT の欠点

NPWT を行ううえで下記を念頭におく必要がある．
1. 凹凸のある創部に空気の漏れなく装置を装着するのは比較的難しく熟練を要する．
2. 適切な陰圧を設定しないと創部周囲の組織に損傷を引き起こす危険性がある．
3. 密閉された状態で数日放置するため，創部に感染があると感染が悪化する可能性がある．
4. NPWT 装置が作動する音により患者が不快に感じることがある．
5. 創部に陰圧がかかるため，疼痛を生じることがある．

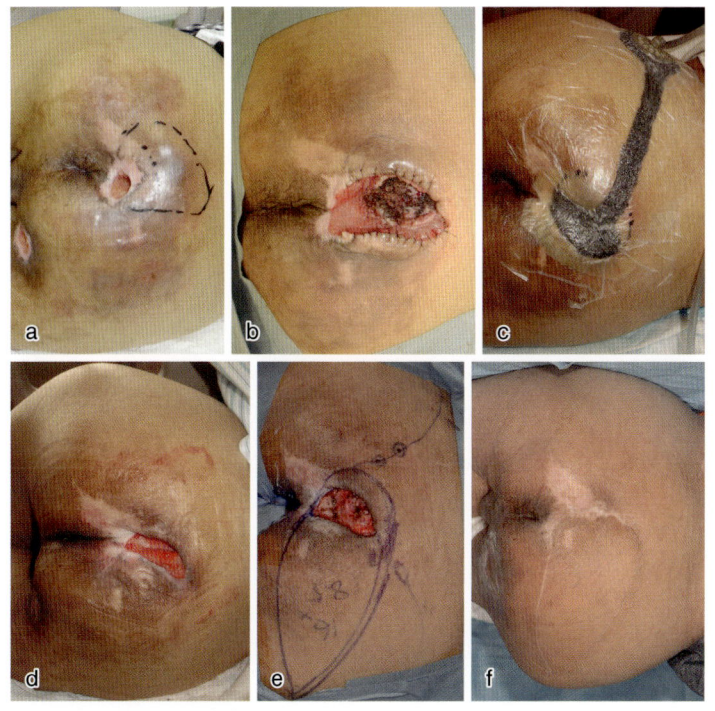

図 2-48　NPWT の実際
a ：ポケットを伴う仙骨部褥瘡（点線はポケットが存在するライン）.
b ：処置をしやすくするためポケット切開を行った.
c ：NPWT 開始時.
d ：NPWT 開始後 3 週間. 良好な肉芽形成と創収縮を認めた.
e ：全身麻酔下で筋皮弁による閉鎖を行った.
f ：手術後 10 か月.

5 洗浄機能を付加した NPWT

　洗浄を行いながら創部に陰圧をかけて，創部の汚れや細菌を効果的に除去しながら創傷治癒を促進する方法がある（図 2-47b）[2]. 従来の NPWT では使用しにくい感染創への適応が広がっている.

　洗浄機能を用いるか否か，洗浄液の注入や浸漬の時間や圧設定など創部の状態に応じた治療法のさらなる開発が今後期待される.

●参考文献

1) Argenta LC, et al：Vacuum-assisted closure：A new method for wound control and treatment：clinical experience. Ann Plast Surg 38：563-576, 1997
2) Kiyokawa K, et al：New continuous negative-pressure and irrigation treatment for infected wounds and intractable ulcers. Plast Reconstr Surg 120：1257-1265, 2007

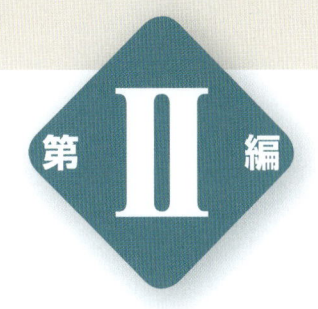

第II編

先天性疾患

第3章 先天異常

A 先天異常概論

1 先天異常の定義

先天性疾患(congenital disorder)は，胎児の発生過程に生じ，形態や機能に異常を生じた疾患群のことである．新生児の3～5%に認められる．本項では先天性疾患のうち，形態異常を有する先天異常(congenital anomaly)について述べる．

なお，日本語でいう「奇形」とは，広義の異常である anomaly と，発生学的に定義された狭義の異常である malformation の両者を含む．形成外科領域では奇形という用語を使わない方向性にあるが，遺伝学的に奇形という用語が常用されているため，本項でも一部同用語を含む．

2 発生機序による分類

形態異常(anomaly)は発生機序により，次の4つに分類される．

A 狭義の異常 malformation

発生の初期の器官形成過程で，内在的要因(染色体や遺伝子の変化)や環境要因，またはそれらが複合的に影響して生じた異常である．口唇口蓋裂，多指症，先天性心疾患など．

B 変形 deformation

正常に発生した臓器が，胎児期の物理的な外力によって生じた形成異常や位置異常である．胎児外の要因として双角子宮による斜頸や下肢の弯曲など，また胎児要因として筋疾患や中枢神経系の異常による運動低下の結果生じた四肢の変形など

がある．内反足，股関節脱臼など．

C 破壊・断裂 destruction, disruption

正常に発生した胎児組織が特定の時点の外的要因で，非可逆的に形態が失われる著しい形態異常のことである．物理的な外力だけではなく，血管障害による虚血や臓器の癒着によっても生じ，発生学的には異なる複数の臓器に及ぶ．羊膜破裂シークエンスなど．

D 異形成 dysplasia

組織の細胞機能が，発生から出生後の成長までの全過程において正常に働かないために形態異常を呈したもの(ムコ多糖症などの先天代謝異常)．

3 多面発現の発生過程による分類

単一の原因により，発生の異なる時期あるいは胚の異なる部位に複数の先天異常が生じることを多面発現(pleiotropy)と呼ぶ．多面発現は発生過程の相互関連により，以下のように分類される．

A 症候群 syndrome

単一の原因が同時に並行して複数の器官の発生過程に影響して，形態異常を引き起こしたもの．Apert(アペール)症候群，歌舞伎メーキャップ症候群，第1第2鰓弓症候群など．

B シークエンス sequence

発生過程において，ある原因が1つの器官系のみに形態異常や機能異常を起こし，それが二次的，三次的に影響を及ぼし，複数の形態異常を引き起こしたもの．Pierre Robin(ピエールロバン)症候群など．

表 3-1　各胚葉からの主な発生器官

外胚葉	表皮，皮膚付属器，爪，乳腺，神経系，感覚上皮（嗅覚，味覚，聴覚），眼球
中胚葉	結合組織，筋，骨，軟骨，血管，リンパ管，血球，脾臓，心臓，泌尿生殖系（子宮，腎臓，卵管，尿管）
内胚葉	消化器系（肝臓，膵臓，消化管上皮），呼吸器系（気管上皮），内分泌系（甲状腺，胸腺），感覚系（鼓室，耳管上皮），泌尿器系（膀胱，尿管上皮）

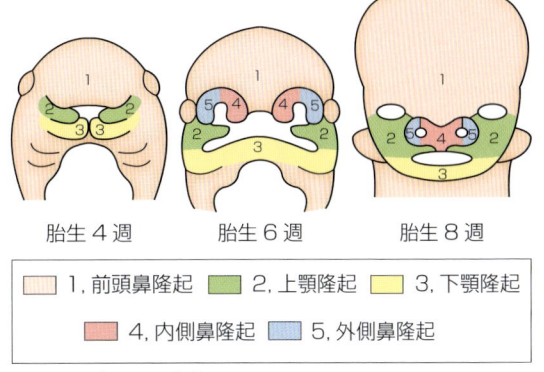

胎生 4 週　　胎生 6 週　　胎生 8 週

| ☐ 1. 前頭鼻隆起 | ☐ 2. 上顎隆起 | ☐ 3. 下顎隆起 |
| ☐ 4. 内側鼻隆起 | ☐ 5. 外側鼻隆起 |

図 3-1　顔面の発生

C 連合 association

　非偶然的に同時に生じる頻度が高い複数の奇形の組み合わせであり，症候群やシークエンスでないもの．VATER 連合など．

❹ 先天性疾患の原因

　先天性疾患は，原因別に遺伝学的要因と環境要因，両者が複雑に絡み合って生じる多因子疾患に大別される．先天異常の 40％程度は多因子疾患であり，染色体異常が 25％，単一遺伝子疾患は 20％程度と考えられている．

A 染色体異常

　染色体全体あるいはその一部分に含まれる複数の遺伝子の，過剰あるいは過不足が原因である．染色体異常の割合は，自然流産児の約 50％，周産期死亡児では約 6％で，新生児期の染色体異常児の頻度は約 0.6％である．数的異常（トリソミーなど）と構造異常の 2 つに大別される．

B 単一遺伝子疾患

　常染色体顕性遺伝として Apert（アペール）症候群，Crouzon（クルーゾン）病，Recklinghausen（レックリングハウゼン）病，Treacher Collins（トリーチャコリンズ）症候群など．

C 環境・催奇形因子

　胎児の催奇形因子に対する感受性は，曝露されたときの発生段階に左右され，遺伝的背景も関与している．最も感受性が高いのは，受精後 3～8 週の胎芽期であり，発生する異常の発現は，曝露された期間と量による．母子感染（トキソプラズマ，

サイトメガロウイルス，風疹ウイルス，梅毒，ヒトパルボウイルスなど），薬剤（抗てんかん薬，抗うつ薬，抗甲状腺薬，ワルファリン，サリドマイドなど），飲酒，喫煙，放射線など．

D 多因子疾患

　複数の遺伝学的要因と環境要因が複雑に絡み合って生じる．疾患への罹患しやすさに影響する多数の遺伝子座の総合的な効果と，疾患の発現を促進あるいは抑制する環境因子の相互作用によって，発症の有無が決定される．口唇口蓋裂，多指症など．

❺ 胎生期における身体器官の形成

　受精後 2 週までが前胚子期，3～8 週を胚子期，9 週から出生までを胎児期という．3 週に外，中，内胚葉の三胚葉層となる（表 3-1）．胚子期には主要な内外器官の発生が開始することから，この時期に先天異常が最も多く発生する．

　以下に主要器官の発生につき述べる．

A 鰓弓（咽頭弓）

　4 週に 6 対の鰓弓が胚子頚部に出現する．第 1鰓弓（三叉神経支配）からは，上顎，下顎，外耳，ツチ骨，キヌタ骨，咬筋，側頭筋などが，第 2 鰓弓（顔面神経支配）からは，顔面，頚部表情筋，舌骨，アブミ骨，側頭骨茎状突起などが形成される．

B 顔面（外鼻，口唇）（図 3-1）

　4 週に 5 つの隆起（前頭鼻隆起，第 1 鰓弓由来の

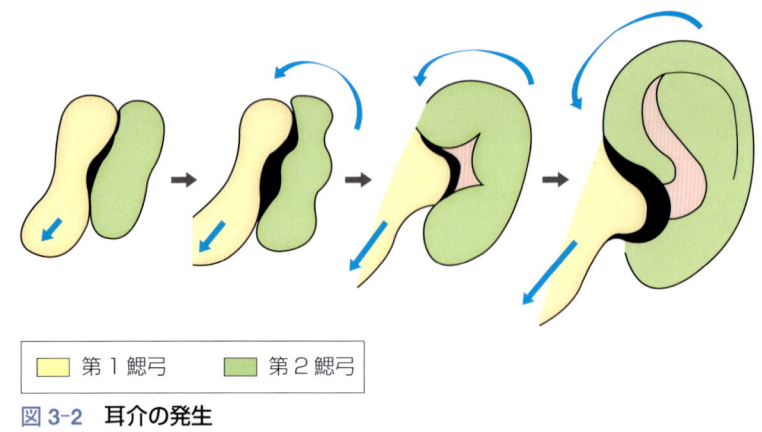

<table>
<tr><td>□ 第1鰓弓</td><td>□ 第2鰓弓</td></tr>
</table>

図 3-2　耳介の発生
〔Wood-Jones F, et al：The development of the external ear. J Anat 68：525-533, 1934 より〕

左右上顎隆起，下顎隆起）が出現し，顔面の大部分を形成する．前頭鼻隆起から鼻板が出現し，鼻窩，内側鼻隆起，外側鼻隆起を作る．

6〜7週で内側鼻隆起と上顎隆起が癒合し，上口唇を形成する．外側鼻隆起は鼻翼となる．前頭鼻隆起からは額・鼻背・鼻尖が，上顎隆起からは頬部・上口唇が，下顎隆起からは頬部・下口唇・おとがいが形成される．

C 耳介（図 3-2）

6週ごろに第1，第2鰓弓にそれぞれ3つの結節が出現し，それらが癒合することで形成されるという考えが一般的である．しかし，どの部分がそれぞれ第1，第2鰓弓にあたるかについては諸説ある．Wood-Jones らが提唱した後方からの回転しながら耳介が形成される説が近年支持されており，これによると耳珠のみ第1鰓弓から，他は第2鰓弓から形成されるとしている．

D 口蓋（図 3-3）

一次口蓋と二次口蓋の癒合により形成される．一次口蓋は，左右の内側鼻隆起の癒合により生じた正中口蓋突起から形成される．二次口蓋は，両側上顎隆起に生じた外側口蓋突起から生じる．それぞれが伸長，癒合することで口蓋が形成される．

E 四肢

4週に胚子体壁が隆起し，上肢芽，下肢芽が形成される．それらは伸長し，6週には手板内に指放線が形成され，8週までに指が分離する．

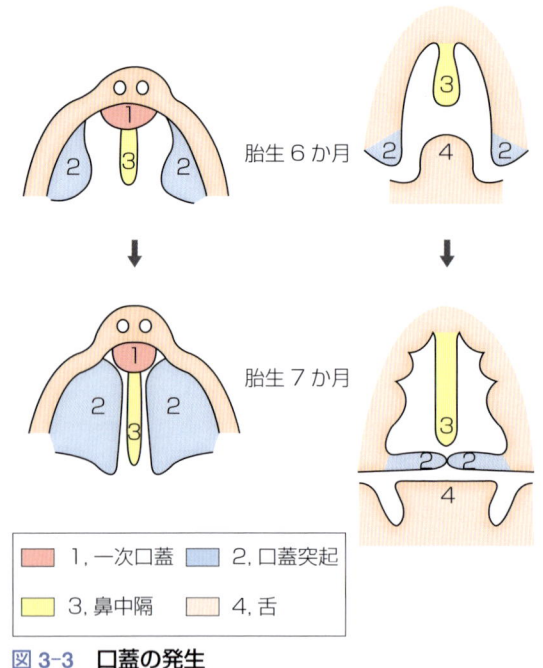

胎生6か月

胎生7か月

<table>
<tr><td>□ 1. 一次口蓋</td><td>□ 2. 口蓋突起</td></tr>
<tr><td>□ 3. 鼻中隔</td><td>□ 4. 舌</td></tr>
</table>

図 3-3　口蓋の発生

F 生殖器（図 3-4）

3週ごろに生殖結節が出現し，その左右に生殖隆起が生じる．6週ごろ生殖結節は生殖茎となる．9週より男性は，アンドロゲンの分泌により生殖茎が伸長し陰茎へ，生殖隆起は陰嚢になる．女性の場合，生殖茎は陰核に，生殖隆起は大陰唇となる．

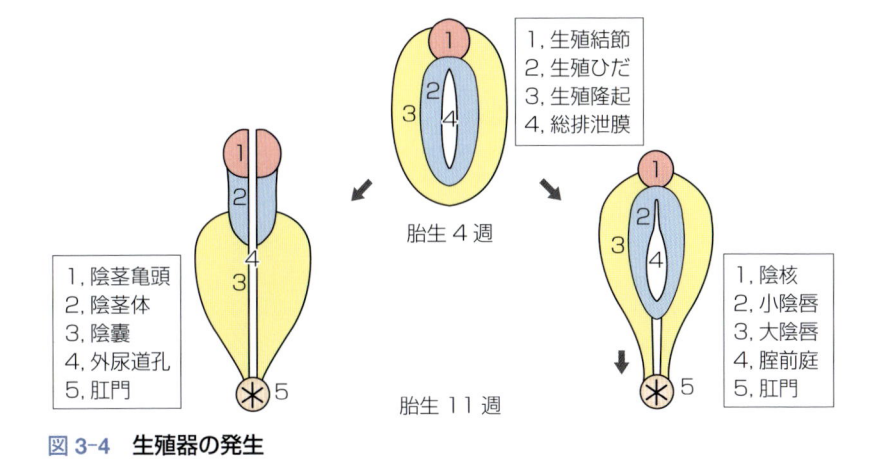

1, 生殖結節
2, 生殖ひだ
3, 生殖隆起
4, 総排泄膜

胎生 4 週

1, 陰茎亀頭
2, 陰茎体
3, 陰嚢
4, 外尿道孔
5, 肛門

1, 陰核
2, 小陰唇
3, 大陰唇
4, 腟前庭
5, 肛門

胎生 11 週

図 3-4　生殖器の発生

❻ 先天異常へのアプローチ

Ⓐ 病歴の取り方と診察

　母体の妊娠中の喫煙，飲酒，薬剤，放射線被曝，流死産などを含めた妊娠・分娩歴，家族歴を聴取し，三世代程度の家系図を作成する．

　身体所見の診察においては，重度異常（大奇形）だけではなく，日常生活に支障をきたさないような軽微な所見（小奇形）を見逃さないことが重要である．また可能であれば，両親および同胞に類似した所見がないかを確認する．

Ⓑ 診断

1 ● 臨床診断

　臨床経過，身体的特徴，一般検査の結果に基づいて行われる．医師の診たてによる主観的な要素が含まれる．形態異常を診断し，その組み合わせから先天異常症候群の診断に至るには，データベース〔Online Mendelian Inheritance in Man（OMIM），UR-DBMS Syndrome Finder（琉球大学遺伝性疾患データベース）など〕が有用である．

2 ● 遺伝学的診断

　染色体や遺伝子の検査結果に基づく診断であり，生殖細胞系列の遺伝情報の変化という客観性の高い根拠に基づくため診断確度が高くなる．

Ⓒ 遺伝カウンセリング

　遺伝学的検査の前には，主治医や臨床遺伝専門医，認定遺伝カウンセラーによる適切な遺伝カウンセリングが提供される必要がある．一般的な遺伝学的検査の考え方，クライエントと共有しておく項目については，日本医学会「医療における遺伝学的検査・診断に関するガイドライン」を参照されたい．

　従来は特定の疾患を疑って診断を確定するために選択される**特異的検査**が主であったが，近年ではマイクロアレイ CGH 法や次世代シークエンサー法を用いた網羅的ゲノム解析の臨床応用が進んできた．

Ⓓ 出生前診断

　妊娠成立以降の胎芽，胎児に対する診断と，体外受精により成立した受精卵に対する診断（着床前診断）がある．前者は確定的検査（羊水，絨毛を用いる）と非確定的検査（超音波計測，母体血清マーカー，母体血胎児染色体検査）に分けられる．

Ⓔ 形態異常の標準化用語について

　形態異常の記載法については，日本小児遺伝学会のウェブサイトに「国際基準に基づく小奇形アトラス」として掲載されている．また形態異常を含めたヒトの網羅的な表現形の記述用語についての国際的な取り組みとして，Human Phenotype Ontology（HPO）が公開されている．

●**参考文献**

1) Spranger J, et al：Errors of morphogenesis：concepts and terms. Recommendations of an international

working group. J Pediatr 100：160-165, 1982

2) 小崎健次郎, 他：先天異常症候群. 小児内科 47：1796, 2015

3) 黒澤健司, 他：先天異常症候群の新しい展開. 小児科診療 79：12, 2016

4) 福嶋義光, 他(訳)：トンプソン＆トンプソン遺伝医学 第 2 版. メディカル・サイエンス・インターナショナル. 2017

5) Rogers BO：Embryology of the face and introduction to craniofacial anomalies. *In* Converse JM(ed)：Reconstructive Plastic Surgery(vol. 4). Cleft Lip & palate and Craniofacial deformities. p2296, Saunders, Philadelphia, 1977

6) 瀬口春道, 他(訳)：ムーア人体発生学 原著 8 版. 医歯薬出版, 2011

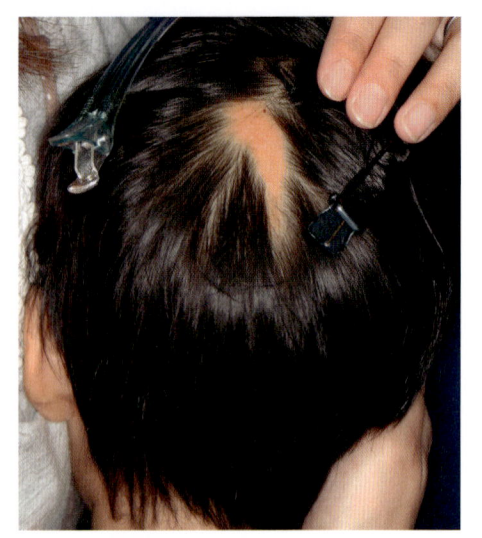

図 3-5　脂腺母斑
頭頂部に頭髪の乏しい黄褐色の脂腺母斑を認める.

 皮膚（母斑・母斑症）

 母斑（あざ）

　母斑, いわゆるあざの定義は, 以前は遺伝的または胎生的要因に基づき, 生涯のさまざまな時期に発現し, 極めて徐々に発育し, かつ色調あるいは形の異常を主体とする限局性の皮膚の先天異常であった.

　近年は, 母斑の遺伝子的背景が判明して,「遺伝子の突然異常で生じる, すなわち遺伝的モザイクによる皮膚または粘膜の病変で, 増殖傾向がほとんどないもの」といわれている[1]. 単純性血管腫や苺状血管腫も含まれる（血管腫の項参照➡74 頁）.

Ａ 表皮母斑 epidermal nevus

【症状】

　生後 1～2 歳ごろまでにみられる, 皮膚表面がザラザラしたうす褐色状の母斑である. 顔面や頸部, 四肢に多い. 加齢とともに 1～2 mm 程度のいぼ状になり, 凹凸が顕著となり色調も濃くなる. しばしば皮膚の Blaschko 線に沿って列状の分布となる.

【病理所見】

　表皮が肥厚して, 特に角質が増生して乳頭腫様となる.

【治療】

　二次性腫瘍の発生は少なく, 必ずしも治療しなくともよい. 治療は炭酸ガスレーザー, 削皮術,

切除術などがあるが, 病変を完全に取り除かないと再発することがある.

 脂腺母斑 sebaceous nevus

【症状】

　特徴的に脂腺の異常増生がみられることから命名された母斑の 1 つであるが, 脂腺以外に表皮, 真皮, 毛包, 汗腺などの構成成分にも異常がみられることが多い. 生下時から顔面や頭部などにみられる, 黄褐色からうすピンク色の色素斑として気がつかれることが多い. 頭部ではしばしば脱毛斑となる（図3-5）. 加齢とともに色が褐色になり, 形状は桑実状になる. また, 壮年期以降に付属器腫瘍を発生し, 基底細胞癌などに悪性化する可能性がある.

【病理所見】

　脂腺増殖を主として表皮, 付属器, 結合織の増殖が加わる. 乳頭状に増殖して表皮が肥厚, 過角化を呈する. 成熟毛包構造を欠くことが特徴の 1 つであり, 毛根の発達は乏しく未熟な毛包を認める. 真皮から皮下で異所性にアポクリン腺が増殖

NOTE

Blaschko（ブラシュコ）線
　胎生期の皮膚の細胞が分裂しながら増えていく方向を示している線.

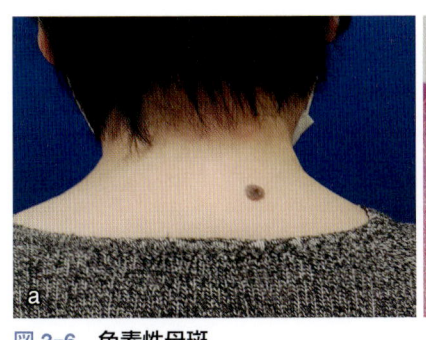
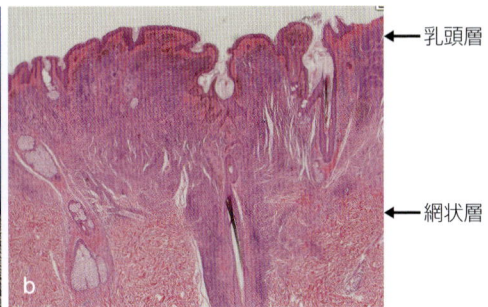

→ 乳頭層

→ 網状層

図 3-6　色素性母斑
a：後頸部色素性母斑，b：病理組織（HE 染色）．主に乳頭層から網状層にかけて（矢印）メラニン色素を含有する母斑細胞を認める．

する．

【治療】
　以前は基底細胞癌が多く合併するとされ，学童期までの切除が推奨されてきた．最近ではそのほとんどが良性の毛芽腫であることが指摘され，現在では壮年期までに切除するように変更された[2]．ただし，年齢が進むと頭皮が固くなり単純切除は困難となり，分割切除かエキスパンダーの併用などが必要となる．

C 色素性母斑 pigmented nevus

【症状】
　褐色ないし黒色の色素斑ないし腫瘤で，自然経過は徐々に肥厚して発毛を伴うことが少なくない．小型のものは俗称黒子（ほくろ）と呼ばれ，数 mm 大である．直径 6 mm を超えるものは悪性黒色腫の可能性があり，ダーモスコピーによる鑑別を要する．また，必要に応じて生検を行う．

【病理所見】
　母斑細胞は，胎生期に神経堤を原基として生じ，正常な色素細胞にも正常な Schwann（シュワン）細胞にもなりきれず，分化能力が不十分なまま種々の段階にとどまっている細胞である．色素性母斑では，このメラニン顆粒をもつ母斑細胞が皮膚の深部まで広がって，母斑細胞の存在部位（深さ）とメラニン含有量の多寡で，褐茶色から黒色を呈する（図 3-6）．

【治療】
　体幹や四肢の小さいものは切除して縫合できるが，少し大きなものでは分割切除などが必要になることがある．一方，顔面の色素性母斑では，小さいものはレーザー治療や切除して開放療法で治

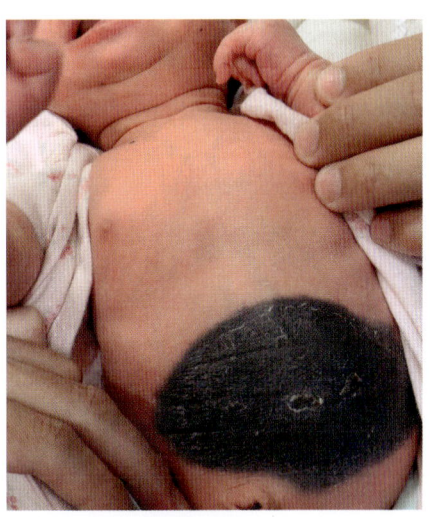

図 3-7　巨大色素性母斑
腹部全体に広がる．

すことができるが，少し大きくなると単純に縫合することが困難で，局所皮弁や全層植皮などを要することがある．

D 巨大色素性母斑 giant pigmented nevus

【症状】
　巨大な色素性母斑で，成人の体表面積に換算して直径 20 cm 以上（乳児期において頭部 9 cm 以上，体幹で 6 cm 以上の母斑）で有毛性のもので，スクール水着の範囲にあることが多い（図 3-7）．しばしば濃い体毛を認める．また，頭蓋内や眼球など色素細胞が分布する部位で，母斑細胞が分布してメラノーシスを起こすことがある．さらに，将来悪性化の危険性が高いといわれている[3]．

【病理所見】
　母斑細胞は通常の色素細胞より深部に達して，

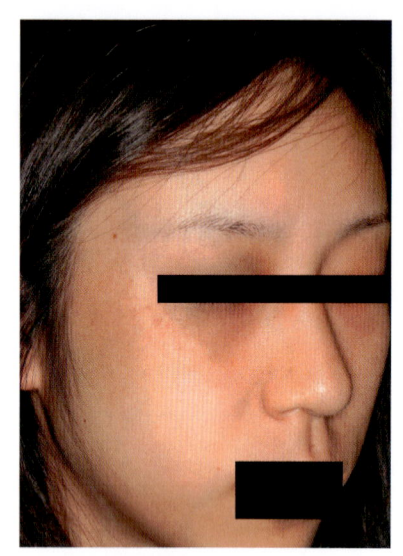

図 3-8　太田母斑
主に下眼瞼・コメカミ部・鼻翼に及ぶ.

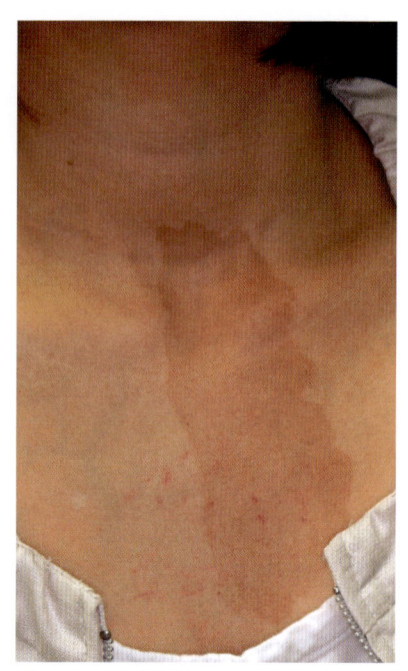

図 3-9　扁平母斑
前頸部から前胸部に及ぶ.

時に皮下脂肪から筋膜に達することがある.

【治療】

　生後数週間では，キュレット（掻爬手術）が有効である．それ以降では分割切除，エキスパンダーを併用した切除，人工真皮と分層植皮術の組み合わせの治療およびレーザー照射，ドライアイス圧抵療法などの複合的治療が必要となる．さらに巨大色素性母斑に対して培養表皮移植が保険適用されて，治療の選択肢が広がった.

E 太田母斑 Ota's nevus

【症状】

　早発型では 1 歳ごろまでに眼の周りの青色からうす褐色の色素斑として気づかれることが多い．一方，遅発型では 20 歳ごろに色が濃くなることが多い．色素は三叉神経第 1 枝第 2 枝領域，つまり，上眼瞼・下眼瞼からコメカミ部・前額部・鼻翼に及ぶことがある（図 3-8）．さらに眼球結膜にも色素がみられることがある．男女比では 4 倍ほど女性に多い.

【病理所見】

　原因は胎生期の神経管から遊走する，皮膚メラノサイトの定着過程での障害である．表皮メラニン顆粒増加と真皮メラノサイトが認められる.

【治療】

　Q スイッチレーザーやピコレーザー治療の進歩で，ほぼ完治できるレベルになった.

F 異所性蒙古斑 ectopic mongolian spot

【症状】

　蒙古斑は，新生児の仙骨部や殿部にみられる青色斑で，発生頻度が黄色人種ではほぼ 100％である．10 歳ごろまでに多くは自然消退する．一方，異所性蒙古斑は殿部以外にある蒙古斑で，蒙古斑と同様に色調は薄くなっていくが，濃いものは残ることがある.

【病理所見】

　胎生期の真皮メラノサイトが残存（消失遅延）したものである．真皮の中層から下層にかけて，真皮メラノサイトを認める.

【治療】

　濃いものは，特に四肢にあるものは自然消退しないことがあり，レーザー治療の適応となる．レーザー治療によく反応するが，やりすぎると脱色素斑になることがあり注意が必要である.

G 扁平母斑 nevus spilus

【症状】

　色調が均一な茶色の母斑で，小さいものを含めると非常に多くの人にみられる（図 3-9）．自然消退することはないが，盛り上がることも濃くなる

こともない．

【病理所見】

　表皮基底層におけるメラニン顆粒の増加である．メラノサイトの増加や母斑細胞はない．

【治療】

　レーザー治療で色調が改善できることが多いが，再発することが多い．露出部の母斑では，**カバーマーク**（あざや傷跡をカモフラージュする化粧品の商品名）も選択肢の1つとなる．

Ⓗ 青色母斑 blue nevus

【症状】

　蒙古斑や太田母斑に比較して真皮メラノサイトが多く，結節状・腫瘤状となる．通常1cm以下の青みがかってみえる，硬い小結節を形成する．表面が平滑で，一般に単発性で成長が緩徐である．顔面，手背，足背，殿部に好発する．

【病理所見】

　メラニン顆粒が充満した真皮メラノサイトが，真皮網状層に増殖する．色調が青色を呈するのは，深部まで存在するメラニン色素が光線を散乱させるためである．

【治療】

　診断もかねて切除することが好ましい．病変が深いので，十分に皮下脂肪層をつけて切除する．

❷ 母斑症

　皮膚に母斑を形成するだけでなく，その母斑性の病変が全身の諸器官にも生じて中枢神経などを含んだ1つのまとまった病像を呈する．母斑症という診断名が使用されてきたが，国際的には**神経皮膚症候群 neurocutaneous syndrome** が使用されている．

Ⓐ 神経線維腫症1型
neurofibromatosis type 1

（レックリングハウゼン病
von Recklinghausen's disease）

【症状】

　出生時や乳児期に褐色の**カフェ・オ・レ斑**が認められ，成長期に体表面に大小の多発する神経線維腫や巨大びまん性神経線維症を認める（図3-10）．小児例では，直径1.5cm以上のカフェ・オ・

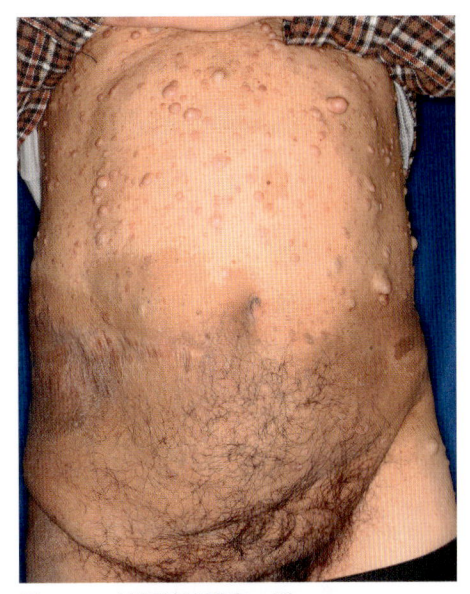

図 3-10　神経線維腫症 1 型
胸部に多発する神経線維腫を認める．腹部に巨大びまん性神経線維症を認める．

レ斑が6個以上あれば，あるいは，褐色の色素斑が複数みつかり，鼠径部や腋窩に点状の色素斑がみられるときに疑う．表現型は，神経の異形成，皮膚腫瘍，骨形成異常，軟部腫瘍，虹彩異常など多彩な症状を呈し，症例によって症状は大きく異なる．

　頻度は出生約3,000人に1人の割合である．常染色体顕性遺伝で，およそ半数は散発例である．原因遺伝子は，染色体17番17q11.2にある腫瘍抑制遺伝子で，遺伝子産物は細胞の増殖や分化を制御する働きをもつとされている[4]．

【病理所見】

　全身または局所の末梢神経のSchwann細胞由来の線維腫である．軟部組織はほとんどが良性腫瘍で，ごく一部に軟部肉腫がみられる．

【治療】

　突出した皮膚軟部腫瘍は切除する．巨大びまん性神経線維腫は，日常生活に支障がでた場合に切除する．しかし，最近3〜18歳の症例では，腫瘍の増殖を抑制する目的で，セルメチニブ（MEK阻害剤）が使用できるようになった．腫瘍内で大出血することがあり注意が必要である．生涯進行性で稀に悪性化することがある．神経線維腫が硬く急激に増大したときには，画像検査および生検して組織学的検査を行う．

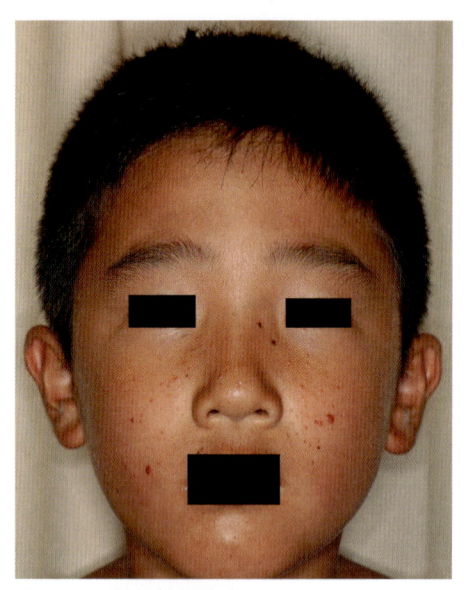

図3-11　結節性硬化症
顔面に左右対称性に小結節を認める.

B 結節性硬化症 tuberous sclerosis

【症状】

顔に多発する小皮膚腫瘤と，中枢神経系などに過誤腫を形成する母斑症である. 顔面の皮膚症状は特徴的で，左右対称性に鼻唇溝から頬部にかけて常色から紅色の小結節が蝶形にみられる（図3-11）. 中枢神経系の過誤腫はCTとMRIで脳内の結節や石灰化を示し，痙攣発作（てんかん）と知能障害などの中枢神経症状を示す.

従来は常染色体顕性を示すことが知られていたが，近年は原因遺伝子として Tuberous Sclerosis Complex 1（TSC1）遺伝子，TSC2遺伝子の2種類が同定され，その遺伝子産物は細胞成長，増殖，自己消化などを調節する働きをもつとされている[5]. その他の症状として眼底腫瘍，心臓横紋筋腫，嚢胞腎を認めることがある.

【病理所見】

顔面に多発する皮膚腫瘍は，血管拡張を伴った結合織の増生で血管線維腫である.

【治療】

従来レーザー治療や切除が行われてきたが，皮膚病変に局所投与できるシロリムス外用ゲル剤（mTOR阻害薬）が使用できるようになった.

● 参考文献
1) 三橋善比古：母斑と母斑症の定義. 古江増隆（総編集）：診る・わかる・治す　皮膚科臨床アセット15 母斑と母斑症. pp2-5, 中山書店, 2011
2) 南谷洋策, 他：脂腺母斑に生じた Trichoblastoma の1例. 皮膚臨床 48：1635-1639, 2006
3) Tannous ZS, et al：Congenital melanocyte nevi：clinical and histopathologic features, risk of melanoma, and clinical management. J Am Acad Dermal 52：197-203, 2005
4) Peltonen S, et al：Neurofibromatosis type 1 gene：Beyond café au lait spots and dermal neurofibromas. Exp Dermatol 26：645-648, 2017
5) Henske EP, et al：Tuberous sclerosis complex. Nat Rev Dis Primers 2：16035, 2016

C 血管腫・血管奇形・リンパ管腫

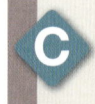

1 総論

A 概念・分類

血管腫，リンパ管腫と呼ばれてきた皮膚皮下組織の脈管系疾患は，現在では血管性腫瘍と脈管奇形に大別されている（表3-2）. 血管性腫瘍は，脈管新生異常に起因した増殖性病変である. 脈管奇形は，内皮細胞の増生を伴わない形成異常であり，毛細血管，動脈，静脈，リンパ管など病変構成要素で細分される. 皮膚皮下組織に多いが，筋肉，骨，神経，内臓にも発生する.

NOTE

MEK 阻害薬

MEKとは，がんの生存・増殖などで重要な細胞シグナルであるMAPK（mitogen-activated protein kinase）シグナル伝達経路に含まれる重要な蛋白質で，MEK阻害薬とはMEKと結合し活性を抑える薬剤.

NOTE

mTOR 阻害薬

細胞の増殖や成長にかかわるmTOR（mammalian target of rapamycin）の活性を阻害する. 抗がん剤や免疫抑制剤として実用化されている.

表 3-2　血管異常（vascular anomaly）の ISSVA 分類（2018 年）

血管性腫瘍 vascular tumor			同義語（従来語）
良性	乳児血管腫（infantile hemangioma：IH）		苺状血管腫
	先天性血管腫（congenital hemangioma：CH）		
	急速退縮性先天性血管腫（rapidly involuting CH：RICH）		
	非退縮性先天性血管腫（non-involuting CH：NICH）		
	部分退縮性先天性血管腫（partially involuting CH：PICH）		
	房状血管腫（tufted angioma）		血管芽細胞腫（中川）
	毛細血管拡張性（化膿性）肉芽腫（pyogenic granuloma）		
	など		
境界型	Kaposi 肉腫様血管内皮細胞腫（kaposiform hemangioendothelioma）		
	など		
悪性	血管肉腫（angiosarcoma）		
	類上皮型血管内皮細胞腫（epithelioid hemangioendothelioma）		
	など		
脈管奇形 vascular malformation			
単純型	低流速性	毛細血管奇形（capillary malformations：CM）	単純性血管腫
		リンパ管奇形（lymphatic malformations：LM）	リンパ管腫
		一般型　　大嚢胞性（macrocystic）リンパ管奇形	嚢胞状リンパ管腫
		小嚢胞性（海綿状）（microcystic）リンパ管奇形	海綿状リンパ管腫
		混在性（mixed cystic）リンパ管奇形	
		全身性　　Kaposi 肉腫様リンパ管腫症（kaposiform lymphangiomatosis）	
		ゴーハム病（Gorham-Stout disease）	
		原発性リンパ浮腫（primary lymphedema）	
		静脈奇形（venous malformations：VM）	海綿状血管腫
		青色ゴムまり様母斑症候群　　など	
	高流速性	動静脈奇形（arteriovenous malformations：AVM）	蔓状血管腫
		動静脈瘻（arteriovenous fistula：AVF）	
複合型	毛細血管リンパ管奇形（CLM＝CM＋LM）		
	リンパ管静脈奇形（LVM＝LM＋VM）		
	毛細血管リンパ管動静脈奇形（CLAVM＝CM＋LM＋AVM）		
	など		
他の先天異常を合併するもの			
症候群名	症状		体細胞遺伝子変異
クリッペル・トレノネー症候群（Klippel-Trenaunay syndrome）	CM＋VM（＋/− LM）＋四肢過成長		PIK3CA
パークスウェーバー症候群（Parkes Weber syndrome）	CM＋AVF＋四肢過成長		RASA1
スタージ・ウェーバー症候群（Sturge-Weber syndrome）	顔面 CM＋脳軟膜 CM＋眼球異常（＋/−骨または軟組織過成長）		GNAQ
マフッチ症候群（Maffucci syndrome）	VM（＋/− spindle cell hemangioma）＋内軟骨腫		IDH1/IDH2
クローブス症候群（Cloves syndrome） など	LM＋VM＋CM（＋/− AVM）＋脂肪腫様過成長		PIK3CA

ISSVA：International Society for the Study of Vascular Anomalies

B 症状

　色調変化，変形などの整容的症状のほかに，熱感，瘙痒，潰瘍，出血，疼痛，感染などの機能的症状がある．巨大病変や多発性病変では，全身性血液凝固障害が起こりうる．

C 診断

　臨床経過（出現時期，増大・退縮傾向の有無など），局所所見（色調，隆起，拍動など）や症状（下垂時の腫脹や疼痛など）の把握と画像診断が重要である．全般に**女性に多い**．

　超音波検査は簡便に脈管構造や流速を確認でき頻用される．病変範囲の検索にはMRIや造影CTを要し，単純X線の有用性は静脈石や骨病変の判定に限られる．脈管病変は，MRIでT1強調像low，T2強調像でhigh intensityとなり，造影効果は血管病変に顕著で，リンパ管病変では乏しい．CT angiographyは血管造影とともに，動静脈奇形などの流入・流出血管の特定に役立つ．

Ｄ 血液凝固異常

1 ● カサバッハ・メリット現象
Kasabach-Merritt phenomenon

　従来，カサバッハ・メリット症候群と呼ばれていた急性全身性血液凝固異常である．血管性腫瘍内で血小板などが捕捉され，血小板減少と凝固因子が減少し，出血傾向や播種性血管内凝固症候群disseminated intravascular coagulation（DIC）をきたす．紫斑や内臓出血が出現し，出血傾向から死に至る危険もある．従来は巨大血管腫に起こるものとされていたが，近年では房状血管腫かKaposi（カポジ）肉腫様血管内皮細胞腫に合併する現象と考えられている．

　治療は，ステロイド，インターフェロン，ビンクリスチン，シロリムスなどの投与，放射線照射，塞栓療法，外科的切除などが行われる．

2 ● 局所性血管内凝固障害
localized intravascular coagulopathy（LIC）

　巨大または多発性の低流速型脈管奇形（静脈奇形，リンパ管奇形）において，異常脈管内で血液凝固因子が大量消費されることで起こる慢性全身性血液凝固障害である．フィブリノゲン減少，D-ダイマー高値が先行するが，手術などの刺激で悪化すると血小板減少も併発しDICに至る．

　治療は，圧迫療法や原病変に対するものが主となり，カサバッハ・メリット現象とは自然経過も治療方針も異なる．

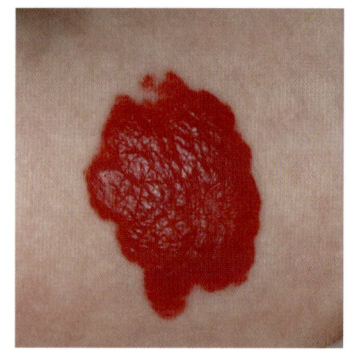

図3-12　乳児血管腫（苺状血管腫）

2 各論

Ａ 血管性腫瘍

1 ● 乳児血管腫 infantile hemangioma
　（苺状血管腫 strawberry mark）
【症状】

　乳児期に発症する代表的良性血管性腫瘍で，発生率は日本人で1〜2%程度，白人で2〜10%程度とされる．多くはイチゴに似た紅色顆粒状局面を有する腫瘤として認める（図3-12）が，皮下のみの場合もある．通常，生後数日〜数週で発症し，1歳ごろに増殖のピークに達した後は，7歳ごろまでに緩徐に自然退縮するが，しばしば瘢痕，変形などの後遺症を残す．眼瞼や気道に発生すると光遮断性弱視や呼吸困難につながり，擦過しやすい部位では潰瘍形成，出血を引き起こす．他の腫瘍と鑑別が必要な場合は生検を行い，免疫染色でGLUT-1陽性を確認する．

【治療】

　機能的問題を有する場合は，プロプラノロール内服，ステロイド投与などを行う．色素レーザー治療が行われることもある．瘢痕，変形に対しては，退縮を待って修正手術を行う．

2 ● 先天性血管腫 congenital hemangioma
【症状】

　出生時に増殖のピークを迎えた血管性腫瘍で，生後6〜10か月で急速に退縮するものとしないものがある．急速退縮性（RICH）では萎縮性瘢痕を残しやすい．非退縮性（NICH）の場合，白色調の周堤（pale halo）を有する隆起内に点状の発赤が存

在する．高流速血流を有し，動静脈奇形との鑑別を要する．

【治療】

主に切除やレーザー照射が行われるが，明確な指針はない．

3 ● 房状血管腫と Kaposi 肉腫様血管内皮細胞腫
tufted angioma, Kaposiform hemangioendothelioma

【症状】

未熟な血管内皮細胞などの増殖を伴う腫瘍で，前者は良性に，後者は境界型（局所悪性）に分類されるが，同一スペクトラムという説もある．ともに乳児期発症が大半を占め，淡紅色から暗赤色のやや硬い腫瘤など多彩な臨床像を呈する．カサバッハ・メリット現象を引き起こす2大疾患である．

【治療】

小病変では切除，カサバッハ・メリット現象合併の際はその治療を行う．

B 脈管奇形

単独の構成要素を有する以下の病変に加え，複数の要素が混在する複合型脈管奇形も存在する．

1 ● 毛細血管奇形 capillary malformation
　　（**単純性血管腫** port wine stain）

【症状】

真皮毛細血管の異常発達に起因する．生下時に存在する紅色から暗赤色の扁平で境界明瞭な色素斑で，圧迫により退色する（図3-13）．経時的変化は少ないが，成人の顔面では，時に一部の隆起，腫瘤や結節形成を認める．項部や顔面正中部（前額部，上眼瞼）では，3歳ごろまでに退縮する場合があり，Unna（ウンナ）母斑，サモンパッチと呼ばれる．

【治療】

色素レーザー治療が行われるが，効果に乏しいものは切除も行われる．

2 ● 静脈奇形 venous malformation
　　（**海綿状血管腫** cavernous hemangioma）

【症状】

多くは生下時に発症し，退縮せず，加齢に伴い増大する傾向がある．真皮深層から皮下組織にか

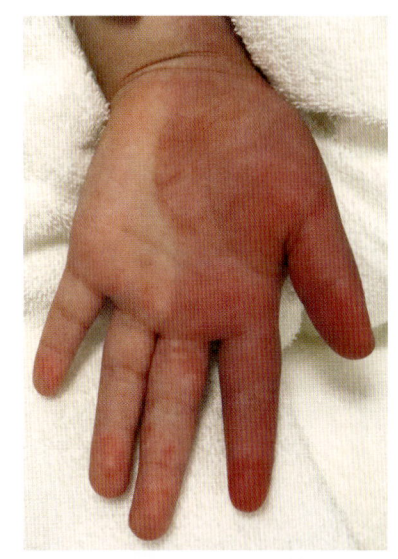

図 3-13　毛細血管奇形（単純性血管腫）

けての軟腫瘤で，表在性病変を有する場合は青紫色を呈する（図3-14a）．筋肉内や消化管などにも発生する．拍動は触れず，圧迫で縮小するもすぐ復元し，下垂・運動時の拡大，起床時の疼痛などの症状を有する．

病理学的には，静脈類似の奇形血管の拡張・蛇行であり，内皮細胞の増殖所見を欠く．超音波検査で海綿状の無音響領域，MRI，CTで強い造影効果を示す．血流速度が遅く，時に静脈石（血栓の石灰化）を形成する（図3-14b）．

【治療】

硬化療法が第一選択となるが，限局性病変や硬化療法のリスクの高い部位では，切除術も行われる．四肢病変の腫脹や疼痛に弾性着衣による圧迫療法が行われる．

3 ● リンパ管奇形 lymphatic malformation
　　（**リンパ管腫** lymphangioma）

【症状】

形成異常で隔絶したリンパ管原器にリンパ液が貯留して生じ，多くは生下時〜2歳ごろまでに発症するが，それまでに縮小傾向を示すことがある．囊胞の大きさにより macrocystic, microcystic, mixed cystic の3型に分類される．macrocystic は，囊胞性リンパ管腫（cystic hygroma）として知られ，多房性の囊腫が皮下で互いに連絡し，波動を伴う軟腫瘤として認める（図3-15）．micro-

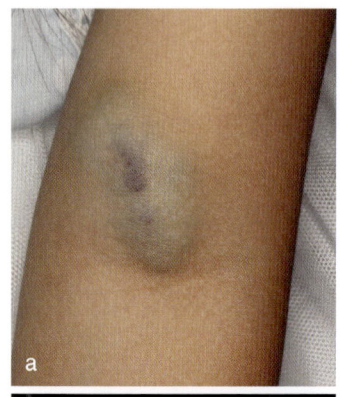

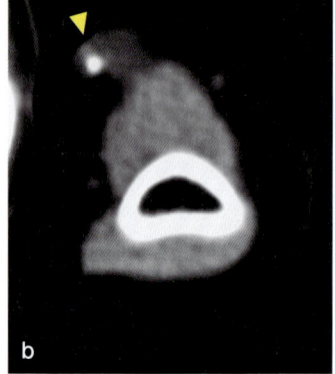

図 3-14　静脈奇形
a：臨床所見
b：CT 所見（矢頭は皮下の静脈奇形
　　内に存在する静脈石を示す）

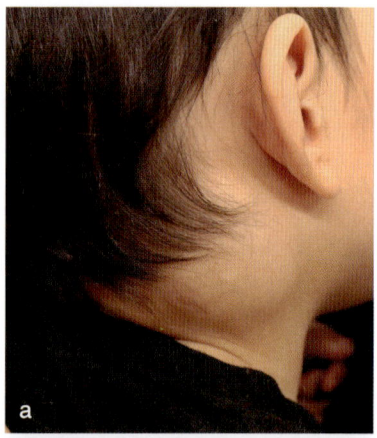

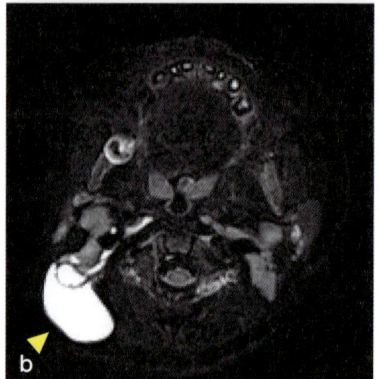

図 3-15　リンパ管奇形
a：臨床所見
b：MRI 所見（STIR 像）. 矢頭は macro-
　　cyst を示す.

cystic は，ごく小さな囊胞を多数有するタイプで，波動は触れない．限局性リンパ管腫は microcystic の特殊型で，皮膚や粘膜の表面に時に血液が混じったリンパ液を含む浅在性小水疱を集簇性にみる．

【治療】

macrocystic には硬化療法，microcystic には主に切除術が行われるが，頚部や腹腔内などの巨大病変では治療困難となりやすい．症状の軽減にシロリムス内服も選択される．

4 ● 動静脈奇形と動静脈瘻

arteriovenous malformation, arteriovenous fistula

【症状】

ともに動脈と静脈が正常毛細血管を介さない短絡（シャント）を有する高流速血管病変である．動静脈奇形は細かく蛇行した異常な血管塊（ナイダス）が存在するが，動静脈瘻ではナイダスがなく，拡張した静脈に直接つながる．多くは出生時より

認めるが，成人期発症も稀でなく，動静脈瘻は外傷などの後天性の場合が多い．初期の紅斑や腫脹，皮膚温上昇から，腫瘤増大，拍動触知，皮膚肥厚をきたし，盗血（steal）現象によるチアノーゼや組織萎縮，疼痛，潰瘍形成に至る（図 3-16a）．巨大例では時にシャントに伴う右心負荷から心不全を呈する．思春期や妊娠によるホルモン変化，外傷が増悪因子に挙げられる．

超音波での流速と動脈波形の確認，MRI での flow void（高流速による低信号領域），3D-CT angiography，血管造影での動静脈相混在と流入・流出血管の確認が，他の血管奇形との鑑別に有用である（図 3-16b）．

【治療】

圧迫療法，硬化療法，塞栓療法，切除術などがある．切除術は，小病変では根治的となりうるが，広範なものでは術中大量出血や病変遺残の可能性

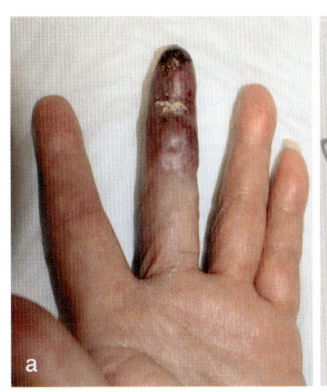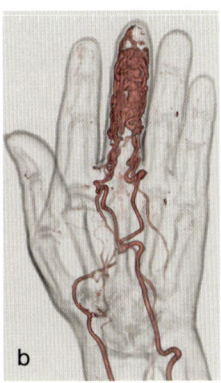

図 3-16　動静脈奇形
a：臨床所見
b：3D-CT angiography

を有する．シャント部の塞栓療法と硬化療法の併用も選択肢の1つである．

C 関連する症候群

1 ● スタージ・ウェーバー症候群
Sturge-Weber syndrome

【症状】

顔面の主に三叉神経支配領域の毛細血管奇形に，眼球や頭蓋内にも血管奇形を合併する疾患である．多くは片側性だが，両側性にも生じる．眼球脈絡膜の血管奇形により眼圧の亢進がみられ，緑内障で失明することもある．脳軟膜に血管奇形が生じ，痙攣発作や片麻痺・知的障害をきたすことがある．

【治療】

顔面毛細血管奇形にレーザー治療を行う．整容的改善に化粧法も有効である．

2 ● クリッペル・トレノネー症候群
Klippel-Trenaunay syndrome

【症状】

四肢の片側性毛細血管奇形に，同側の骨や軟部組織の肥大や延長を伴い，表在静脈の拡張蛇行をみる疾患である．血液凝固異常（LIC）をしばしば合併する．脈管奇形が低流速型（静脈奇形，リンパ管奇形）の場合は Klippel-Trenaunay 症候群，高流速型（動静脈瘻）の場合は Parkes Weber（パークスウェーバー）症候群と区別するようになっている．それぞれで治療や予後が異なるが，小児期では鑑別困難なことが多い．

近年，低流速型脈管奇形に骨格性肥大（過成長）を伴う疾患群の多くで *PIK3CA* 遺伝子の体細胞変異が見つかり，これらを総称して *PIK3CA-related overgrowth spectrum*（PROS）と呼ぶようになってきている．

【治療】

毛細血管奇形には色素レーザー治療を行う．軟部組織の肥大を整容的見地から切除しても再発しやすく，治療が困難である．下肢で脚長差が問題になる場合は，靴底の調整（補高），患肢の骨端線成長抑制術，健肢の仮骨延長術などの治療がなされている．

3 ● 青色ゴムまり様母斑症候群
blue rubber bleb nevus syndrome

【症状】

全身の皮膚に多発する静脈奇形に，消化管の静脈奇形が合併する稀な疾患である．ほかに肝臓，肺などさまざまな臓器に血管奇形を認めることがある．血液凝固異常（LIC）をしばしば合併する．*TIE2* 体細胞遺伝子変異が指摘されている．

【治療】

皮膚の血管奇形を外科的に切除するが再発も少なくない．消化管出血に伴う貧血の治療も重要となる．

● **参考文献**

1) Enjolras O, et al：Introduction：ISSVA classification. Color Atlas of Vascular Tumors and Vascular Malformations. pp1-11, Cambridge University Press, New York, 2007
2) Vahidnezhad H, et al：Klippel-Trenaunay syndrome belongs to the PIK3CA-related overgrowth spectrum（PROS）. Exp Dermatol 25：17-19, 2016
3) 厚生労働科学研究費補助金難治性疾患等政策研究事業（難治性疾患政策研究事業）「難治性血管腫・血管奇形・リンパ管腫・リンパ管腫症および関連疾患についての調査研究」班（編）：血管腫・血管奇形・リンパ管奇形診療ガイドライン 2022. https://issvaa.jp/wp/wp-content/uploads/2024/02/456f4401fc4d6ae2872da1dd57563868.pdf
4) 大原國章, 他（編）：血管腫・血管奇形　臨床アトラス. 南江堂, 2018
5) International Society for the Study of Vascular Anomalies：ISSVA Classification of Vascular Anomalies. 2018. https://www.issva.org/classification/

3
先天異常

頭蓋・顔面

❶ 発生と成長

Ⓐ 頭蓋

頭蓋冠は，出生時に左右の前頭骨，頭頂骨，側頭骨と，後頭骨，蝶形骨の8つの骨から成り，隣接骨との間の骨縫合によってそれぞれが緩やかに連結されている．頭蓋骨周囲の膠原線維に支えられた頭蓋骨や骨膜，硬膜の拡大に引き続いて縫合部に向かって骨形成が誘導され，頭蓋冠が拡大していく．

縫合には前頭縫合，矢状縫合，冠状縫合，鱗状縫合，人字（ラムダ）縫合などがあり，また一対の前頭骨と頭頂骨に囲まれた菱形の大泉門と，一対の頭頂骨と後頭骨に囲まれた小泉門がある．頭蓋冠は生後1歳までに急速に成長し，骨形成の終了に伴い30歳を過ぎて縫合は癒合し，閉鎖していく．

Ⓑ 顔面

顔面は胎生第4週末に第1鰓弓からなる顔面隆起（1つの前頭鼻隆起と，左右の上顎隆起と下顎隆起）から形成される．前頭鼻隆起は鼻根を，合体した内側鼻隆起は鼻背と鼻尖を，外側鼻隆起は鼻翼を形成する．発生過程においてこれら隆起の癒合不全や中胚葉の低形成によって，顔面裂や口唇口蓋裂が生じる．顔面はおよそ18歳前後まで成長を続ける．

❷ 頭蓋骨縫合早期癒合症
craniosynostosis

Ⓐ 病態と病因

胎児期〜2歳ごろまでに頭蓋骨縫合に早期癒合が起こり，頭蓋冠の拡大が障害される病態をいう．1つの頭蓋骨縫合が早期癒合すると，縫合に垂直方向の頭蓋成長が障害されて，その他の正常な頭蓋骨縫合部が代償的に拡大するため，早期癒合した縫合の部位により特徴的な頭蓋変形となる．癒合が高度の場合は変形が顔面にまで及び，

複数の骨縫合に癒合を伴う場合は，大泉門や強度の弱い側頭骨が突出することがある．

一部の疾患では，原因遺伝子が同定されているが多くは特発性である．また，先天性骨代謝疾患による二次性の頭蓋骨縫合早期癒合症がある．頭蓋骨縫合の早期癒合に病態が限局されたものを非症候性頭蓋骨縫合早期癒合症（non-syndromic craniosynostosis）と呼び，手足や顔面に症状がみられるものを症候性頭蓋骨縫合早期癒合症（syndromic craniosynostosis）と呼ぶ．

Ⓑ 分類と症状

1 ● 分類

Virchowの分類が広く用いられる（図3-17）．早期癒合した頭蓋骨縫合に垂直方向の成長障害と，他の頭蓋骨縫合の代償性拡大により特徴的な頭蓋形態となる．頭蓋骨縫合の早期癒合は，単一あるいは複数の縫合に及ぶ．

a 三角頭蓋 trigonocephaly

前頭縫合の早期癒合により前頭部の側方成長が障害され，眼窩間距離の縮小や前頭正中部に突出変形を認める（図3-18）．

b 舟状頭蓋 scaphocephaly

矢状縫合の早期癒合に伴い頭頂部の側方成長が障害され，代償性に前後方向に長い頭蓋形態となる．時に前頭縫合の早期癒合を合併する（図3-19）．

c 短頭蓋 brachycephaly

両側冠状縫合の早期癒合により頭蓋の前後的な成長が障害され，前後的に短い頭蓋となる（図3-20）．

d 斜頭蓋 plagiocephaly

片側冠状縫合の早期癒合により患側の頭蓋前後径の短縮，縦長の眼窩と前頭部の扁平化を認め，時に顔面まで変形が及ぶ．片側性の人字縫合早期癒合では，患側後頭部の扁平化を認める（図3-21）．

e 尖頭 oxycephaly

両側冠状縫合，矢状縫合の早期癒合により，頭蓋の狭小化，頭頂部の突出，後退した前頭部を呈する（図3-22）．

f クローバーリーフ頭蓋 clover leaf skull

すべての頭蓋骨縫合の早期癒合により，両側頭部，頭頂部の突出は著明となり，高度の眼球突出

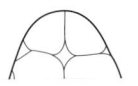

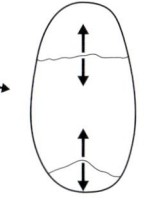

舟状頭蓋
scaphocephaly

頭蓋
erior
ephaly

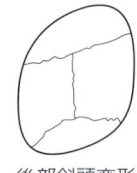

後部斜頭変形
deformational
posterior
plagiocephaly

gement（2nd ed）. Oxford University Press, New

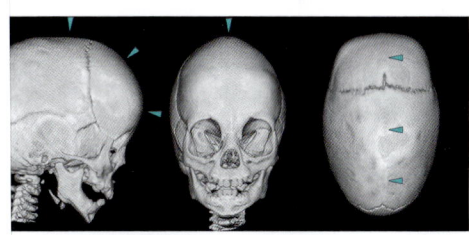

9　舟状頭蓋 scaphocephaly
前頭縫合の早期癒合．

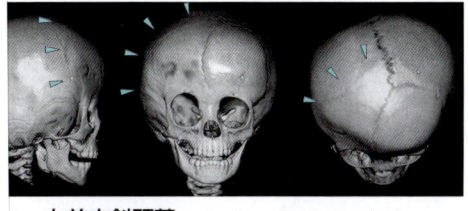

1　右前方斜頭蓋 anterior plagiocephaly
縫合の早期癒合．

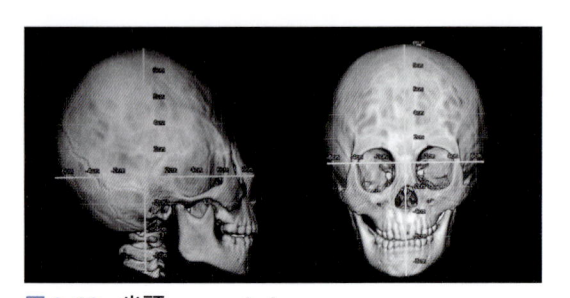

図 3-22 尖頭 oxycephaly
両側冠状縫合，矢状縫合，前頭縫合の早期癒合．

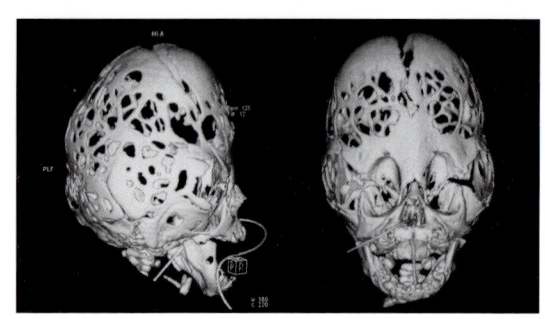

図 3-23 クローバーリーフ頭蓋 clover leaf skull
両側頭部が突出し，正面からはクローバーの葉の形態をとる．

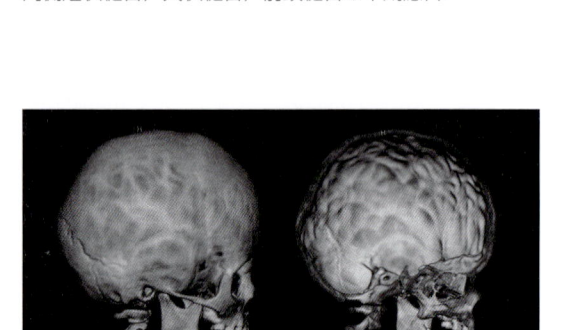

図 3-24 指圧痕 digital impression
a：頭蓋表面，b：頭蓋内

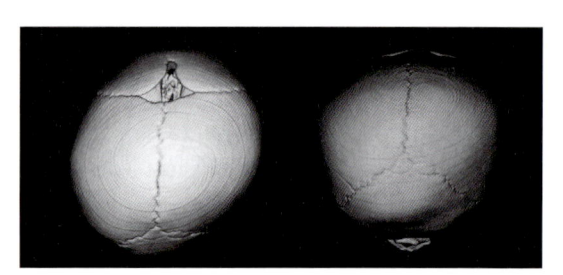

図 3-25 位置性斜頭蓋
全縫合は開存している．

を伴う（図 3-23）．

2 ● 症状

　本疾患によって頭蓋冠の成長は障害され，脳の発育に合わせて頭蓋容積が拡大しないために頭蓋内圧が亢進し，不機嫌，頭痛，嘔吐，うっ血乳頭，視神経障害，視力低下，精神発達遅滞などを生じる．軽度三角頭蓋に精神発達遅滞や自閉症の傾向が指摘されているが，因果関係は明らかではない．
　症候性頭蓋骨縫合早期癒合症では，脳梁欠損や水頭症，Chiari（キアリ）奇形，中顔面低形成，眼球突出，口蓋裂，気道狭窄，不正咬合，四肢の先天異常などを伴う．

3 ● 診断

　特徴的な頭蓋形態から診断されることも多い．単純 CT 所見では，指圧痕（digital impression）や早期癒合した縫合を確認できる（図 3-24）．MRIでは脳室や脳実質をより詳細に評価でき，3D-CTでは容易に頭蓋形態を把握できる．責任遺伝子の判明している症候性頭蓋骨縫合早期癒合症では，遺伝子検査を行うことがある．なお頭蓋縫合の早

期癒合を伴わない頭蓋変形（図 3-25）は，位置性斜頭蓋であり，単純 X 線所見でも診断可能である．

4 ● 治療

a 手術の適応と時期

　頭蓋内圧の亢進，精神発達評価の遅れ，うっ血乳頭，頭蓋変形，眼球突出，画像上の指圧痕などさまざまな観点から手術の適応と時期を検討する．生後早期は骨が薄く固定性に問題があり，手術時期を遅らせると脳の発育障害をきたすため，生後 6〜12 か月で手術が行われることが多い．

b 手術方法

　手術治療には，① 縫合切除術（suturectomy），② 頭蓋形成術（cranioplasty），③ 頭蓋骨延長術（cranial distraction）などがある．
　縫合切除術は，早期癒合した縫合を中心に切除する術式であるが，切除量や切除範囲によっては再癒合の可能性も高い．最近では縫合切除術後にヘルメット治療を併用し良好な形成が得られている．**頭蓋形成術**は，変形した頭蓋形態の曲率や非対称などを修正する術式であるが，後戻りや再変形の可能性もあり治療成績は術者の経験にも依存

する．**頭蓋骨延長術**は，各種の機器を用いて頭蓋容積を拡大し，同時に形態の改善を図る術式である．術後に延長量や最終的な形態を決定でき，出血が少なく手術時間が比較的短いこと，再手術例においても後戻りの少ないことなどの利点がある．

❸ 症候性頭蓋骨縫合早期癒合症 （頭蓋顔面異骨症）

syndromic craniosynostosis

Ⓐ Crouzon（クルーゾン）症候群

FGFR2（fibroblast growth factor receptor 2）に30以上の責任遺伝子が指摘されている．尖頭，水頭症，中顔面の低形成，眼球突出，視力障害，聴力障害，唇裂，上気道狭窄，頸椎異常などの異常が知られている（図3-26）．

Ⓑ Apert（アペール）症候群

FGFR2に5つの責任遺伝子が判明している．両側冠状縫合早期癒合症に伴う短頭蓋，側頭部の突出，前頭縫合から矢状縫合に向かう大きな骨欠損，脳梁欠損，水頭症，精神発達遅滞，学習障害，中顔面低形成，反対咬合，眼球突出，軟口蓋裂，狭い口蓋，歯肉肥厚，上気道狭窄，気管軟化症，軟骨癒合症を背景とした両手足の骨性合指（趾）や指節間関節癒合症，肘・肩の関節癒合症，全身ざ瘡などの異常がある（図3-27）．

❹ 顔面裂

Ⓐ 診断と分類

眼窩と眼瞼を境界として顔面と頭蓋に分け，骨や軟部組織の裂の部位から分類したTessierの分類が用いられる（図3-28）．顔面側では顔面正中軸から始まり眼窩を中心にNo. 0〜7，頭蓋側ではNo. 8〜14の線で表現される．発生学や解剖学的には適合しないが，臨床では最も用いられている．

1 ● 正中裂（**No. 0 cleft**）

正中裂には組織欠損によるものと，組織欠損のない裂のみの症例があり，頭蓋に裂が及ぶとNo. 14となる．正中構造の欠如による脳と顔面の構造

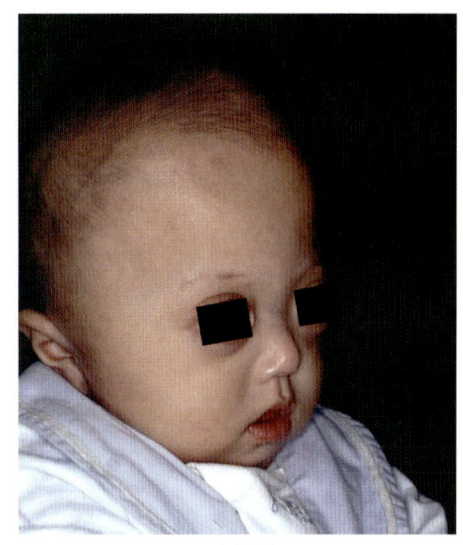

図3-26　Crouzon症候群

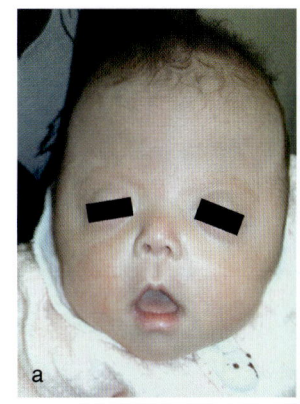
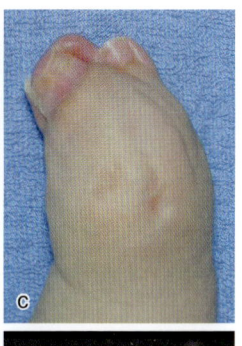
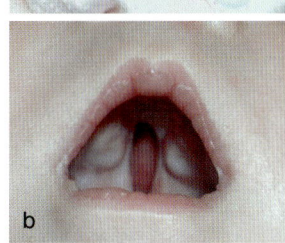
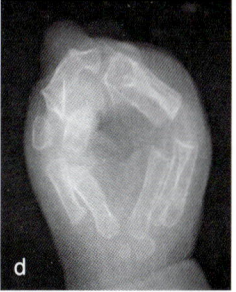

図3-27　Apert症候群
a：瞼裂傾斜の異常，上向きの鼻尖，平坦な前頭部．
b：軟口蓋裂．
c：手指の全合指．
d：X線所見では指尖部の骨性合指を認める．

異常スペクトルは，全前脳胞症（holoprosencephaly）と呼ばれ，眼窩狭小症，長鼻，鼻中隔欠損，口唇・口蓋裂など顔面正中の低形成，重症例では単眼症を呈し，大脳皮質，大脳鎌欠損，透明中隔欠損などの脳実質の先天異常を伴うが，軽症では

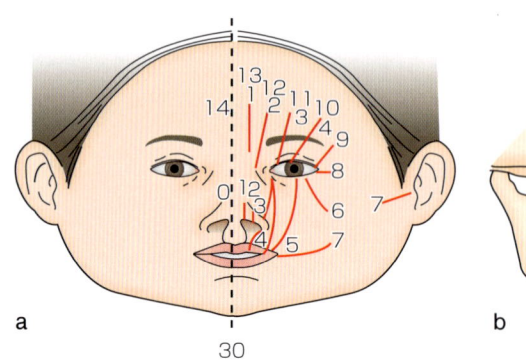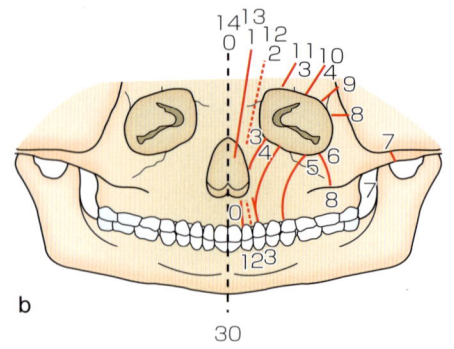

図 3-28　Tessier による顔面裂の分類
a 顔面表面の裂の位置，b 骨格における裂の位置
〔吉村陽子：顔面裂. 秦維郎, 他(編)：標準形成外科(第5版). p111, 医学書院, 2008 より〕

上顎単一切歯のみで脳の先天異常を伴わない例もある.

一方，組織欠損のない正中裂は眼窩隔離症 (orbital hypertelorism) を呈する. 手術は，骨格の移動による眼窩間距離の正常化と，眼瞼，外鼻や口唇などの軟部組織に対する修正術が行われる.

2 ● 斜顔面裂

上顎隆起が，対応する外側鼻隆起と癒合しない結果生じる. 本疾患では鼻涙管が体表に露出する. No.3〜5 が該当するもので内眼角から鼻孔，上口唇に連続する裂であり，骨格上は歯槽骨から梨状孔を通り，上顎骨前頭突起にかけての欠損を伴うことが多い.

3 ● 横顔面裂

No.7 に該当し，巨口症を呈する.

4 ● 第1第2鰓弓症候群

first, second brachial arch syndrome

No.7 に関連した症候群で，上顎骨，側頭骨，頬骨の低形成や，小耳症を含む耳介異常，巨口症，眼球結膜類上皮腫，顔面神経麻痺，咀嚼筋の低形成，頚椎の異常などが知られる.

5 ● Treacher Collins(トリーチャーコリンズ)症候群

No.6〜8 の合併型で，頬骨域低形成，下顎低形成，眼裂斜下，下眼瞼の部分欠損，外耳先天異常を特徴とする.

6 ● Pierre Robin(ピエールロバン)症候群

第1鰓弓の構造異常によるもので小下顎症，口蓋裂，舌下垂の3徴を示す. 重症例では，出生直後に気道確保が必要な症例がある. 本疾患は，遺伝因子，環境因子，機械的変形によって起こる.

⑤ 先天性頭皮欠損

発生機序は，神経管の閉鎖不全や皮膚形成不全などの内因と，羊膜癒着などの外因の両者が原因と考えられている. 頭頂部，特に小泉門に多く発生し，多くは生後1か月で上皮化するが，硬膜欠損を認める場合は，早期の閉鎖が望ましい.

⑥ 鼻の先天異常

Ⓐ 正中鼻裂

No.0 の一種であり，外鼻の幅が広く，鼻腔や鼻尖が左右に分離している. 胎生期の発生異常で生じる(図 3-29).

Ⓑ 後鼻孔狭窄症

後鼻腔が先天性に狭窄ないし閉鎖している状態で，鼻呼吸に影響がある場合は手術治療が行われる.

Ⓒ 先天性鼻欠損

片側性あるいは両側性に外鼻の欠損を伴う.

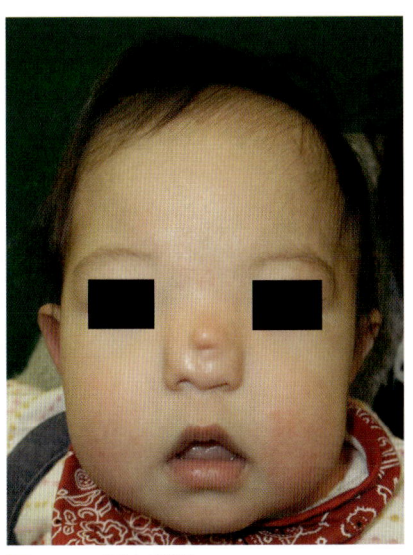

図 3-29　正中鼻裂

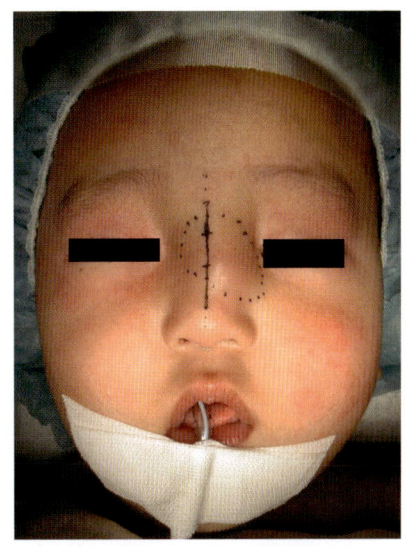

図 3-30　鼻部異所性神経膠腫

3
先天異常

D 鼻部腫瘍

　神経原性腫瘍には，鼻部異所性神経膠腫（図 3-30）や脳瘤などの発生過程で，脳神経由来の組織が鼻根部に突出することがある．また中胚葉由来として血管腫，外胚葉由来には皮様嚢腫などがある．

● 参考文献

1) Cohen MM, et al：Craniosynostosis：Diagnosis：Evaluation and Management（2nd ed）. Oxford University Press, New York, 2000
2) Sadler TW（著），山田重人，安田峯（訳）：ラングマン人体発生学　第 12 版. メディカル・サイエンス・インターナショナル，2024
3) Cohen MM：The child with multiple birth defects（2nd ed）. Oxford University Press, New York, 1997
4) Bradley JP, et al：Craniofacial cleft. Section Ⅱ, 33, Plastic Surgery（3rd ed）. Elsevier Saunders, Philadelphia, 2012

E 眼瞼

1 発生

　眼瞼は，眼杯の上方と下方に生じる皮膚の襞として，胎生第 6 週ごろに発生する．上方は前頭鼻隆起から，下方は上顎隆起からなる．これら上下の眼瞼原基は，角膜の前方を覆いつつ第 10 週まで

に癒合する（眼瞼縫合と呼ぶ）．その後約 3 か月間，胎児は眼を閉じたままであるが，胎生 28 週ごろには再度上下が分離する．眼瞼の前面は皮膚となり，後面は結膜となる．

　眼瞼の一部が癒合したままであると瞼裂狭小となり，眼瞼が形成されない場合は眼瞼欠損となる．癒合していた時期に母斑が生じた場合は，瞼裂がその後分離しても母斑が上下眼瞼につながって存在して見えるため，分離母斑と呼ばれる．

2 解剖

　眼瞼は，眼球を保護し，分泌と瞬目により涙液で角膜を潤すという働きをもっている．眼瞼は上眼瞼と下眼瞼とに分かれる．瞼裂を中心に眼瞼の上下が結合する部分を，鼻側（正中側）では内眼角，耳側（外側）では外眼角と呼ぶ（図 3-31）．内眼角では，眼瞼の腱様部が眼窩縁に付着し，内眼角靱帯と呼ばれる．その延長が瞼板につながり，外側では外眼角靱帯で終わる．これらの構造物により眼瞼の形態は維持されているが，一部に連続性を失うと，眼瞼の形態に著しい変化をもたらす．

　眼瞼の構成要素には表在から順に，皮膚，眼輪筋，眼窩隔膜，眼窩脂肪，眼瞼挙筋，瞼板，眼瞼結膜に至る（図 3-32）．瞼縁には涙点が上下にあり，そこから涙小管，涙嚢，鼻涙管へとつながる涙の通り道となっている．

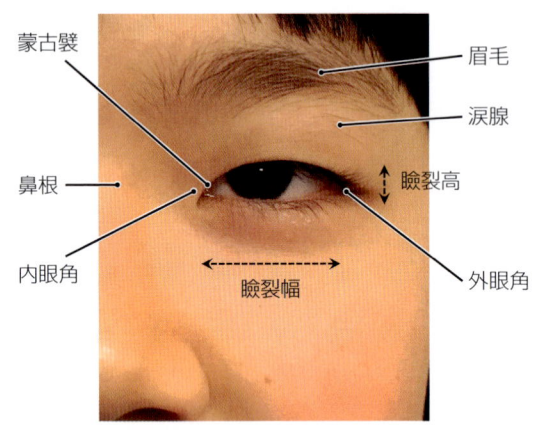

図 3-31　眼瞼の性状

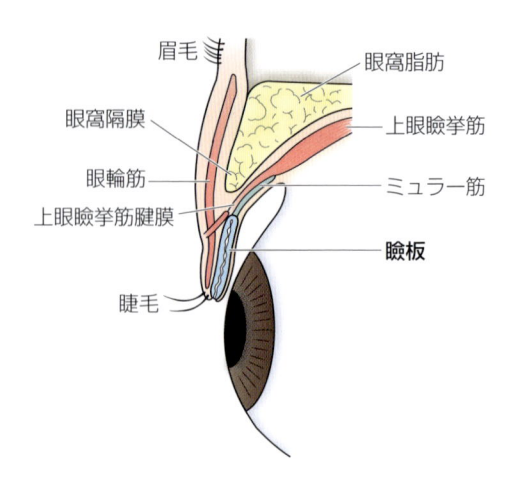

図 3-32　上眼瞼の構造物

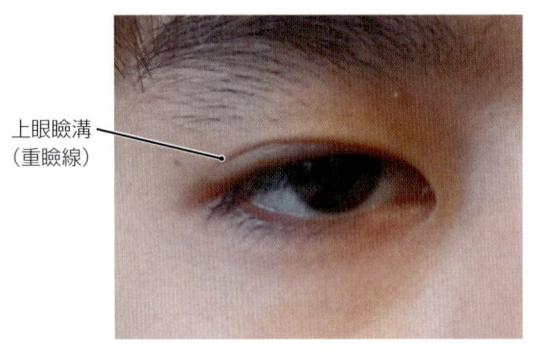

図 3-33　二重瞼

上眼瞼は人体のなかで最も皮膚が薄いとされる．上眼瞼挙筋が付着するため，上眼瞼は大きく開瞼できる．上眼瞼挙筋は動眼神経支配である．また上眼瞼には上眼瞼溝という溝があり，これが顕著である場合は「二重瞼（ふたえまぶた）」といわれる（図 3-33）．日本人では上眼瞼挙筋の皮枝が発達していない「ひとえまぶた」が多く，コーカソイド人種のような二重瞼を求める場合は，重瞼術が行われる．皮膚の直下には眼輪筋があり，閉瞼時に収縮する．眼輪筋は顔面神経支配である．瞼縁には瞼板と呼ばれる板状の線維結合組織があり，これに上眼瞼挙筋腱膜が付着する．交感神経支配の Müller's muscle（ミュラー筋）はその深部にある．開瞼には主に上眼瞼挙筋とミュラー筋とが関与する．瞼板は，上眼瞼のほうが下眼瞼よりも大きい．

下眼瞼は上眼瞼と似た構造をしているが，大きく違うのは上眼瞼挙筋に相当する機能がないことである．そのため下眼瞼が大きく開くことはな

い．下眼瞼が病的に外反して閉瞼できない場合は，下眼瞼外反（兎眼）と呼ばれ，角膜が乾燥し視機能の悪化を招く．

その他，瞼板には Meibomian gland（マイボーム腺）（分泌物が涙液と混ざり，眼球の乾燥からの保護の機能を担っている）が，瞼縁には Moll's gland（モル腺）・Zeis gland（ツァイス腺）などがある．なお目頭（めがしら）・目尻（めじり）という一般用語は，それぞれ内眼角・外眼角のことである．

❸ 先天性疾患と治療

Ⓐ 眼瞼下垂 blepharoptosis

上眼瞼が下垂し，垂直瞼裂幅（瞼裂高）が狭くなることを眼瞼下垂という．先天性では，両眼視機能の発達に悪影響を及ぼす場合がある．高度な下垂では，形態覚遮断弱視の発生が危惧されるが，代償行為である下顎挙上で両眼視を行うことで視力は発達すると考えられる．

上眼瞼挙筋機能が多少ある場合は，挙筋短縮術を行う．上眼瞼挙筋を短縮することで，眼瞼が挙上する動きをより効果的に瞼板に伝えるしくみである．重瞼線の位置で上眼瞼を切開し，上眼瞼挙筋を同定する．上眼瞼挙筋・腱膜を瞼板から外し，短縮したうえで瞼板に再縫合する．

挙筋機能があまりない場合は，吊り上げ術を行う．吊り上げ術は，動眼神経支配の上眼瞼挙筋による眼瞼の挙上ではなく，顔面神経支配の前頭筋の挙上による眉毛の頭側への移動を力源として，

上眼瞼の挙上を行うものである．上眼瞼と眉毛周囲とを何らかの素材で連結し，眉毛が頭側へ移動すると，眉毛の動きにつられて瞼板が頭側に移動して上眼瞼が吊り上がるしくみである．力を伝える素材として，自家生体材料としては大腿筋膜張筋が，人工物としてはナイロン糸やゴアテックスなどがある．

　下垂の治療が，術後過矯正になると閉瞼できず兎眼となるため，角膜傷害が問題となる．多少であれば Bell（ベル）現象により角膜傷害には至らない．Bell 現象とは，閉瞼させると眼球が上転する不随意な現象である．Bell 現象は約 9 割の人に認められる．術後は睫毛内反になることがある．患者は幼児が多く，挙筋機能の正確な判定が困難なこと，成長に伴い治療効果は変化することなどから，再度の手術加療もありうると考えておく．

Ⓑ マルカスガン現象
Marcus Gunn phenomenon

　眼瞼下垂の患者で，開口や梃舌などの顎運動をさせると，上眼瞼が挙上する現象である．開口の三叉神経と眼瞼挙上の動眼神経との異常連合運動との説がある．

Ⓒ 瞼裂狭小症候群
blepharophimosis ptosis epicanthus inversus syndrome（BPES）

　両側の瞼裂狭小・眼瞼下垂・逆内眼角贅皮を 3 主徴とし，内眼角開離を伴う症候群である．常染色体顕性遺伝とされるが，すべてではない．女性は不妊となることがある．高度な症状があれば瞼裂の縮小に対して手術加療を行う．垂直瞼裂幅の拡大を目的に眼瞼下垂を治療する．挙筋短縮術か，吊り上げ術を行う．水平瞼裂幅の拡大の目的には内眼角を拡大する．Mustarde 法のように Z 形成の方法を応用したものや，Y–V 形成による術式が報告されている．

Ⓓ 内眼角贅皮と逆内眼角贅皮
epicanthus, epicanthus inversus

　内眼角の皮膚が余剰にあり，半月状の形態で内眼角部を覆い隠している状態である．日本人を含むモンゴロイドに多いため，蒙古襞とも呼ばれる．上眼瞼から連続するものを内眼角贅皮と呼び，下眼瞼から形成されるものを逆内眼角贅皮という．睫毛内反や瞼裂狭小症に付随する場合は治療の対象となる．整容目的で手術することもある．

NOTE
涙の流れ

　上眼瞼外側にある涙腺から分泌された涙は，結膜を潤しつつ上・下眼瞼の内側にある上・下涙点から吸収される．両涙点から上・下涙小管，内眼角靱帯の深部にある総涙小管を通って，上顎骨と涙骨に挟まれる涙囊窩にある涙囊に入り，そして鼻涙管を通って下鼻道に至る．涙道の通過障害があると，流涙や眼脂がみられる．

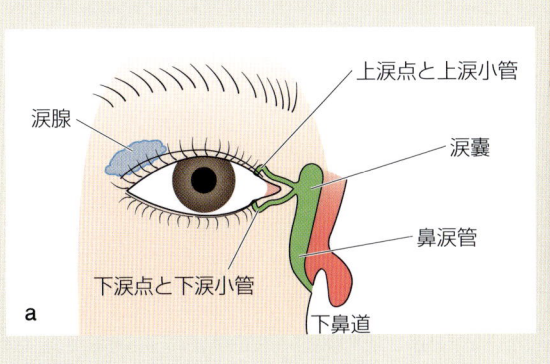

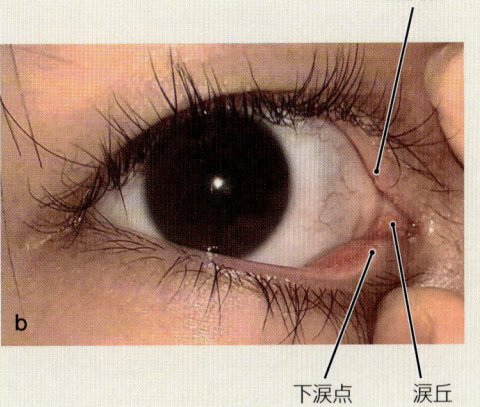

図　涙の流れ
a：右涙道（模式図），b：右内眼角

E 眼瞼欠損 coloboma palpebrale

　男女比は1対2とやや女性に多い．眼瞼の一部あるいは全部が欠損するが，上眼瞼鼻側の一部欠損が多い．下眼瞼外側にも発生する．病因は羊膜索圧迫説と癒合不全説とがある．家族発生が少ないことから，遺伝子的要因はあまり関与しないと考えられている．

　眼瞼欠損により，兎眼とそれによる角膜上皮障害，角膜乱視などを生じる．高度の欠損の場合は，角膜損傷や視力障害予防のため手術が必要となる．縫縮術や皮弁形成術などが行われるまでは，眼軟膏により角膜を保護する．Treacher Collins 症候群や顔面裂でも下眼瞼欠損が合併する．

F 眼瞼内反（睫毛内反）
eyelid entropion（epiblepharon）

　厳密な内反症ではなく睫毛内反がほとんどである．眼瞼内反とは，眼瞼縁が内反して睫毛が角膜に触れるものである．睫毛内反は睫毛のみが内反している．乳幼児によく認められ，皮膚の余剰や眼輪筋の肥大により睫毛が押し上げられ内反する．下眼瞼に多い．成長に伴い幼児期までに自然治癒もしくは軽快する．

　保存的に角膜保護薬で経過観察するが，角膜傷害がある場合は手術治療が必要となる．手術ではHotz（ホッツ）法やJones（ジョーンズ）法などが知られる．

G 眼瞼外反症 eyelid ectropion

　Treacher Collins 症候群や，歌舞伎メーキャップ症候群で認める．下眼瞼外側に多い．閉瞼できず角膜露出が強ければ，治療が必要となる．

H その他の疾患

　その他，皮様嚢腫（dermoid cyst），分離母斑などが時にみられる．稀ではあるが，悪性リンパ腫・白血病・横紋筋肉腫などの初発病変として，眼瞼の腫脹を伴うことがある．

● 参考文献
1) 日本形成外科学会，他（編）：形成外科診療ガイドライン2021年版 2 頭蓋顎顔面疾患（先天性・後天性）．pp133-148，金原出版，2021
2) 野口昌彦：先天性眼瞼下垂 筋膜移植術．PEPARS 171：61-71，2021
3) 青木麻利江，他：症候群性先天性眼瞼下垂症の治療．形成外科 66：207-819，2023
4) 吉岡直人：眼瞼・眼窩の先天性疾患．形成外科 60：17-25，2017
5) 根本裕次：眼瞼下垂の鑑別と手術：先天眼瞼下垂．眼科グラフィック 10：12-27，2021

F 耳介

❶ 発生

　耳介は，第1，第2鰓弓（顎骨弓，舌骨弓）およびその間の第1鰓溝が耳介の原基となって頸部で発生し頭側に移動していく．胎生6週ごろ，第1，第2鰓弓の上にそれぞれ3個の軟骨性隆起（耳介小丘）が生じ，これらが複雑な過程を経て癒合し，胎生20〜21週ごろに耳介の形として完成する．

　諸説あるが，耳珠と外耳道前壁が第1鰓弓より，他の耳介の大部分は第2鰓弓が後方より前方に回転することで形成される．また，第1鰓溝は原始外耳道となり，胎生28週ごろに別に発生する真性の外耳道につながる．

❷ 解剖

　耳介は，外耳道および鼓膜とともに外耳を構成する．その形態は，漏斗様で音を集めて外耳道に導く機能を有している．耳介前面の細部は複雑かつ繊細な凹凸を有し（図3-34），形や聳立の程度（耳介の立ち具合）とともに整容的に問題となる場合がある．耳垂を除く耳介は，皮膚と弾性軟骨からなる．耳垂は軟骨を欠き脂肪を有す．

　耳介の皮膚は皮下組織に乏しく，特に前面の皮膚は薄く，軟骨膜を介して軟骨に密着しており可動性が少ない．弾性軟骨はフレームワークとして耳介の形態を規定し，折れ曲がりなどの外力に対して柔軟にその形態を維持している．

　耳介には，上，前，後耳介筋の3つの薄い筋肉が外在筋として靱帯を介して付着しており，耳介を固定している．顔面神経によって支配されるが，筋力は弱く，随意的な動きはない．また，耳介軟骨内に起始停止をするいくつかの小さな内在筋が痕跡的に存在し，耳介の形態を保っている．

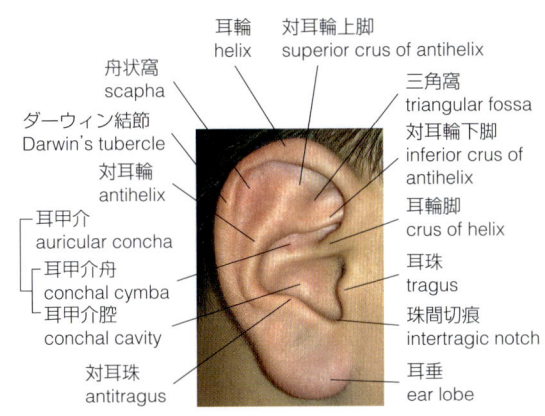

図 3-34　耳介各部の名称

耳輪　helix
舟状窩　scapha
対耳輪上脚　superior crus of antihelix
ダーウィン結節　Darwin's tubercle
三角窩　triangular fossa
対耳輪下脚　inferior crus of antihelix
対耳輪　antihelix
耳甲介　auricular concha
耳甲介舟　conchal cymba
耳甲介腔　conchal cavity
耳輪脚　crus of helix
耳珠　tragus
珠間切痕　intertragic notch
対耳珠　antitragus
耳垂　ear lobe

知覚は，耳介前面の前方部分は主に三叉神経第3枝（下顎神経）からでる耳介側頭神経に，耳介後面を含む耳介の大部分は頚神経叢の枝である大耳介神経によって支配される．耳介は，耳介前方から浅側頭動脈の枝によって，耳垂下部から耳介後面に向かって頚動脈から分枝した後耳介動脈によって栄養される．これらは，耳介内で吻合して豊富な血管網を形成する．

日本人の成人の耳長は男性平均 67.6 mm，女性平均 63.5 mm との報告がある．耳長は，10 歳ごろまでに成人の 95％程度になり，16～17 歳までに成長が完了する．その後 40 歳ごろから加齢に伴ってやや長くなる．

③ 先天異常

耳介は，その複雑な発生過程から先天的の形態異常が現れやすい部位である．

Ⓐ 先天性外耳道閉鎖症

先天的に外耳道が閉鎖もしくは高度に狭窄しており伝音性難聴を認める．出生 1 万～2 万に 1 人の頻度で，右の片側性が多い．耳介や中耳の先天異常を合併することが多く，約 80％に小耳症を認める．両側性で高度難聴を伴う場合は，言語発達や知能発達の観点から早期に骨導補聴器の装着が必要で，外耳道形成術の適応となる．

Ⓑ 小耳症 microtia

先天的に耳介組織が中等度から高度に欠損し耳介の変形を認める．外耳道は痕跡的か閉鎖してい

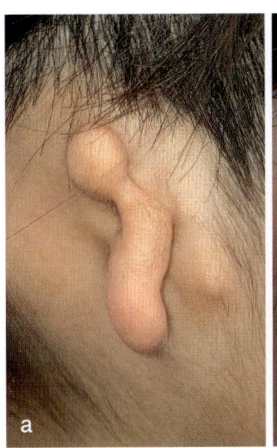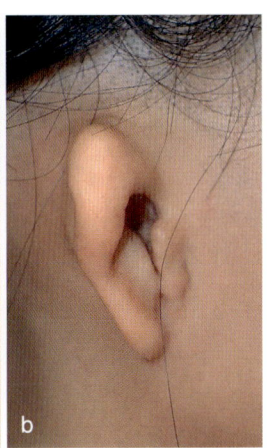

図 3-35　小耳症
a：耳垂型
b：耳甲介残存型

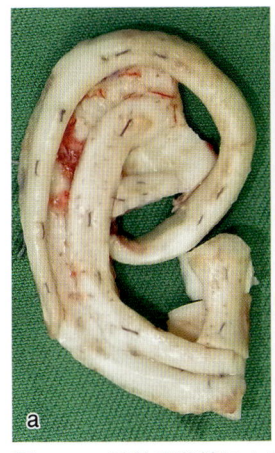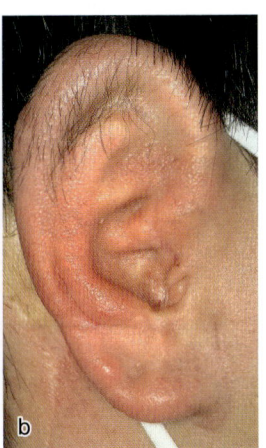

図 3-36　肋軟骨移植による耳介形成術
a：肋軟骨の耳介フレーム
b：形成した耳介

ることが多い．中耳にも変形を認めるが内耳は正常な場合がほとんどで，伝音性難聴を伴う．組織欠損の程度により無耳症（稀），耳垂型，耳甲介残存型などに分類されるが，欠損が軽度の場合は絞扼耳（カップ耳）と呼ばれるタイプのものもある（図 3-35，36a）．出生 6,000～1 万人に 1 人の頻度で，右側，男性に多い．また，第 1 第 2 鰓弓症候群や Treacher Collins 症候群の 1 症候として認める場合もある．

治療は，眼鏡やマスクがかけられない不自由さおよび整容性の観点から肋軟骨移植による耳介形成術が行われる（図 3-36）．手術は，十分な大きさの肋軟骨が採取可能な 10～12 歳を目安に，二期

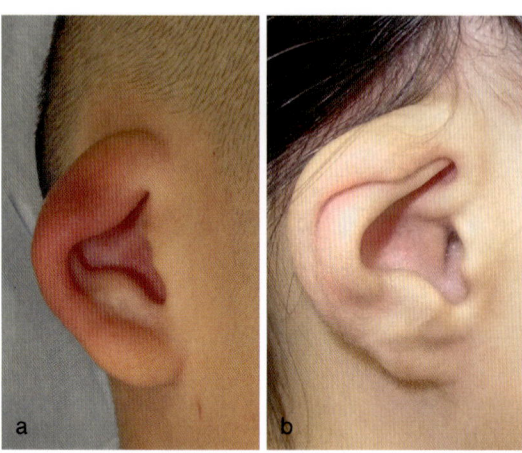

図 3-37 絞扼耳（カップ耳，たれ耳）
a：高度の絞扼耳．小耳症に準じた手術が必要
b：軽度の絞扼耳

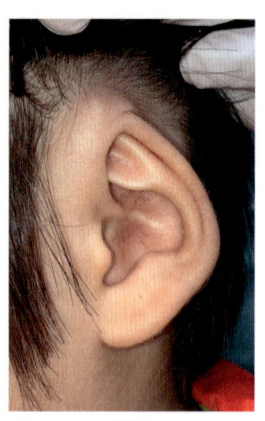 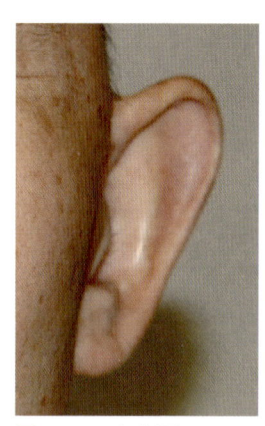

図 3-38 埋没耳   **図 3-39 たち耳**

的^{注)}に行われる．両側性で難聴を認める場合は，耳介形成術とともに外耳道形成術が行われる場合がある．

◆C 絞扼耳 constricted ear （カップ耳 cup ear，たれ耳 lop ear）

耳介上部1/3の低形成によって耳介がカップ状に丸くなっている（図 3-37）．耳輪の短縮を認め，組織欠損の程度によって形態はさまざまである．周囲から組織を補うことで形態の改善を図るが，組織欠損の大きなものは小耳症に準じた治療が行われる．

◆D 埋没耳 cryptotia（袋耳）

生来，耳介上部が側頭部皮膚に埋没した状態で，耳介側頭溝の上部がないため眼鏡やマスクがかけられない（図 3-38）．上部の耳介皮膚が不足している．軟骨は変形を認めるが欠損は認めない．耳介上部の耳輪を牽引すると正常の耳介形態が現われるが，牽引を止めると元に戻る．欧米では稀であるが，わが国では出生400人に1人の頻度で，右側，男性に多い．

生後6か月ごろまでは矯正具の装着による非観血的治療によって形態の改善が見込める．特に新生児期の耳介軟骨は可塑性を有すため，可及的早

期に治療を開始することが望ましい．生後1年以後は，矯正が難しくなり，手術による治療が必要となる．手術は5〜6歳ごろを目安に行われる．手術では，不足した皮膚を周囲から補い，軟骨の矯正を行う．種々の手術法が報告されている．

◆E たち耳（聳耳）prominent ear

耳介が後方に倒れず前方に過度に聳立しており，対耳輪を認めない（図 3-39）．組織の欠損はない．欧米では醜形とされ好まれない．手術では，対耳輪を形成して耳介を後方に倒す．

◆F 折れ耳 folded ear

上方の耳輪が前方に倒れているが組織の欠損は認めない（図 3-40）．倒れた耳輪を起こすと正常な形態になることで，絞扼耳とは区別される．生下時に認めても1歳までに自然軽快する場合もある．変形が残存する症例では手術が行われる．

◆G スタール耳 Stahl's ear

対耳輪上脚から上方に特徴的な隆起（第3脚）を認める（図 3-41）．組織欠損は認めず，新生児期は非観血的治療が奏効する．それ以後は矯正が難しく手術が行われる．

◆H 副耳 accessory ear

耳介周囲，主に耳珠前方に耳介様組織の隆起を認める（図 3-42）．大きいものは弾性軟骨を含む

注）一期目の手術で，肋軟骨を用いて耳介フレームを作成し，それを側頭部皮下に埋入する．二期目の手術では，約6か月経過後に側頭部に形成した耳介を挙上し，耳介裏面に植皮を行う．

3

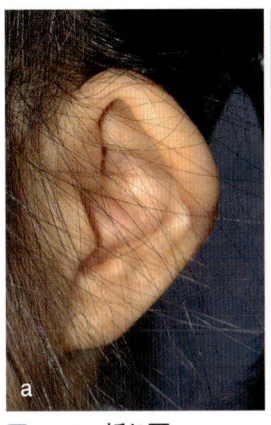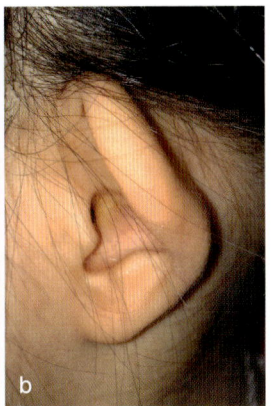

図 3-40　折れ耳
a：前方から見たところ
b：側方から見たところ

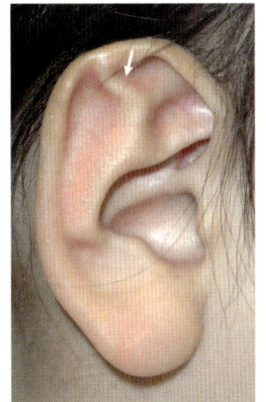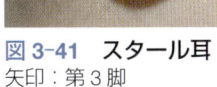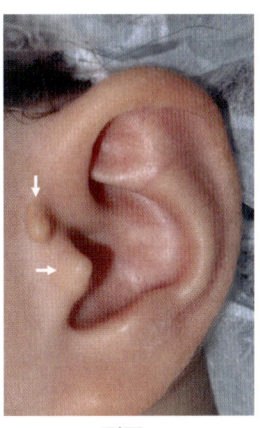

図 3-41　スタール耳
矢印：第3脚

図 3-42　副耳

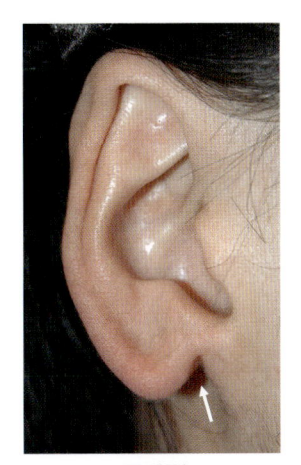

図 3-43　耳垂裂

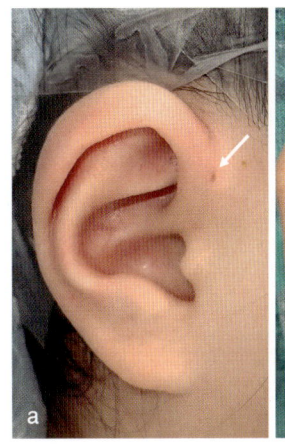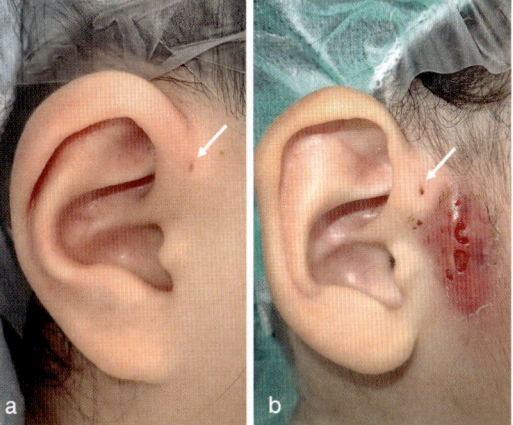

図 3-44　耳瘻孔
a：感染(−)
b：感染(＋)

 こともある．時に，頚部や頬部にみられることもある．整容的な観点から切除される場合がある．

I 耳垂裂 cleft ear lobe

耳垂が被裂したものをいい，耳垂が部分的に欠損したものなどその程度はさまざまである（図 3-43）．手術で被裂部を閉鎖するが，欠損の大きなものは局所皮弁によって再建する．

J 耳瘻孔 auricular fistula

耳介やその周囲に孔を認める瘻孔で，瘻管は嚢胞性や多房性のこともある．大部分は耳輪脚前方に孔を認め，瘻管は耳輪に沿って下行する（図 3-44）．最も多い耳介の先天異常であり，日常診療で遭遇する．治療は，瘻孔を含めた瘻管の全摘を

行うが，瘻孔壁を残すと再発する．化膿すると難治性となる（図 3-44b）．

●参考文献

1) Wood-Jones F, et al：The development of the external ear. J Anat 68：525-533, 1934
2) Komune N, et al：Auricle and External Acoustic Meatus. *In* Watanabe K, et al(ed)：Anatomy for Plastic Surgery of the Face, Head, and Neck. pp161-171, Thieme Medical Publishers, Inc. New York, 2016
3) Tanzer RC：The constricted(cup and lop)ear. Plast Reconstr Surg 55：406-415, 1975
4) Nagata S：Modification of the stages in total reconstruction of the auricle：Part I. Graft the three-dimensional costal cartilage framework for lobule type microtia. Plastic Reconstr Surg 93：221-230, 1994

G 口唇・口蓋

1 唇裂

口唇裂は，外表の形態に異常をきたす先天異常のなかで最も頻度が高い疾患の1つである．形と表情が社会生活を営むうえでの機能ともいえる顔面の，中央に位置する外鼻と口唇の外観に問題を生じる．外観を正常化して，患者が自信をもって社会生活を送れるように医療を提供することが，治療の目標となる．

A 口唇の解剖

1 ● 正常口唇

口裂を挟んで上口唇と下口唇がある．口裂の両外側の隅が口角で，上下口唇は口交連で合している．上口唇は両側鼻孔底隆起尾側と鼻柱基部を結んだ横方向の溝，口裂および両側鼻唇溝に囲まれた範囲で，下口唇は口裂，おとがい唇溝，両側鼻唇溝に囲まれた範囲である．上口唇の正中には，人中，キューピット弓や上唇結節などの特徴的構造が存在する（図 3-45）．

口唇の筋は，口裂を閉鎖する口輪筋と上下口唇

および口角を，外から挙上したり引き下げたり，外側に広げる筋群からなる（図 3-46）．口唇裂の治療において特に重要なのは口輪筋で，それは表情を作ったり発声したりする際に必要とされる精細な動きをする表層部（図 3-46a）と，摂食時に必要な括約筋運動をする深層部とに分けられる（図 3-46b）．

2 ● 口唇裂

口唇口蓋裂では，上顎骨の裂を挟んで両側の顎堤および梨状口縁の位置がさまざまな程度で偏位している．口輪筋が口唇裂により分断されているため，その筋線維は裂縁に沿って上行して，鼻翼基部および鼻柱基部に停止しており，披裂部の鼻孔鼻翼を拡げている．両側大鼻翼軟骨や鼻中隔がさまざまな程度で変形している．両側完全口唇裂の中央唇には口輪筋は存在しない．

片側口唇裂の場合の問題点は左右非対称な口唇外鼻であり，両側口唇裂の場合の問題点は広がった口唇外鼻と短縮した鼻柱である．

B 口唇外鼻の発生

1 ● 正常口唇

頭蓋顔面の正面は，1つの前頭鼻隆起と一対の

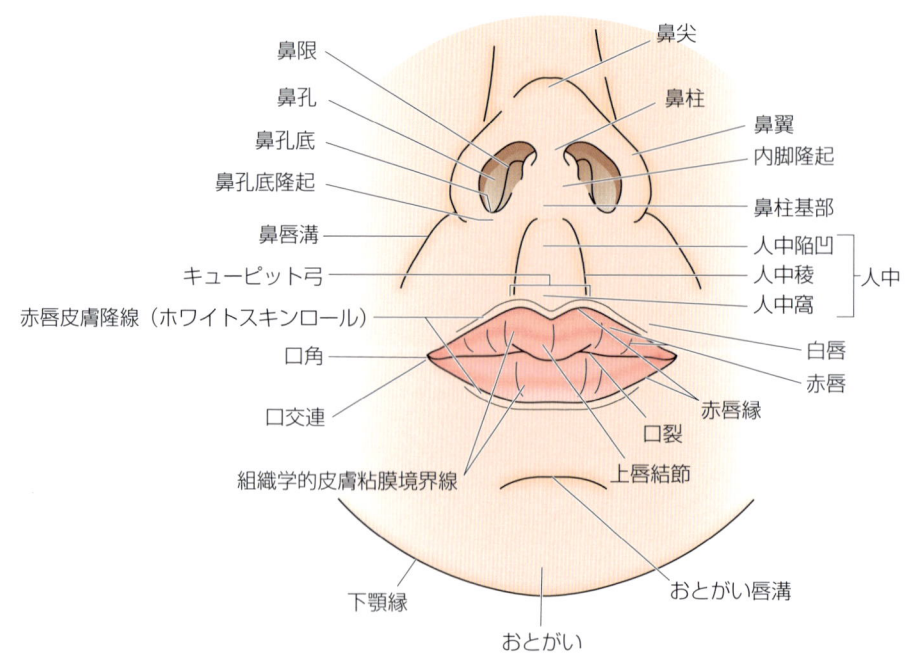

図 3-45　口唇と周辺部の名称

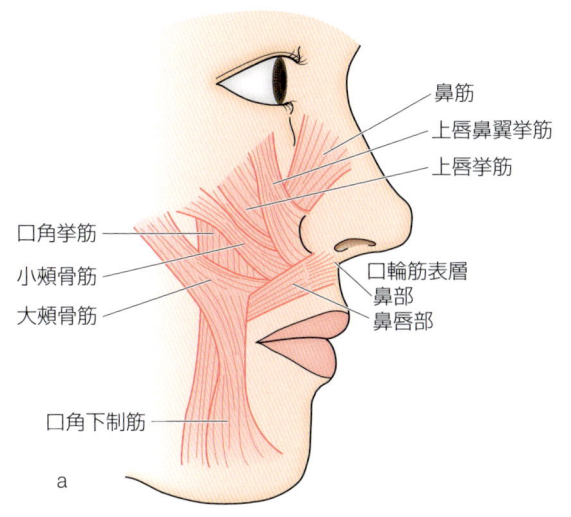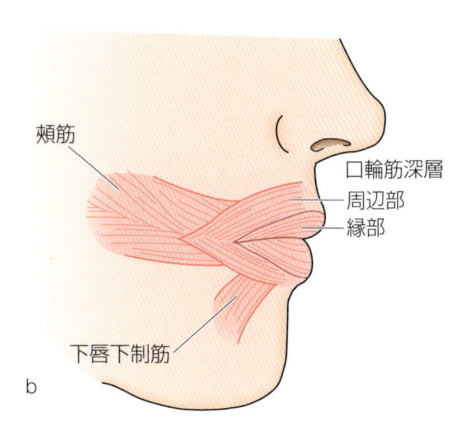

図 3-46　口唇周囲表情筋の解剖
a：表層，b：深層

第1鰓弓から形成される．前頭鼻隆起の内側鼻隆起から鼻尖鼻柱と人中が，同じく外側鼻隆起から鼻翼が，第1鰓弓の上顎突起から人中の両外側上口唇が，下顎突起から下口唇が発生する．上口唇は胎生 4～7 週の時期に形成される．

2 口唇裂
a 組織癒合不全説
　上記の顔面を形成する各隆起が，癒合する過程の障害で裂が生ずるという説である．口蓋裂の発生機序として有力である．
b 中胚葉塊欠損説
　各隆起同士が癒合する際に，そのなかに中胚葉塊の移動がないために裂を生じるという説である．不全口唇裂の裂隙を橋渡ししている唇としては，不完全な組織（シモナールバンド）がこの結果生ずるとされ，口唇裂の発生機序として有力な説である（図 3-47b）．

C 分類

　裂の及ぶ範囲により分類される（図 3-47）．

1 唇裂
　裂が口唇のみにとどまる場合であるが，たいてい軽度の上顎骨の陥凹（顎裂）を伴っている．片側と両側がある．極軽度の裂で上口唇の溝，赤唇縁の乱れ，鼻孔左右差程度にとどまる痕跡唇裂（程

度の重いものから，minor-form，microform，mini-microform cleft と呼ぶ）の場合もある．

2 唇顎裂
　裂が口唇から顎に及ぶ場合．片側と両側がある．鼻腔底まで口唇の裂が達している完全裂，鼻腔底でつながっている不全裂がある．

3 唇顎口蓋裂
　裂が口唇，顎，口蓋すべてに及ぶ場合．やはり片側と両側，完全と不全の場合がある．

4 口蓋裂
　裂が口蓋のみで，顎や口唇に裂を認めない．

D 統計

　日本では，口唇裂と口蓋裂とで合わせて，およそ出生 500 あたり 1 名とされている．米国の統計では，出生 800～1,000 あたり 1 名といわれている．
　唇裂，唇顎口蓋裂，口蓋裂の発現数の比は 1：2：1 とされている．唇顎口蓋裂は男性に多く（1.5：1），口蓋裂のみは女性に多い．口唇裂の場合，片側は両側より約 4 倍症例が多い．片側裂では左側のほうが右側より多い（3：2）．
　唇顎口蓋裂の同胞発現率は 2.3％，家系内発現率は 8～18％といわれている．

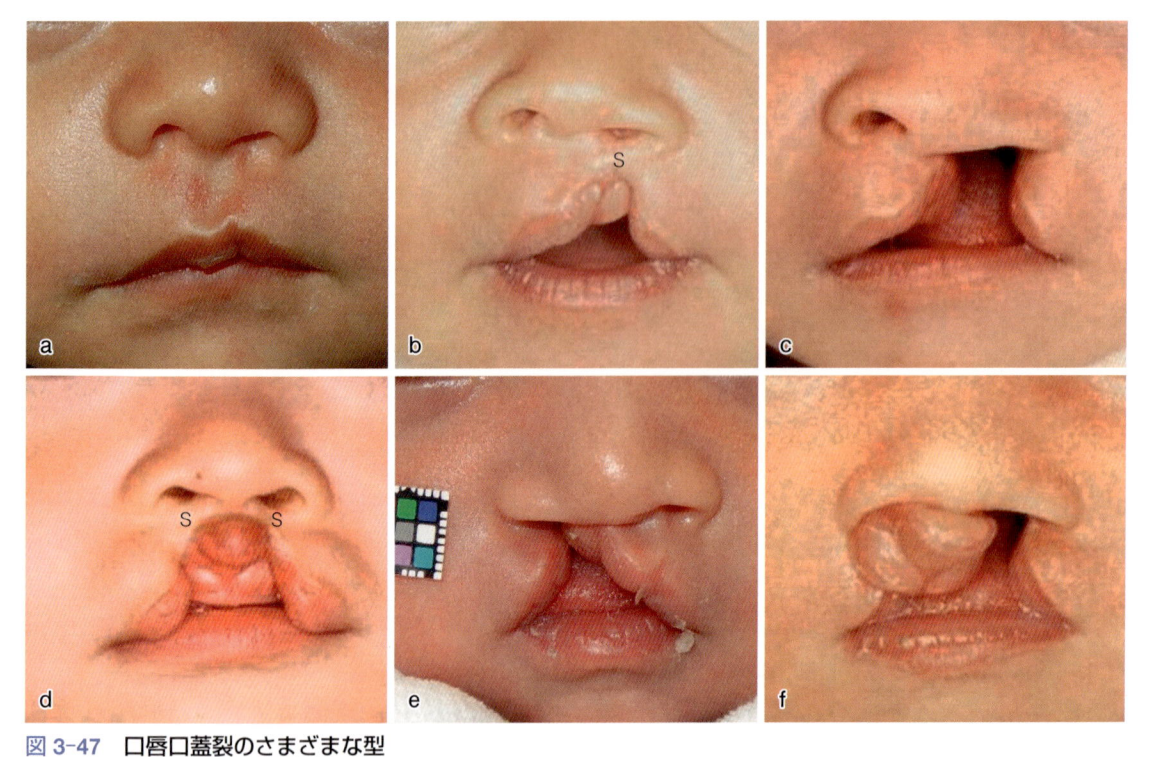

図 3-47　口唇口蓋裂のさまざまな型
a：左痕跡唇裂（microform），b：左不全唇顎裂（S：シモナールバンド），c：左完全唇顎口蓋裂，d：両側不全唇顎裂（S：シモナールバンド），e：非対称両側唇顎口蓋裂．右完全，左痕跡（minor-form），f：両側完全唇顎口蓋裂

E 発生原因

　上記の同胞や家系内発現率が高いことから，遺伝因子が関与していることは確かであるが，単一の原因遺伝子が同定されたわけではない．ある種の薬剤，飲酒喫煙などの嗜好習慣，汚染物質などいくつかの環境因子により発現が増加する．さまざまな程度の遺伝的素因に環境要因が加わり，一定の閾を超えたときに発現するといった，多因子遺伝の形式をとるといわれている．

F 手術前後の診療

1 チーム医療

　口唇口蓋裂患者の診療に際しては，口唇外鼻変形，言語，咬合や聴力などの多彩な臨床症状に加えて，健全な学校生活の保持や医療費負担などの社会的問題などにも対応しなければならず，医療スタッフのみならず，心理や教育などの多岐にわたる専門家によるサポート体制を構築することが望ましい．

2 出生前診断

　胎生20週ごろより，超音波検査により胎児の口唇裂を同定できる．口唇裂の出生前診断とその告知は，その後に速やかに適切な専門家による面談と説明がなされるならば，患者家族の心理的サポートをはじめとしたマネジメントの観点から推奨できるという意見が多い．

3 出生から術前までの管理

　病状と今後の計画，予後に関して，適切なカウンセリングを行う．口蓋裂を合併していない場合は，直母での哺乳が可能である．口蓋裂症例の場合には，口蓋裂児用乳首あるいは哺乳床の使用とともに哺乳指導を行う．哺乳状況と体重増加を随時チェックしながら，口唇口蓋裂以外の合併疾患がないかを検索する．初回手術を容易にするために，術前鼻歯槽矯正を併用する場合もある．

4 手術時期

　かつては体重6kg以上で生後3〜5か月が目安とされていたが，医療技術や管理体制の発展に伴

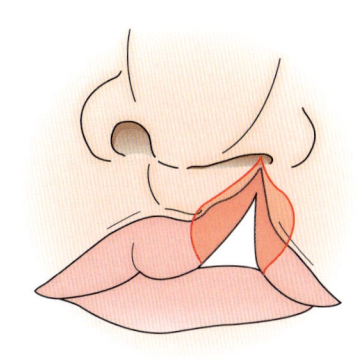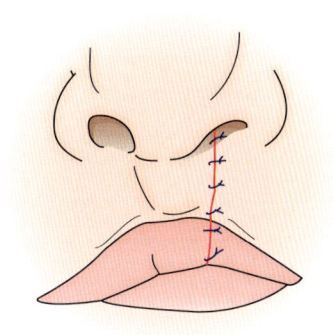

図 3-48　直線法（Rose-Thompson 法）
披裂線を弧状に切開して直線に縫合する．

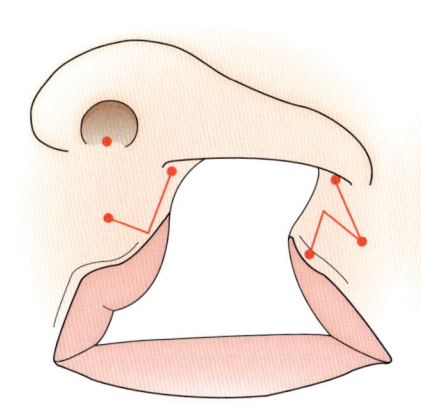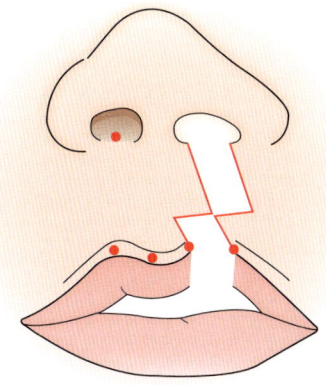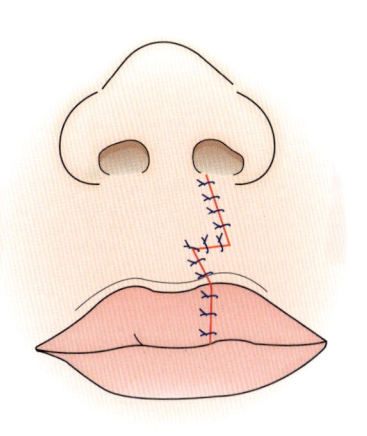

図 3-49　三角弁法（Tennison-Randall 法）
赤唇縁の頭側に三角弁を挿入し披裂側を延長する．

い，より早期に初回手術を行うことが可能となった．

5 ● 麻酔

経口気管内挿管下で呼吸管理を行いながら，全身麻酔下に手術を行う．

Ⓖ 治療

唇裂の治療の目標は，左右対称で自然な口唇外鼻形態の獲得である．

1 ● 初回手術

a 片側裂

短縮した披裂側口唇の縦の長さを延長することと，上口唇に特徴的な解剖学的構造を形成することをめざした手術術式が発表されてきた．

・直線法

裂縁を切開して針を貫通させ，その針に糸を 8 の字に巻き付けて創癒合を待つ方法が，Yperman により 14 世紀に行われたとされている．Rose は，裂縁を弧状に切って直線に縫合閉鎖することで，短縮した披裂側の口唇を縦方向に延長する方法を 1879 年に発表した（図 3-48）．Thompson が，その方法を発展させた術式を 1912 年に発表した．

・三角弁法

Tennison が 1952 年に，披裂側口唇の縦の長さを延長するために，披裂側赤唇縁近くの白唇に三角弁を，ペーパークリップを用いた計測で作成し，非披裂側裂縁に挿入した．本術式は，赤唇縁近くでの Z 形成の延長効果を利用している．

Randall は 1959 年に，三角弁の大きさを計測と計算により決定して，Tennison 法より小さくする改良を行った（図 3-49）．三角弁法は広く普及したが，白唇部の大きな三角弁が形作る瘢痕は不自然で目につきやすく，披裂側口唇の縦の長さが長くなり同側口唇が下垂しやすい傾向が指摘された．

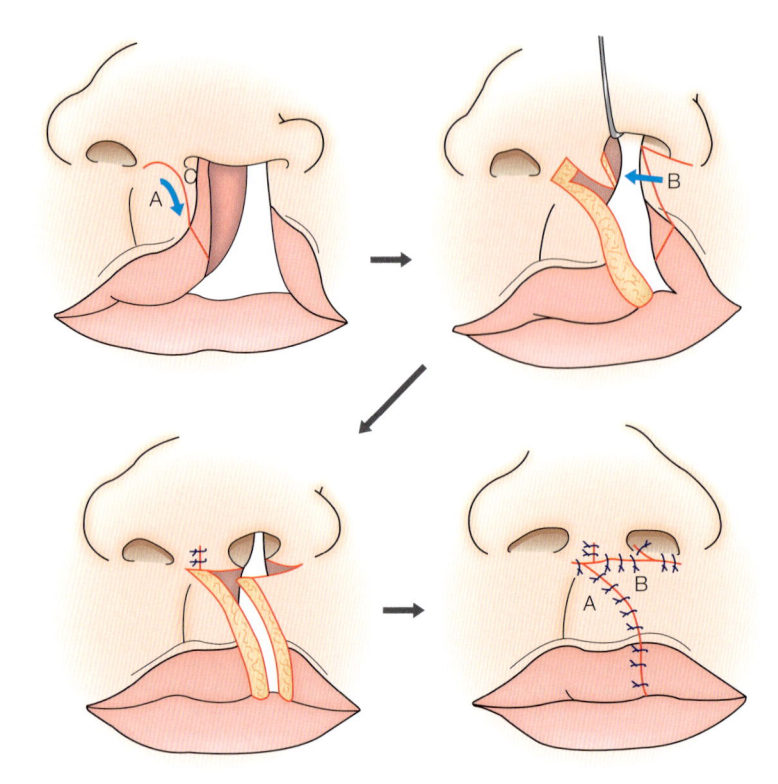

図 3-50　回転前進皮弁法（Millard 法）
手術中，切開と縫合しながら調節していく.

・回転前進皮弁法（rotation-advancement 法）

　Millard は 1964 年に，非披裂側の口唇の披裂縁を弧状に切開して（図3-50A）縦方向に回転させながら下げ，生じた鼻孔底近くと鼻柱基部の三角形の欠損に，披裂側の口唇弁を前進させて（図3-50B），披裂側口唇の縦延長を行う方法を発表した（図3-50）.

　本術式は，鼻孔底近くでの Z 形成の延長効果を利用している．口唇に生ずる瘢痕が目立ちにくい部位に配置され，鼻柱基部や鼻翼の形態もよく形成できるため，広く普及した．披裂側鼻孔が小さくなりやすいこと，披裂側のキューピット弓頂点が挙上される傾向があることが問題点とされた.

・赤唇三角弁

　Noordhoff は 1984 年に，口唇裂閉鎖線上の赤唇の厚さ不足を補うために，披裂側赤唇に三角弁を作成し，それを非披裂側の組織学的皮膚粘膜境界線に入れた切開に差し込む手技を発表した（図3-51）.

・回転前進皮弁法と三角弁法の混合法

　上記各術式の利点を組み合わせ，問題点を軽減する回転前進皮弁に小三角弁を組み合わせた混合法が日本で普及し，さまざまな改変がなされている（図3-51）.

b 両側裂

　短縮した鼻尖鼻柱から中央唇の縦の長さをどう解決するか，上口唇に特徴的な解剖学的構造をどこから移動して形成するか，および広がった外鼻と口唇の組織不足をどう解消するかなどについて，さまざまな術式が発表され論じられてきた.

・二期法

　左右の裂を 2 回に分けて閉鎖する方法で，三角弁法や回転前進皮弁法を片側ずつ行うことが基本となっている.

・一期法

　両側の裂を 1 回の手術で閉鎖する方法である．縫合線を直線に仕上げる術式（図3-52），および人中となる中央唇弁の裏面で両外側唇の口輪筋を正中で縫合し，キューピット弓や上唇結節は外側唇で形成する術式（図3-53）がある.

c 初回外鼻形成

　片側裂でも両側裂でも，初回口唇形成術時に同時に外鼻形成を推奨する報告は多い．一方，その

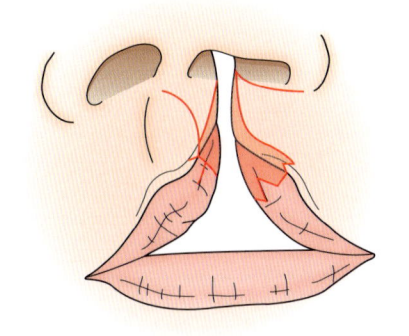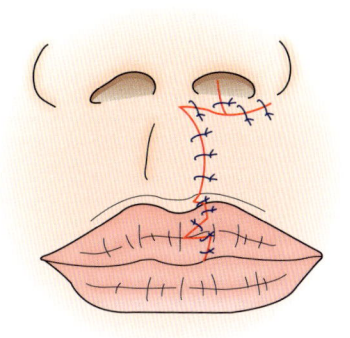

図 3-51　回転前進皮弁法と小三角弁の混合法
細い赤唇を補うために，赤唇内に Noordhoff（1984）の赤唇三角弁が加えられている．

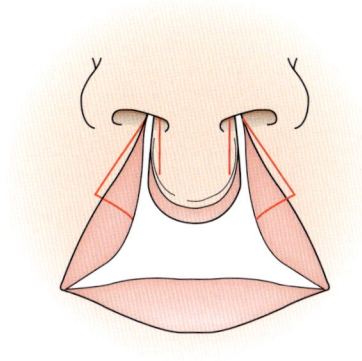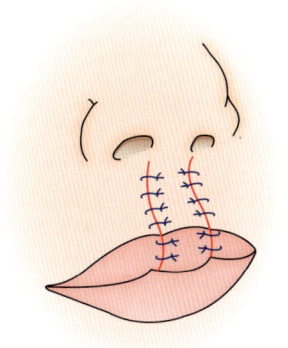

図 3-52　直線法（Manchester 法）
縫合線を赤唇まですべて直線に仕上げる．

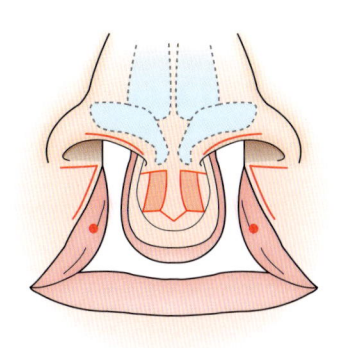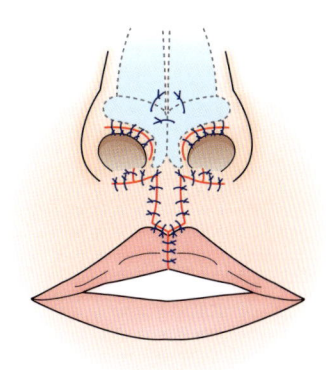

図 3-53　Mulliken の方法
キューピット弓や上唇結節は両外側唇で形成する．

後の外鼻成長への影響を指摘した報告も存在する．偏位変形した鼻中隔軟骨や大鼻翼軟骨に，どこまでの手術侵襲を乳児期から加えてよいのか議論が続いている．

2 ● 二次（修正）手術

a 片側裂

外鼻口唇形態の非対称，口唇の目立つ手術瘢痕に対して，修正手術治療が行われる．就学前ある

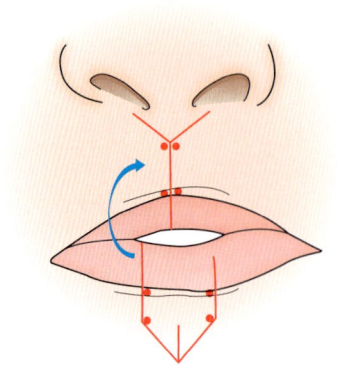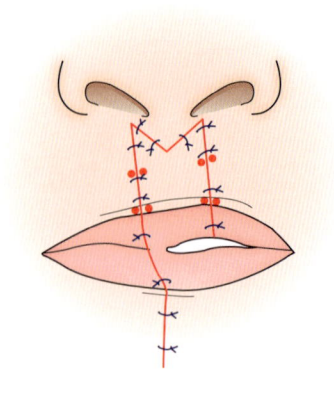

図 3-54　下口唇交叉皮弁法（Abbé 法）
下口唇動脈とその周囲組織を茎として，下口唇を上口唇正中に反転移植する．
7〜10 日後に茎を切断する．

いは成長終了後のタイミングで行われることが多いが，医学的に推奨される時期が立証されているわけではない．

b 両側裂

　短い鼻柱，低くて丸い鼻尖や広い鼻幅などの外鼻変形に対して手術治療が行われる．口唇瘢痕が目立つ場合にも修正手術が考慮されるが，上口唇の組織量が下口唇に対して著しく不足している場合には，下口唇からの交叉皮弁移植を行う（図 3-54）．

●参考文献

1）Sadler TW：Langman's Medical Embryology（13th ed）. pp278-305, Wolters Kluwer, Philadelphia, 2015

2）日本形成外科学会，他（編）：形成外科診療ガイドライン 2，頭蓋顎顔面疾患（先天性・後天性）. pp1-44, 金原出版，2021

3）Losee JE, et al：Comprehensive Cleft Care（2nd ed）. pp3-8, 89-96, 139-189, 317-346, 765-920, 1029-1090, CRC Press, Boca Raton, 2016

4）Ettinger RE, et al：Cleft Lip and Palate：Embryology, Principles, and Treatment. *In* Chung KC（ed）：Grabb & Smith's Plastic Surgery（8th, ed）. pp225-237, Wolters Kluwer, Philadelphia, 2020

❷ 顎裂・口蓋裂

　顎裂とは歯槽骨の裂のことで，口唇裂に伴う症状である．一方，口蓋裂とは軟口蓋から硬口蓋に及ぶことがある裂であり，口唇裂に合併することも，単独で生じることもある．顎裂や口蓋裂は歯列・咬合・顔面骨格に影響を及ぼすとともに，口蓋裂は構音（声で言葉を発する行為）に支障をきたす．顎裂・口蓋裂の治療では，永久歯の歯列・咬合不整を予防あるいは正常化して咀嚼機能を保つこと，言語・構音障害を予防あるいは正常化してコミュニケーション機能を保つこと，が目的となる．

Ⓐ 上顎と口蓋の発生

　胎生4〜7週に形成される口唇に引き続き，内側鼻隆起と上顎突起から顎と口蓋は発生する．鼻背から鼻尖・鼻柱・人中を形成してきた内側鼻隆起はそのまま尾側に進展し，胎生7週には一次口蓋を形成する（図 3-55a）．胎生12週までに，この一次口蓋と左右側方から進展してきた上顎突起（上顎棚）がY字型に癒合し，顎と口蓋を形成する（図 3-55b）．この際に上顎突起により新たにできた口蓋を二次口蓋と呼ぶ．Y型のつなぎ目は顎裂と口蓋裂に一致し，前方左右にある一次口蓋と二次口蓋の癒合部は顎裂部であり，二次口蓋正中の癒合部は口蓋裂部と一致する．

Ⓑ 顎（歯槽）と口蓋の解剖と機能

1 ● 正常な顎（歯槽）の解剖と機能

　顎は歯槽堤を形成し，歯槽骨を歯肉が覆っている（図 3-56）．歯肉は口腔粘膜と連続しているが異なる組織で，口腔粘膜にある脂肪組織や腺組織を含む粘膜下組織が存在しない．歯肉部はさらに付着歯肉と遊離歯肉に分けられ，遊離歯肉は歯肉

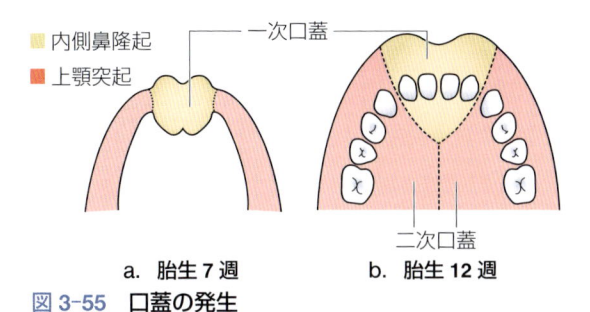

a. 胎生 7 週　　b. 胎生 12 週

図 3-55　口蓋の発生

凡例：
- 内側鼻隆起
- 上顎突起

一次口蓋／二次口蓋

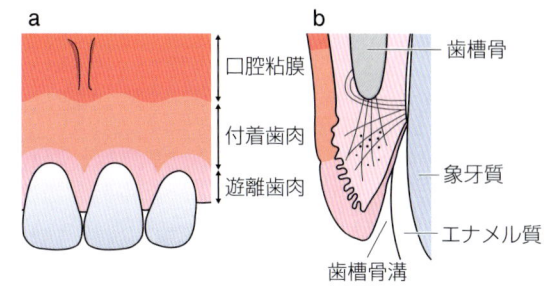

図 3-56　正常な顎（歯槽）の解剖

ラベル：口腔粘膜／付着歯肉／遊離歯肉／歯槽骨／象牙質／エナメル質／歯槽骨溝

3　先天異常

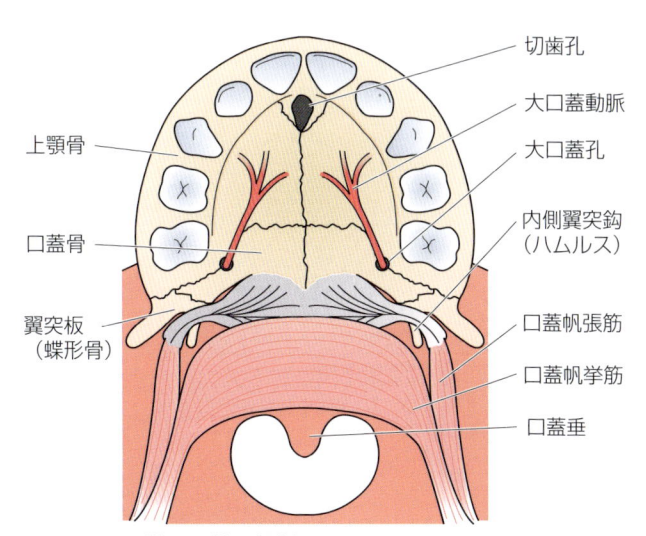

図 3-57　正常な口蓋の解剖

ラベル：上顎骨／口蓋骨／翼突板（蝶形骨）／切歯孔／大口蓋動脈／大口蓋孔／内側翼突鈎（ハムルス）／口蓋帆張筋／口蓋帆挙筋／口蓋垂

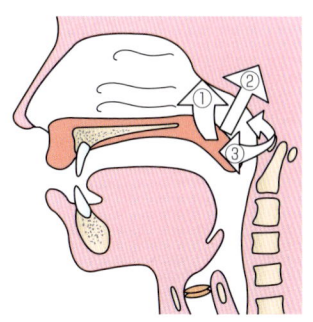

図 3-58　鼻咽腔閉鎖機能と軟口蓋の動き

① 口蓋帆張筋の動き
② 口蓋帆挙筋の動き
③ 上咽頭収縮筋の動き

溝を介して歯と接し，歯や歯槽骨と強固に付着することで異物の混入を防いでいる．歯槽骨は歯を支え，上顎骨とともに咀嚼に伴う負荷に耐える機能を担っている．

2 ● 正常な口蓋の解剖と機能

　口腔内の天井であり鼻腔の床でもある口蓋は，骨を含む硬口蓋と可動部分の軟口蓋に分かれる．硬口蓋の前方は上顎骨，後方は口蓋骨で構成され，最後方で蝶形骨の一部である翼突板と結合している（図 3-57）．

　軟口蓋は硬口蓋の後方にある柔軟な組織で，左右が軟口蓋正中で連続し筋輪を形成する口蓋帆張筋と，口蓋帆挙筋の働きにより後上方に挙上され，咽頭の側後壁を収縮させる上咽頭収縮筋の働きとともに鼻腔と口腔を遮断する機能（鼻咽腔閉鎖機能）を負う（図 3-58）．鼻咽腔閉鎖機能は構音機能と密接に関係する．

3 ● 顎裂と口蓋裂の解剖

　口蓋裂は二次口蓋同士の癒合部に生じる裂で，口蓋垂から切歯孔に向かって裂が生じる（図 3-59）．切歯孔まで連続する完全な裂では，鼻中隔の尾側端である鋤骨は硬口蓋から分離している．軟口蓋の挙上にかかわる口蓋帆張筋と口蓋帆挙筋は左右が列に阻まれ連続せず，裂縁に沿って前方へ走行し硬口蓋裂縁に収束する．そのため，軟口蓋の挙上運動に支障をきたし，鼻咽腔閉鎖機能不全を生じることで構音障害が出現する．

> **NOTE**
> **鼻咽腔閉鎖機能と構音**
> 　言語コミュニケーションで用いられる多様な音声は，声門で作られた音を口腔内や鼻腔内でさまざまに修飾して作られる．この修飾操作のことを構音と呼ぶ．鼻咽腔閉鎖機能は構音時に鼻腔に共鳴させるか否かを制御している．共鳴させる音声の代表は「マ行」であり，共鳴させない音声の代表は「カ行」である．

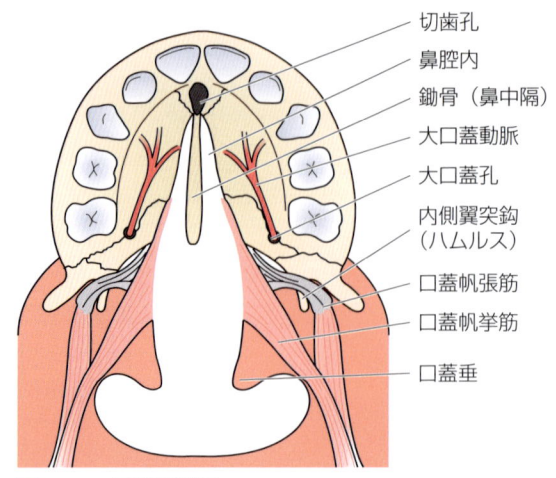

切歯孔
鼻腔内
鋤骨（鼻中隔）
大口蓋動脈
大口蓋孔
内側翼突鈎
（ハムルス）
口蓋帆張筋
口蓋帆挙筋
口蓋垂

図 3-59　口蓋裂単独

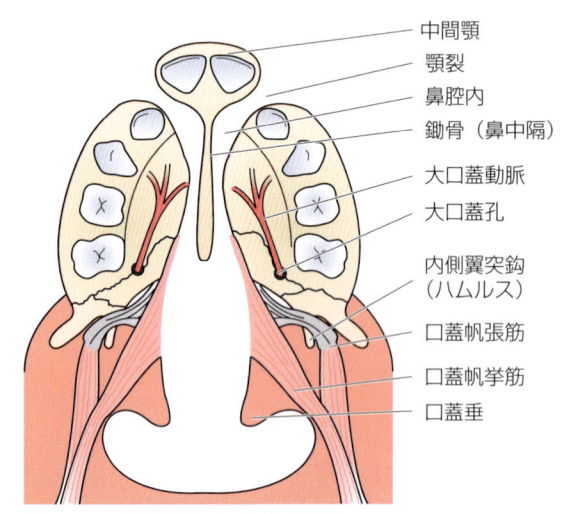

中間顎
顎裂
鼻腔内
鋤骨（鼻中隔）
大口蓋動脈
大口蓋孔
内側翼突鈎
（ハムルス）
口蓋帆張筋
口蓋帆挙筋
口蓋垂

図 3-60　両側唇顎口蓋裂の解剖

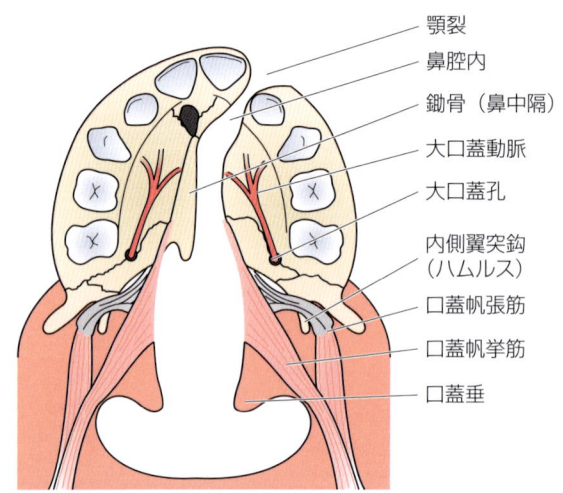

顎裂
鼻腔内
鋤骨（鼻中隔）
大口蓋動脈
大口蓋孔
内側翼突鈎
（ハムルス）
口蓋帆張筋
口蓋帆挙筋
口蓋垂

図 3-61　左片側唇顎口蓋裂

顎裂は一次口蓋と二次口蓋の癒合部に生じる裂で，歯槽前面から切歯孔に向かって裂が生じる．切歯孔まで連続する完全な裂では，鼻腔と口腔内が顎裂部で連続する（図 3-60, 61）．

唇顎口蓋裂症例では，多くの症例で顎裂と口蓋裂は連続する．両側の唇顎口蓋裂では一次口蓋の部分が中間顎として分離され（図 3-60），その後方に鼻中隔（鋤骨）が連続する．片側唇顎口蓋裂では，裂を伴わない側（非被裂側）の鼻中隔（鋤骨）は硬口蓋と連続性を保つ（図 3-61）．そのため，硬口蓋では裂を伴う側（被裂側）のみ鼻腔と口腔が連続する．軟口蓋の裂は正中にあり，両側唇顎口蓋裂や口蓋裂単独例と解剖は変わらない．

Ⓒ 分類

裂の及ぶ範囲により分類される．

1 ● 唇顎裂

溝程度から，鼻腔と口腔が連続した裂が切歯孔まで及ぶものまでさまざまな程度がある．片側あるいは両側に生じる場合がある．

2 ● 唇顎口蓋裂（図 3-60, 61）

裂が歯槽から切歯孔を経由し硬口蓋，軟口蓋に及ぶもの．顎裂から硬口蓋裂は片側あるいは両側に生じる場合がある．

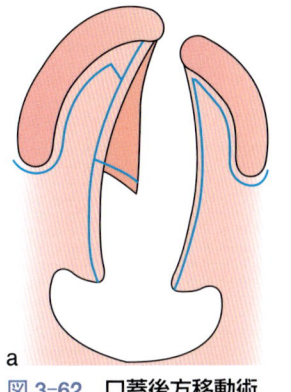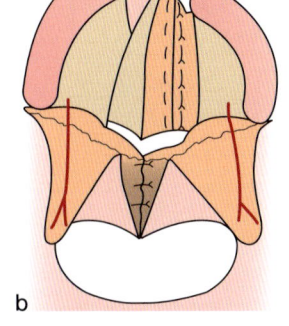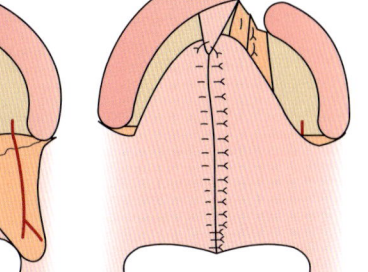

図 3-62　口蓋後方移動術
a：裂縁と歯槽内側，鼻中隔後端を切開する．
b：硬口蓋から口蓋粘膜を骨膜下に剥離し挙上する．この際に大口蓋動脈を付着させる．硬口蓋後端から軟口蓋の筋群を切離し，口蓋粘膜とともに後方へ移動する．
c：硬口蓋と軟口蓋の粘膜すべてを内側・後方に移動して縫合する．縫合後には歯槽内側に粘膜の欠損ができる．

3 ● 硬軟口蓋裂（完全口蓋裂，図 3-59）

軟口蓋から硬口蓋に裂が及ぶもの．硬口蓋の裂は硬口蓋後端から切歯孔に及ぶものまでさまざまな程度がある．硬口蓋の裂は，唇顎口蓋裂とは異なり片側は存在せず，必ず両側の鼻腔が口腔内に開放される．そのため，鼻中隔の尾側端（鋤骨）が露わになっており，軟口蓋のみの口蓋裂と区別される．

4 ● 軟口蓋裂

口蓋垂から軟口蓋に裂が及ぶもの．鼻中隔の尾側端（鋤骨）は口腔内から視認できない．

5 ● 粘膜下口蓋裂

口蓋に裂を認めないが，口蓋帆張筋と口蓋帆挙筋で形成される筋束に，口蓋裂と同様の裂変形を認める特殊な口蓋裂．口蓋裂と同じく鼻咽腔閉鎖機能不全を生じる．

診断にはCalnan（カルナン）の三徴といわれる，① 口蓋垂の裂，② 硬口蓋後端の骨欠損（指で揺れて確認する），③ 軟口蓋正中の陥凹の確認が重要である．口蓋垂裂のみのものは健常者の中にも認

められ，粘膜下口蓋裂とは区別される．

D ● 治療

1 ● 口蓋裂の初回治療

a 目的

鼻咽腔閉鎖機能を改善し，正しい構音の獲得をめざす．そのために，口蓋帆張筋と口蓋帆挙筋といった軟口蓋筋群の筋輪を再建すること，軟口蓋を咽頭後壁に届くように延長すること，裂を閉鎖すること，を行う必要がある．

b 時期

言語発達を考慮すると，言葉を発するようになる 2 歳より前に軟口蓋の筋輪を形成する必要がある．一方，硬口蓋に手術侵襲が加わり手術瘢痕ができると，上顎骨の成長障害を誘起し，反対咬合や中顔面の陥凹変形などを生じる可能性があるため，手術時期はできるだけ遅くしたい．そのため，一期的に口蓋裂を閉鎖する術式では1〜2歳までに手術を行うことが多い．

c 代表的な術式

・**口蓋後方移動術（Pushback 法，図 3-62）**

硬口蓋から軟口蓋までの口蓋粘膜を，大口蓋動脈を茎として挙上し，硬口蓋後端から剥離した軟口蓋筋群とともに内側・後方に移動させることで，裂を閉鎖し，軟口蓋を延長する方法．軟口蓋筋群は後方移動した位置で左右を縫合し，筋輪を再建する．硬口蓋に広い裂を伴う場合でも確実に裂を閉鎖でき，安定した鼻咽腔閉鎖機能を再建で

3

先天異常

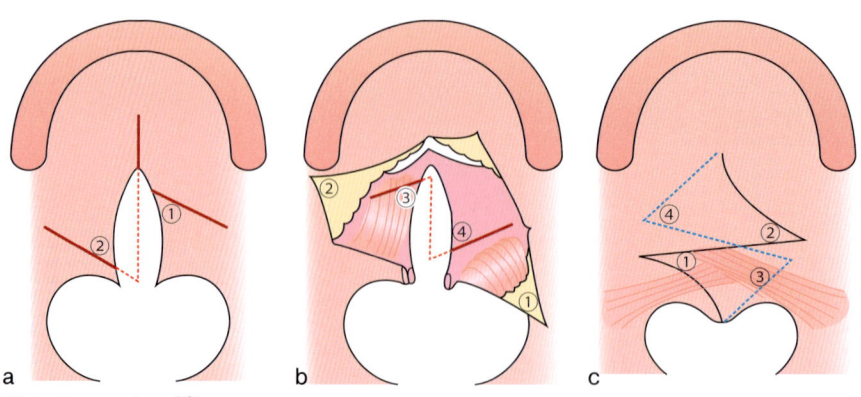

図 3-63　Furlow 法
a：裂縁の切開と軟口蓋口腔側へのZ字型の切開を行う．
b：① の粘膜弁には軟口蓋の筋群をつけて挙上，② は粘膜弁のみで挙上する．軟口蓋鼻腔側に
口腔側と反対方向のZ字型の切開を行う．③ は筋群がついた粘膜弁，④ は粘膜弁のみとな
る．
c：③ と ④ の位置を入れ替えて縫合，引き続いて ① と ② の位置を入れ替えて縫合する．

きる．

　しかし，歯槽内側面に粘膜の欠損が生じるため，治癒過程で同部位に硬い瘢痕ができやすく，上顎骨の成長を阻害することが問題である．

・Furlow 法（Double opposing Z 法，図 3-63）

　軟口蓋の表と裏に同時にZ形成術（➡22頁）を行う方法．Z形成術によって軟口蓋が延長され，軟口蓋筋群の方向が縦から横に変換されつつ後方へ位置が移動する．これらのZ形成術の効果によって鼻咽腔閉鎖機能に有利な軟口蓋を形成できる．しかし，Z形成術の延長効果は横方向の短縮によって得られるため，横方向に余裕がなければ縫合できなくなる問題点がある．また，硬口蓋に幅広い裂が伴う場合は閉鎖が困難である．

2 ● 顎裂の治療
a 目的

　顎裂を閉鎖するとともに，永久歯（側切歯，犬

歯）の萌出経路を形成し，永久歯（中切歯，側切歯，犬歯）を支える歯槽骨を形成すること．これらを行うことで，矯正歯科治療と合わせて自身の歯のみで歯並びを形成することができる．

b 時期

　乳歯と永久歯が混在している生え替わりの時期（混合歯列期）でかつ，犬歯が萌出する前，最近では側切歯が萌出する前に行うことが多い．年齢では5〜9歳ごろに行うことが多い．

c 代表的な術式：顎裂部骨移植術（図 3-64）

　顎裂部を骨膜下に剝離し，鼻腔側と口腔側に分割し，縫合閉鎖し，骨皮質と骨膜で囲まれた顎裂腔に海綿骨を移植する．海綿骨は腸骨より採取することが一般的である．

　本手術の後，捻転して萌出している中切歯や，移植骨を通じて萌出してきた側切歯や犬歯を歯科矯正治療によって移動し整位する．この歯科矯正治療が可能となるのも，顎裂部骨移植により歯槽骨がしっかり形成されていることによる．現在では，この治療によって自らの歯のみで永久歯列を形成することが可能である（図 3-64c, d）．

3 ● 口蓋裂二次手術
a 目的

　口蓋裂二次手術は，初回口蓋裂手術にかかわらず鼻咽腔閉鎖に不全が生じる場合に二次的に行う手術のことをいう．鼻咽腔閉鎖が不全となる原因として，① 口蓋に孔（口蓋鼻瘻孔）があり物理的に

NOTE

その他の口蓋裂手術

・Two flap 法
　口蓋後方移動術と同様に手術を行うが，口蓋粘膜を後方移動せず，元の位置に縫い戻すことで歯槽内側の粘膜欠損を少なくする方法．最近広く行われている．
・二期法（二段階法，Zürich 法）
　硬口蓋の手術瘢痕による上顎骨の成長障害を憂慮し，乳児期には軟口蓋のみを形成し，硬口蓋の裂は5歳以降に閉鎖する方法．

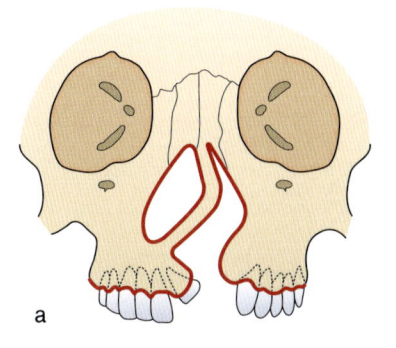
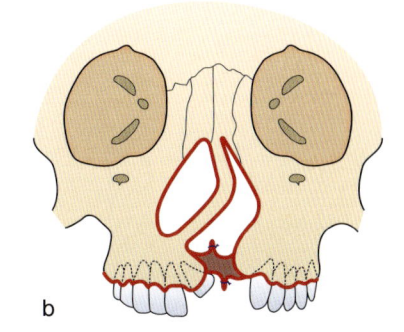

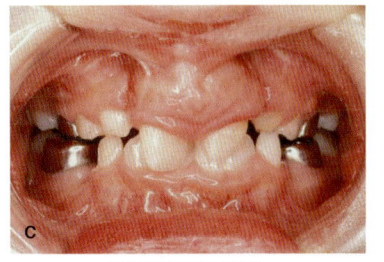
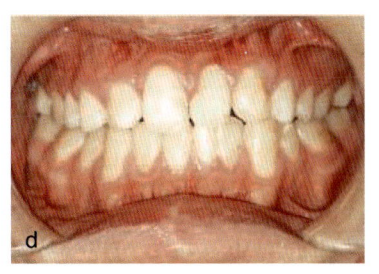

図 3-64　顎裂部骨移植術
a：顎裂は歯槽骨から上顎骨まで連続する裂で，鼻腔内と口腔内が連続している．
b：顎裂内の粘膜を骨膜とともに頭尾側に分割し，鼻腔内と口腔内に翻転して縫合することで鼻腔底と口蓋を形成する．鼻腔底と口蓋の間に海綿骨を充填し歯槽骨の形成を行う．
c：両側唇顎口蓋裂7歳時の顎裂部骨移植前の状態．
d：両側の顎裂部骨移植を行い，歯科矯正治療を行った後の22歳時の状態（同一症例）．

閉鎖ができない場合と，②軟口蓋に問題があり鼻咽腔を閉鎖できない場合（鼻咽腔閉鎖機能不全）がある．この軟口蓋の問題としては，軟口蓋の挙上運動が不十分で鼻咽腔を閉鎖できない場合と，軟口蓋が短かったり，咽頭腔が深かったりして軟口蓋が咽頭後壁に届かない場合がある．

b 診断と手術時期

原因によって手術時期は異なるが，小学校低学年までに鼻咽腔閉鎖機能を改善し，コミュニケーションの問題を解決しておきたい．手術適応は言語聴覚士による言語評価を基本とし，鼻咽腔ファイバー検査や構音時造影検査で，構音時の軟口蓋の動きや鼻咽腔閉鎖状態を評価することで決定する．

c 代表的な術式

・舌弁形成術（図 3-65）

口蓋鼻瘻孔の閉鎖のために用いる術式．舌組織を遠隔皮弁法により口蓋へ移植を行い，口蓋鼻瘻孔を閉鎖する．

・咽頭弁形成術（図 3-66）

鼻咽腔閉鎖機能の不全を改善するために用いる術式．咽頭後壁から有茎皮弁を挙上し，軟口蓋鼻腔面に縫合することにより，軟口蓋を挙上位に保ち，鼻咽腔を狭くすることで，上咽頭収縮筋での鼻咽腔閉鎖を可能とする．

❸ 矯正歯科的治療管理

口唇裂・口蓋裂（口唇裂，口蓋裂，唇顎裂，ならびに口唇口蓋裂の総称）に対する矯正歯科的治療管理の目的は，顎発育のコントロールや歯の移動による歯列・咬合の改善により，好ましい咀嚼，発音機能の獲得を促し，審美性の改善を図るとともに，それらを長期的に維持・安定させることである．すなわち，損なわれた口腔機能や形態を限りなく正常に近づけることにより，患者の QOL の向上に寄与することが最大の目標となる．

Ⓐ 口唇裂・口蓋裂患者の矯正歯科的問題点

1 ● 顎顔面形態の問題

口唇裂・口蓋裂患者の顎顔面部の骨格形態の特

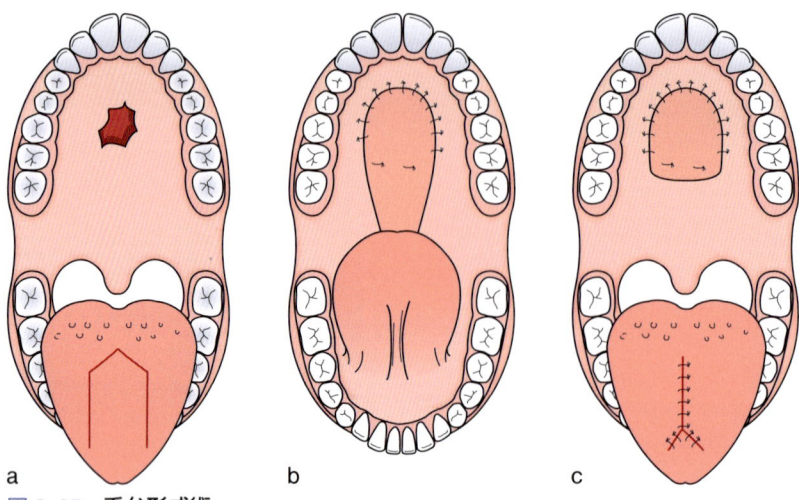

図 3-65　舌弁形成術
a：舌中央に舌弁を挙上する切開を置く.
b：舌弁を挙上し口蓋瘻孔部に縫着する.
c：2〜3週間後に舌弁を切り離し，口蓋に舌組織が移植され口蓋鼻瘻孔が閉鎖される.

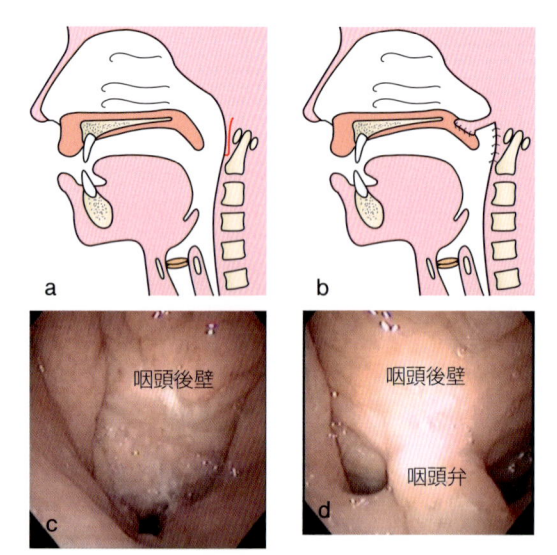

図 3-66　咽頭弁形成術
a：咽頭後壁の切開線(赤線).
b：咽頭後壁から起こした咽頭弁を軟口蓋裏面に縫着したところ. 咽頭弁を起こしたところは縫縮する.
c：鼻咽腔ファイバーによる咽頭弁術前，軟口蓋弛緩時の状態.
d：鼻咽腔ファイバーによる咽頭弁術術後の状態. 中央に鼻咽腔を横断する咽頭弁を認める.

徴として，前後的，左右的，垂直的な上顎劣成長をきたし，思春期を経てさらに悪化傾向を示すことが知られている. 口蓋形成術によって生じる血液供給の低下，神経支配の遮断，瘢痕拘縮などが上顎成長に対して二次的に影響をもたらすことが原因として考えられる. 上顎の劣成長によって下顎の反時計回りの回転を生じ，偽性下顎前突症を呈することもある.

2 ● 歯，歯列弓，咬合の問題(図 3-67)

　口唇裂・口蓋裂患者においては，歯数の異常がしばしば認められ，上顎側切歯や上下顎第二小臼歯において先天欠如を高頻度に生じる. また顎裂に隣接した部位では，過剰歯を認めることも多い. 矮小歯，癒合歯，エナメル質形成不全，歯の萌出遅延の発症頻度も高い. 個々の歯の位置異常として，上顎切歯の舌側傾斜，捻転，裂側への傾斜などが高頻度で認められる. また齲蝕罹患率が高く，重篤なものが多く認められる.

　歯列弓形態の変形は，多様性に富む. 口唇形成術のみを施行した口唇(顎)裂患者においてはあまり大きな変形は認められないが，口蓋形成術を施行した片側性口唇口蓋裂患者では上顎歯列弓の狭窄がより顕著となり，しばしば前歯部，臼歯部において交叉咬合が認められる. 両側性口唇口蓋裂患者においては，顎間骨の偏位が観察され，特に顎間骨が下垂し，過蓋咬合を生じる場合がある.

B　口唇裂・口蓋裂患者の矯正歯科的治療管理(図 3-68)

1 ● 出生直後〜乳歯列期

　口唇形成術前の段階から，顎裂の縮小や口唇鼻

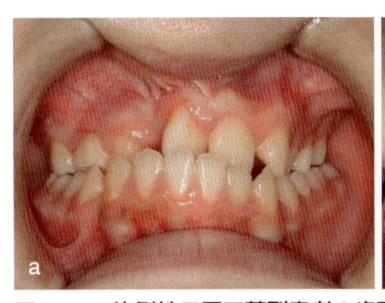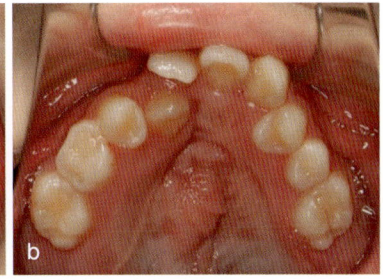

図 3-67　片側性口唇口蓋裂患者の歯列，咬合
上顎歯列弓の狭窄により前歯部（**a**），臼歯部（**b**）に交叉咬合を認める．

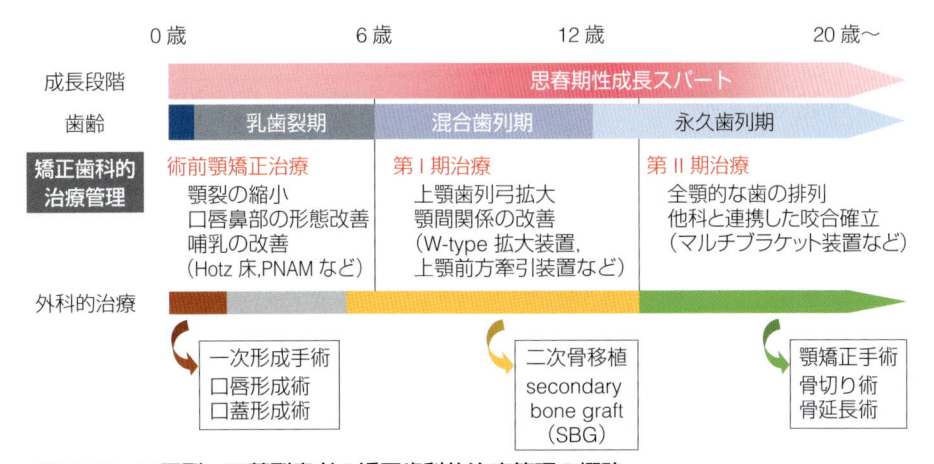

図 3-68　口唇裂・口蓋裂患者の矯正歯科的治療管理の概略
各施設によって治療の流れは少しずつ異なるが，一次形成手術前の段階からHotz床やPNAMなどによる術前顎矯正治療に矯正歯科医がかかわる場合も多くある．
乳歯列期あるいは混合歯列期になると，必要に応じて歯列弓の拡大や顎成長のコントロールを行い，永久歯列が完成すると，個々の歯の位置や傾斜，歯列の形態を改善する．その間，時期を見て外科において secondary bone graft が行われ，必要に応じて骨切り術や顎骨延長術が行われる．さらに欠損歯に関しては，補綴科で治療を行って最終的な咬合が完成する．

部の軟骨，軟組織の形態改善，哺乳の改善などを目的として，非外科的な術前顎矯正治療が行われる場合がある．テーピング，Hotz（ホッツ）床，PNAM（presurgical nasoalveolar molding）などを用いる方法が報告されているが，その長期的な有効性については専門家によって若干意見が分かれる．

乳歯列期においては，主に齲蝕管理，口腔衛生指導，顎顔面成長および永久歯への交換の観察などに重点をおく．ただし，上下顎の著しい不調和を認めるような症例では，稀に上顎前方牽引装置のような顎整形力を用いる治療や，拡大床，クワドヘリックス型拡大装置を用いて歯列弓の拡大を行う治療が行われる．この時期は患者の負担や齲蝕などへの罹患を考慮し，矯正歯科治療をなるべく最小限に止めるのが一般的である．

2 ● 混合歯列期

混合歯列期に入ると，多くの患者において顎態の不正に対する積極的な治療が開始される．上顎前方牽引装置（図 3-69）により，顎整形力を用いて骨リモデリングを賦活化し，上顎の成長誘導を行うとともに，下顎の成長をコントロールして上下顎の被蓋関係の改善を図る．また，W-type拡大装置を用いて上顎歯列弓の拡大を行ったり（図3-70），個々の歯を移動しながら永久歯への交換を観察していく．

一方，上下顎の骨格的不調和が著しいと判断された場合は，この時期にあえて積極的な治療は行わず，成長が終了するのを待って外科的矯正治療を行う場合がある．また近年では，後述する骨延長術を用いた治療が，この時期に行われる場合も

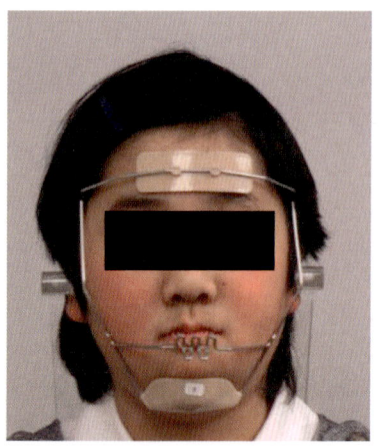

図 3-69 上顎前方牽引装置による中顔面部の成長促進

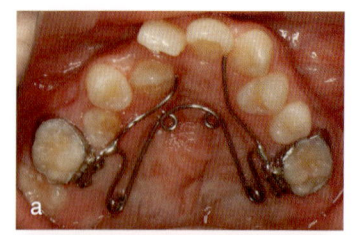
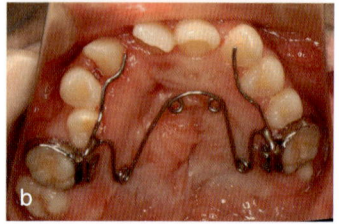

図 3-70 **W-type 拡大装置を用いた上顎歯列弓の拡大**
a：拡大前，b：拡大後

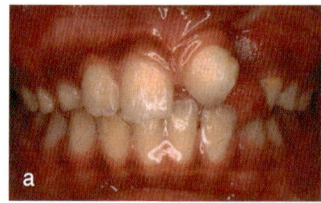
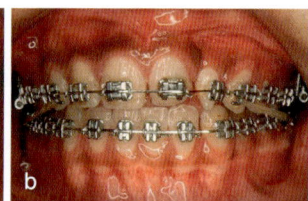
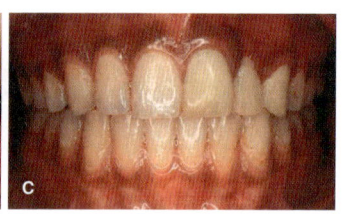

図 3-71 **マルチブラケット装置を用いた矯正歯科治療**
a：矯正歯科治療前（9歳7か月），b：治療中（13歳10か月），c：治療後（18歳4か月）

ある．

　顎裂に対する外科的処置として，腸骨海綿骨を用いた**二次骨移植（secondary bone graft：SBG）**が行われる．犬歯萌出前の9〜11歳ごろの時期に手術を行うことにより，上顎の歯槽セグメントの連続性が獲得されるだけでなく，顎裂に隣接した犬歯の骨移植部位への自然萌出を誘導したり，隣接歯を矯正治療によって移動したりすることが可能となる．

3 ● 永久歯列期

　永久歯列期に入ると，**マルチブラケット装置**（図 3-71）を用いた，個々の歯の移動が積極的に行われるようになる．良好な咬合関係が得られた後，保定装置によって後戻りを防止し，必要な補綴治療を行って咬合の安定化を図る．さらに，SBG によって顎裂部に新生骨が良好に形成された場合，自家歯牙移植やインプラント治療が行われる場合もある．

　上下顎に著しい骨格性不調和が存在し，顎発育

のコントロールや歯の移動だけでは十分な改善が期待できない場合，**外科的矯正治療**が適応される．顎発育が終了した時点で上下顎の歯列弓形態の調和を図り，**顎矯正手術**によって**骨格的不調和の改善**を図る．

　代表的な手術法として，上顎では Le Fort（ルフォー）I 型骨切り術，下顎では下顎枝矢状分割骨切り術（sagittal split ramus osteotomy：SSRO），両者を併用した上下顎移動術（two-jaw surgery）などが挙げられる．口蓋裂患者に対して上顎の手術を施行する場合，瘢痕組織によって前方への移動が制限されやすく，過度に前方移動を行った場合に鼻咽腔閉鎖不全が生じる場合もある．

　近年，口唇裂・口蓋裂患者において**骨延長術**が適応されるようになってきた（図 3-72）．骨折の治癒過程において形成される仮骨に対して延長器を用いて器械的刺激を加え，持続的に骨形態の変化を誘導する治療法であり，一般の骨切り術に比べて骨片の大きな移動が可能となる．著しい上顎劣成長を伴う口蓋裂患者に対して，成長期または

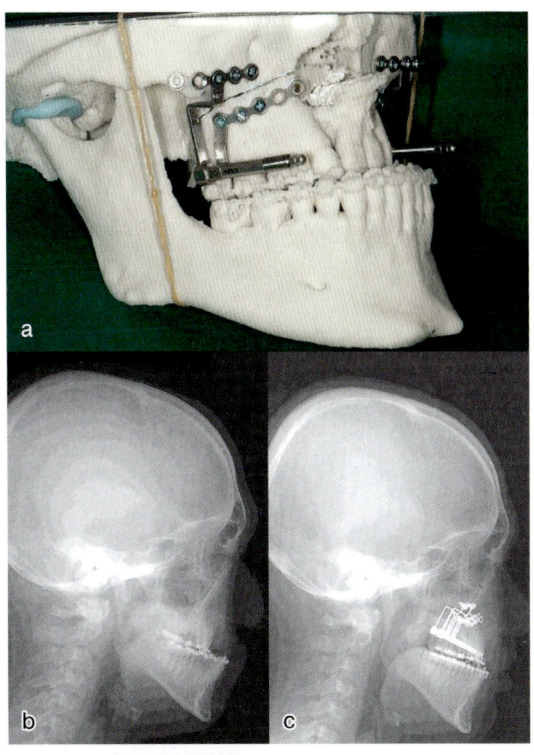

図 3-72　上顎骨延長術
創内型延長器を用いて上顎の Le Fort I 型の前方移動を行う.
a：創内型延長器
b：骨延長術施行前の側面セファログラム
c：骨延長術施行後

成長が終了した段階で，創内型または創外型の骨延長器を用いて上顎の前方移動を図る治療がなされる.

● **参考文献**

1) 黒田敬之, 他：口唇口蓋裂. 黒田敬之(監修)：アトラス顎顔面矯正—顎変形症と口唇口蓋裂の矯正治療. p97, 医歯薬出版, 2002

2) Long Jr RE, et al：Orthodontic treatment of the patient with complete clefts of lip, alveolus, and palate：Lessons of the past 60 years. Cleft Palate Craniofac J 37：1-13, 2000

④　言語治療

　口唇口蓋裂における言語治療の目的は，一貫して良好な鼻咽腔閉鎖機能と正常構音の獲得である. 口唇口蓋裂の治療は多職種により長期間にわたる. 言語聴覚士は乳児期から成長が止まるまで定期的に患者に接するため，各治療フェーズにおいて必要な知識を有し，その知識に基づいて患者および養育者を支援することが求められる.

Ⓐ 口蓋裂における言語治療の流れ

1 ● 乳児期

　主に哺乳や離乳食の相談，全身の発育・発達の相談，養育者の心配ごとの相談および支援を行うこととなる. 口蓋の裂幅が広い症例では，口蓋裂用の乳首を用いても哺乳が困難な場合，哺乳床の使用を検討することもある. また，下顎が小さい場合，哺乳時の姿勢をコントロールするだけでも改善することもある.

　離乳食は口唇裂のある患者では一般的に口唇形成術後に開始することが多い. 離乳食の進め方には特別な注意は必要ない場合が多い. この時期は言語発達が急速に進む時期であり，聴覚的インプットが非常に重要であるが，口蓋裂患児では滲出性中耳炎に罹患していることが多く，なるべく口形を呈示しながら少し大きめの声で言葉かけを行うなどの工夫が必要となる. また，さまざまな症候群など合併症を伴う場合には一般的な治療プロトコールが適応しにくい場合も多く，個々に応じた対応が求められる.

　口蓋形成後は術後の経過が順調であれば，徐々に音声表出が増加し，口蓋形成術前には困難であった[p, b]などの口唇破裂音が出現してくる. 1歳〜1歳半ごろまでに口蓋形成を行う治療機関が多いが，発見が遅れる傾向にある粘膜下口蓋裂など，何らかの事情で手術時期がそれより遅くなると鼻咽腔閉鎖機能および構音獲得に影響が出る場合があり，注意が必要である. 多くの治療施設では口蓋形成術後から言語聴覚士が定期的に患児の言語発達や構音発達について評価を行い，養育者へのアドバイスも行っている.

　近年，口蓋裂児への「early intervention」についての有効性が示唆されている. これは，言語聴覚士が口蓋形成術後より早期から積極的に介入することで口蓋裂児の言語発達と構音獲得を促し，将来的な構音障害を予防する目的がある. 欧米ではすでに効果を示唆する結果が出ているが，日本ではまだ実施している施設が限られており，今後さらに妥当性が検討される分野である.

2 ● 幼児期

本格的な構音獲得が進み，それに伴って言語評価も本格化する．口蓋裂の言語評価では，① 鼻咽腔閉鎖機能の評価，② 構音評価，③ 言語発達評価が中心となる．①〜③ は相互に関係しあうため，それぞれの評価を総合して患者の全体像を把握することが重要である．この時期に鼻咽腔閉鎖機能不全を認めた場合，適切な対応を行うことで構音障害を軽減させることができる．また，構音障害を認めた症例では概ね4歳半ごろから本格的な構音訓練を開始し，就学までに訓練を終了できることが望ましいが，通院頻度や発達の遅れなどにより難しい場合がある．

3 ● 学齢期以降

学校が生活の主体となり，矯正治療も本格化する．この時期はすでに正常高音を獲得していればコミュニケーションに大きな支障をきたすことは少ないが，外見や容貌に対する患児の気づきが生まれる時期である．また，10歳ごろはアデノイドの消退や咽頭後壁の構造的変化が起こる時期となり，これまで鼻咽腔閉鎖機能が良好であった例でも，徐々に開鼻声や呼気鼻漏出が増える傾向があり注意を要する（図 3-73）．

4 ● 成人期

咬合改善のため外科的顎矯正手術が大きな課題となる．多くの場合口蓋裂患者では上顎の劣成長を認め反対咬合が著しい場合，咬合および顔貌の改善に顎離断などの手術を要する．しかし，上顎を前方へ移動させる手術後に鼻咽腔閉鎖機能の悪化を認める症例が多く，術前術後での詳細な鼻咽腔閉鎖機能の評価が必要となる．術後に鼻咽腔閉鎖機能の悪化が見込まれる場合には患者本人の希望を踏まえ，形成外科，歯科と連携し方針を検討する必要がある．

これまで顎離断術後に鼻咽腔閉鎖機能が悪化した症例には，咽頭弁形成術を追加することが多かったが，2022年に鼻咽腔閉鎖機能の改善を目的とした咽頭後壁への脂肪注入術が保険適用となり，治療の選択肢の幅が拡がった．

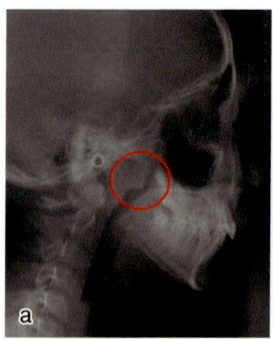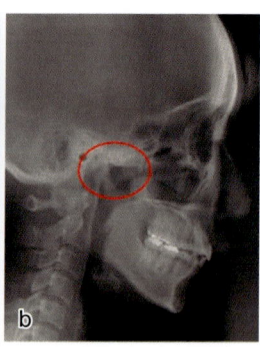

図 3-73　同一症例の4歳時と10歳時のセファログラム
a：4歳時．咽頭後壁にアデノイドがあるため鼻咽腔閉鎖機能を助けている．
b：10歳時．アデノイドが成長に伴い消退し，咽頭後壁と口蓋間の距離が拡大している．

B 言語評価の実際

1 ● 鼻咽腔閉鎖機能の判定

鼻咽腔閉鎖機能は，言語聴覚士による聴覚判定と，機器を用いた客観的評価を組み合わせて判定する．言語聴覚士による判定では「口蓋裂言語検査」が有用である．2歳ごろから施行可能であり，開鼻声と呼気鼻漏出により鼻咽腔閉鎖機能を「0：なし」から「3：重度あり」の4段階で判定する．

機器を用いた評価では，① 側方頭部X線規格写真（cephalogram：セファログラム，図 3-74），② 鼻咽腔内視鏡検査，③ ナゾメーターによる音響分析，などが挙げられる．① セファログラムでは，安静時と[a：][i：]などの母音発声時，ブローイング時の静止画を撮影し軟口蓋の長さや厚み，咽頭口蓋間距離，発声時の画像からは軟口蓋の動きの評価，閉鎖の有無，咽頭と軟口蓋の間隙を測定する．痛みを伴わずに行えるため，低年齢から実施可能である（図 3-75）．

② 鼻咽腔内視鏡検査は，鼻孔からファイバースコープを挿入し，上咽頭，軟口蓋，咽頭側壁・後壁の運動性と閉鎖動態について評価が可能である．被検者はファイバースコープを挿入された状態で指示に従って発声・発話することで詳細な情報を得ることが可能である一方，低年齢児では啼泣により正確な判定が難しいというデメリットもある（図 3-76）．

③ ナゾメーター検査では，発声時に口腔と鼻腔から放出される音響エネルギーを音響分析ソフトで解析し，両方のエネルギーの和に対する鼻腔エ

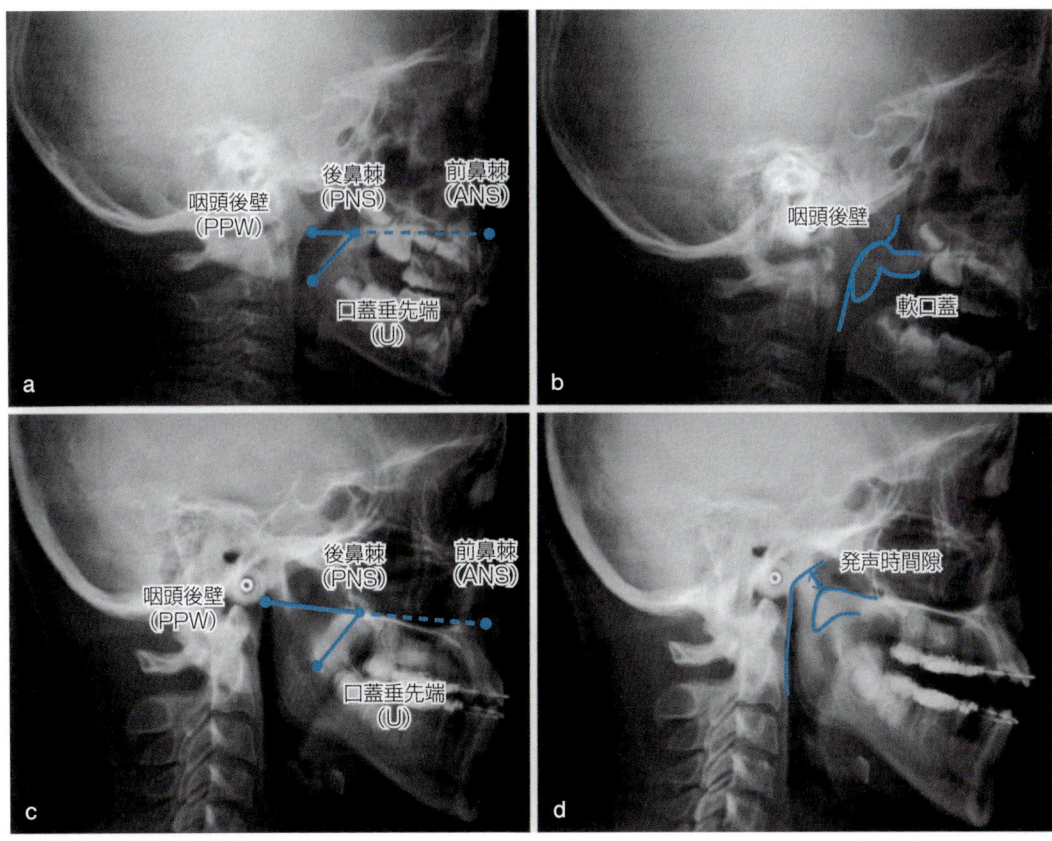

図 3-74　セファログラム

（写真提供：昭和大学医学部形成外科学講座）

a，b：鼻咽腔閉鎖機能良好例．a：安静時，b：［a：］発声時．
c，d：鼻咽腔閉鎖機能不全例．c：安静時，d：［a：］発声時．
計測点：前鼻棘（ANS），後鼻棘（PNS），咽頭後壁（PPW），口蓋垂先端（U）
計測項目：咽頭腔の深さ（PNS-PPW 間），軟口蓋の長さ（PNS-U 間），発声時間隙（軟口蓋と咽頭後壁間の最短距離）
（佐藤亜紀子，他：小児発声発語障害．佐藤亜紀子，他（編）：クリア言語聴覚療法 5．p73，建帛社，2024 より）

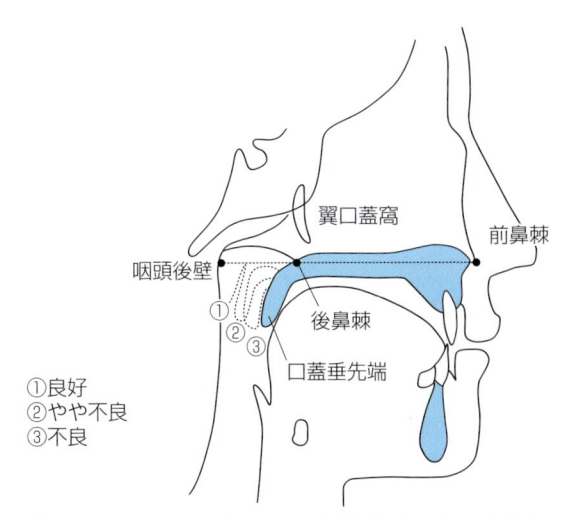

①良好
②やや不良
③不良

図 3-75　セファログラムによる軟口蓋の動きの判定
（佐藤亜紀子，他：小児発声発語障害．佐藤亜紀子，他（編）：クリア言
語聴覚療法 5．p73，建帛社，2024 より）

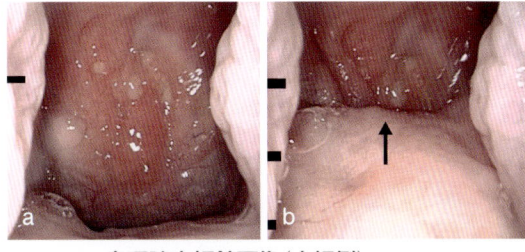

図 3-76　鼻咽腔内視鏡画像（良好例）

a：安静時．軟口蓋（図の下部）が下がった状態で鼻孔から
　呼吸が可能．
b：発声時（完全閉鎖）．軟口蓋が挙上し（矢印）後壁と接触
　することで，発声時の呼気の鼻咽腔への流出を防いで
　いる．

ネルギーの比率を nasalance score として算出可能である．これも被検者にとって苦痛を伴わない検査であるが，鼻閉などの影響を受けることや日本ではまだ標準化された基準値が存在しないため，結果の解釈には注意が必要である．

2 ● 構音評価

構音評価は，基本的に新版構音検査に基づいて言語聴覚士の聴覚判定のもとに行われる．口蓋裂患者では，声門破裂音や咽喉頭摩擦音などの鼻咽腔閉鎖機能と関連の深い構音障害を呈することが多かったが，近年は手術技術の向上によりこれらの構音障害は減少傾向にある．一方で口蓋形態と関連の深い口蓋化構音，側音化構音が増加傾向にあり，口蓋裂患者における構音障害の発生率は40％台で推移している．

声門破裂音など鼻咽腔閉鎖機能と関連の深い構音障害では，構音訓練のみでの改善が難しい場合があり，口蓋の二次手術や咽頭弁形成術などを要する．口蓋化構音・側音化構音は言語訓練で改善することが多いが，舌の過剰な緊張を除去することが必須であり，発達途上にみられる音の誤りなどの構音障害より改善に時間を要することや，口蓋形態との関連が深いことから，歯科矯正の進捗なども考慮して訓練ゴールを設定する必要がある．

● 参考文献

1）佐藤亜紀子，他：小児発声発語障害．佐藤亜紀子，他（編）：クリア言語聴覚療法5．建帛社，2024
2）熊倉勇美，他：発声発語障害学．熊倉勇美，他（編）：標準言語聴覚障害学　第2版．pp108-172, 医学書院，2010
3）日本コミュニケーション障害学会口蓋裂言語委員会（編）：口蓋裂言語検査（言語臨床用）．インテルナ出版，2007
4）北野市子：鼻咽腔閉鎖機能．岡崎恵子，他（編）：口蓋裂の言語臨床　第3版．pp137-138, 医学書院，2017
5）今井智子：小児の構音障害．音声言語医学 51：258-260, 2010

H 頚部

1 発生

頚部の器官の多くは **鰓弓**，**鰓溝**，**咽頭嚢** などの **鰓性器官** から発生する．正常発生の過程で消失する，これらの鰓性器官の遺残から生じる先天異常が多い．器官の発生の過程での移動経路における遺残組織によるものもある．

A 鰓弓，鰓溝，咽頭嚢

胎生第4週初期に，血管，神経，軟骨，筋組織が含まれる6対の鰓弓が胚子頚部の両側に生じ，7週末ごろに消失する．各鰓弓の間には外胚葉が覆う鰓溝と内胚葉が覆う憩室様の咽頭嚢がある．第5，第6鰓弓は小さく，実際に認められるのは4対である．胎生5週ごろから第2鰓弓が尾側の第3，第4鰓弓の上に被さるように伸びて **頚洞** を形成する（図 3-77）．

B 甲状腺の発生（図 3-78）

甲状腺原基は，胎生3週に舌原基の付け根にあたる原始咽頭底部正中に形成される甲状腺憩室から発生する．甲状腺は舌骨や喉頭軟骨の前を通って頚部を下降し，甲状舌管と呼ばれる一過性の管腔構造を形成する．舌根部の開口部の閉鎖後は **舌盲孔** と呼ばれる陥凹となる．

2 先天性頚嚢胞

A 正中頚嚢胞（甲状舌管嚢胞）

先天性頚部腫瘤としては最も頻度が高い．甲状舌管の遺残によって生じ，舌根部から胸骨切痕まで前頚部のさまざまな高さにみられるが，舌骨直下が半数以上を占める（図 3-79）．

皮膚に，開口する外瘻を伴うこともある．成人

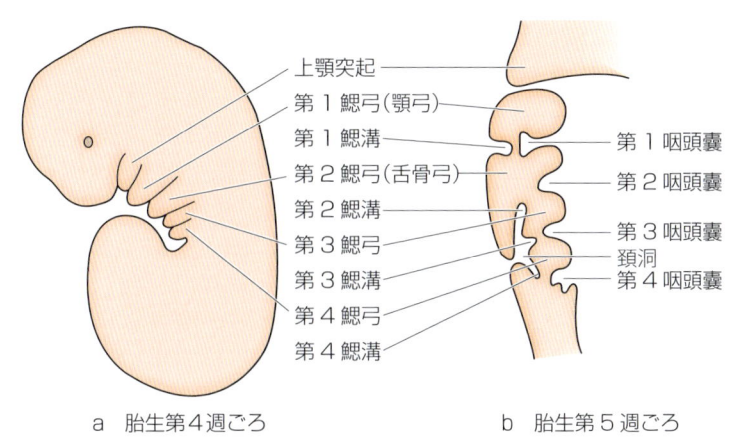

a 胎生第4週ごろ   b 胎生第5週ごろ

図 3-77 鰓弓，鰓溝，咽頭嚢

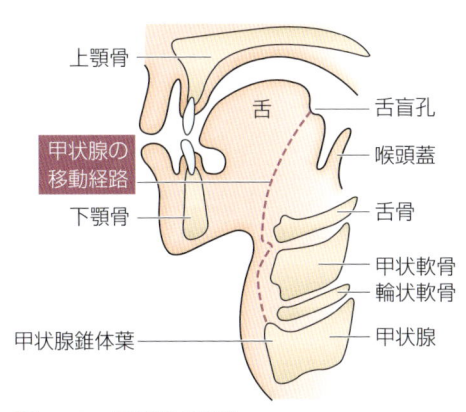

図 3-78 甲状腺の発生

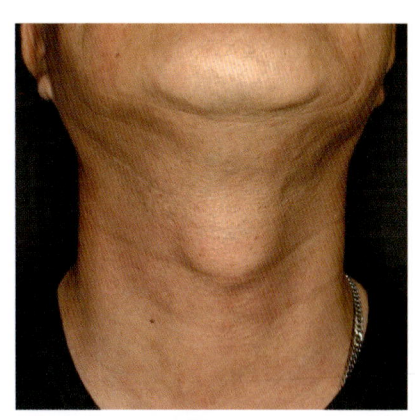

図 3-79 正中頸嚢胞

以降に発症することが多く，時に炎症をきたす．
治療は，嚢胞，瘻管，瘻孔の完全な摘出であり，
瘻管の残存による再発を避けるために舌骨正中部
を含めて切除することが多い．

B 側頸嚢胞

　鰓溝，特に頸洞の遺残によって生じ，第2鰓溝
由来が大半を占める．側頸部の上方1/3の胸鎖乳
突筋前縁を中心に存在する腫瘤として成人以降に
自覚されることが多い（図 3-80）．孤立性嚢胞，外
瘻または内瘻を伴う不完全瘻孔，皮膚から咽頭に
及ぶ完全瘻孔がある．治療は，頸部の重要器官の
間を複雑な経路で伸びる瘻管を確実に摘出するこ
とである．

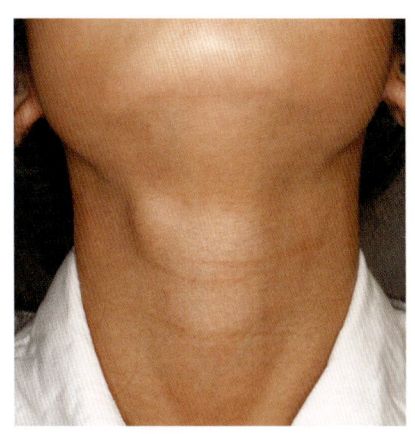

図 3-80 側頸嚢胞

❸ 染色体異常による疾患

Ⓐ Turner（ターナー）症候群

X染色体またはその短腕の欠失によるモノソミー（45, X）によって生じる．Turner 徴候と呼ばれる楯状胸，翼状頸，後頭部毛髪線低位，内眼角贅皮などのほか，低身長，性腺機能不全，循環器疾患などを認める．

Ⓑ Klippel-Feil（クリッペル・ファイル）症候群

頸椎の先天性癒合による短頸，後頭部の生え際低位，頸部可動域制限などを主徴とし，内臓奇形，中枢神経異常なども伴うことが多い．遺伝因子が関与する症例もあるが，病因は不明である．先天性の頸椎癒合は，Poland（ポーランド）症候群やNoonan（ヌーナン）症候群など他の疾患でも認められる．

❹ その他の先天異常

Ⓐ 異所性甲状腺

甲状腺原基の下降障害によって生じ，甲状舌管に沿った位置，特に舌根部に多く認められる．唯一の甲状腺組織である場合もある．正中頸嚢胞との鑑別が重要である．

Ⓑ 翼状頸

翼状頸とは頸部側面の乳様突起から肩峰にかけての皮膚が水かき様に変形したものをさす．単独の先天異常としても発生するが，Turner 症候群，Noonan 症候群に合併することが多い．頸部の可動域制限を伴うことは稀であるが，整容的な目的で手術が行われる．

Ⓒ 斜頸

斜頸とは，何らかの原因で頭部が傾斜した状態をさす．先天性のものには，Klippel-Feil 症候群のような頸椎の先天異常と筋性斜頸がある．筋性斜頸には徒手矯正やマッサージは無効で，胸鎖乳突筋の筋切り術が行われる．

● 参考文献
1) Sadler TW：Langman's medical embryology（9th ed）. Lippincott Williams & Wilkins, Philadelphia, 2004
2) 望月貴博：Turner 症候群. 小児内科 41（増刊号）：216-219，2009
3) 奥住成晴：Klippel-Feil 症候群. 小児内科 41（増刊号）：1043-1049，2009
4) 日下部浩：頭頸部の症候─斜頸. 小児科診療 70（増刊号）：409-413，2007
5) 佐藤克郎：短期滞在手術と耳鼻咽喉科. 頸部疾患と短期滞在手術─頸部嚢胞性疾患. JOHNS 24：1223-1226，2008

Ⅰ 躯幹

❶ 胸部の先天異常

Ⓐ 漏斗胸（図 3-81）

漏斗胸とは，前胸部中央付近が漏斗状に陥凹する先天性の胸郭変形である．肋軟骨の過成長が原因であると考えられているが，その要因については明らかではない．発生頻度は 1,000 人に 1 人程度の割合で，胸部の先天異常のなかでは最も頻度が高い．Marfan 症候群や Noonan 症候群など，漏斗胸を合併しやすい症候群が存在するが，非症候群性の漏斗胸においても家族内発生がしばしばみられ，何らかの遺伝的素因の関与が推測されている．

心肺機能への影響に関しては，漏斗胸患者の呼吸機能・心機能の評価に関する調査研究において，呼吸機能・心機能ともに正常に比して低下していると結論づけられている．心肺機能障害がみられる場合や，外見上の醜形に対して整容的改善の希望がある場合には手術適応となる．

1 ● 診断

漏斗胸の診断は視診で可能であるが，主観的要素が強いため，より客観的で再現性のある評価方法として，Haller index が広く知られている．Haller index とは胸部単純 X 線あるいは胸部 CT を用いて胸郭の横径を前後径で割った値であり，正常胸郭では 2.5～2.7 程度である．Haller index が 3.25 を超える場合に高度な胸郭変形と診断され，

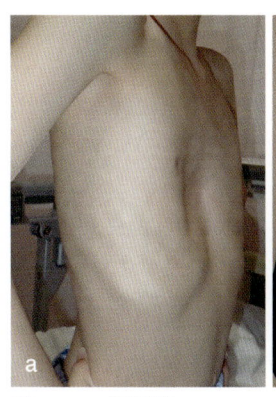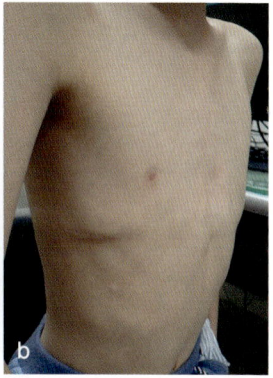

図 3-81　漏斗胸
a：術前
b：NUSS 法術後

外科的治療の適応と考えられている．胸部単純 X 線と胸部 CT から計測した Haller index では計測値にほぼ違いがなく，放射線被曝量が少ないことから，術前の診断には胸部単純 X 線を推奨する意見もあるが，胸骨と肋軟骨の解剖学的位置関係や 3D-CT 画像など手術プランニングに重要な情報を得られるので，術前 CT 撮影は有用である．

2 ● 治療

　治療法に関しては，非手術治療として吸引療法が知られている．陥凹部に持続吸引装置を貼り付けて陰圧をかけることで，陥凹の改善を図る治療である．一定の治療効果が得られ重篤な合併症の報告もないため，外科的治療を望まない症例や，漏斗胸術後の残存変形，術前の改善および術中の視野確保目的などに適応されている．

　外科的治療としては，NUSS 法が第 1 選択とされている．NUSS 法は両側胸部に小切開を加えて，弯曲した金属製のバーを胸腔鏡補助下に胸骨裏面を通して挿入し，翻転して胸郭形態の改善を得る術式である．年齢や変形の程度に応じて複数のバーを挿入する場合もある．術後変形の再発を予防するためには，10 歳を過ぎてからの手術が望ましいが，心肺機能の改善も手術の目的の 1 つであるため，症例に応じて至適な手術時期を検討することが望ましい．バーの挿入期間は一般的に 2〜3 年としている施設が多く，ガイドラインでもその期間を推奨している．

　他の手術方法として，前胸部に切開を加えて，陥凹した胸骨を骨切りし，変形した肋軟骨を切除して，胸骨を前方に挙上固定する胸骨挙上法（Ravitch 法など）がある．安定した手術成績は得られるが，前胸部に目立つ瘢痕を残すという欠点があり，NUSS 法の台頭によりあまり行われなくなったが，非典型的な症例や再発症例などに対して有用である．

Ⓑ 鳩胸

　前胸部が前方に突出する先天性の胸郭変形である．発生頻度は漏斗胸の 1/10 程度である．漏斗胸と同様に肋軟骨の過成長が原因であると考えられており，成長とともに変形が目立つようになり，就学期以降に発見されることが多い．多くは無症状であるが，時に膨隆部の圧痛を認めることがある．肋軟骨に柔軟性がある 10 歳前後までは，装具による前胸部の圧迫もある程度の治療効果があるが，変形の強い症例や年長者では手術治療が必要となる．手術方法としては肋軟骨切除，胸骨骨切り，胸骨翻転術などが行われる．

Ⓒ Poland（ポーランド）症候群

　Poland 症候群は，胸郭骨格筋である大胸筋，小胸筋，前鋸筋，広背筋などの欠損による片側の胸郭の低形成に，同側手指の短合指症を伴う稀な症候群である．発生頻度は 20,000 人に 1 人程度であり，男性に多く，発症は右側に多い．胎生期における，鎖骨下動脈およびその分枝の血行途絶が原因と考えられており，同様に血行途絶の関与が示唆される Moebius（メビウス）症候群や Klippel-Feil 症候群と関与する症例が存在する．大多数は散発例であるが，家族内発生を認める例も存在する．

　整容的な問題が主症状であり，心理社会的な負担の軽減を目的に手術治療が行われるが，肋骨の高度な低形成を伴う症例においては，胸腔内臓器の保護という観点から胸郭再建が行われる．複数肋骨の欠損による胸郭の脆弱性を認める場合には，骨移植や金属バー，人工物メッシュなどによる胸郭再建が行われる．大胸筋や前鋸筋などの低形成に対しては，組織量の増大を目的として広背筋（皮）弁またはインプラントの移植，その両者の組み合わせによる治療が行われる．女性の場合には乳腺の形成不全も合併するため，胸郭形成に併せて一期的に，あるいは二期的に腹直筋皮弁などによる乳房再建術が必要となる．

D 副乳

　乳腺は，乳腺堤線(mammary line)と呼ばれる表皮の肥厚を起源として発生する．胎生4週には乳腺堤は腋窩から胸部，腹部，鼠径部まで存在しているが，その後胸部の一部を残して消失し，残された胸部の乳腺堤組織が増殖して乳腺となる．副乳とは，消失するはずであった乳腺堤組織が残存したものである．副乳は通常乳腺堤線に沿って発生するが，外陰部や背部などでの発生も報告されており，異所性乳腺と呼ばれる．

　発生頻度は2～6％で，胸部の先天異常で最も頻度が高い．家族内の発生も認められ，遺伝性も考えられている．副乳の多くは症状に乏しく，必ずしも治療を要するものではないが，整容的問題や，疼痛や乳汁分泌といった症状を有している場合には外科的切除を行う．取り残しを防ぐために乳腺の成長がほぼ完了してから行うほうがよい．副乳の悪性化は稀であるが，腋窩部の副乳癌では一般の乳癌よりも早期に腋窩リンパ節転移をきたすので注意が必要である．

E 陥没乳頭

　乳頭が乳輪表面から突出せず，陥没している状態である．乳管周囲の結合組織が索状に短縮し，乳頭の突出が妨げられることが主な原因である．

　陥没乳頭の重症度の評価としては，Hanらが提唱した3段階の分類が用いられる．Grade Ⅰ：乳輪周囲を指で圧迫したり，乳頭部の皮膚をつまむことで容易に突出が得られ，ある程度の時間は保持される状態．Grade Ⅱ：乳頭はGrade Ⅰと同じように用手的に突出させることができるが，維持ができずにすぐに陥没してしまう．Grade Ⅲ：用手的に突出できないもの．陥没部を清潔に保てないために乳腺炎や乳輪下膿瘍を繰り返したり，授乳が困難で乳腺炎を併発したりすることがある．また，思春期の女性では整容面でのコンプレックスの原因となる．

　軽症例では乳頭に吸引力をかける器具を用いて乳頭を引き出す治療が有効である．また，授乳によって自然治癒する場合もある．重症例に対しては手術療法が選択される．手術法にはさまざまな方法が報告されているが，その要点は，①乳頭直下の拘縮の解除，②皮弁作成の過程で生じる乳頭

部の形成と乳頭基部の引き締め，③乳頭下での組織の充填の3点である．授乳機能の温存が必要な患者では，乳管を切断しないように注意を払う必要がある．

F 遺伝性女性化乳房症

　男性の乳腺組織が何らかの原因で過剰発育することによって，乳房の肥大を呈した状態である．約90％は両側性であり，自発痛や圧痛を伴うことがある．エストロゲンは乳腺組織を増殖させ，アンドロゲンは乳腺組織を退縮させる．女性化乳房はエストロゲン過剰あるいはアンドロゲン欠乏の状態によって発生する．この原因としては，母体由来のエストロゲンの経胎盤的移行や，思春期に急激に生成分泌されるアンドロゲンのアロマターゼによるエストロゲンへの変換亢進といった生理的なものと，精巣腫瘍によるエストロゲン産生や精巣機能不全によるアンドロゲン欠乏などの病的な原因とがある．

　診断にあたってはこれらの女性化乳房の基礎疾患を見逃さないことが重要であり，基礎疾患が疑われる場合にはホルモン検査を含めた血液検査を行って専門医へのコンサルトを行うことが望ましい．生理的な原因によるものの大部分は1～3年のうちに自然軽快することがあるが，経過観察で改善せず，整容的に問題がある症例に対しては手術療法が考慮される．

　薬物療法はエストロゲン作用を低下させる薬剤，アンドロゲン作用を増加させる薬剤などで，タモキシフェンが代表的な薬剤として知られている．手術療法としては乳輪辺縁半周切開から乳腺組織を摘出する術式が基本となる．脂肪組織も多く存在する症例では脂肪吸引を併用する場合もある．

② 腹部の先天異常

A 臍ヘルニア (図3-82)

　臍は臍帯が脱落した部位に生じた瘢痕で，皮下脂肪が欠如することで陥凹して臍窩となる．通常は自然閉鎖する臍輪が何らかの原因で閉鎖せず開いたままとなり，腹腔内容が腹膜に包まれた状態で脱出したものを臍ヘルニアと呼ぶ．臍窩内の皮

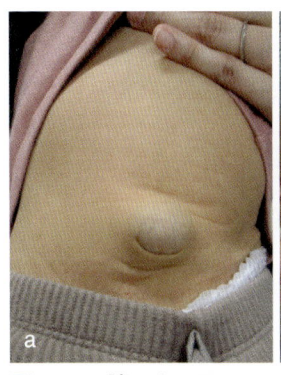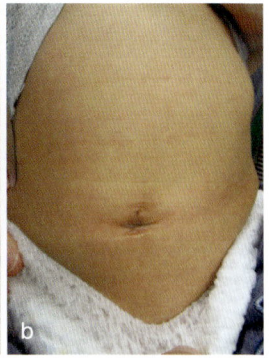

図 3-82　臍ヘルニア
a：術前
b：臍形成術後

膚や瘢痕組織が単に突出した臍突出症とは区別されるが，両者を厳密に鑑別することは難しい．臍ヘルニアは有色人種に多く，日本人の発生頻度は約4％とされる．

　小児の臍ヘルニアはほとんどが生後2か月までに発生し，腹筋の発達とともに2歳までに約90％が自然閉鎖する．鼠径ヘルニアとは異なり，腸管の嵌頓を起こすことは稀である．2歳まではスポンジなどを用いた圧迫療法を行い，2歳以降になっても改善しない症例に対して臍形成術が行われる．手術の要点はヘルニア門の閉鎖と深い臍窩の作成であり，鬼塚法などのV-Y皮弁法や，梶川法などさまざまな術式が報告されている．

Ⓑ 臍帯ヘルニア

　腹腔内臓器が羊膜と腹膜からなるヘルニア囊にのみ覆われ，皮膚で覆われずに脱出した状態である．発生頻度は5,000～10,000人に1人程度であり，胎生5週以前の腹壁を形成する過程の異常により発症すると考えられている．ヘルニア囊を切除し，脱出臓器を腹腔内に還納して，腹壁を一期的に閉鎖する手術が望ましいが，大きな臍帯ヘルニアでは人工膜を使用して段階的に修復を行う多期的腹壁閉鎖術が選択される場合もある．

　近年では遷延一次的創閉鎖が推奨されている．これは開創用 wound protector などに脱出臓器を収納した状態で臓器の浮腫の軽減を待ち，腹腔内圧が一度に上がらないように徐々に脱出臓器を腹腔内に還納していき，臓器還納の目途がついてから腹壁閉鎖術を行う方法である．

Ⓒ 腹壁破裂

　先天的に胎児の腹壁の正中部あるいは正中に近い部位の腹壁が欠損しており，腹腔内臓器(小腸・胃・結腸・肝臓など)の一部が腹腔外に脱出している状態である．ヘルニア囊は有さない．発生頻度は5,000～10,000人に1人程度で，胎生3～4週ごろに生じる腹壁の形成不全などが原因と考えられている．低出生体重児に発生することが多く，出生後すぐに治療を行う必要がある．治療を行わなければ，感染を生じたり，脱出した臓器から体内の水分や体温が奪われ，脱水や低体温になることで死亡することもある．

　最近は，出生前超音波診断により準備をしたうえで出産直後に治療を行うことができるようになったため，救命率が向上している．治療方法は臍帯ヘルニアと同様である．

Ⓓ 尿膜管遺残症

　尿膜管は胎生期に膀胱頂部から臍帯につながっており，出生時に閉鎖して正中臍索という線維性索状物となる．この尿膜管の退化の不全によって起こる病態が尿膜管遺残症である．発生頻度は8,000人に1人程度で，本症の患者の約半数で臍の異常を認める．尿膜管遺残症の分類としてBlichert-Toftの分類が広く用いられており，① 先天性尿膜開存症，② 臍囊腫，③ 膀胱憩室，④ 尿膜管囊胞，⑤ 臍膀胱洞の5つに分類される．多くの場合，無症状で経過するが，時に下腹部の腫瘤や臍炎，腹部痛を併発して発見される．

　治療としては，遺残している尿膜管の確実な全切除が必要である．臍囊腫や遺残尿膜管の切除により臍窩の壁を大きく切除する場合は，臍形成術を併施する必要がある．

❸ 陰部の先天異常

Ⓐ 尿道下裂

　外尿道口が亀頭部先端ではなく，亀頭部から会陰部までの陰茎腹側に開口する異常である．尿道海綿体の形成異常や形成不良な皮膚による腹側への陰茎屈曲を伴うことが多い．外尿道口の位置により遠位型(亀頭～陰茎部)，近位型(陰茎陰囊角

部〜会陰部)に分類される．発生頻度は 300 人に 1 人程度である．臨床症状としては立位排尿障害，陰茎の腹側への弯曲による性交障害，外観の異常による精神的コンプレックスなどが挙げられる．

　手術時期は 1 歳前後に行われることが多い．多くの手術方法があるが，陰茎屈曲の原因である索状組織を確実に切除すること，尿道を亀頭部先端まで形成することが手術の要点である．術後合併症としては瘻孔形成や尿道狭窄があり，発生すると治療に難渋することが多い．

B 包茎

　包茎とは包皮が亀頭を覆っている状態である．用手的に亀頭の露出は可能であるが，包皮が余剰であるために亀頭が露出していない仮性包茎と，包皮口が狭小化して包皮を翻転できない真性包茎とがある．

　包茎では亀頭包皮炎を繰り返すことがあり，包皮口が極めて細い場合には排尿障害から尿路感染症や腎盂腎炎を生じる場合もある．また，真性包茎で包皮を無理に翻転すると，陰茎を絞扼して亀頭の血行障害をきたす(嵌頓包茎)ことがある．小児包茎は真性包茎であってもほとんどは自然治癒するので治療の必要はないが，上記合併症を認めた場合には何らかの治療が必要になる．

　包茎の治療法としては，まず用手的な包皮の翻転，ステロイド軟膏の塗布などの保存的治療を試みる．保存的治療が無効な真性包茎は手術適応となる．小児例では背面切開術，成人例には環状切開術を行う．

C 性分化異常症(半陰陽)

　性分化異常症は，① 性腺形成障害によるもの〔Turner 症候群；45X，Klinefelter(クラインフェルター)症候群；47XXY〕など，② 46XY で精巣の形成は正常だが内外性器が女性化するもの(男性仮性半陰陽)，③ 46XX で卵巣の形成は正常だが内外性器が男性化するもの(女性仮性半陰陽)に大別される．発生頻度はすべてを含めても 0.2〜0.3% である．外性器は男女中間型であることが多く，その形態からは男女の識別は困難である．理学的検査(身体診察)，染色体検査，内分泌検査などの結果を総合的に判断して性の判定が行われる．選択された性に合わせて外陰部形成術が行わ

れるが，手術時期や適応については今なお議論が絶えない．

④ 背部・腰部・殿部の先天異常

A 二分脊椎・髄膜瘤

　脊椎弓が完全に癒合していない状態であり，体表から異常を確認できる開放性(嚢胞性)二分脊椎と，確認できない閉鎖性(潜在性)二分脊椎に分類される．開放性二分脊椎には髄膜のみが嚢胞として脱出する髄膜瘤，脊髄も脱出する脊髄髄膜瘤，嚢胞が形成されず神経組織が体外に露出する脊椎破裂がある．

　好発部位は腰仙部であり，近年の胎児エコー検査の精度向上により出生前に診断されることが多くなった．下肢の運動感覚機能障害や水頭症，膀胱直腸障害といった症状に対してチーム医療が必要とされ，通常生後 1〜3 日以内に開放部の閉鎖手術を行う．大きな髄膜瘤では形成外科による皮弁形成術が必要となる．

B 人尾 Human tail

　Human tail は，出生時に認められる尾様の突起であり，稀な先天異常である．通常，腰部から仙尾部に認められることが多い．特徴的な外観と存在部位から比較的容易に診断される．治療は，脊椎・脊髄に合併症が認められなければ単純切除が行われる．

C 先天性皮膚洞

　先天性皮膚洞は，外胚葉性発生異常に基づく潜在性脊髄閉鎖障害の一種である．好発部位は腰仙部と後頭部で，背部の皮膚陥凹，血管腫，多毛，色素母斑などの皮膚異常を認め，脊椎管内腫瘤による神経圧迫症状や髄膜炎を繰り返すことがある．

　治療は，中枢性感染症を併発せず，腫瘤の小さい時期に摘出術を行えば予後良好である．皮膚洞が皮下深部に達する場合は，硬膜外膿瘍や皮下膿瘍を引き起こす可能性があるので外科的に摘出することが望ましい．

J 四肢

1 四肢

　四肢は胚の側面にある体節から発生し、外胚葉と中胚葉の協調的な働きによって形作られる。発生第4週ごろから、側板中胚葉から四肢の原基である肢芽が形成され始め、肢芽は外胚葉で覆われた中胚葉細胞から構成される。肢芽の先端にある外胚葉から外胚葉性頂堤（apical ectodermal ridge：AER）が形成され、肢芽の成長と形態形成に必要なシグナルを提供する。AERは、四肢が近位から遠位へと成長するための線維芽細胞増殖因子（FGF）シグナルを放出する。肢芽の内部に存在する中胚葉細胞は、最終的に骨、軟骨、筋肉、結合組織など四肢の主要な構造を形成する。

A 四肢の発達

　四肢の発達は、3つの空間軸に沿って進行する。
① 近遠位軸：体幹の近位部から手足の先端（遠位部）へと伸びる軸。この発達はAERによって制御されている。
② 背腹軸：四肢の背側と腹側（手背と手掌）が決まる軸。この分化は外胚葉のwingless type（Wnt）遺伝子によって制御される。
③ 前後軸：母指から小指に向かう軸。この軸の形成は、肢芽の後方にあるZPA（Zone of Polarizing Activity）によって制御され、ZPAから分泌されるシグナル分子であるSonic hedgehog（Shh）がこの軸における重要な役割を果たしており、Shhの濃度勾配によって指の数や配置が決定される。

B 四肢の発生

　四肢の発生は、複雑な分子機構と遺伝子の相互作用によって制御されている。外胚葉と中胚葉の連携、AERやZPAなどのシグナルやShhなどの遺伝子によって四肢は正常に形成される。
　しかし、このような肢芽の発生にかかわるシグナル伝達経路や遺伝子に異常があると、四肢の形成に異常が生じて先天異常の原因になるため、Hox遺伝子は体節命性を決定するため

のマスターレギュレーターであり、四肢の特定の部分（肩、肘、手など）を決定する。特に、HOXD13は多指症や合指症に関連していることが知られている。また、Shhの発現が異常になると多指症などの原因となる。

C 四肢先天異常の分類

　四肢先天異常の分類は、日本手外科学会が作成した手の先天異常分類マニュアル（2012年）が用いられる（表3-3）。発生学的な観点から分類されたSwanson分類で生じる不合理な点を改良した最も合理的な分類法である。

2 多指症

　母指多指症は、親指に過剰な指が形成される最も一般的な四肢先天異常の1つである。胎生期に手板内の指の形成予定領域に間葉細胞が凝集して形成される多指放線を形成する。この指放線が過剰に形成されることにより多指になると考えられている。

1 病態

　常染色体顕性遺伝形式をとることがあり、遺伝的要因としてHOXD13, GLI13の遺伝子変異が関連していると考えられている。

2 分類

　X線に基づいて分岐レベルを7型に分けたWassel分類が広く使用されている（図3-83）。

3 疫学

　わが国での発生率は1,000人に0.5〜1人とされており、最も頻度の高い四肢先天異常の1つである。米延らの報告では、母指多指症が91％、中央列多指症が4％、小指多指症が3％、鏡手が1％となっている。多くの症例は孤発的であるが、常染色体優性遺伝が関与していることも多く、家族歴のある症例も報告されている。

4 治療

a Wassel分類に基づく手術法
【末節骨の重複 Wassel I 〜 II型】
　低形成指である橈側母指を切除することが多

表 3-3　手の先天異常分類マニュアル(2012年)

Ⅰ. 形成障害(発育停止)；上肢の一部分あるいはすべてが形成されない異常.
　A. 横軸形成障害(合短指症)
　B. 長(縦)軸形成障害
　C. フォコメリア(あざらし肢症)
　D. 筋腱形成障害
　E. 爪形成障害
Ⅱ. 分化障害；上肢の基本的形態は形成されるが,最終的な形態まで分化しなかった異常.
　A. 先天性骨癒合(症)
　　a. 腕尺骨癒合(症), b. 腕橈骨癒合(症), c. 橈尺骨癒合(症), d. 手根骨癒合(症), e. 中手骨癒合(症)
　B. 先天性橈骨頭脱臼
　C. 指関節強直
　　① 指節骨癒合症, ② MP 関節強直
　D. 拘縮, 変形；軟部組織の拘縮と骨変形に起因する異常
　　① 軟部組織
　　　a. 多発性関節拘縮(症), b. 翼状肘, c. 握り母指(症), d. 風車type指(状)手, e. 屈指(症), f. 迷入筋
　　② 骨組織
　　　a. Kirner 変形, b. 三角状骨, c. Madelung 変形
　E. 腫瘍類似疾患
　　a. 血管腫, b. 動静脈瘻, c. リンパ管腫, d. 神経線維腫症, e. 若年性手掌腱膜線維腫, f. 骨軟骨腫, g. その他
Ⅲ. 重複
　A. 母指多指症
　B. 中央列多指症(Ⅳの項に分類)
　C. 小指多指症
　D. 対立可能な三指節母指
　E. その他の過剰指節(症)
　F. 鏡手(症)
Ⅳ. 指列誘導障害
　A. 軟部組織
　　① 皮膚性合指(症), ② 過剰な指間陥凹
　B. 骨組織
　　① 骨性合指, ② 中央列多指, ③ 裂手(症), ④ 裂手に伴う三指節母指, ⑤ 複合裂手
Ⅴ. 過成長
　A. 巨指症
　B. 片側肥大
Ⅵ. 低成長
　A. 小手(症)(低形成の手)
　B. 短指(症)
　C. 斜指(症)(斜走指)
Ⅶ. 絞扼輪症候群
　　① 絞扼輪, ② リンパ浮腫, ③ 尖端合指, ④ 切断型
Ⅷ. 骨系統疾患および症候群の部分症
Ⅸ. その他(分類不能例を含む)

〔日本手外科学会先天異常委員会：手の先天異常分類マニュアル. 2012
より〕

い. 基節骨遠位端軟骨の形成と靱帯の処理によって残存指側へ側屈した指軸の矯正を行う(図3-84).

【基節骨の重複 Wassel Ⅲ〜Ⅳ型】

　橈側母指が低形成の場合が多く切除する. 切除指の橈側部分を用いて皮膚軟部組織を形成する.

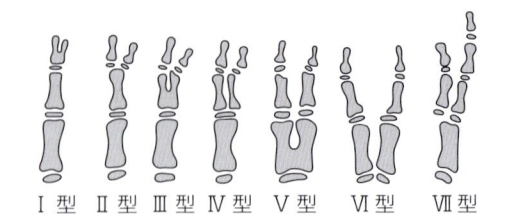

図 3-83　Wassel 分類

母指外転筋は切除指に停止しているため残存指に移行する. 指軸は尺側に傾いていることが多く, 指軸矯正は, 母指外転筋腱の移行と軟骨形成により行う. 基節骨の矯正骨切りを行うこともある(図3-85).

【中手骨の重複 WasselⅤ〜Ⅵ型】

　橈側母指を中手骨とともに切除し, MP 関節の形成と長母指伸筋腱を尺側に移行し, 指軸を矯正する(図3-86).

③ 合指症

　合指症は, 隣接する指が皮膚や軟部組織, 場合によっては骨や関節によって癒合している先天性異常である.

1 ● 病態

　手の原基である手板のなかで, 指の数だけ放射状に伸びる指放線が形成(誘導)される. 手板内で隣り合う指放線が癒合すると骨性合指症が形成される. 指放線が形成されてから指に分化する段階で指放線と指放線の間の細胞が生理的細胞死(アポトーシス)を起こすことで指間が形成される. この生理的細胞死が起こらない場合があり, 皮膚性合指症になる.

　合指症の多くは孤発性であるが, 家族性に発生する場合もあり, 常染色体優性遺伝の形で遺伝することが多い. また症候群の1つの表現型として発生することもあり, アペール症候群(Apert syndrome), ポーランド症候群(Poland syndrome)などが随伴することがある.

2 ● 分類

　合指症は, 「手の先天異常分類マニュアル」では, 指列誘導障害に分類される. さらに, 軟部組織と骨組織の癒合の程度により4型に分類されて

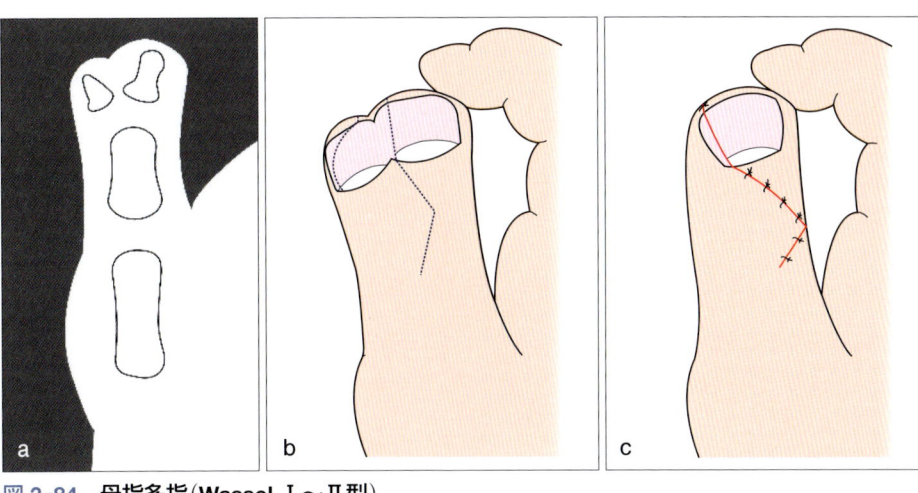

図 3-84 母指多指（Wassel Ⅰ〜Ⅱ型）
X 線では橈側指の低形成を認める（**a**）．橈側母指を切除し（**b**），切除指の軟部組織を用いて形成する（**c**）．

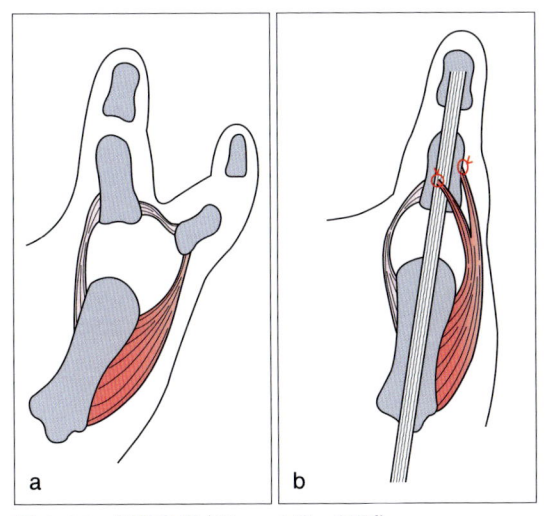

図 3-85 母指多指（Wassel Ⅲ〜Ⅳ型）
低形成の橈側母指を切除し（**a**），切除指に停止している短母指外転筋を移行する（**b**）．

いる．

- 単純型（simple syndactyly）：皮膚や軟部組織のみが融合している場合．指の骨（中手骨や指節骨）は正常です．
- 複雑型（complex syndactyly）：指の骨同士が融合している場合．関節や骨の異常を伴うことがあります．
- 完全型（complete syndactyly）：指の先端まで完全に融合している場合．
- 不完全型（incomplete syndactyly）：指の一部が融合している場合．

3 ● 疫学

合指症の発生率は，1,000〜3,000 人に 1 人とされており，男性にやや多く，罹患部位は中・環指が最も多い．

4 ● 治療

手術のタイミング：通常，生後 6〜18 か月の間に手術が行われる．

皮膚性合指症の指間分離では，合指部分の背側と掌側をジグザグに切開し，背側の矩形皮弁や掌側の三角弁を用いて指間を形成し，側面の皮膚欠損部に植皮を行う（図 3-87）．

骨性合指症では，皮膚性合指症に準じて手術は行うが，骨癒合切断後の骨露出部位については，局所皮弁による被覆が必要になる．

④ 裂手症

裂手症は中央列を中心に指や骨が欠損し，手がⅤ字型に裂けたような外観を呈する．また，指列欠損だけではなく中央列合指や多指，橈側列欠損など多彩な表現型を呈する．

1 ● 病態

胎生期に手板中央部の上皮頂堤に機能停止が起こり陥凹を生じる．手板中央部に生じた陥凹が，指放線形成時に指列誘導を阻害し指列欠損となる．遺伝形式は常染色体優性遺伝であり，約70%

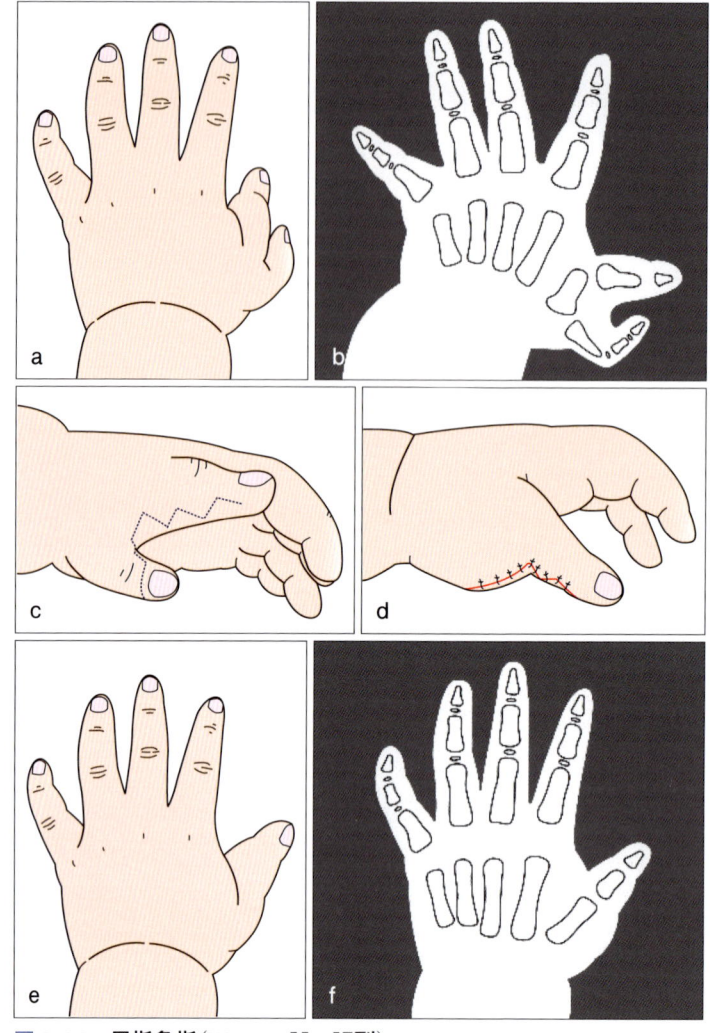

図3-86　母指多指（Wassel Ⅴ～Ⅵ型）
a, b：Wassel Ⅵ型．Ｘ線（b）では中手骨の基部で完全に分かれている．
c, b：橈側母指を第1中手骨とともに切除し，関節形成を行い，長母指伸筋
　　　 腱を尺側に移行する．
e, f：手術後の状態．

に遺伝子異常が認められるとされている．また症候群の1つの表現型として発生することもあり，Ectrodactyly-Ectodermal Dysplasia-Clefting syndromeやSHFM症候群などに随伴することがある．

2● 分類

「手の先天異常分類マニュアル」では指列誘導障害に分類される．欠損した指の数により裂手症を4型に分類した斎藤分類を改変した荻野分類が用いられる（表3-4）．

3● 治療

裂隙の閉鎖とともに第一指間を形成する（図3-88）．他にも横走骨の処理，皮膚性・骨性合指の分離，アライメントの矯正，欠損指に対する造指術などが必要になることがある．

❺ 先天性絞扼輪症候群

先天性絞扼輪症候群（congenital constriction band syndrome：CCBS）は，胎児期における羊膜の線維索が四肢に巻きつくことで発生する稀な先

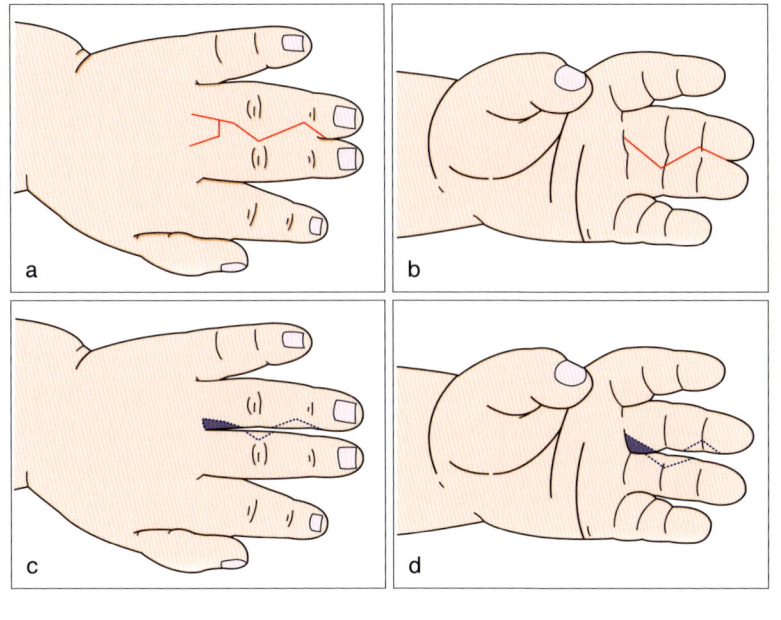

図 3-87　皮膚性合指症

a，b：手背側と手掌側には指を分離
　　　するためのジグザグの切開
　　　線をデザインし，手背には矩
　　　形皮弁をデザインする．
c，d：手術後の状態．指の側面で皮
　　　膚が足りない部位には植皮
　　　が行われる．

表 3-4　荻野分類

0 型：指の欠損のない深い指間陥凹．
1 型：単一指列の欠損．中指の欠損が多い．
2 型：2 指列の欠損．示指中指の欠損が多い．
3 型：3 指列の欠損．示指中指環指の欠損．
4 型：4 指列の欠損．小指のみが残る場合が多い．

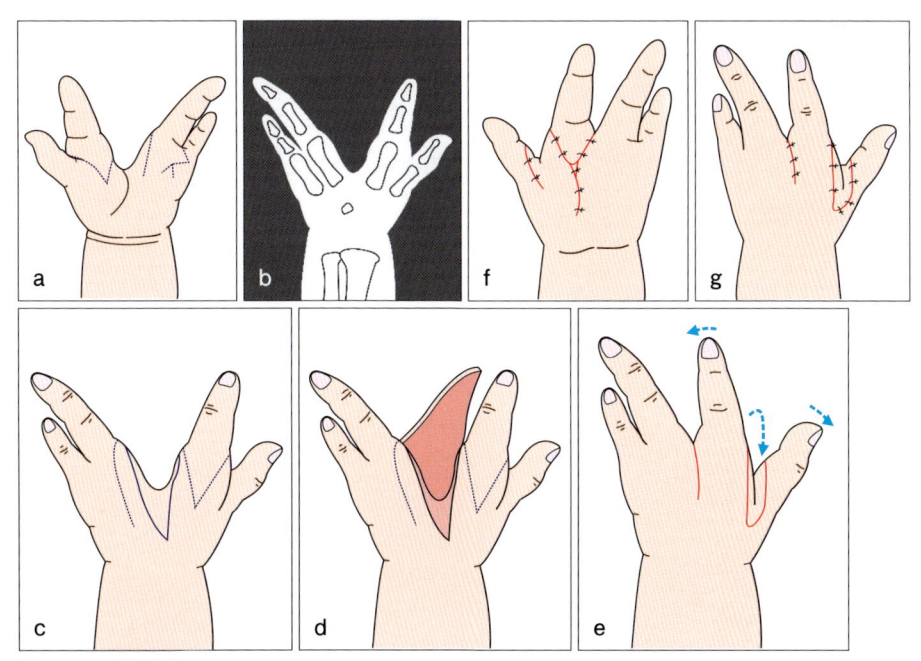

図 3-88　裂手症

a，b：中央列の欠損により V 字型に裂けたような外観．
c，d，e：裂隙部で有茎皮弁を挙上し，裂手部の閉鎖を行い，この有茎皮弁を第 1 指間に移動し指間
　　　形成を行う．
f，g：手術後の状態．

天性異常であり，絞扼輪，先端合指症，リンパ浮腫，切断などさまざまな表現型を呈する．

1● 病態

　CCBS の成因については，内因性として胚細胞の発育異常，手板内の出血や壊死などが考えられ，外因性として羊膜による絞扼や母親の妊娠中の感染などが考えられている．

2● 分類

　Patterson による病態分類が用いられる（表 3-5）．

表 3-5　Patterson による病態分類

1. 単純絞扼輪
2. リンパ浮腫の有無を問わない絞扼部以遠の低形成
3. 先端合指を伴う絞扼輪
　Type 1　指間形成が適切に形成されている
　Type 2　指間形成が不完全である
　Type 3　皮膚洞を形成し指間が形成されていない
4. 子宮内切断

3● 治療

　それぞれの表現型に対して，手術が行われる．絞扼輪型やリンパ浮腫型においては，絞扼部を神経・血管に注意しながら解除し，Z 形成や連続 W 形成により緊張がかからないように縫合閉鎖する（図 3-89）．

❻ 巨指（趾）症

　巨指症（macrodactyly）は，1 本または複数の指（趾）の長さと周囲径が過成長を示す先天性疾患である．指骨，軟部組織，血管，神経，皮膚が過成長する．Klippel-Trenaunay-Weber 症候群などの血管奇形やリンパ管腫に合併するものもある．

1● 病態

　一般的に遺伝性はないが，しばしば神経線維腫症や血管奇形と関連して発生することがある．

2● 分類

・進行性巨指症（progressive type）
　出生時にはほぼ正常な指でありながら，時間と

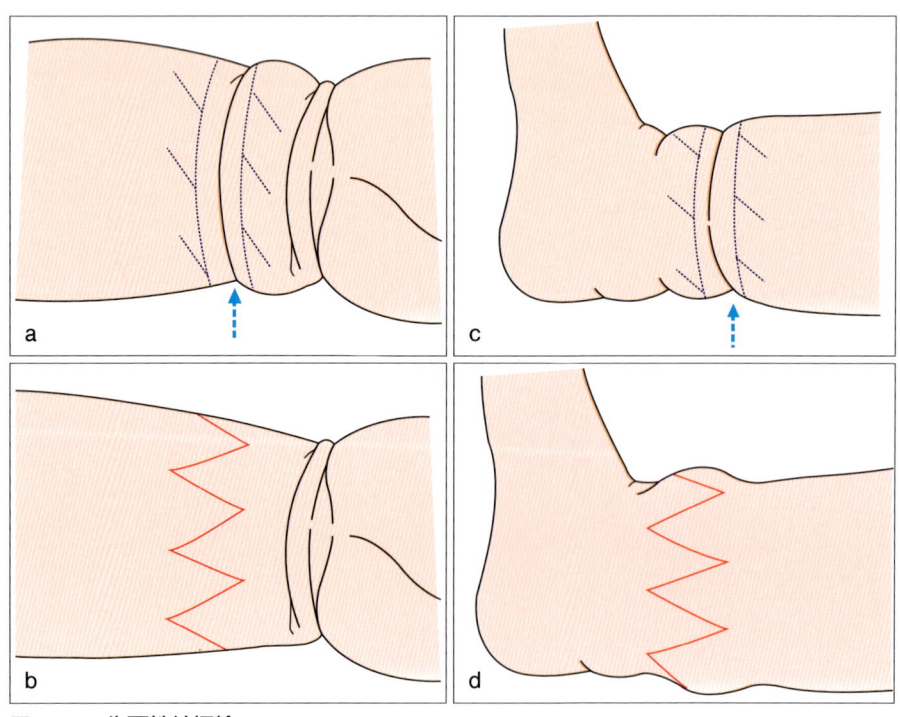

図 3-89　先天性絞扼輪
a，b：前腕の絞扼輪．連続 Z 形成のデザインと絞扼輪が改善した術後の状態（b）．
c，d：下腿の絞扼輪．連続 Z 形成のデザインと絞扼輪が改善した術後の状態（d）．

ともに異常に成長し，他の指と比べて大きくなる．成長が続くため，思春期までに顕著なサイズの差が生じることがある．

・非進行性巨指症（static type）

出生時から既に大きな指が確認され，その後の成長は通常の速度に留まる．出生時に診断されやすく，手術による介入が比較的早期に行われることがある．

3● 治療

皮膚・軟部組織・神経の切除，骨端線閉鎖術，骨切り術，骨短縮術，関節固定術，指切断を組み合わせながら，指のサイズを縮小する手術を複数回かけて行う（図 3-90）．

●参考文献

1）日本手外科学会先天異常委員会：手の先天異常分類マニュアル．2012
2）阿部宗昭（監），荻野利明：手の先天異常—発生機序から臨床像，治療まで．医学書院，2016
3）米延策雄，他：多指症 232 例の分析．日整会誌 54：121-134，1980

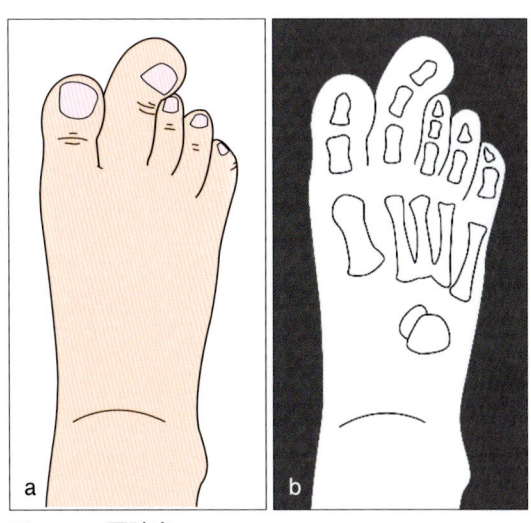

図 3-90　巨趾症
右第 2 趾が過成長となり（**a**），Ｘ線（**b**）においても趾節骨が長く太くなっている．

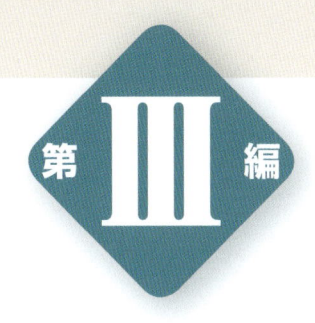

第III編

後天性疾患

第 4 章 外傷

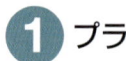

A 損傷および創傷

1 プライマリケア

A 定義と分類

　外傷とは，機械的・物理的・化学的な外的要因により生じた組織や臓器の損傷である．特に顔面や四肢では深部の骨や腱，筋肉，神経，血管などに損傷が及びやすく，それぞれの損傷に応じた治療が必要となる．一般的な熱傷や特殊な皮膚損傷である化学熱傷なども，外傷の範疇に入る．

　皮膚に生じた損傷は**創傷**と呼ばれる．創傷の「創」は組織離断のために皮膚損傷縁が離れたものであり，「傷」は皮下組織が開放されずに皮膚の連続性が保たれたものである．

　外傷としての創傷は**急性創傷**であり，炎症期，増殖期，リモデリング期といった創傷治癒過程により修復される．これに対して，慢性創傷では外的要因に加えてさまざまな内的要因が持続するために，創傷治癒機転が効果的に働かずに難治の状態となっている．

　創傷は外的要因の種類やその形態により，いくつかタイプに分類される．

1 ● 擦過傷（図 4-1）

　皮膚に平行な外力が働くことで摩擦が発生して，表皮や真皮が損傷を受けた状態である．創面に真皮や皮膚付属器が残存する部分では，瘢痕を残さずに速やかに上皮化するが，皮膚が全層で欠損する部分は瘢痕となる．

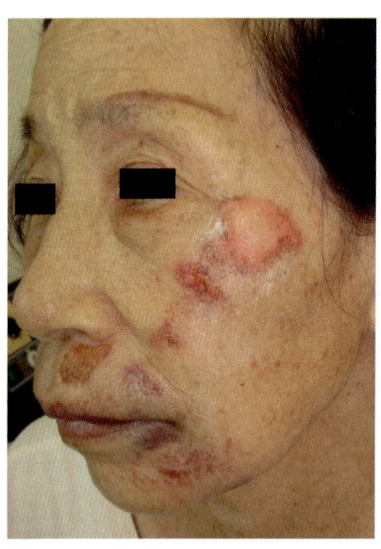

図 4-1　擦過傷
顔面の擦過傷．転倒してコンクリートで擦過した．

2 ● 切創（図 4-2）

　刃物などの鋭利なものにより，皮膚・皮下組織に断裂が生じた状態である．深部まで損傷が及んだ場合は，血管，神経，筋や腱組織の断裂が生じる．特に，顔面や四肢ではこれらの組織が比較的浅い部位にあるために注意が必要である．

3 ● 裂創・挫創（裂挫創）（図 4-3）

　裂創と挫創はともに強い鈍的外力が原因で，皮膚・皮下組織に断裂が生じた創傷である．鈍的外力と人体の硬組織（骨や歯）の間で，皮膚皮下組織が引き裂かれることで生じやすい．組織の挫滅が強いものを，挫創あるいは挫滅創と呼ぶ．損傷が広範囲で深部まで及びやすい．

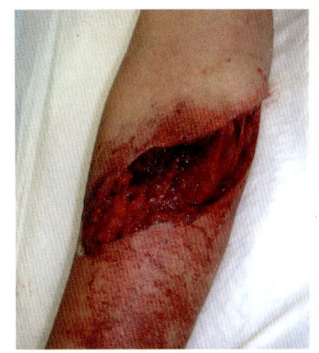

図 4-2　切創
前腕部で皮下脂肪と筋肉が損傷
している.

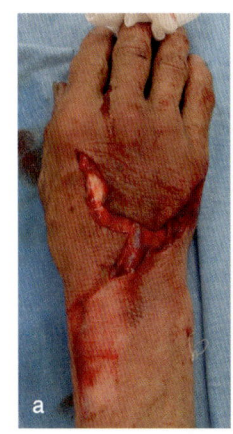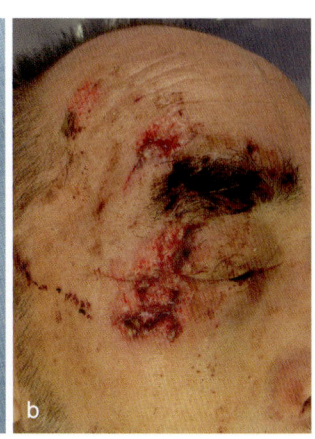

図 4-3　裂創と挫創
a：手背の裂傷で，皮静脈と伸筋腱が露出している.
b：顔面の挫創で，皮膚の挫滅が強い.

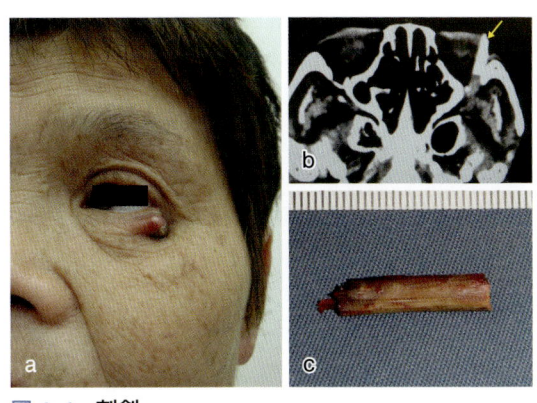

図 4-4　刺創
下眼瞼の刺創が盛り上がってきたため来院した(**a**). CTで
眼窩内に異物を認め(**b**)，皮膚を切開すると木片が出てき
た(**c**).

4 ● 刺創（図 4-4）

　鋭利で細い先端で突き刺した損傷で，深い創傷
となることがある. 深部組織損傷の可能性や，木
片などでは先端が残存している可能性も考慮し
て，各種検査の必要性を検討する.

5 ● 咬創

　ヒトや動物に咬まれて生じる創傷である. 歯牙
に付着している細菌が皮下組織に押し込まれるた
めに，感染頻度が最も高い. 治療においては特別
の処置が必要である.

Ｂ 創傷の処置

1 ● 洗浄と消毒

　外傷では，創面は汚染されていると考えて洗浄
を行う. 創部を愛護的に扱い，創部と創周囲の皮

膚洗浄を行う.

　創部の洗浄は原則として生理食塩水を用いる
が，表層に限局した擦過傷などの創面や創周囲の
皮膚では，水道水による洗浄も可能である. 洗浄
による疼痛が強い場合には，麻酔を行った後に洗
浄をする.

　次に創部周囲の皮膚消毒を行う. 創部が高度に
汚染されている場合には消毒液による創面の消毒
を行ってもよいが，組織傷害が心配な場合には創
面を生理食塩水で洗浄する. 創部周囲に毛髪や体
毛が残ることで，創部の感染頻度が増加すること
はない. そのため，創部周囲を剃毛する必要はな
いが，頭皮では縫合糸をかける範囲の毛髪をはさ
みで切ると縫合が容易になる. 眉毛部に創傷があ
る場合には，縫合時に眉毛辺縁を合わせる必要が
あるために，眉毛の剃毛は行わない.

2 ● 麻酔

　局所麻酔を行う前に，知覚・運動神経障害につ
いて確認する. 特に手指の知覚神経障害と腱断裂
による運動障害，顔面神経の障害による表情筋の
麻痺については，局所麻酔施行前の状態をカルテ
に記載する.

　皮膚・皮下組織の麻酔には，一般に1％リドカ
イン（キシロカイン®）が用いられるが，広範囲の
麻酔が必要な場合には，麻酔薬の極量を考えて濃
度の低いもの（0.5％）を使用する. アドレナリンが
添加されているものでは血管収縮作用により，創
部からの出血を抑制することができる.

3 ● 創内洗浄

生理食塩水を用いて創内洗浄を行う．異物が創面に残ると，感染の原因や外傷性刺青となるので入念に深部まで洗浄する．ガラス片や細かい砂などは，取り除きにくいために特に留意する．洗浄だけでは除去できない場合には，ガーゼやブラシによるブラッシングや高圧洗浄を用い，それでも異物を除去できないときにはメスやはさみを使用する．

4 ● 止血とデブリードマン

動脈性の出血がみられる場合には，必ずバイポーラや結紮で止血を行う．出血は血腫の原因となり感染を引き起こすことがあるので注意する．

汚染が高度な組織や，血行が悪く壊死になると考えられる組織を切除することを**デブリードマン**と呼ぶ．下肢は血行が悪いため，初期にうっ血や虚血症状を呈している創部の組織は，その後に壊死になりやすいため積極的にデブリードマンを行う．顔面は血行が豊富であるために，初期に創部の組織に血行障害がみられても，その後に回復することが多い．さらに顔面では組織量が限られておりデブリードマンを行うと術後の変形が著明になることがあるので，最小限の組織切除にとどめる．

5 ● 創閉鎖とドレナージ

受傷から6～8時間は，感染が成立する前であり縫合（一次的創閉鎖）が可能であるために **golden period** と呼ばれる．ただし，顔面は血行がよいために，汚染が強くなければ24時間経過していても縫合が可能とされる．一次的創閉鎖によって得られた治癒は**一次治癒**と呼ばれる．汚染が強い創傷では，縫合せずに開放創として，感染が落ち着いた後に手術で閉鎖する場合（**遷延一次治癒**）と，手術を行わずに治癒させる場合（**二次治癒**）がある．

外傷における創閉鎖では縫合部感染を考えて，細菌増殖が比較的少ないモノフィラメント縫合糸を用いたり，埋没縫合の数を減らしたりする．皮膚表面の縫合に太い縫合糸を用いると縫合糸痕を残すので，顔面や小児では留意する．

創部に血腫や漿液腫が生じると感染の原因となる．これらの予防のために，排出管（ドレーン）を創部に挿入して，血液や浸出液を排出（ドレナージ）する．ドレーンも異物であり感染の原因となるため，出血や浸出液の量を見ながら，できるだけ早期に抜去する．

⑥ 特殊な外傷の処置

1 ● 擦過傷

アスファルトやコンクリートとの摩擦で受傷することが多く，創面への異物の残存が問題となる．異物に対しては前述した創内洗浄やデブリードマンが必要である．擦過傷では皮膚欠損の深さや広さにより，浸出液の量や上皮化までの期間が異なる．創の深さや浸出液の量によって適切な創傷被覆材や軟膏を選択することが，早期の治癒のために重要である．

2 ● 咬創

歯牙でできた深い創底まで汚染が及び感染が生じやすい．動物の歯牙には，破傷風菌のような土壌由来の菌が存在する場合があることにも留意する．創底が浅くて十分に洗浄が可能であった場合には皮膚縫合を試みてもよいが，まばらに縫合して十分な観察を行い，感染徴候があれば縫合糸を外す必要がある．通常は，皮膚縫合を行わず開放創として，感染の程度を観察したうえで洗浄を行いながら遷延一次治癒または二次治癒とする．

3 ● 陳旧創

一次的創閉鎖がなされずに治癒が得られていない創部は，陳旧創と呼ばれる．創部の部位，面積，肉芽組織や感染の状態を評価して，閉鎖手術を行うのかそのままの状態で治癒させるのかを判断する．閉鎖手術には，植皮術や皮弁移植術が行われる．術後の感染が心配される状態では，網状植皮術が適している．術後瘢痕拘縮による合併症が心配される部位や，整容的な結果が求められる部位では皮弁移植術が選択される．

受傷から4週間以上が経過して治癒しない創傷は，何らかの原因のために創傷治癒が遷延していると考えられ，慢性創傷あるいは難治性潰瘍と呼ばれる．その原因として，外因性のものは感染，異物，圧迫，薬剤による接触性皮膚炎など，内因性のものは栄養，虚血，うっ血などが関与する．

Ｄ 感染予防

　新鮮外傷は，不潔創として汚染の状態や創面の大きさ，受傷から縫合までの時間経過などに応じて，予防抗菌薬の投与を検討する．通常は，皮膚常在菌である黄色ブドウ球菌や連鎖球菌をターゲットとして，第1世代セフェム系の抗菌薬を投与する．

　咬創や木片や釘などによる土壌が付着した汚染創では，破傷風菌感染の対策として破傷風ワクチンの注射歴を確認する．破傷風の基礎免疫が成立していない，あるいは消失していると判断される場合には破傷風トキソイドの投与を行い，汚染がひどい場合には破傷風免疫グロブリンの投与を追加する．陳旧創では汚染-感染創として扱い，細菌培養結果に基づいた抗菌薬を治療的に投与する．

● 参考文献

1）秋田定伯，他：外科系医師が知っておくべき創傷治療の基本．日本創傷外科学会（監）：外科系医師が知っておくべき創傷治療のすべて．pp2-28，南江堂，2017
2）小浦場祥夫，他：急性創傷．市岡滋（監）：創傷のすべて．pp18-32，克誠堂出版，2012
3）楠本健司：顔面外傷．波利井清紀（監）：形成外科治療手技全書III創傷外科．pp2-3，克誠堂出版，2015
4）館正弘：創傷の急性，亜急性，慢性，難治性をどう定義するか．創傷 4：133-134，2013

② 顔面外傷

Ａ 軟部組織損傷

　一般に顔面とは，頭部正面の大部分をさす．下顎の先端から上は頭髪の生え際までであり，左右は耳介までが顔面である．顔面は，露出部であること，顔面から頭部の重さが体重の10%程度であることから，転倒や交通外傷などさまざまな原因で受傷頻度が高い部位である．

　ヒトの顔には重要な感覚器である眼，耳，鼻，口などが集まっている．視覚，聴覚，嗅覚などで周囲の環境情報を取得，状況を把握する．首を動かすことで感覚器を有効に利用している．感覚器に加えて，顔面は呼吸や食事という生命維持に不可欠な活動を担っている．さらに，口唇は発声・会話で中心的な役割を果たすなど，コミュニケーションにおいて重要な機能も有している．

　顔面骨格は形態に個人差がある．これにより，個人を特定する識別子となるなど，社会的な役割も大きい．社会活動においては，表情によるコミュニケーション以外にも，顔面皮膚の質感や顔面骨格によって，性別や推定年齢，イメージ，精神・健康の状態，といったさまざまな情報を伝えることができる．したがって，顔面外傷においては単に創が治癒するのみでは治療として不十分であり，機能障害と醜状瘢痕や変形を最小限にする治療が求められる．

　本項では，顔面各部位の皮膚軟部組織損傷一般の治療を中心に解説する．

1 ● 救急処置

a 気道確保

　顔面は呼吸や食事という生命維持に不可欠な部位であるため，顔面外傷で最優先すべきは気道の確認と確保である．顔面外傷においては，口腔・咽頭の出血や嘔吐による吐物，歯牙・義歯などの異物，気道浮腫などによる気道狭窄や閉塞，顔面骨骨折による骨転位による舌根沈下による気道閉塞を起こす場合がある．初療においては，血中酸素飽和度などを確認しながら酸素投与を行い，必要に応じてマスク換気や気管内挿管，輪状甲状靭帯穿刺・切離，気管切開などにより気道確保を行う．

　創部の処置を行っている最中においても常に患者の呼吸状態や意識状態を頻回に確認することが重要である．初療時に呼吸状態が問題なくても，受傷24～48時間後に浮腫の進行による気道閉塞が生じる可能性があるため，慎重な経過観察が必要となる場合がある．

b その他の救急処置

　気道確保のあと，もしくはそれに並行して，意識レベルの確認，血圧・心電図モニター装着によるバイタルサインの確認，静脈ラインの確保を行う．特に意識状態と神経症状の有無に注意を払い，これらに異常所見がある場合や，循環動態が安定しない状態では，他部位に合併損傷があるものと考えてCT検査など全身精査を行う．

　局所の顔面損傷部位の応急処置としては，出血に対してはガーゼなどによる出血圧迫処置を行い，必要に応じてX線検査，CT検査を行う．

2 ● 顔面軟部組織損傷に対する処置の原則

顔面における処置も他部位での処置と原則は同じである（→127頁）．ここでは顔面に特徴的なことを中心に述べる．

a 診断

前述の一般的精査に加えて，顔面特有の，顔面神経などの神経損傷の有無，眼球損傷の有無，耳下腺管損傷の有無などを精査する．顔面神経損傷による神経麻痺は，局所麻酔を行ったあとでは診断しづらくなるので，麻酔注射の前に表情筋の動きを確認し，顔面神経麻痺の有無を診断しておく（→209頁）．

眼球損傷が疑われる場合は，眼瞼の腫脹が高度になる前に眼科医に相談する必要がある．内眼角部に創が及んでいる場合は，涙小管損傷の有無を精査する必要がある．点眼麻酔下に，涙点（→87頁）からの通水試験や涙管ブジーを通して損傷の有無を確認する（図4-5）．

受傷原因や創部の汚染状況の確認も重要である．動物やヒトによる咬創については汚染創として対応する．一般的には汚染創は縫合を行わず開放創として処置することが基本である．しかし，顔面は他部位より血流が豊富な部位であり，感染に対する抵抗性が高い部位でもあるため，口唇や眼瞼などの部位で，位置の変位が大きく生じた場合などでは，十分な洗浄と，慎重な術後観察下であれば，最小限必要な部位に縫合処置を行い，位置を整えることも考慮できる．

異物迷入などが疑われる場合は，X線検査やCT検査を行う．ガラス片や金属片はこれら検査にて確認できるが，木片などは同定困難であるため注意が必要である．

全身状態が落ち着かず，顔面の創処理に時間をかけられない状況で，顔面神経や耳下腺，涙小管などに損傷がある場合は，一般的な創処置とドレーン留置などを可及的に行い，患者に方針を説明したうえで，後日これ対する手術を待機的に行ってよい．

耳介などが完全または不完全切断しておりマイクロサージャリーによる再接合が必要になる場合，開放性骨折などで圧迫止血を行っても止血困難で軟部組織処置と骨接合を同時に行ったほうがよい場合，局所麻酔薬が極量を超えて必要になりそうな広範囲の軟部組織損傷の場合などでは，全

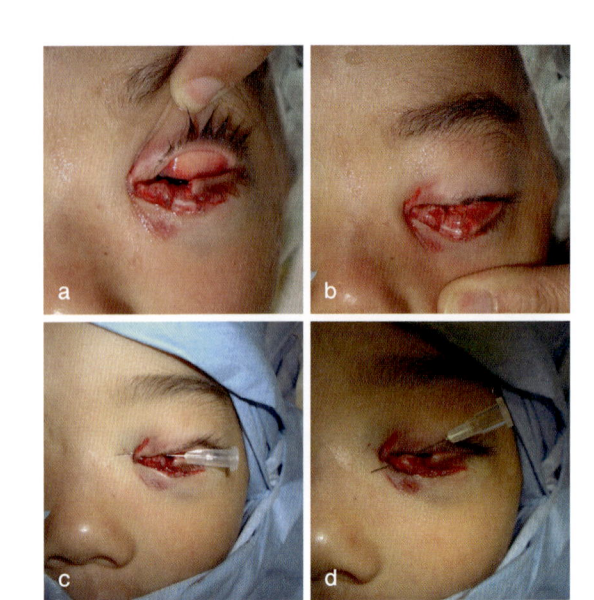

図 4-5　眼球損傷の確認
a，b：上下眼瞼の裂創
c，d：上下涙小管断裂が確認される．

身麻酔下の創処置が適応となる．

b 消毒

創周囲の皮膚消毒にはアルコールを含まない無色の消毒薬（クロルヘキシジングルコン酸塩など）が多く用いられている．アルコールは組織刺激性があり，疼痛も強くなるので，創部の消毒には推奨できない．ポビドンヨード液などの有色の消毒薬は，創傷周囲皮膚の各種境界線や創傷内の構造物，異物などがわかりにくくなるため，顔面外傷の創消毒には不向きである．

創内部の組織に対して消毒薬は組織毒性をもつと考えており，創内部の清浄化には生理食塩水による十分な創洗浄が推奨される．

c 麻酔

局所麻酔には，末梢血管収縮作用による創部の止血と麻酔作用時間の延長を目的として，通常10万倍アドレナリンを添加したリドカインを用いる．使用する局所麻酔の極量を確認しておくことは，局所麻酔中毒予防のために重要である．小児の場合は特に注意が必要であり，希釈して使用するなどの工夫が必要となる場合がある．

麻酔を局所注射するときは，細い注射針を用い，創内部の汚染の少ない部位から刺入して，周囲の皮下，皮内に緩慢に薬液を注入するなど，患者の痛みを軽減するよう配慮する．血管内投与を

防ぐために，注入する際は必ず一度シリンジ内に陰圧をかけて，逆血の有無を確認する必要がある．

d 止血・洗浄と異物除去

麻酔が十分に効いたことを確認したのちに創部の止血と洗浄を行う．圧迫で止血ができない出血点に対しては，双極型（バイポーラ）電気凝固器を使用して，丹念に止血を行う．大きな動脈性出血の場合は，結紮処理が推奨される．アドレナリン添加の局所麻酔の効果で，術中は一時的に出血が落ち着いていることもあり，後に出血することがあるので，処置時に止血されているようでもリスクがある血管は結紮止血するほうがよい．

生理食塩水を用いて十分に洗浄し，止血を行いながら，創内の異物を丁寧に除去する．細かい砂粒やアスファルトなども洗浄しながらブラシや鑷子を用いてできる限り取り除く．これら異物が残存すると，のちの創感染の原因となったり，外傷性刺青となったりすることがあるため，この時点での異物除去は重要である．

e デブリードマン

デブリードマンとは汚染された組織や壊死組織を除去することである．一般的には，これら汚染組織や壊死組織は積極的にデブリードマンすることが推奨される．しかし，顔面での過度のデブリードマンは，組織欠損を生じ，重度の変形などの後遺症を残し，その後の患者の社会生活に大きな影響を及ぼす可能性がある．顔面は血行が豊富であり，感染への抵抗力も高いため，一見血流が不良に見える組織も，極力温存して，最小限のデブリードマンにとどめることを考慮する必要がある．

f 縫合

創の縫合に際して，皮膚縫合のみだと皮下に死腔を生じると考えられる場合には，必要最小限の皮下縫合および真皮縫合を行う．真皮が薄い眼瞼部では真皮縫合は原則行わない．

皮膚表面の縫合では細いナイロン糸を用い，創を軽く合わせるようにする．糸を強く締めすぎると縫合糸痕（suture mark）を残しやすいので，術後の浮腫を考慮して緊張のないように結節を作る．皮下に死腔がなく止血が十分であればドレーンの留置は必要とせず，通常の圧迫固定ドレッシングで十分である．

g 軟部組織欠損部の処置

顔面の軟部組織損傷では，腫脹により創縁が大きく離開し，組織欠損が大きく見えることが多い．実際は，剥奪創（degloving injury）などで弁状になった皮膚も丁寧に縫合固定すれば，欠損は少ないことが多い．実際に組織欠損が生じた場合は，後の植皮術や皮弁形成術を行うことを念頭に置いて，人工真皮や創傷被覆材で欠損部を被覆しておく．この段階では，変位した組織をなるべく元の位置に戻すことを主眼に置いた処置を行うことが重要である．皮膚欠損部や瘢痕に対する二次的な形成手術が必要になることを，初療の段階で患者に説明しておくことは重要である．

h 感染予防

感染予防には，十分な創洗浄が最も重要である．特に汚染された創に対しては，抗菌薬投与や破傷風予防を行うべきである．

3 ● 顔面各部位別軟部組織損傷の対応

a 頭部

頭部の外傷については，まず頭蓋内に問題がないか判断する必要がある．神経学的所見を確認し，CT検査を行い，頭蓋内損傷を鑑別する必要がある．頭部では頭髪や出血により創の範囲がわかりづらいことが多いので，十分に洗浄しながら創の状態を確認する．創が毛流に直交する方向であれば，頭髪が伸びた場合に瘢痕は目立ちにくいが，毛流に沿った方向であれば瘢痕が目立ちやすくなる．また，創周囲に毛根の損傷があると，幅広い瘢痕性禿髪となって目立ちやすくなる．

初期治療においては，周囲の毛根に損傷を与えないように組織を愛護的に扱い，真皮縫合は行わない．血腫形成が懸念される場合はドレーン留置を考慮する．顔面においてはスキンステープラーによる閉創は推奨されないが，被髪頭部においてはスキンステープラーを用いてもよい．

b 前頭部，眉毛部

眉毛外側部での損傷では，顔面神経側頭枝の麻痺の有無を確認することが重要である．前頭筋麻痺が認められた場合は，顕微鏡下での神経再建などが必要になることがある．

頭髪の生え際や眉毛の剃毛は行わない．剃毛すると縫合後に，これらの部位にずれが生じ，それがのちに醜状変形となる可能性がある．

c 眼瞼部

　眼瞼部の外傷においては，前述のとおり，眼球や涙小管，顔面骨折などの合併を確認する必要がある．

　瞼縁部にかかる損傷については，gray line と呼ばれる Meibomian gland（マイボーム腺）開口部が並ぶ線がずれないように key suture を置き，縫合閉鎖することが重要である．眼瞼部は組織変異により，組織欠損と間違えやすい部位であるので注意が必要である．ジグソーパズルを組み合わせるように位置を調整しながら縫合して，正しい位置に戻すことが重要である．眼瞼は後に瘢痕拘縮による変形や外反などが生じやすい部位であるため，治癒後も慎重な観察が必要である．

　眼瞼内側部の損傷では，涙道，特に涙小管損傷が問題となる．下涙小管の損傷は後に流涙の原因となる（図 4-5）．

　涙小管断裂に対しては，顕微鏡下による涙小管吻合が必要である．涙小管の吻合にはマイクロサージャリー用のナイロン糸を用い，縫合後涙管チューブを留置する必要がある．

d 頬部

　頬部では顔面神経と表情筋，耳下腺管の損傷が問題になる．外眼角部から尾側に垂直に下した線より外側における顔面神経損傷は外科的な再建が必要とされる．また，耳下腺管は上口唇中央と耳珠を結んだ線の中央 1/3 の部位付近に存在し，咬筋前縁から口腔内に開口する．口腔内の開口部は上顎の第 2 大臼歯に対面する頬粘膜部に存在し，小隆起を形成する．

　耳下腺管断裂に対する吻合も，ルーペや顕微鏡などの拡大視野下に行い，細いナイロン糸を用いる．

e 鼻部

　外鼻の下方 1/3 皮脂腺に富み可動性が乏しいため，小さい欠損でも縫縮が難しいことが多い．鼻軟骨が断裂する場合もあり，可能な限り元の位置に戻して縫合する．欠損部を無理に縫縮すると，のちに変形をきたす場合もあり，初期治療では無理をせず人工真皮貼付や，創縁を軽く寄せる程度の縫合にとどめるなどの対応をして，後に植皮術や皮弁形成術を行う方針を患者に伝えておく必要がある．

f 口唇部，口腔内

　口唇は軟部組織が歯牙によって圧せられて複雑な挫滅創になりやすい部位である．特に口唇縁にかかる裂傷では，口輪筋を吸収糸により縫合し，赤唇と白唇の境界線をずれなく合わせる必要がある．境界線をマーキングする前に局所麻酔を注入すると，その境界がわかりづらくなるため，注意が必要である．粘膜部は吸収糸で縫合してよいが，正面からみえる赤唇部から白唇部にかけては細いナイロン糸を用いて縫合する．

g 耳介部

　耳介の裂傷においては，耳輪の軟骨を元どおりの位置に合わせるように縫合することが重要である．また耳介前面の皮下には血腫を生じやすい．この部位の血腫は穿刺吸引のみでは再発しやすく，のちにカリフラワー耳変形をきたす場合もあるので，必ず吸引後に圧迫固定やボルスター固定を行う．

●参考文献

1) Daniel YC, et al：Management of Traumatic Soft Tissue Injuries of the Face. Semin Plast Surg 35：229-237, 2021
2) Christian P, et al：Primary repair of soft tissue injury and soft tissue defects. In Amir HD, et al（ed）：Facial Trauma Surgery（1st ed）. Elsevier, Amsterdam, 2019
3) 日本形成外科学会（編）：形成外科診療ガイドライン 3 2021 年版. 金原出版, 2021
4) 安瀬正紀, 他（編）：外傷形成外科. 克誠堂出版, 2007

Ⓑ 骨折

1 ● 顔面骨骨折総論

a 顔面骨の構造と骨折の特徴

・顔面骨の構造

　狭義の顔面とは前頭鼻骨部から下顎部おとがいまでの範囲をさし，顔面骨は涙骨，鼻骨，下鼻甲介，鋤骨，上顎骨，口蓋骨，頬骨，下顎骨，舌骨からなる．しかし臨床の場では一般に，前頭部の生え際から下顎部までを顔面とすることがほとんどであるため，本項では頭蓋骨の一部を構成する前頭骨，蝶形骨，篩骨を含めたものを顔面骨として論ずる．顔面骨骨折を扱う際には，前頭骨を中心とした顔面骨上 1/3，眼窩・上顎複合体からなる中 1/3，下顎骨からなる下 1/3 の 3 つに分類すると簡便である．

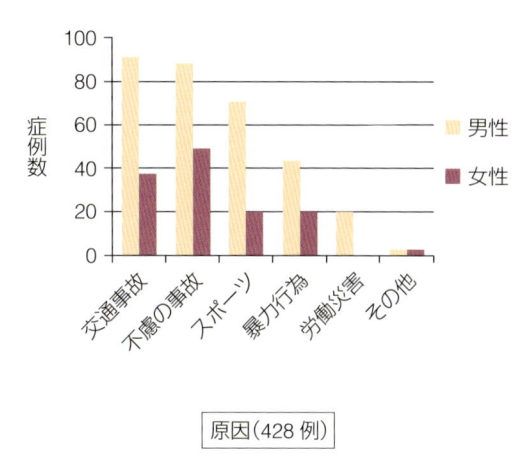

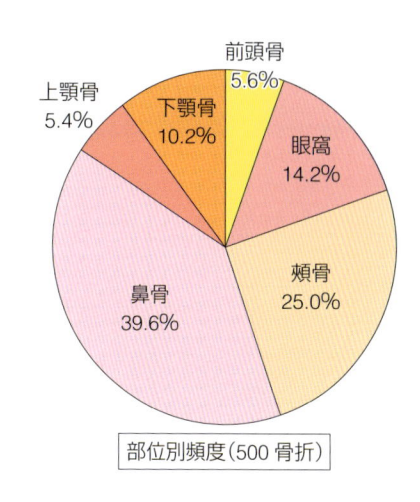

図 4-6　顔面骨骨折の統計（原因と部位別頻度）

（權暁子，他：当院における顔面骨骨折の統計的検討．新潟医会誌 126：40-46，2012 より）

顔面骨は膜性骨であり，その骨格は薄い板状の骨とそれに続く厚みのある骨によって構成され，眼窩，副鼻腔，鼻腔，口腔といった cavity（腔）を形成している．頬骨や上顎骨の水平・垂直方向には buttress（支柱）と呼ばれる厚い梁構造が存在し，cavity の保持と咀嚼力などの外力に対応している（➡図 2-37 参照）．

・顔面骨の骨折の特徴

上記のような顔面骨の解剖学的特徴のため，一般的に以下のような特徴がある．

① 容易に粉砕骨折となるが，副鼻腔の存在により外力が吸収されて深部臓器への直接損傷が軽減される．

② 骨片が副鼻腔や口腔・鼻腔などの外界に露出しやすいが，骨および周囲の軟部組織の血行がよいため，感染は稀である．ただし口腔内と交通した下顎骨粉砕骨折などでは，時に感染を起こし骨髄炎を生ずる．

③ 骨折部の疼痛は比較的少ない．

④ 骨折部は早期に線維性に癒合して固定されやすい．

b 頻度と受傷原因（図 4-6）

顔面骨骨折は強力な鈍力が顔面に作用したときに起こるが，外力にさらされやすい突出部に多いとされる．部位別では一般に鼻骨骨折が最多で，次いで頬骨骨折，眼窩骨折が多い．受傷原因では，交通事故，不慮の事故，スポーツ外傷，労働災害などであるが，ケンカなどの暴力行為による受傷が多いのが特徴である．ただし，骨折の種類に

よって受傷原因にも若干の差がある．

c 診断・検査

・診察

まず問診・視診・触診によって臨床像を的確に把握することが基本であり，決して画像検査のみの診断は行わない．患者自身に確認できない場合は，周囲の者に問診を行うなど，受傷原因や受傷前・受傷時の状況把握に努める．頭蓋内や頚椎損傷などの合併損傷を見逃さないよう注意する．

・顔面骨骨折に伴う症状

圧痛，介達痛，皮下出血，骨の異常な動揺性，骨折部の段差など，骨折に共通した症状のほか，顔面骨骨折では各々の骨折に特有の症状や変形が認められる（表 4-1）．とりわけ顔面の知覚異常，眼部症状や顎口腔症状は顔面骨骨折の診断のうえで非常に重要である．診断におけるそれぞれのポイントを以下に示す．

【顔面の知覚】（図 4-7）

顔面の知覚は三叉神経により支配されている．三叉神経は顔面骨の骨内や骨の表面上を走行するため，骨折により損傷を受けると顔面皮膚や粘膜の一定の領域に知覚障害が起こる．よって顔面の知覚検査は骨折部位の診断に大変有意義である．

【眼部】

眼部の診察は，顔面骨上 1/3 と中 1/3 の骨折の診断に有用である．視機能や眼球運動をはじめとして眼球の位置，眼瞼や涙道の状態を調べる．眼窩縁の触診で変形，圧痛などを検索できる．急性期は，腫脹や疼痛のために困難な場合も多いが，

表4-1　顔面骨骨折に伴う症状

		頬骨骨折	頬骨弓骨折	上顎骨骨折	鼻骨骨折	鼻篩骨骨折	ブローアウト骨折	前頭骨-前頭蓋底骨折	下顎骨骨折
眼部症状	外眼角部の下降	○							
	眼球位置の上下異常	○						○	
	球結膜下出血	○		○*		○	○	○	
	眼球陥凹	○		○*			○		
	眼球運動障害・複視	○		○*		○	○	○	
	眼球突出	○						○	
	眼瞼下垂							○	
	眼窩内気腫	○		○*		○	○	○	
	内眼角の鈍化					○			
	内眼角間距離の増大					○			
	流涙			○*		○			
顎口腔症状	開口障害	○	○						○
	開口時の下顎偏位	○	○						○
	咬合異常			○					○
	歯列弓の変形			○**					○
	流涎・不明瞭な発音			○					○
	歯牙の脱落			○					○
鼻部症状	鼻出血	○		○	○		○	○	
	髄液鼻漏			○*				○	
	嗅覚脱失			○*		○		○	
知覚障害	眼窩下神経領域	○		○*				○	
	頬骨神経領域	○		○*				○	
	上顎歯牙・歯肉	○		○				○	
	硬口蓋			○					
	眼窩上・滑車上神経領域							○	
	下歯槽神経領域								○

＊：Ⅱ，Ⅲ型，＊＊：矢状骨折

〔平野明喜：骨折．平林慎一，他（編）：標準形成外科学（第6版）．p139，医学書院，2011より〕

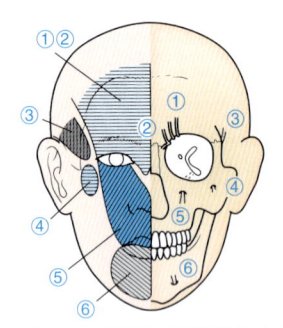

図4-7　顔面の知覚神経と領域
〔平野明喜：骨折．平林慎一，他（編）：標準形成外科学（第6版）．p139，医学書院，2011より改変〕

① 眼窩上神経
② 滑車上神経・滑車下神経
③ 頬骨側頭神経
④ 頬骨顔面神経
⑤ 眼窩下神経
⑥ おとがい神経

可能な限り施行する．
【顎口腔症状】
　視診および触診により，歯牙・歯肉・口腔内粘膜の損傷，知覚，咬合，開閉口などの顎運動などの状態を調べる．受傷前より**不正咬合**を有する人も多いため，咬合や顎運動に関しては問診も重要

である．
・**検査（画像検査）**
【単純X線検査】
　単純X線像で顔面骨骨折を診断することは容易ではなく，その有用性は限られる．**Waters法**は眼窩から頬骨，上顎骨の骨折に有用であり，腹臥位ができない場合は逆Waters法で撮影する（図4-8a）．**オルソパントモグラフィ**は下顎骨全域の描写が可能であり，下顎骨骨折の診断に用いられる（図4-9）．
【CT検査】
　CTは，顔面骨骨折の診断には大変有用な検査であり，水平断，冠状断，矢状断の鮮明な断層像を得ることができ，骨折部の確認が極めて容易である（図4-8b）．また同時に，頭蓋内や眼窩内の状態，軟部組織の損傷の程度なども把握できる．
　3D-CTは立体的に顔面骨の全体像を描出するため，骨折の診断はもとより転位方向の確認など

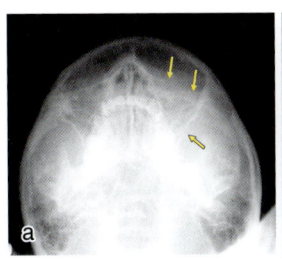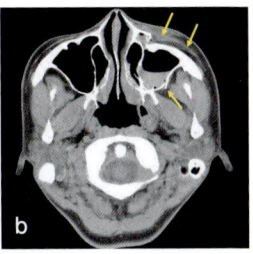

図 4-8　左頬骨骨折の Waters 法(a)と CT 画像(b)
頬骨の内後方転位が認められる.

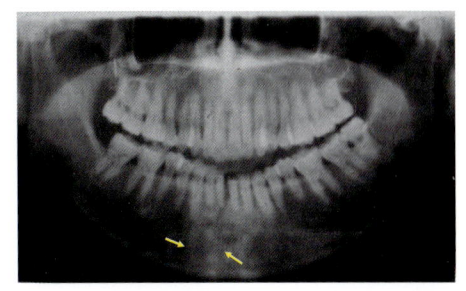

図 4-9　下顎骨骨折のオルソパントモグラフィ
下顎正中から右体部にかけて骨折が認められる.

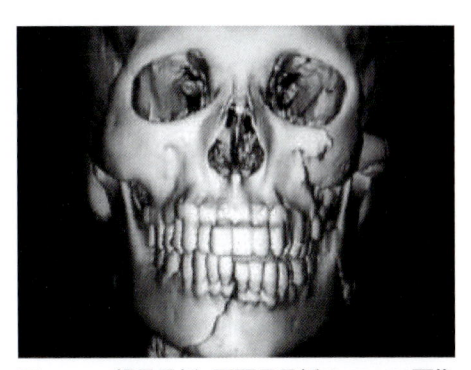

図 4-10　頬骨骨折,下顎骨骨折の3D-CT画像
左頬骨骨折(頬骨弓骨折を含む),下顎骨骨折(おとがい部と左角部)が認められる.

も一層容易となる(図 4-10). ただし, 眼窩壁などの薄い骨やズレの少ない骨折部など, 骨折として表示されにくいため注意を要する.

【超音波検査】

比較的簡便であり, 放射線の被曝もない. 鼻骨骨折の術前診断と骨折整復後の評価に有用である.

【MRI 検査】

眼窩骨折の際の外眼筋の運動評価に用いられる.

d 治療

・救急処置を含む初期治療

顔面骨骨折で, 緊急的に手術(整復・固定)が必要となるものは比較的少ない. 救急処置を要するものとしては, 骨折に伴う大出血や気道の閉塞である. 止血処置を行い, 気管内挿管や気管切開によって速やかに気道の確保を行う. 頭蓋内損傷, 頚椎損傷, 眼球損傷, 視神経管骨折などの合併損傷に注意し, 場合によっては合併症の治療が優先される.

外傷により完全脱落した歯牙は除去するが, 動揺や半脱臼した歯牙は隣接歯に細いワイヤーなどで固定し, 後日歯科医に依頼する. 頬骨骨折や眼窩底骨折などでは眼窩と鼻腔が連続性をもち, 鼻腔内圧を上げると眼窩気腫が起こるため, 強く鼻をかまないよう指導する.

・手術適応

すべての骨折が手術適応とはならず, 臨床所見と画像所見などから総合的に判断する. 変形による整容的問題が主である場合, 患者と家族の希望に委ねられることも多い.

・手術時期

一般に確定診断, 合併損傷の検索とその安定化, そして顔面の腫脹が軽減した後に行う. 骨折部が線維性に癒合する前, 受傷後 10 日～2 週間に適切な整復を行うことが望ましい.

・基本的な治療

【アプローチ】

到達可能である頭皮からのアプローチは顔面に瘢痕を残さず, 同時に頭蓋骨から骨採取できるという利点があるが, 侵襲が大きいうえに頭部に瘢痕性禿髪を生じるので, その使用は慎重に行う. 眼瞼は比較的瘢痕が目立たず, 口腔内からのアプローチは術後瘢痕が全く目立たないという大きな利点をもつ.

【骨固定】

骨折部の骨固定法は古くはワイヤーが用いられたが, 現在はプレートによる面としての固定が一般的である. プレートは厚さ 1 mm 程度の**ミニプレート**やさらに薄くて小さな**マイクロプレート**が用いられる.

従来のチタン製のプレートに加え, 近年ではポリ L 乳酸を主成分とする吸収性プレートも広く用いられている. 吸収性プレートは, 強度と操作性においてチタン製に劣るが, 数年で加水分解するため抜去不要という利点がある.

【顎間固定】

　上顎骨や下顎骨骨折では，受傷前の咬合（**習慣性咬合**）の再現と骨折部の安静を目的として**顎間固定**が行われるが，これは四肢骨折におけるギプス固定に相当する．副木としての**アーチバー**や矯正歯科用ブランケットを上下顎の歯列弓唇側に沿わせて歯牙に結紮固定する．そして上下顎を小さな輪ゴムや細いワイヤーで連結し，理想的な習慣性咬合位で保持する（図4-11）．顎間固定中は開口不可だが，流動食は経口的に摂取でき，日常の会話も可能である．

・小児の顔面骨骨折

　小児の顔面骨は軟らかく弾性に富むため，外力を受けても骨折は起こしにくい．小児の顔面骨骨折は若木骨折となりやすく，粉砕骨折は稀である．一般に成長期の骨折は早期に癒合するため，早めに治療すべきであるとされる．下顎の関節突起骨折のように成長に伴い自然に矯正治癒する場合もあり，成人の骨折とは多少異なる特殊性に留意すべきである．

2 ● 顔面骨骨折各論

a 前頭骨骨折

　前頭部の骨は厚く，骨折が起こる際は交通事故や転倒などによる強い外力が加わって発生する．頭蓋内血腫などの頭蓋内損傷の精査は不可欠であるが，形成外科領域では前頭洞骨折や，前頭蓋底骨折の1つである眼窩上壁骨折がその治療対象となる．

・前頭洞骨折

【症状】

　前頭洞の前壁のみで後壁に骨折が及ばない場合，骨折の偏位による陥凹変形が主な症状である．しかし，時に眼窩上神経や滑車上神経の損傷による前額部の知覚麻痺や，上斜筋滑車部の損傷による眼球運動障害を伴う．

　一方，骨折が前頭洞後壁に及ぶ場合は，頭蓋内の硬膜損傷から**髄液鼻漏**の可能性があり，注意を要する．またこの骨折では，受傷後長期間経過してから前頭鼻管の狭窄や閉鎖が起こり，前頭洞の**粘液囊腫（mucocele）**や**膿囊腫（pyocele）**などをきたすことがある．

【治療】

　症状が前額部の陥凹変形だけの場合は，整容的

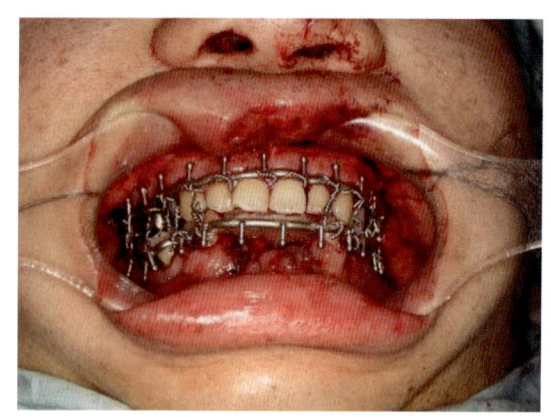

図 4-11　**アーチバーを用いた上下顎骨骨折例の顎間固定**

改善が目的となり，新鮮例ではプレートによる整復固定，陳旧例では自家骨移植や人工骨移植が主に行われる．前頭洞後壁骨折によって髄液鼻漏が長期に持続する場合は，開頭術による閉鎖が必要となる．前頭鼻管の閉塞に対しては，シリコンチューブを挿入するなど，鼻腔へのドレナージが必要である．

・眼窩上壁骨折

【症状】

　眼窩上壁に骨折が及んだ場合，頭蓋内損傷による硬膜損傷や髄液鼻漏に加え，眼窩内に落ち込んだ骨片のため，上直筋の損傷による眼球運動障害，眼瞼挙筋の損傷による眼瞼下垂などが生じる．骨折がより深部に及ぶと，上眼窩裂症候群（眼球突出，眼運動麻痺，視力障害，瞳孔異常）や眼窩漏斗尖部症候群（眼運動麻痺，瞳孔異常）も認められるようになる．

【治療】

　骨片の眼窩内への転位が高度な場合は，眼球への圧迫解除のために早急な整復と固定を要する．

b 鼻骨骨折

　顔面骨骨折のなかで最も頻度が高く，スポーツ，ケンカなどによる直達外力によって比較的容易に起こる．鼻骨は前方遊離縁に近づくほど薄くなり，前方1/2の部分での骨折が多い．

【症状】

　変形は外力の方向によって左右され，**斜鼻型**と**鞍鼻型**に分けられるが，斜鼻型が多い（図4-12a）．症状は鼻出血がほぼ必発で，時に鼻閉や圧痛を伴う．視診・問診・触診により診断は難しく

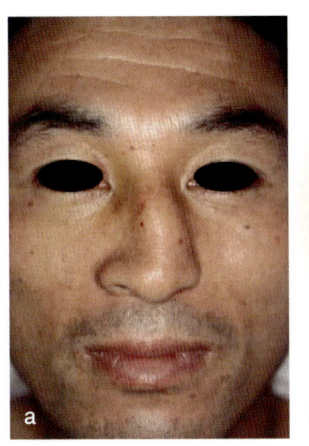
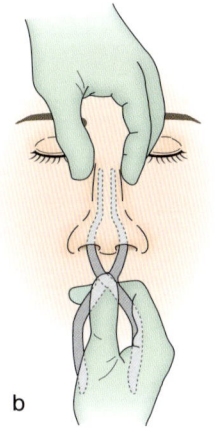

図 4-12　鼻骨骨折
a：斜鼻型，**b**：鼻骨骨折の徒手整復

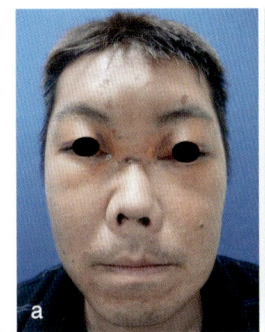
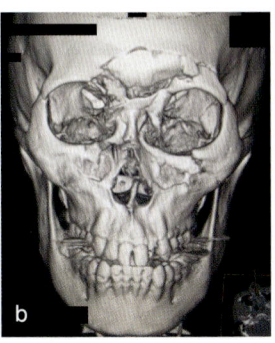

図 4-13　鼻骨篩骨骨折
a：前頭骨骨折，Le Fort Ⅱ型骨折を伴った鼻骨篩骨骨折による顔面中央部の高度陥没変形，**b**：3D-CT

（Mitsukawa N, et al：Halo-Type Distraction Device Used to Treat a Severe Midface Depression Fracture. J Craniofac Surg 27：1558-1560, 2016 より）

ないが，受傷後数時間が経過して腫脹が高度となった場合の診断は容易ではない．CT，超音波検査などにより確定診断を行う．

【治療】

　全身麻酔または局所麻酔下に，アドレナリン加リドカイン液を浸潤させた小ガーゼで鼻内表面麻酔を行う．鼻骨整復鉗子（ワルシャム鉗子など）を用いて徒手的に鼻骨および鼻中隔を整復し，その後は数日間の鼻内パッキングガーゼ挿入と1〜2週間のギプス固定を行う（図 4-12b）．

　受傷から2〜3週間以上経過すると線維性に固定されるため，非観血的整復は困難となり，鼻骨骨切り術などの観血的整復が必要となる．なお小児の場合，一連の操作は全身麻酔下に施行する．

c　鼻篩骨骨折

　鼻根部への強力な外力によって生じる．鼻篩骨部の深層は，壁の薄い涙骨や篩骨の紙様板，篩骨蜂巣などで構成され，非常に脆弱で粉砕骨折となりやすい．

【症状】

　骨折の部位により，鼻根部の変形（**鞍鼻変形**），鼻尖の上方偏位，内眼角靱帯の断裂に伴う内眼角離開や変形，涙道損傷による流涙，篩板損傷による嗅覚脱失や髄液鼻漏など，鼻部や眼部に多彩な症状を呈する（図 4-13）．

【治療】

　支持組織の破壊された鼻篩骨合併骨折は整復固定自体が困難であり，術後も鞍鼻変形が残存しやすく，一期的または二期的に骨移植が必要となる

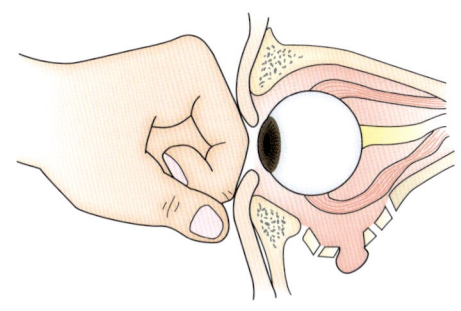

図 4-14　ブローアウト骨折
前方からの外力により眼窩内圧が上昇し，骨の薄い下壁に骨折が生じる．

ことも少なくない．また，転位した内眼角靱帯や閉塞した涙道の再建も行わなければならない．

d　眼窩内骨折（ブローアウト骨折）

　眼窩壁単独に起こる骨折の名称として用いられる．眼部に強い外力が加わると眼窩内圧が瞬間的に上昇し，眼窩内の構造的に弱い部位（下壁や内壁）に骨折が生じる発生機序が知られており，**ブローアウト骨折**とも呼ばれる（図 4-14）．その際，下壁は上顎洞，内壁は篩骨蜂巣となっているために同部へ眼窩内容の一部が逸脱し，特異的な症状を呈する．単独骨折のみならず，時に眼窩下壁から内側までの骨折をきたすこともある．

【症状】

　眼窩下壁には下直筋，内壁には内直筋がある．それら外眼筋の一部や眼窩内脂肪織が骨折部に挟まることがあり，そのために上下方向や内外方向

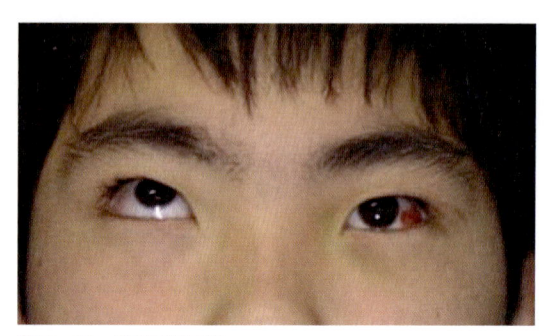

図 4-15　眼窩内骨折
左眼球の上転障害がみられる.

への**眼球運動障害**と**複視**をきたすことが多い(図4-15).また下眼窩裂を出た眼窩下神経束は,眼窩下神経溝から眼窩下神経管に入り,その管を走行した後に眼窩下神経孔を出て頬部などの知覚を司る.よって下壁骨折では,時に眼窩下神経の障害を伴う.

骨折に伴う眼窩内容積の拡大や,副鼻腔に脱出した眼窩内容物の量に比例した**眼球陥凹**,その他,球結膜下出血,眼窩部の腫脹,鼻かみによる皮下・眼窩内の気腫,血液の混ざった鼻汁などを特徴とする.しかしこれらがすべて揃うとは限らず,ごく軽微な症状のことも多い.

確定診断にはCT検査が有用であり,軸位断と冠状断で眼窩内容の逸脱を確認し,骨折の位置,形態,大きさを診断する.その他,**Hess chart 試験**で眼球運動を評価し,**Hertel 眼球突出計**で眼球陥凹の度合いを見る.

【治療】
眼窩内骨折の手術適応は,原則的には眼球運動制限の有無と眼球陥凹の程度で決定する.外眼筋が絞扼している症例では,早期手術の適応となる.手術は脱出した眼窩内容を眼窩内に整復し,骨折に伴う骨欠損および陥凹部位へ,自家骨または人工材料の移植を行う.

e 頬骨骨折
頬部は顔面の突出部の1つで,打撲により頬骨体部あるいは頬骨弓に骨折を生じ,顔面骨骨折のなかでも頻度が高い.骨折は前頭頬骨縫合部,頬骨弓部,眼窩下縁のトライポット骨折が多く,外力と咬筋の作用により転位する.転位の方向により分類したものにKnight & Northの分類がある.
【症状】
頬骨隆起部の平坦化による頬部の非対称,眼部

では眼球陥凹あるいは突出,外眼角の下方偏位,**眼球運動障害**や複視などを生じ,頬骨弓合併骨折では側頭筋が圧迫されるため**開口障害**が起こる.また,眼窩下神経領域の頬部・上口唇・鼻翼の知覚鈍麻は重要な所見であり,時に上歯槽神経の知覚鈍麻による咬合の違和感(偽性咬合不全)を訴える.診断は臨床症状と単純X線写真の**Waters 法**で十分可能であるが,CT像なら正確な骨折の状態が把握できる.
【治療】
手術適応は症状と変形の程度によって決定されるが,明らかな機能障害と大きな変形を有する場合は絶対適応となる.治療は観血的に頬骨を整復し,頬骨前頭縫合部,眼窩下縁および上顎骨との buttress にプレート固定を行う.頬骨弓単独骨折の成人例では局所麻酔下の手術も可能で,側頭筋膜下に骨折部に達し,陥没した頬骨弓を挙上する.固定は不要で開口障害は直ちに改善する.

f 上顎骨骨折
顔面の中央 1/3 に広範で強い外力が加わって起こる.上顎骨は内部に鼻腔,上顎洞など多くの cavity(腔)を有し,外力が作用すると骨折線は横方向に走ることが多い.**Le Fort(ルフォー)**は,この横方向の骨折線の位置で上顎骨をⅠ～Ⅲの3つの型に分類した(図 4-16).

しかし定型的でないものがほとんどで,上顎中央部で縦方向に骨折する矢状骨折や歯槽骨に限局した歯槽骨骨折,さらには鼻骨骨折,頭蓋底骨折,眼窩内骨折などを合併することも稀ではなく,通常複雑な骨折形態を呈する.救急時には,頭蓋内をはじめとする身体他部位の合併損傷の治療が優先されるため,顔面骨骨折は亜陳旧～陳旧性骨折となることも多い.
【症状】
Le Fort 型骨折共通の症状としては,顔面全体の腫脹,鼻出血,顔面の変形,咬合異常や開咬,骨折線部の圧痛や段差,そして合併骨折の症状である.診断は臨床症状に加え,単純X線像(Waters 法など)とCTでなされる.3D-CT は骨片転位の全体像を把握するのに有用で,Le Fort 型多発骨折の評価に不可欠なものである.
【治療】
咬合状態が正常な場合を除いて,ほとんどが手術適応になる.正常な咬合(習慣性咬合)と顔貌の

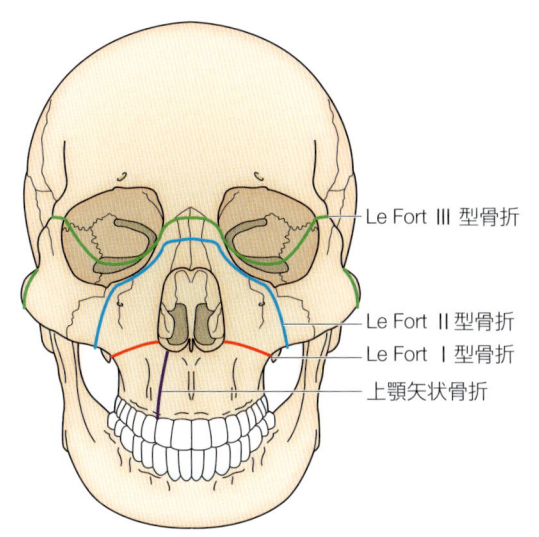

図 4-16 上顎骨骨折の分類

回復が目的であり，buttress 構造の再建が基本である．骨折の観血的整復後，顎間固定を行った状態でプレートによる骨固定を行う．亜陳旧〜陳旧性骨折では用手的に整復することが困難となるため，骨折線にノミを入れて離開させたり，鉗子によって上顎を引き下げたり（down fracture）などの操作が必要となる．

以下，Le Fort I〜III型骨折の特徴を述べる．

・Le Fort I 型骨折

梨状孔の側縁から上顎骨前面を横に走り，上顎結節を経て翼状突起に達する骨折である．上顎歯列を含む可動骨片は口腔や鼻腔の粘膜だけで頭蓋側と連結するため，上顎骨片の動揺（floating maxilla）が著しい．内・外側翼突筋の影響で上顎骨は後方へ転位して反対咬合となり，その他，鼻・口腔出血，鼻閉，歯牙の知覚障害，開口障害などが認められる．Le Fort I 型は，II・III型に比べ単独でみられることも比較的多く，また時に外力による上顎前歯部の歯牙損傷を伴う．

・Le Fort II 型骨折

鼻骨から上顎骨前面突起を横断，涙骨篩骨縫合を経て下眼窩裂を通り，頬骨上顎縫合，上顎骨側縁を経て翼状突起に至る骨折である．骨折の形状からピラミッド型骨折と呼ばれる．上顎から顔面中央部の後退が目立ち，皿様顔貌（dish face）を呈する．症状はLe Fort I 型骨折と同様のほか，頭蓋底骨折による髄液鼻漏や嗅覚障害などであるが，floating maxilla は認識できないことが多い．

・Le Fort III型骨折

前頭鼻骨縫合から眼窩の内壁，後壁，外壁を経て，前頭頬骨縫合に至り，頬骨弓を経て上顎骨後壁，翼状突起に至る骨折線が認められる．中顔面が頭蓋底を境に，頭蓋骨から完全に離断された状態であるため craniofacial dysjunction と呼ばれる．Le Fort II型骨折の症状に加え，眼周囲の腫脹と内出血などの眼窩骨折の症状がより強く出る．

・上顎矢状骨折

矢状骨折が上顎から口蓋に認められるが，単独で発生することはなくLe Fort I〜III型骨折と合併して発生する．歯列・歯槽弓の変形により，不正咬合がさらに著しくなる．

g 下顎骨骨折

下顎骨は，顔面骨のなかで唯一関節機能をもつ運動器であり，下顎頭と側頭骨の関節窩との間に顎関節を形成し，顎運動によって咀嚼を行っている．下顎骨は歯牙を有する下顎体部と，その後方でほぼ垂直に立ち上がる下顎枝部から成る．枝部の先端には，関節運動に関与する関節突起と咀嚼に関与する筋突起があり，体部と枝部とが接する部分は角部と呼ばれる．

一方，下顎骨には側頭筋，咬筋，内・外側翼突筋などの咀嚼筋，さらには舌骨筋群が付着しているため，骨折の際にはこれらの強い影響を受け，特有の転位を示す．なお，下顎骨骨折には作用した外力の直接的な影響で生じる直達骨折と，間接的な影響によって生じる介達骨折がある．直達骨折が生じるのは体部や角部，介達骨折が生じるのは関節突起部である．

【症状】

疼痛，不正咬合，開口障害などは共通に認められる．下顎体部やおとがい部など歯牙が存在する部位では，骨折による歯列弓の変形や歯肉の裂創，下顎角部などの骨折ではおとがい神経領域の知覚異常を時に伴う．また歯肉からの出血と口腔内不衛生によって特有の口臭を伴い，創部の感染を起こすこともある．おとがい部両側の二重骨折では，口腔底の筋群の作用により舌根が沈下し，気道閉塞の原因となりうるので注意が必要である．

前述のごとく，おとがい部への介達外力によって起こる関節突起骨折では外側翼突筋の作用により，関節頭は前内方に大きく転位する．不正咬合と開口障害のほか，耳前部の腫脹と疼痛，時に耳

4

外傷

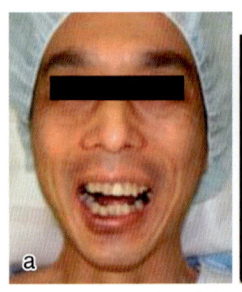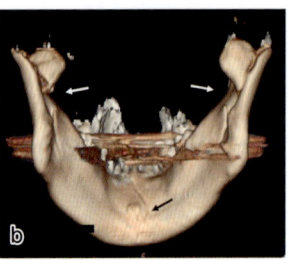

図 4-17　下顎骨骨折
両下顎関節突起骨折（白矢印）＋おとがい部骨折（黒矢印）.
外側翼突筋の作用により両関節頭は前内方に転位している.
a：不正咬合と開口障害，b：3D-CT画像

出血を伴う（図4-17a）. 下顎骨骨折の診断は臨床症状に加え，CTやオルソパントモグラフィなどの画像診断を用いて行われる（図4-17b）.

【治療】

治療の目的は良好な咬合，咀嚼機能を得ることである. 観血的手術治療と非観血的治療があり，転位の程度など骨折の状態により治療方針を決定する. いずれの治療も上下顎をワイヤーなどで結紮する 顎間固定 が行われる. 骨折が複数で転位の大きな場合は原則的に手術を行い，整復後はミニプレートで固定する. 転位が小さい場合，保存的治療を選択することもあるが，観血的治療に比べ，4週間程度と長い期間咬合位での固定が必要で，そのあいだは開口と咀嚼ができずに流動食の摂取となる. 関節突起骨折では，一般に保存的治療が選択されるが，関節外の低位骨折では観血的治療も有効である.

●**参考文献**
1) Schultz RC：Facial Injuries（3rd ed）. Year Book Medical Publishers, Chicago, 1988
2) 田嶋定夫：顔面骨骨折の治療　第2版. 克誠堂出版, 1999
3) Manson PN：Facial Fracture. *In* Mathes SJ（ed）：Plastic Surgery Vol. 2（2nd ed）. pp77-380, Saunders, Philadelphia, 2006
4) 權暁子, 他：当院における顔面骨骨折の統計的検討. 新潟医会誌 126：40-46, 2012
5) Mitsukawa N, et al：Halo-Type Distraction Device Used to Treat a Severe Midface Depression Fracture. J Craniofac Surg 27：1158-1160, 2016

③ 四肢の外傷

Ⓐ 形成外科の役割

整形外科は，骨・関節の変形（形態異常）を予防・矯正することを主な役割とし，手術を主な治療法とする外科分野である. すなわち，整形外科は骨と関節の外科で，機能外科であるのに対し，形成外科は身体外表の形態外科であるという違いがある. しかし，両者は機能と形態における重点の置き方が異なるだけである. 機能のみ改善されても，形態の醜さやそのための精神的ダメージから社会復帰が拒まれることがある. 一方，機能を無視して形態のみ改善しても，運動や歩行がスムーズに行えなければ，修復の目的が達せられないことになる.

四肢の外傷における形成外科の役割は，機能を損なわないようにあるいは機能修復に適するように四肢外表の修復を行うとともに，整容的にみて形・色をできるだけ正常に近づけることにある.

Ⓑ 種類

四肢の外傷では，① 骨の外傷として骨折，② 関節の外傷として脱臼・捻挫，③ 筋，腱の外傷として筋・腱断裂，④ 皮膚，軟部組織の損傷，⑤ 神経，血管の損傷などがある.

Ⓒ 処置の原則

1 ● 全身状態の把握

局所のみにとらわれず，バイタルサイン（呼吸，脈拍，血圧，意識）をチェックする. 四肢外傷では，必ず出血を伴っていると考えてよい. 出血がある場合には四肢を挙上させ，ガーゼの上から圧迫する.

部位別の予想出血量を示す（表4-2）. 特に骨盤骨折で高エネルギー外傷を受けた場合，ショックに対する初期治療が必要である.

2 ● 理学所見，X線所見

出血をコントロールしたうえで，局所を診察し，深部組織損傷の有無を調べる. 診断にあたって，X線撮影と神経検査を行い，血行状態を把握し，骨折・脱臼・筋麻痺・腱断裂による変形の有無を調べる.

表 4-2　部位別の予想出血量

・骨盤骨折	1,000～3,000 mL
・大腿骨骨折	1,000～1,500 mL
・脛骨骨折	約 500 mL
・上腕骨骨折	約 300 mL

3 ● 確実な麻酔

　麻酔法の中で最も適切な方法は全身麻酔であるが，上肢ではその他に腕神経叢ブロック(斜角筋間ブロック，Kulenkampff ブロック，Axillary ブロック)，手関節ブロック，指ブロックなどが利用される．下肢では硬膜外麻酔，腰痛麻酔，足趾ブロックなどが利用される．

4 ● 清掃と感染の防止

　確実な麻酔を行って創面を開き，創の観察を行うとともに清掃を行う．清掃は，スクラビング，洗浄，デブリードマンである．土や砂による汚染が疑われたら，破傷風の感染を予防する(➡129頁)．

5 ● 無血野での愛護的な手技

　出血している視野では十分な診断も操作もできない．特に手，足では無血野を作るために，Esmarch(エスマルヒ)駆血帯や空気止血帯(ターニケット)が必要である．止血圧は，上肢では血圧の 2 倍(250～300 mmHg)，下肢では血圧の 3 倍(300～400 mmHg)が目安である．止血帯の使用時間は90分を限度とする．創が小さく深部の診察や処置が困難な場合，皮膚切開を延長したり新たな皮膚切開を行ったりする必要が生じる．

　手においては，原則として Bruner のジグザグ切開，または側正中切開を利用する．手掌部ではなるべく手掌皮線を利用し，切開線がしわに直交しないようにする．やむなく横切る場合にはジグザグ切開とする．手背部においても同様である(図 4-18)．

6 ● 適切な創閉鎖

　受傷後6～8時間は golden period と呼ばれており，単純な切創の場合には一次的創閉鎖の適応である．皮膚が複雑に損傷されており弁状となる場合，その生着の可否を判断することは難しい．四肢の外傷においては，救急ではまず可及的に元の

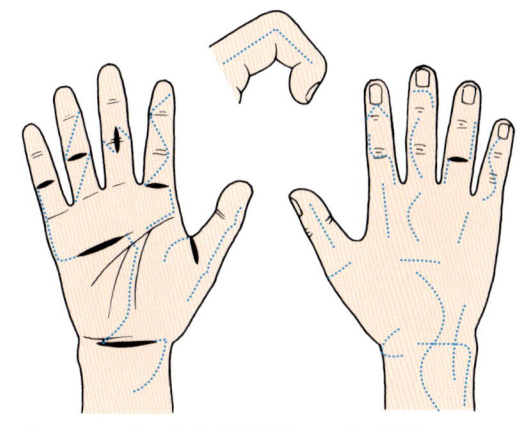

図 4-18　手における切開線および延長法
〔陣内卓雄：手の外傷．鬼塚卓彌(監修)：標準形成外科学(第 4 版)．pp119-128，医学書院，2000 より〕

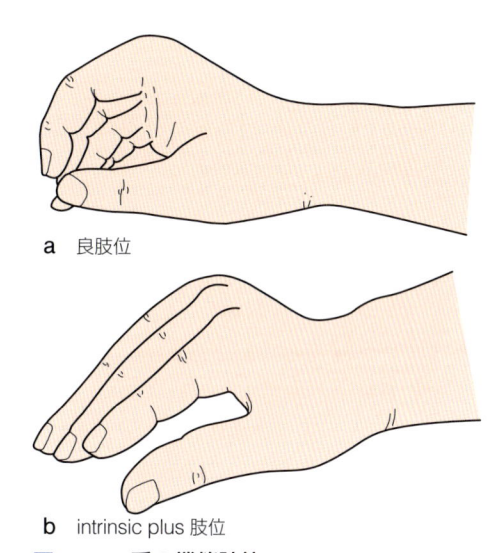

a　良肢位

b　intrinsic plus 肢位

図 4-19　手の機能肢位

場所に戻して一次縫合する．皮膚欠損や熱圧挫創では十分な洗浄を行う．皮膚欠損が明らかにある場合には，無理な縫合はせず，植皮術を利用する．近年，人工真皮や陰圧閉鎖療法による二次閉鎖も有効な方法となっている．

7 ● 術後の浮腫予防(**bulky dressing 法**)

　術後の浮腫，腫脹，出血そして疼痛を軽減させる目的で，適度の圧迫包帯を行う．上肢では，手の機能肢位(図 4-19)を考慮にいれ，手全体を広い面で一様に圧迫する．

8 ● 正しい肢位保持

正しい肢位を保持するため，アルミまたはギプス副子固定を行う．術後四肢は挙上位とし，ギプス固定を行う場合には Böhler の二関節固定の原則に従って上下の関節を固定する．

Ⓓ 開放性損傷

前述した四肢の外傷の原則をもとに，正確な診断，治療目標の設定，治療法の決定を順序よく行う．

1 ● 創感染の防止

前述した処置の原則に従い行う．

2 ● 骨関節の正常化

アライメントを正して修復固定する．早期に運動療法を開始するために，骨折や脱臼の整復，内固定は初期治療で行う．内固定後は，状態に応じて創外副子を用いる．創外固定は感染の併発が危惧される開放骨折では利点がある．

3 ● 血管・神経・腱の修復

血管損傷，神経損傷に関しては，手術用顕微鏡を用いてマイクロサージャリーのテクニックで一次修復を図る．

手の腱縫合は，鋭利損傷では経験豊富な術者が愛護的操作で行えば一次縫合（primary suture，端々吻合法）がベストである．受傷後2週間以内なら遷延一次縫合（delayed primary suture）が可能であり，知識や経験のない術者が安易に一次縫合すべきではない．時期よりも経験のある術者が行うことのほうが大切である．

屈筋腱損傷を国際分類では5つの zone に分け，

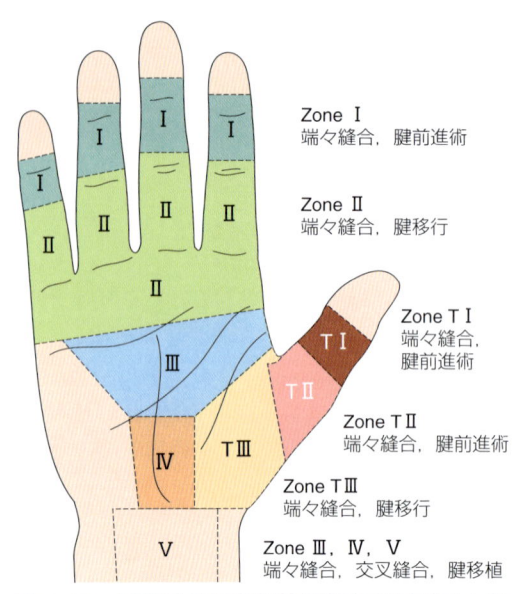

図 4-20 屈筋腱の損傷部位分類（国際分類）と新鮮期治療法

Zone Ⅰ 端々縫合，腱前進術
Zone Ⅱ 端々縫合，腱移行
Zone TⅠ 端々縫合，腱前進術
Zone TⅡ 端々縫合，腱前進術
Zone TⅢ 端々縫合，腱移行
Zone Ⅲ，Ⅳ，Ⅴ 端々縫合，交叉縫合，腱移植

〔Kleinert HE, et al：Report of the committee on tendon injuries. J Hand Surg 8：794-798, 1983 より改変〕

その治療法を分類している（図 4-20）．

4 ● 創閉鎖

● 単純縫合

一次的創閉鎖の基本である．

● 植皮

a 植皮

直接縫合を行うと創縁に過度の緊張がかかる場合や，明らかな皮膚欠損を生じているが，骨や腱が露出していない場合に，植皮術が行われる．

b 皮弁

四肢に用いる皮弁には，局所皮弁と遠隔皮弁，そしてマイクロサージャリーのテクニックを用いた血管柄付遊離皮弁がある．その適応は，指尖部損傷や腱，骨などが露出した皮膚欠損である．局所皮弁としては，VY前進皮弁，回転皮弁，転位

NOTE

手の良肢位とは
野球ボールを軽く握った肢位で，手関節 20〜30°背屈位，母指は他の指と対立位，示指から小指の MP 関節，IP 関節はともに中等度屈曲位である．

手の intrinsic plus 肢位とは
新鮮外傷では手背部に著しい浮腫が生じ，そのために母指は内転拘縮，示指から小指は MP 関節過伸展，IP 関節屈曲のいわゆる intrinsic minus 拘縮を呈し，機能障害を残す．そこで，手の新鮮外傷では，intrinsic plus 肢位，すなわち母指は掌側外転位，示指から小指は MP 関節屈曲，IP 関節伸展位で固定することが大切である．

NOTE

no man's land
Zone 分類のなかで，Zone Ⅱは腱の血行障害・変性・癒着を生じやすい部位で，手術操作を加える場合にも特に愛護的操作が必要とされ，danger zone（no man's land）と呼ばれている．高度損傷では二次再建（腱移植・腱移行）を考慮する．

皮弁，逆行性指動脈島状皮弁などがある．

　遠隔皮弁としては，指交叉皮弁，母指球皮弁，旗状皮弁などを代表とする隣接指や手をドナーとしたものと，胸壁皮弁，腹壁皮弁，鼠径皮弁など躯幹部をドナーとした皮弁がある．

　血管柄付遊離皮弁には，静脈皮弁や足趾や趾間をドナーとした血管柄付遊離皮弁があり，四肢の腱露出を伴う広範囲の皮膚欠損には，広背筋や腹直筋や側頭筋膜などを血管柄付で移植する．

5 ● 拘縮の防止

　不良肢位拘縮は避け，外傷の初期には手の<u>良肢位</u>（外傷では intrinsic plus 肢位，図 4-19 参照）が基本肢位である．そして，手術直後から患肢を挙上して浮腫を防止し，早期に運動療法を開始する．

E 各種開放性損傷の治療

1 ● 刺創

　刺創は鋭利損傷の場合が多いのでデブリードマンは不必要なことが多いが，異物を組織内に残したままにしないように十分な洗浄は必要である．

2 ● 挫滅創

　挫滅創の取り扱いにおいて注意する点は，汚染，挫滅された創部の広範なデブリードマンと手術後の感染予防である．さらに形成外科的な再建を段階的に行う計画が必要になることである．

3 ● 切断肢・指損傷

　切断肢（major amputation）では，切断組織に筋肉を多く含むため，その治療方針には全身状態の影響も考慮した的確な判断が必要である．術後合併症として<u>再接着中毒症</u>（replantation toxemia），<u>挫滅症候群</u>など生命の危機にさらされる可能性があるため，24 時間体制で全身管理ができる施設で行わなければならない．

　上肢切断では，特に前腕切断は肘関節が温存されており再接着のよい適応である．下肢切断では，義足の進歩により一方の足が機能的に温存され，患肢の膝機能が温存されていれば，断端形成でも機能予後がよい．

　手指切断では，顕微鏡下に切断された血管を縫合し切断組織の血流再開を図る．再接着において，切断指の保存状態は大切である．切断指は洗浄後に湿らせたガーゼに包んで，ビニール袋に入れ，そのビニール袋の外から氷で冷やし，冷蔵保存する．

　指尖損傷では，創の閉鎖を行わず，指尖の上皮化を図る方法がある．特に小児ではよい適応である．成人の場合でも，爪母が残せるレベルの切断で長さを温存したい症例に適応となる．断端をアルミホイルや創傷被覆材（親水性ポリウレタンフォームドレッシングなど）で被覆して 1 週間に1〜2 回創傷治療を行う．近年，創傷治療促進剤として成長因子（bFGF 製剤）を断端部に使用することで，より良好な断端の形状が得られるようになった．

4 ● 皮膚剥脱損傷

　ローラーまたはベルトなどに手指を巻き込まれる損傷で，特に皮膚が全周手袋状に剥脱された場合に<u>手袋状剥皮損傷</u>（degloving injury）という．手掌部で剥脱された皮膚に皮下組織と皮静脈が温存されている場合には，静脈吻合を行うことで皮膚が生着可能な場合がある．皮膚，皮下組織ともに挫滅され微小循環が障害されている場合には，いったん切除し，皮膚の圧挫がなければ脂肪を除去して全層植皮とする．

5 ● 熱圧挫創

　スチームプレスなど高温の熱による<u>圧挫熱傷</u>では高度の皮膚障害が生じる．また受傷後も血行障害が進むので，壊死組織が拡大する．受傷後数日〜1 週間前後でデブリードマンを行い，植皮を行う．手背部では腱や骨が露出し，有茎皮弁や血管柄付遊離皮弁が適応となる．

6 ● 高圧注入損傷

　ペイントガンなどの塗料，オイルなどが指に注入される外傷である．症状は異物混入による疼痛と炎症である．注入直後はほぼ無症状であるが，数時間後に激烈な疼痛を伴う炎症をきたす．治療は，速やかに麻酔下に切開，デブリードマンを行い，注入異物を排除することである．注入異物は腱鞘や筋膜下に広がっており，ある程度軟部組織を犠牲にせざるをえないこともある．術後創は開放にしておく．時には切断を余儀なくされることもある重症な外傷である．

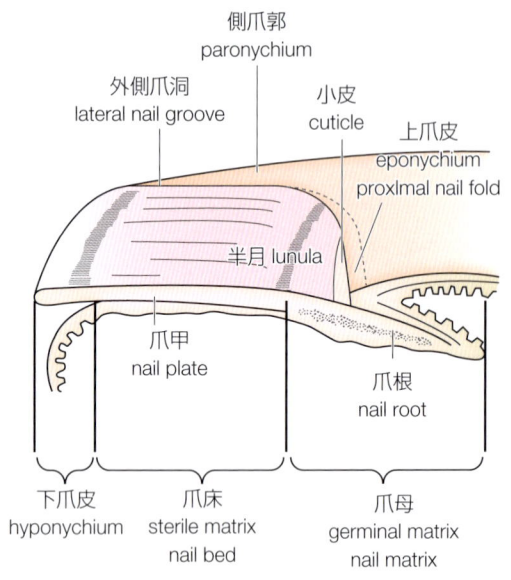

側爪郭
paronychium

外側爪洞
lateral nail groove

小皮
cuticle

上爪皮
eponychium
proximal nail fold

半月 lunula

爪甲
nail plate

爪根
nail root

下爪皮
hyponychium

爪床
sterile matrix
nail bed

爪母
germinal matrix
nail matrix

図 4-21　爪とその周辺
〔日本形成外科学会用語委員会（編）：形成外科用語集（第5版）, p552,
日本形成外科学会, 2009 より〕

7 ● 熱傷，電撃傷

他項を参照のこと（熱傷➡145頁，電撃症➡158頁）.

8 ● 爪損傷

爪の構造を図 4-21 に示す. 爪母が損傷される
と爪は再生不能となり，爪床が損傷されると爪変
形となる.

a 爪下血腫

指先を挟んだりぶつけたりするなどの非開放損
傷で起こり，血腫が急激に増大すると著しい疼痛
を訴える. 透見できる血腫直上の爪甲に小孔を開
け，血腫をドレナージする. 末節骨の骨折を合併
している場合があるので，必ず X 線撮影が必要で
ある.

b 爪剝脱

剝脱した爪が残っていれば，爪床部の縫合など
の処置を行ったあと，爪を洗浄後に爪床部に戻し
て固定する. 爪を上爪皮へ深く戻し，その部位で
ナイロン糸を用いて水平マットレス縫合する. 爪
が汚染されていたり存在しなかったりする場合に
は，爪床部を軟膏などで湿潤環境にして保護する.

c 陥入爪

爪甲が弯曲し側爪溝に食い込んだもので，不適
切な爪切り，靴などにより増悪し，感染を生じる.
母趾に発生しやすく歩行時に痛みを生じる. 抜爪

は疼痛を一時的に除去するが，再発する.

治療は変形した爪甲縁と爪母をフェノール液で
腐食する方法，切除する方法，あるいは弾性ワイ
ヤーで矯正する方法などがある.

F 閉鎖性損傷

1 ● Volkmann（フォルクマン）拘縮切迫状態，区画（コンパートメント）症候群

compartment syndrome

動脈血流障害による筋組織の膨化が起こり，深
筋膜内圧の上昇によりさらなる血管の圧迫や筋・
神経の阻血性変化を起こすもので，緊急処置を要
する. 原因として小児上腕骨顆上骨折や前腕骨骨
折，不注意なギプス固定などがある.

症状は，5P サインすなわち，pain（疼痛），
paresthesia（知覚異常），pallor（蒼白），pulseless-
ness（脈拍触知不能），paralysis（麻痺）に代表され
る. 治療は，まず緊縛した包帯，ギプスを除去し，
症状の改善がなければ緊急手術で麻酔下に深筋膜
切開を行い，減張する. 開放した創は開放のまま
とし，二期的に創閉鎖する.

2 ● 挫滅症候群

直達外力による筋組織の損傷，長時間の局所の
圧迫，急性動脈閉塞などが原因で，長時間の圧迫
からの解除後に壊死に陥った筋肉組織からカリウ
ムやミオグロビンなどが全身に循環して引き起こ
される全身障害である. 受傷早期は意識鮮明でバ
イタルサインも安定していて症状に気づきにく
い. 治療は早期に疑うことが大事で，疑えば高次
医療機関へ転送し，輸液療法による全身管理が必
要である.

G 二次再建

1 ● 瘢痕拘縮

外傷，熱傷により瘢痕拘縮を生じ，手指の外表
面の醜状を伴う運動障害を残した場合に治療を行
う. 小児では瘢痕拘縮が起こっても皮膚のみの損
傷であれば非可逆性の拘縮は起こりにくいので，
創が落ち着く 3〜6 か月以降に植皮術などの手術
を計画する. 成人では組織不足による瘢痕拘縮は
非可逆性の変化を起こすので，早期の手術が必要
である. 治療法は，Z 形成術（single, multiple,
4〜5 flap など），植皮術，皮弁術（局所皮弁，遠隔

皮弁など），血管柄付遊離皮弁移植術などである．

2 ● 麻痺手の再建

神経，筋損傷が修復不能な場合，隣接する筋肉も損傷されていることが多く，機能再建に用いることができる神経，筋肉ともに限定されている．術前に利用できる筋肉および腱とその機能を検討する必要がある．末梢神経麻痺の再建は，腱移行，腱移植，関節制動術などによる運動機能再建と神経移植である．

3 ● 阻血性拘縮

Volkmann 拘縮により非可逆的な筋変性に陥ったものである．治療法は前腕屈筋の滑動距離の低下による指屈曲拘縮に対し，筋起始部前進法や腱延長術，腱移行術となる．血管柄付遊離薄筋移植術による機能的再建術も選択の１つである．

●参考文献

1) 米国手の外科学会(編)，山内裕雄，他(訳)：手の診療マニュアル．南江堂，1991
2) 茨木邦夫，他：手の外科診療．南江堂，2004
3) 津下健哉：手の外科の実際　改訂第7版．南江堂，2011
4) Mathes SJ(ed)：Plastic Surgery Vol 7(2nd ed)．pp13-43, Saunders, Philadelphia, 2006
5) 鬼塚卓弥：形成外科手術書(改訂第5版)．南江堂，2018

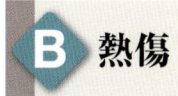

B 熱傷

1 病態と診断

A 病態

熱傷は，重症になると皮膚損傷にはとどまらず，各重要臓器の損傷を引き起こす．それゆえ，適切な初期治療が施行されないと，全身性炎症反応症候群(systemic inflammatory response syndrome：SIRS)が遷延し，急性心不全，急性腎不全，急性肺障害，急性肝障害(acute liver dysfunction)など多臓器機能不全症候群(multiple organ dysfunction syndrome：MODS)を併発する．

1 ● 重症熱傷患者の臨床経過

a 熱傷ショック期

受傷後48〜72時間までの時期である．熱傷という侵襲により全身の毛細血管の透過性が亢進し，大量の水分・Na・血漿蛋白が血管外へ漏出し，循環血液量減少(hypovolemia)に基づくショックをきたす乏尿(時に無尿)となることが多いため，初期治療時の輸液量が不足すると，腎前性の急性腎不全を招くことになる．

b ショック離脱期

受傷後3〜4日ごろ，適切な輸液投与が行われれば，利尿期となる．受傷直後の血管透過性が治まり，血管外へ漏出した水分が再吸収(refilling)現象に基づく循環血液量増加(hypervolemia)から心肺血管系に負荷がかかり，急性心不全や肺水腫などの合併症を起こしやすい．

c 感染期(異化亢進期)

受傷後1週間前後からの時期で，代謝亢進に伴う栄養障害や免疫能低下による感染が病態に大きな影響を及ぼす．細菌感染から肺炎を合併しやすく，また，ストレスによる突然の急激な消化管出血(カーリング潰瘍；Curling's ulcer)をきたし，重篤なショックに陥ることもある．感染症から敗血症に陥ると，心機能低下だけでなく血管抵抗減弱による hypovolemia な循環動態が続く．受傷後2週間以降の死因の多くは敗血症からの多臓器不全(multiple organ failure：MOF)であるため，綿密で周到な感染対策が重要である．

d 回復期

受傷後1か月で，熱傷創が順調に閉鎖されてくると，創部感染や種々の合併症の頻度も低くなる．

2 ● 局所的変化

熱による障害は，皮膚ばかりでなく局所の血管にも器質的変化をもたらす．熱傷組織で産生される炎症性サイトカイン(IL-1，TNF-a，IL-6)のほかに，創面に集積した多核白血球由来の活性酸素が熱傷局所の微小血管障害の進行に関与し，全身的には熱傷部での補体活性化やヒスタミン産生の亢進を介し活性酸素による組織障害や血管透過性亢進が二次的に進行し，血漿成分の血管外漏出が起こる(図4-22)．血管透過性は，受傷後6〜12時間に亢進し，その後18〜36時間で減少する．

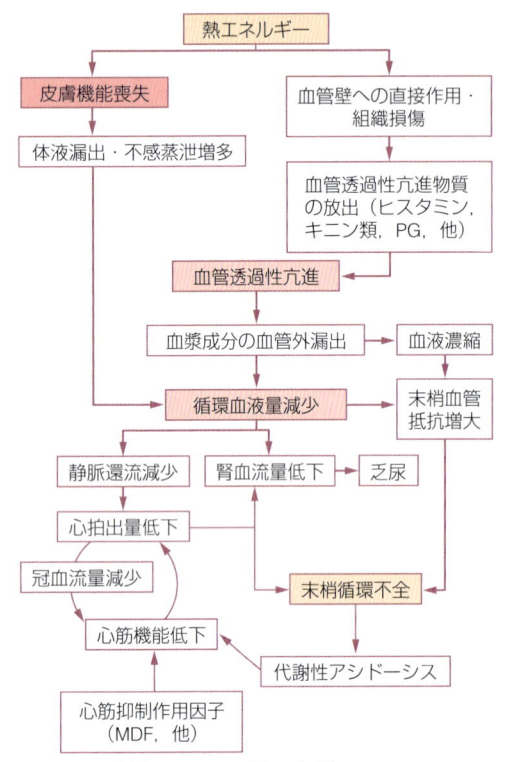

図 4-22　熱傷ショック期の病態
〔野﨑幹弘：熱傷総論．秦維郎，他（編）：標準形成外科学（第5版）．pp201-209，医学書院，2008より〕

3 ● 全身的変化

　熱傷面積がⅡ度30%以上になると血管透過性亢進は全身に及び，心肺血管系変化に代謝系変化が加わり複雑な病態を呈する．

a 心・血管系変化

・体液の変動

　熱傷時の体液変動の第1原因は，全身の**血管透過性亢進**である．血管壁の透過性が亢進すると血漿成分中の高分子物質（主に蛋白質）が間質に漏れ出し，間質の蛋白濃度が上昇する．それに伴い，循環血漿の蛋白質濃度が低下し（**低蛋白血症**），膠質浸透圧低下からさらに間質性浮腫を助長する．このような血漿成分漏出により，血管内の**血液濃縮**は進行し，末梢血管抵抗の増大を招き，末梢循環不全となる．この点が出血性ショックの病態との相違である（**表 4-3**）．重症熱傷ではこれら血管内の機能的細胞外液が，短時間に大量に失われ，循環血液量が減少することにより熱傷ショックとなる．

表 4-3　ショック病態の対比

熱傷ショック	出血性ショック
血管透過性亢進	血管の離断
血漿の血管外漏出	全血の血管外流出
血液の濃縮	血液の希釈
ヘマトクリット↑	ヘマトクリット↓
末梢血管抵抗↑	末梢血管抵抗↓
末梢循環不全	末梢循環→

〔野﨑幹弘：熱傷総論．秦維郎，他（編）：標準形成外科学（第5版）．pp201-209，医学書院，2008より〕

・心機能と循環動態

　受傷直後は，重症度に相関して心拍出量の減少，左室仕事係数の低下，脈拍増加，末梢血管抵抗係数の上昇がみられ，中心静脈圧・肺動脈楔入圧の低下がみられる．また，レニン・アンギオテンシンおよびアルドステロン分泌増加の影響で，乏尿傾向となる．

b 代謝系変化

　熱傷によるストレスは，受傷早期に代謝・内分泌ホルモンレベルの変動を起こす．外傷のなかでも広範囲熱傷の**基礎代謝率の亢進**が顕著であり，恒常性を維持するために生体はさまざまな代謝反応を示し，熱傷創が創閉鎖されるまで続く．これらの代謝変動のうち，エネルギー代謝，蛋白代謝の亢進，内因性エネルギー基質の動員は，広範囲熱傷患者にみられる最も重要な反応である．

・エネルギー代謝の亢進

　広範囲熱傷時におけるエネルギー消費量は，健常時の安静エネルギー消費量の1.5〜2倍に達する．熱傷面積が大きくなるほど代謝量も増大するが，60〜70% TBSA の熱傷時に代謝の亢進は最大となり，それ以上では減少傾向を示す．

　受傷初期の代謝の亢進は，カテコールアミンに代表される神経内分泌系の反応が主体となるが，それに加え不感蒸泄増加による気化熱の影響も大きい．熱傷創面から喪失される水分量は，広範囲熱傷患者では健常人の10倍ほどの100〜200 mL/hr に達し，不感蒸泄1 mL あたり気化熱として0.58 kcal が失われる．これは室温によっても変動するため，室温を高くすることでエネルギー消費量の増加を抑制できる．

・蛋白代謝の亢進

　コルチゾールなどの異化ホルモンの分泌亢進により，**筋蛋白の崩壊**が進みlean body massの減少

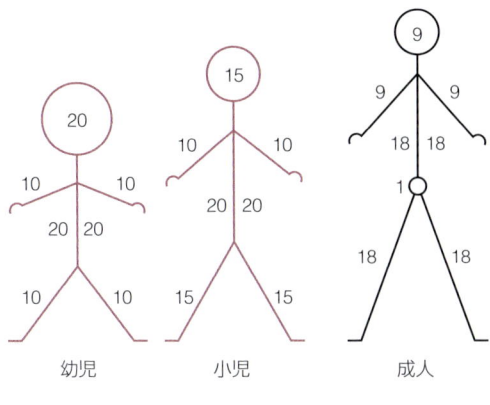

a 5の法則（Blockerのchart）　　**b** 9の法則（rule of nines）

図 4-23 **熱傷面積の算定法**

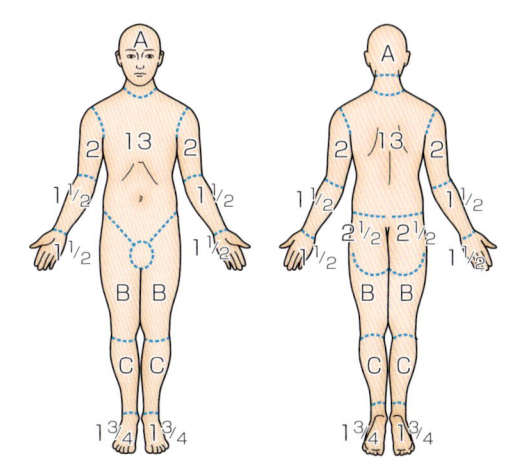

年齢による体表面積の換算

年齢	0歳	1歳	5歳	10歳	15歳	成人
A：頭部の½	9½	8½	6½	5½	4½	3½
B：大腿部の½	2¾	3¼	4	4¼	4½	4¾
C：下腿部の½	2½	2½	2¾	3	3¼	3½

図 4-24 **Lund & Browder の法則**

が起こるが，一方で蛋白合成反応も亢進する．すなわち，広範囲熱傷患者では蛋白の異化，合成ともに亢進しているものの収支バランスとしては，異化反応が優位になっている状態である．

Ⓑ 診断

1 ● 熱傷面積

　熱傷面積（全体表面積に対するパーセンテージ）を算定する方法は，成人では**9の法則**，幼・小児では**5の法則**による簡便な方法が一般的に用いられる（図4-23）．また，患者の片手（全指腹と手掌）を1% TBSAとして計算する**手掌法**は，受傷範囲が不規則であったり，受傷面が飛び離れて多数存在したりする場合に便利である．

　救命救急センターや熱傷専門施設ではより正確な計測が必要となるため，体表を部位別に区分し，年齢別に頭部・四肢を配分したLund & Browder（ランド・ブラウダー）法を使用する（図4-24）．

2 ● 熱傷深度

　熱傷創の皮膚組織損傷の深度（図4-25）は，Ⅰ〜Ⅲ度に分類される．受傷早期に正確に熱傷深度を診断することは臨床上困難なことが多く，また，経過中に深度が進行する場合もあり，日々の熱傷創の観察が重要である（表4-4，図4-26）．

a Ⅰ度熱傷 epidermal burn（EB）

　表皮までの熱傷で，局所所見として発赤と軽度の腫脹を呈するが，水疱形成はない．熱感や知覚

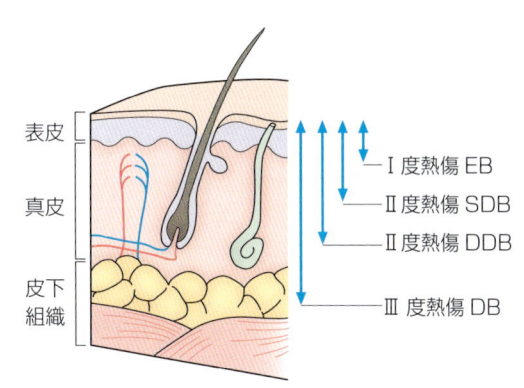

図 4-25 **熱傷における皮膚損傷の深度**

過敏，軽度の疼痛を伴うが，これらの症状は数日以内に消退し，将来瘢痕を残さないため，外科的治療の対象とはならない．

b 浅達性Ⅱ度熱傷 superficial dermal burn（SDB）

　表皮全層と真皮乳頭層までの熱傷で，局所所見として**水疱形成**がみられる．水疱底は赤色を呈し，激しい疼痛と腫脹がある．毛嚢や汗腺などの皮膚付属器は残存しているため，受傷後2週間以内で上皮化し，多くの場合，将来瘢痕を残さない．色素沈着を残すことはある．

c 深達性Ⅱ度熱傷 deep dermal burn（DDB）

　真皮乳頭層からさらに真皮深層まで達する熱傷で，水疱形成がみられる．水疱底は白色を呈し，

表 4-4　熱傷深度の分類

熱傷深度			臨床所見	経過
Ⅰ度	浅達性熱傷	表皮熱傷 epidermal burn（EB）	乾燥・紅斑・浮腫 知覚過敏・有痛性	3〜4 日で治癒 瘢痕形成（−）
Ⅱ度		浅達性Ⅱ度熱傷 superficial dermal burn（SDB）	湿潤・水疱形成 水疱底面紅色 有痛性，pin prick test（＋）	2 週間前後で治癒 色素沈着（±）
	深達性熱傷	深達性Ⅱ度熱傷 deep dermal burn（DDB）	湿潤・水疱形成 水疱底面白濁色 知覚鈍麻，pin prick test（−）	3 週間前後で治癒 瘢痕形成（＋） 感染によりⅢ度へ移行しやすい
Ⅲ度		皮膚全層熱傷 full-thickness burn, deep burn（DB）	乾燥・羊皮紙様 水疱形成なし 無痛性，pin prick test（−）	1 か月以上自然治癒に要する 瘢痕形成（＋） 多くは植皮を必要

〔野崎幹弘：熱傷総論．秦維郎，他（編）：標準形成外科学（第 5 版）．pp201-209，医学書院，2008 より〕

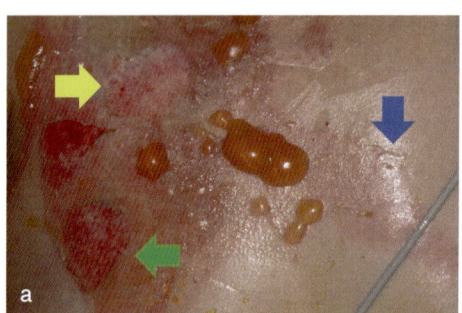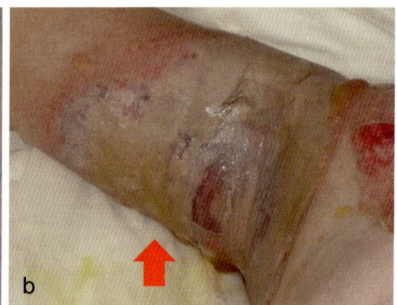

図 4-26　熱傷深度の例
a：Ⅰ度（青矢印），浅達性Ⅱ度（緑矢印），深達性Ⅱ度（黄矢印）
b：Ⅲ度（赤矢印）

皮膚付属器の多くが破壊されるため，疼痛は軽度である．上皮化には 3〜4 週間を要し，瘢痕形成があることが多い．感染を伴うと皮膚付属器はさらに破壊され，Ⅲ度熱傷に移行することが多い．

d Ⅲ度熱傷　deep burn（DB）

皮膚全層だけでなく，時に皮下組織・筋・骨までの熱傷で，局所所見として蒼白〜褐色の**羊皮紙状**を呈し，固い皮状の壊死組織（焼痂；eschar）を形成する．皮膚付属器は完全に破壊されるため，上皮化は焼痂が融解・脱落したのち，肉芽増生や周囲の健常皮膚からの表皮再生を待つことになる．感染予防や治療期間短縮のために，受傷後早期に焼痂の切除と植皮術による創閉鎖を行うことが多い．

3 ● 重症度

一般に熱傷面積が小児ではⅡ度 15% TBSA 以上，成人でⅡ度 30% TBSA 以上を重症熱傷として扱い，全身管理が適応となる．日本熱傷学会の診療ガイドラインでは，成人でⅡ度 15% TBSA，小児でⅢ度 10% TBSA 以上では初期輸液の実施が推奨されている．Artz（アルツ）の診断基準（表4-5）は重症度を判断するうえで広く用いられている．

Schwartz（1963 年）の提唱した**熱傷指数**（Burn Index）も重症度判定の指標としてよく使われる．公式により算出した値が 10〜15 以上を重症熱傷として扱う．

〔Burn Index ＝ Ⅱ度熱傷面積（%）TBSA×1/2
　　　　＋Ⅲ度熱傷面積（%）TBSA〕

患者の年齢を考慮した熱傷予後指数〔Prognostic Burn Index（＝Burn Index＋患者年齢）〕では，100 以上が予後不良となる．その他，気道損傷の有無，既往疾患なども重症度に大きく影響を与える因子である．

表 4-5　**Artz の診断基準**

1．**重症熱傷**：総合病院で入院加療必要
- Ⅱ度 30% TBSA 以上
- Ⅲ度 10% TBSA 以上
- 顔面・手・足・陰部熱傷
- 気道熱傷
- 電撃傷・化学熱傷
- 骨折・軟骨組織損傷を伴う

2．**中等度熱傷**：一般病院で入院加療必要
- Ⅱ度 15〜25% TBSA
- Ⅲ度 10% TBSA 未満

3．**軽症熱傷**：外来通院
- Ⅱ度 15% TBSA 未満
- Ⅲ度 2% TBSA 未満

〔野﨑幹弘：熱傷総論．秦維郎，他（編）：標準形成外科学（第 5 版）．pp201-209，医学書院，2008 より改変〕

●**参考文献**

1) 杉本　侃，他（編）：熱傷．南江堂，1982
2) 平山　峻，他（編）：最新の熱傷臨床―その理論と実際．克誠堂出版，1994
3) 百束比古（編）：熱傷の治療―最近の進歩．克誠堂出版，2003
4) 木所昭夫（編）：熱傷治療マニュアル．中外医学社，2007
5) 日本熱傷学会（編）：熱傷診療ガイドライン　改訂第 3 版．日本熱傷学会，2021
6) 日本皮膚科学会（編）：創傷・褥瘡・熱傷ガイドライン 2023．日本皮膚科学会，2023

❷ 全身療法

重症熱傷患者では，熱傷局所治療と並行して経時的に変化する病態に応じた全身療法が必要となる．

Ⓐ 初期治療

他の外傷患者と同様に ABCDE アプローチが基本となる．すなわち，A（Airway）気道の確保を最優先し，気道損傷の有無の確認を含む．B（Breathing）呼吸状態および C（Circulation）循環動態の評価を行う．次いで D（Dysfunction of Central Nervous System）意識レベル・麻痺の有無を確認し，E（Exposure & Environmental Control）脱衣して全身を評価した後に保温に努める．上記の過程で熱傷以外の合併症の確認も重要である．

Ⓑ 熱傷ショック期の治療

受傷後 48 時間までの全身療法は輸液療法が主体であり，その目的は循環血液量の補正および臓器・組織血流の維持である．一般に体表面積の 15%（小児では 10%）以上の熱傷に対して，受傷後 2 時間以内に輸液療法を開始することが推奨されている．不十分な輸液療法は，循環不全を遷延させて腎不全をはじめとする臓器不全の原因となり，末梢組織の血流障害は，熱傷創の創傷治癒阻害因子にもなる．一方で，過剰な輸液は間質性浮腫を助長し，四肢・腹部のコンパートメント症候群や心不全・肺水腫などの合併症（fluid creep）を招く可能性がある．

そのため熱傷の重症度に応じた，必要最小限の輸液量を計算するための公式が報告されている（表 4-6）．

1 ● 各種輸液公式

a Parkland（Baxter）法

Parkland Memorial Hospital（米国）の Baxter が報告し，世界中で最も広く使用されている公式である．受傷から 24 時間はコロイドを投与しても血管外に漏出し，間質性浮腫の増悪を招くとし，細胞外液に類似する乳酸リンゲル液のみを投与する．受傷から 24 時間の総輸液量を 4 mL/kg/熱傷面積（%）として算出し，1/2 量を受傷から 8 時間以内に，残りを次の 16 時間で投与する．

b Galveston 法

小児熱傷の専門治療施設である Shriners Burns Institute, Galveston Unit（米国）で使用されている公式である．小児向きの輸液公式として体表面積も加味しているのが特徴である．受傷から 24 時間の総輸液量を 5,000 mL×熱傷面積（%）＋2,000 mL×体表面積（m²）として算出し，1/2 量を受傷から 8 時間以内に，残りを次の 16 時間で投与する．輸液組成は乳酸リンゲル液にコロイドと必要に応じて糖質を加える．

NOTE

小児の輸液療法のポイント

輸液療法は成人と小児で異なる．小児では体内のグリコーゲン貯蔵量が少なく低血糖に陥りやすいとされ，糖質の補給が推奨されている．また，小児は成人と比較して体重あたりの体表面積が大きく，体表面積あたりの循環血液量が少ないという特徴があり，体重と熱傷面積から算出する成人の輸液公式を用いると広範囲熱傷では輸液過小となりやすい．

表 4-6 各種輸液公式 (初期 24 時間)

	Parkland (Baxter)法	Brooke 法	Galveston 法	ABLS 法	HLS (Hypertonic Lactated Saline Solution)法
コロイド溶液	なし	0.5 mL/kg/% 5%血漿	5,000 mL×%+ 2,000 mL×m² 5%アルブミン加 乳酸リンゲル液	なし	なし
電解質液	4 mL/kg/% 乳酸リンゲル液	1.5 mL/kg/% 乳酸リンゲル液		2 mL/kg/% 乳酸リンゲル液 (13歳以下小児では 3 mL/kg/%)	2 mL/kg/%で開始し, 尿量 30～50 mL/hr を 保つ 高張 Na 液
糖質添加	なし	2,000 mL 5%ブドウ糖	5%デキストロース 必要時	30 kg 以下小児では 5%デキストロース 加維持輸液	なし

＊%は熱傷面積割合.
＊HLS法以外はいずれも全量の 1/2 を最初の 8 時間, 残り 1/2 を次の 16 時間で投与する.

c ABLS(Advanced Burn Life Support)法

ABLS プログラムは, 米国熱傷学会が提唱する重症熱傷患者の初期診療標準化プログラムである. そのなかでの輸液公式は過剰輸液を予防するために Baxter 法の半量, 2 mL/kg/熱傷面積(%)の乳酸リンゲル液の 1/2 量を受傷から 8 時間以内に, 残りを次の 16 時間で投与する.

2 ● 適正輸液量のモニタリング指標

以上のようにさまざまな輸液公式が報告されているが, それらはあくまでも初期輸液量の目安であり, 輸液に対する反応は個人差が大きいので, 下記のような指標を用いてモニタリングし適正輸液量の調節が重要である.

a 時間尿量

適正な初期輸液量の指標として時間尿量が多く用いられる. 一般的に成人では 0.5 mL/kg/hr 以上, 小児では 1.0 mL/kg/hr 以上の尿量を維持するように輸液量を調節する.

b 血圧(BP:blood pressure)

平均血圧(= 1/3 収縮期血圧 + 2/3 拡張期血圧) 80 mmHg 以上, 脈圧 40 mmHg 以上を維持する.

c 中心静脈圧(CVP:central venous pressure)

主に右房の循環血液量を反映する. 2 cmH₂O 以下は輸液不足, 15 cmH₂O 以上は過剰輸液または右心不全を考える.

d 肺動脈楔入圧

(PAWP:pulmonary atrial wedge pressure)
主に左室の機能を反映する. 2 cmH₂O 以下は輸液不足, 16 cmH₂O 以上は過剰輸液または左心不全を考える.

e ヘマトクリット値(Ht)

血漿成分の血管外への漏出により血液が濃縮する. Ht 値 45% 以下になるように輸液量を調節する.

C ショック離脱期の治療

受傷後 48 時間以降の refilling 期(利尿期)の全身療法は, 循環血液量の過剰状態(fluid overload)への対策と栄養管理が主体となる.

1 ● 輸液管理

refilling 期には急激に尿量が増加し, 水分バランス(＝輸液-尿量)はマイナスバランスとなり, 尿量は輸液量の指標にならない. 細胞外液の負荷は中止し, 維持輸液に変更する. 血液希釈(hemodilution)により貧血, 低蛋白血症, 低 K 血症をきたすので, それらの補正を行う.

2 ● 呼吸管理

循環血液量増加(hypervolemia)により脈圧, 中心静脈圧, 肺動脈楔入圧が上昇し, 心肺血管系への負荷となり急性心不全・肺水腫などの合併症の原因となる. 胸部 X 線, 血液ガス分析, 心機能をモニタリングし厳密な管理を行う.

3 ● 栄養管理

重症熱傷患者では通常の 1.5～2 倍の代謝亢進状態となり, 肝に蓄積されたグリコーゲンは早期に消費され, 蛋白異化亢進により骨格筋における筋

4 外傷

表 4-7　各種投与カロリー計算公式

Curreri の公式	成人（16〜59 歳）：25×体重（kg）＋40×熱傷面積（%）　kcal/日 成人（60 歳〜）：20×体重（kg）＋65×熱傷面積（%）　kcal/日
Harris-Benedict の公式	男性：BEE＝66.5＋13.8×体重（kg）＋5×身長（cm）−6.76×年齢　kcal/日 女性：BEE＝655＋9.6×体重（kg）＋1.85×身長（cm）−4.68×年齢　kcal/日 ＊上記より算出された BEE の 1.2〜2 倍を必要カロリーとする
Galveston の公式	0〜12 か月：2,100 kcal×熱傷面積（%）＋1,000 kcal×体表面積（m²）kcal/日 1〜11 歳　：1,800 kcal×熱傷面積（%）＋1,300 kcal×体表面積（m²）kcal/日 12 歳〜　：1,500 kcal×熱傷面積（%）＋1,500 kcal×体表面積（m²）kcal/日

蛋白の崩壊が進む．低栄養状態は免疫能の低下を招き，創傷治癒阻害因子にもなるので栄養管理は重要である．

従来，必要カロリーを熱傷面積と体重から算出する Curreri の公式，計算上の基礎エネルギー代謝量（basal energy expenditure：BEE）をもとに算出する Harris-Benedict の公式，小児向けに熱傷面積と体表面積から算出する Galveston の公式（表 4-7）が広く用いられてきた．

4 ● 感染期（異化亢進期）の治療

受傷から 7 日目以降のこの時期の全身療法は感染対策と前述の栄養管理が主体となる．重症熱傷患者は免疫能が低下して易感染状態であり，低栄養状態はそれをさらに助長して感染症の増悪因子となる．

D 熱傷患者の主な感染症

熱傷患者の主要な感染経路とそれに対する全身療法を下記に示す．

1 ● 熱傷創部感染（burn wound sepsis）

熱傷創はバリアとなる表皮・真皮が失われており細菌に曝露すると容易に感染し，細菌が体循環

に侵入して菌血症から敗血症，さらには多臓器不全へと進行する．したがって，免疫能が低下している重症熱傷患者に対しては細菌への曝露対策としての標準予防策（standard precaution）が重要である．

創処置を行う際には滅菌手袋，ガウン，マスクを装着する．全身療法としての抗菌薬投与は有効であるが，標的組織への移行性，起因菌の薬剤感受性を考慮して，目的に応じた抗菌薬の選択が重要である．予防的全身投与は耐性菌出現などを惹起するので慎重に行う．

2 ● 呼吸器感染症

低免疫状態では呼吸器感染により肺炎を合併しやすい．理学療法に加えて適切な抗菌薬投与を行う．

3 ● Bacterial translocation（BT）

熱傷ショック期に腸管の血流減少などにより腸管粘膜のバリア機能が破綻すると，腸内細菌が体循環に侵入し敗血症，多臓器不全を招くことがある．予防として受傷から24時間以内の早期経腸栄養開始が推奨されている．

4 ● 真菌感染症（深在性真菌感染症）

低免疫状態では「日和見感染症」としての深在性真菌感染症をきたしやすい．主要な病原真菌はカンジダ属である．血液培養検査および血清検査（カンジダ抗原，β-D グルカン）により診断し，適切な抗真菌薬を投与する．

5 ● カテーテル感染症

中心静脈カテーテルなどを留置していると，① 感染創からの血行性感染，② 刺入部位からの感染，③ 点滴ラインからの感染が生じやすい．定

NOTE

栄養管理の実際

現在は，間接熱量計（indirect calorimetry）により安静時エネルギー消費量（resting energy expenditure：REE）を測定して決定することが望ましいとされる．また，低蛋白血症に対するアミノ酸投与が重要であり，通常 150〜200 とされるカロリー窒素比（Cal［kcal］/N［g］）は低めの 100〜150（すなわち高蛋白）に設定する．広範囲重症熱傷例では経腸栄養のみでは必要カロリーを投与できない場合もあり，中心静脈カテーテルからの高カロリー輸液（total parenteral nutrition：TPN）による経静脈栄養療法を併用することもある．

期的な交換と感染時の速やかな抜去が必要である.

●参考文献
1) Pruitt BA, Jr：Protection from excessive resuscitation："pushing the pendulum back". J Trauma 49：567-568, 2000
2) Stevens JV, et al：Weight-based vs body surface area-based fluid resuscitation predictions in pediatric burn patients. Burns 49：120-128, 2023
3) Cartotto R, et al：American Burn Association Clinical Practice Guidelines on Burn Shock Resuscitation. J Burn Care Res 45：565-589, 2024

❸ 局所療法

熱傷により皮膚が損傷されると, 感染, 体液の漏出, 体温の喪失, 疼痛などの問題が発生する. 局所療法はこれらの症状を緩和し, 表皮形成を促進して最終的に恒久的な皮膚組織を再建する目的で行われる. 熱傷の局所療法は熱傷の深度, 受傷範囲, 受傷部位により異なる.

浅達性Ⅱ度熱傷(SDB)では, 2週間以内で上皮化するので, 局所の保護や表皮形成促進の作用を有する軟膏を用いた保存的治療が選択される. 一方, 深達性Ⅱ度熱傷(DDB)またはⅢ度熱傷(DB)では, 保存的治療のみでは上皮化までに長期間を要し, 感染の危険性も高い. したがって外科的な壊死組織除去(デブリードマン)と植皮術が選択される.

保存的治療は, 感染防止や良好な植皮の移植床の準備(wound bed preparation：WBP)に主眼が置かれる. しかし, DDBにおいては下床に残存したわずかな上皮幹細胞からの上皮化を, また小範囲のDBにおいては周囲からの収縮による治療を目的として, 保存的治療を選択する場合もある. 局所療法の目的が感染防止なのか, 創治癒促進なのか, 壊死組織除去なのかなどにより, 治療方針が異なることを念頭に置く必要がある.

Ⓐ 受傷初期の局所処置

創部は流水を用いて洗浄する. 冷却は疼痛を緩和させるだけでなく, 代謝を抑え, 炎症反応を抑制し, 浮腫を軽減させる. これによりさらなる熱傷範囲・深度の進行を抑える効果がある. 熱傷が広範囲に及ぶ場合は低体温にも留意する. 顔面・

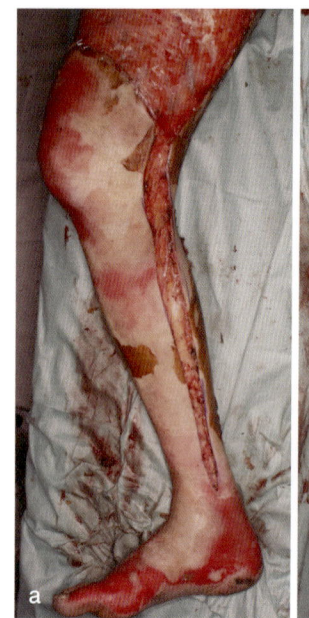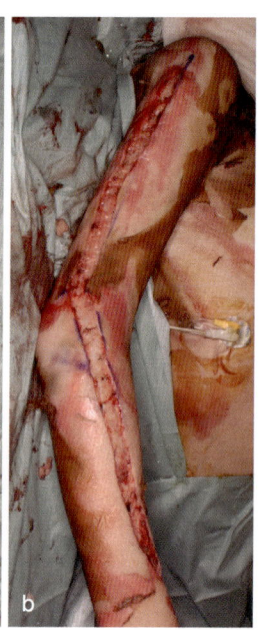

図 4-27　減張切開
下肢(**a**), 上肢(**b**)の減張切開.

躯幹など直接流水を用いにくい部位では, 冷たいタオルで冷やすことも効果がある. 熱傷創から剝離している壊死組織(焼けただれて脱落しそうな皮膚)を除去, 焼けた衣服, 汚物などを愛護的に洗い流す.

水疱は破れてびらん面が露出している場合は, 除去し適切な軟膏や創傷被覆材を用いて被覆する. 破損していない場合はそのままにしておくか, 注射針などで内容液のみを除去して, 水疱膜を創面に密着させて利用することも可能である. 四肢の全周に及ぶDBでは, 腫脹による循環障害をきたし, 末梢特に指趾の血流が不良となり壊死を起こすことがあるので, 皮膚の減張切開(relaxation incision)が必要となる場合がある. また, 胸壁のDBにおいても皮膚の硬化により胸郭運動が制限され, 呼吸は浅くなりガス交換が不良となるので, 同様に減張切開が必要である(図 4-27).

Ⓑ 保存的局所療法

局所処置は, 創洗浄後に行うことが望ましい. その際, 壊死組織や浸出液をできるだけ除去するようにする. 局所療法は外用剤と創傷被覆材による治療に大別され, その種類は多岐にわたるが, 目的(局所保護あるいは感染防止)により適した選

択が必要である.

1 ● 局所保護・表皮形成促進

SDB では，自然治癒(真皮層に残存する皮膚付属器や周囲健常皮膚からの表皮形成)による上皮化が目的で，局所を湿潤に保つことが大切である．この**湿潤創傷治癒(moist wound healing)**を促すには，ワセリン基剤の軟膏やハイドロコロイド創傷被覆材が用いられる．手・指の熱傷においては創部の安静は不要であり，むしろ初期から積極的に自他動運動を行い，関節可動域の拡大を図ることが重要である.

2 ● 感染防止

広範囲な DDB や DB では，感染防止が局所療法の最大の目的となる．熱による損傷を受け，壊死に陥った皮膚(焼痂 eschar)は細菌感染の場となる．重症熱傷においては，熱傷皮膚 1 g あたりの細菌量が 10^5 個を超えると，細菌が周囲の組織や血管内に侵入して，熱傷創重症感染(burn wound sepsis)の状態となり，敗血症をきたす可能性が高くなる．このような熱傷創に対しては，外科的なデブリードマンが必要であり，それまでの期間抗菌力を有する以下の外用剤が用いられる.

a 抗菌薬含有軟膏

ワセリンを基剤とした抗菌薬を含んだ軟膏が用いられる．局所保護作用(刺激が少なく疼痛を軽減)に優れるが，浸透性が弱く浸出液が貯留しやすい．このため，SDB や小範囲の熱傷に使用される．また，抗菌薬含有軟膏の長期大量使用は，耐性菌〔メチシリン耐性黄色ブドウ球菌(MRSA)など〕の発生を招くなど，菌交代現象をきたすため注意が必要である.

b シルバーサルファダイアジンクリーム

銀白色の光沢をもつクリーム基剤の外用剤で，重症熱傷で広く用いられている．浸透性が強く焼痂などの壊死組織の中へも薬剤が浸透する．緑膿菌に強い抗菌力を有する．シャワー浴と組み合わせて用いられる．使用中に白血球減少症を認めることがあるため，注意が必要である.

3 ● 壊死組織除去

小範囲の DB においては，壊死組織除去の目的でブロメライン軟膏が用いられる.

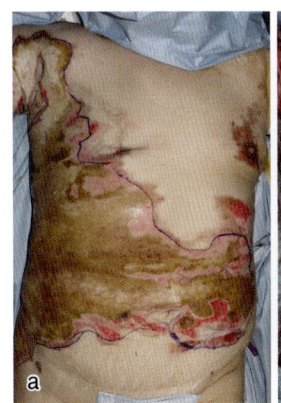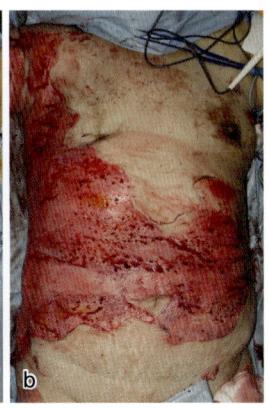

図 4-28　デブリードマン(接線面切除)
a：右側胸部から腹部にかけて深達性Ⅱ度熱傷を認める(植皮後)．
b：tangential excision を施行，施行部位下床に点状出血を認める.

ⓒ 外科的局所療法

広範囲の DDB や DB など，保存的治療で上皮化が望めない重症熱傷では，受傷早期(おおむね2週間以内)に焼痂を切除して植皮し，創を閉鎖することが，burn wound sepsis の危険性を減らし救命率の向上につながる．デブリードマンし，できる限り植皮の生着しやすい創面(移植床)を整えることが必要である．デブリードマンの時期により超早期手術(受傷後 48 時間以内)，早期手術(受傷後 5〜7 日以内)，晩期手術(それ以降)に分けられる.

1 ● 焼痂切除の方法

a 接線面切除法　tangential excision

焼痂および壊死組織を，点状出血が認められる健常組織まで専用のメス(ナイフ)を用いて段階的に層状に切除(スライス)していく方法である(図4-28)．過剰な健常組織切除を避けられ機能的，整容的な犠牲が少ない利点がある.

一方，組織が生きているか否かの判断が難しい点からデブリードマン不足や，手技が若干煩雑で時間を要するため出血が多く侵襲が大きくなる欠点がある.

b 筋膜上切除　fascial excision

電気メスを用いて焼痂および壊死組織を健常な皮下組織(皮下脂肪織)とともに筋膜上で切除する方法である．短時間での施行が可能であり，切除

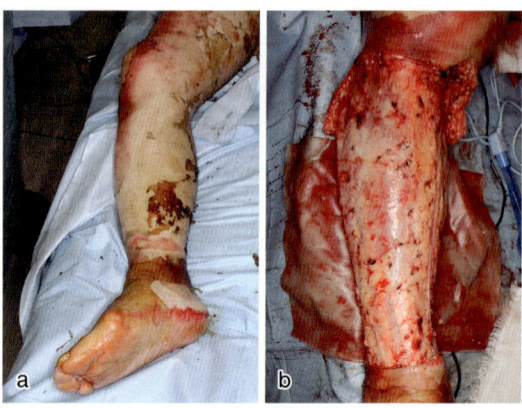

図 4-29　デブリードマン（筋膜上切除）
a：右下肢のⅢ度熱傷.
b：下腿の筋膜上で facial excision を施行した. 筋膜下の
　腓腹筋が透見できる.

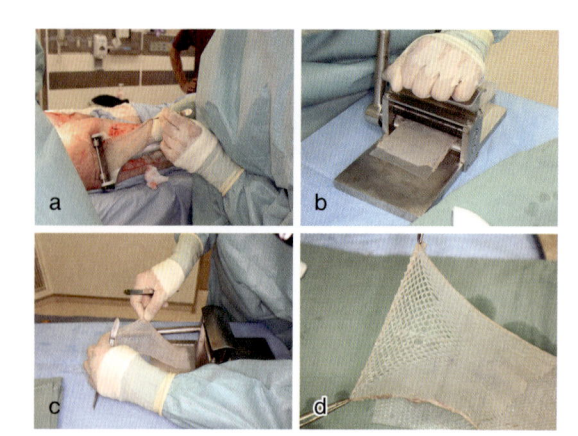

図 4-30　メッシュ分層植皮
a：左大腿部より 12/1,000 インチで採取.
b, c：専用機器でメッシュ植皮片を作製.
d：1.5 倍にメッシュされた植皮片.

の深さがわかりやすく出血のコントロールも容易であるが，機能，整容面での犠牲が大きい. そのため広範囲熱傷における救命を目的とする場合に適応される（図 4-29）.

2 ● 植皮の方法

熱傷創の手術では通常，分層植皮（split thickness skin graft：STSG）を行う. STSG では移植する植皮片の厚さが薄いほど生着がよいが，術後の拘縮が強く整容的に劣る. しかし同一部位から繰り返し採皮ができるため，広範囲熱傷で採皮部位が限られる場合などに用いられる. これ以外に不足する自家皮膚を補う方法として，網状植皮（mesh skin graft）やパッチ植皮（patch graft）がある. さらに近年では自家培養表皮移植が臨床応用されている.

a 網状植皮 mesh skin graft

分層植皮片をメッシュダーマトームで網目状として 1.5 倍から 6 倍に広げて移植する（図 4-30）. 拡大率が大きいと網目状の醜状瘢痕が残存し，整容面で劣る. 顔面，手背，関節部位では使用を避ける.

b パッチ植皮 patch graft

カミソリあるいはシルバーナイフにて薄い分層植皮片を採取し，これを切手大の小片として創部にまばらに植皮する方法である. 島状の植皮片から上皮が伸長し，創閉鎖が得られる（図 4-31）.

c 自家培養表皮移植

ヒト表皮細胞を培養によってシート状に増殖拡

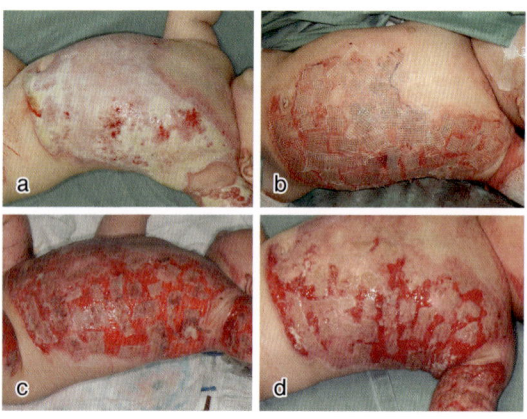

図 4-31　パッチ植皮（10 か月，男児）
a：ポットの熱湯で前胸部に DDB を受傷.
b：デブリードマン後頭皮より分層植皮片を採取，切手状にパッチ植皮を施行した.
c：術後 10 日目. 植皮片は全生着した.
d：術後 3 週間目. パッチ植皮間は上皮が遊走し癒合している.

大させ，熱傷創部に移植する. 患者の正常皮膚を切手大サイズで全層採取し，表皮細胞を分離後 2～3 週間かけて培養し，これをデブリードマン後の創面に移植する. 自家分層植皮片とは異なり，表皮の基底層を欠くため，真皮を欠く皮膚全層欠損創では生着率が悪い.

そのため，創面に真皮成分を構築する必要がある. 真皮構築の方法として，屍体から採取し凍結保存（スキンバンクによる）された同種皮膚（他人の皮膚）を移植しその上に培養表皮を移植する方法や，人工真皮（コラーゲンスポンジ）を用いて真

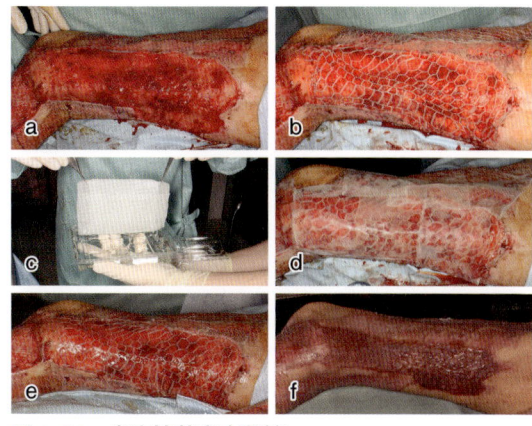

図4-32　自家培養表皮移植
a：左大腿部の熱傷創をデブリードマン.
b：6倍メッシュの自家分層植皮片を移植.
c：あらかじめ採取した皮膚から作製した自家培養表皮.
d：半透明白色のキャリアに保護された自家培養表皮を6倍メッシュ植皮片上に移植.
e：キャリア除去（自家培養表皮はほぼ透明）.
f：術後2か月. 自家培養表皮は生着した.

皮様組織を構築したのちに培養表皮を移植する方法もある. また, いずれにおいても自家網状植皮（6倍メッシュ）と培養表皮を併用することが有用であり, これにより自家植皮の採取量を最小限にして創部を閉鎖することができる（図4-32）.

Ｄ 特殊部位の局所療法

1 ● 顔面

a 特徴

　顔面は, 整容上にも大切な部位である. 顔面の熱傷は治癒後の瘢痕拘縮が機能的・整容的に大きな問題となる（図4-33）. 眼瞼皮膚の拘縮により開眼・閉眼障害を生じ, これによる兎眼から角膜障害などをきたす. 口唇周囲皮膚の拘縮により開口・閉口障害を, 鼻の拘縮による鼻孔狭窄などの後遺症をきたす.

b 治療

　顔面の皮膚は血行がよく皮膚付属器が豊富なため, 感染は少なく創傷治癒は良好である. 浅い熱傷では, 瘢痕を残さずに治癒することが多い. このため壊死組織の早期切除と植皮は行わない. 開放療法のよい適応部位である.

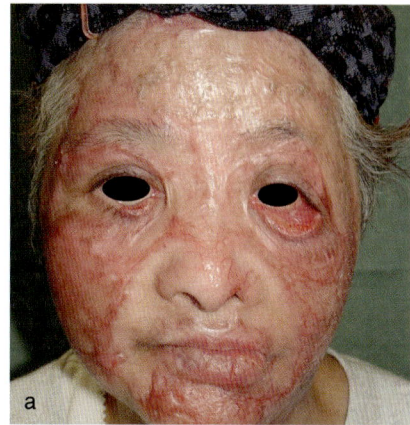
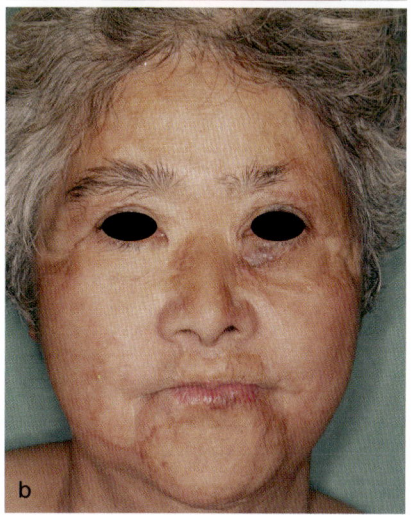

図4-33　顔面の熱傷瘢痕拘縮（57歳, 女性）
a：下眼瞼の外反, 内眼角皮膚の線状拘縮, 前額・頬部・口唇の肥厚性瘢痕を認める.
b：顔面の拘縮を解除し, 全層植皮を施行した. 色素沈着を認めるも機能的障害はない.

2 ● 手

a 特徴

　手は解剖学的に手背の皮膚が薄く, 治癒が遷延し, 機能の障害（腱の断裂や関節の拘縮）をきたしやすい. 小児では炊飯器の蒸気や高温体に触れて手掌側に受傷することが多い（図4-34）. 成人では火炎や爆風で手背側に受傷することが多い.

　熱圧挫創（heat press injury）と呼ばれる特殊な手の熱傷がある. 熱固体により手が圧挫されて生じる熱傷で, 皮膚皮下組織だけでなく, 時には骨まで壊死に陥ることもあり重度の機能障害を生じる.

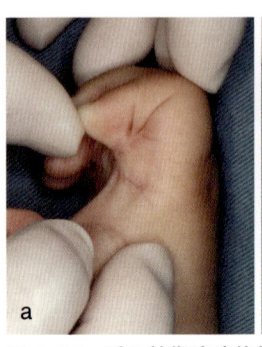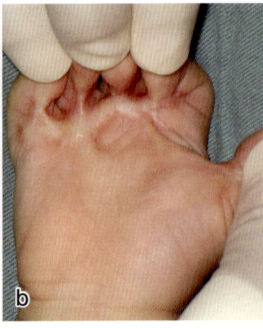

図4-34　手の熱傷瘢痕拘縮（1歳，男児）
3か月時に熱湯にて受傷，保存的に加療された．1歳時，
示指から小指の掌側皮膚は高度に癒着し，屈曲拘縮をきた
している．a：側面像，b：正面像

b 治療

　手背部は腱や関節の露出などをきたしやすいた
め，早期の壊死組織除去と植皮術が推奨される．
手掌部はできるだけ，健常皮膚を温存し保存的に
治療を行う．通常3週間は待機する．手指の全周
性のDDBやDBで，焼痂と浮腫により末梢血流
の循環障害が疑われる場合は，躊躇なく早期に減
張切開を施行する．

　受傷早期からの自動運動と理学療法が重要であ
る．そのためドレッシングを軽めとし，極力手を
動かしやすくしておく．自動運動ができない場合
や植皮術後で安静目的に肢位を固定する場合は，
手指の関節拘縮を予防するため，手関節は背屈位
10°〜20°，MP関節は屈曲位70°〜90°，IP関節は
伸展位0°，母指は外転対立位（intrinsic plus posi-
tion）で固定する．

3 ● 外陰部，肛門周囲

a 特徴

　排尿，排便，生殖器の機能温存と熱傷治療中の
汚染防止に留意する．創治癒後の瘢痕拘縮による
陰茎や外陰の変形，肛門の狭窄，括約筋の機能障
害も治療が必要になる．

b 治療

　受傷時には排尿管理と尿道狭窄予防目的でバ
ルーンカテーテルが留置される．排便の自律が不
能な場合は人工肛門の造設も検討されるが，近年
は肛門内に挿入し，便を管理する低圧バルーン
チューブが使用可能である．

E 熱傷後遺症

　DDBおよびDBでは熱傷が真皮の深層まで及
ぶために，創治癒まで3週間以上を要し治癒後に
瘢痕を残す．これらの瘢痕は肥厚し醜状痕とな
る．また，瘢痕の収縮により瘢痕拘縮を生じ，頸
部や関節部の運動制限を引き起こす．

1 ● 熱傷潰瘍

　熱傷受傷後に長期間にわたり上皮化が得られ
ず，皮膚潰瘍が遷延した状態が熱傷潰瘍である．
DDB，DBで治癒しなかった潰瘍や，いったん上
皮化しても感染や機械的刺激により再燃した潰瘍
もある．

2 ● 肥厚性瘢痕，瘢痕ケロイド

　熱傷創の治癒後，肥厚と発赤が増強し6か月ご
ろまでにピークに達する．その後，次第に高度・
隆起・色調を減じ，通常2〜4年で萎縮した瘢痕と
なる．

3 ● 瘢痕拘縮

　眼瞼や口唇などの遊離縁，頸部，四肢における
腋窩・肘窩・膝窩，手指・足趾などでは，瘢痕の
肥厚，収縮により醜形のみならず機能障害，小児
においては発育障害を引き起こす．拘縮部位に
は，拘縮を解除するための手術が必要となる．

4 ● 熱傷瘢痕癌

　熱傷受傷後数十年を経て，熱傷瘢痕部に発生す
る悪性腫瘍であり，大部分が扁平上皮癌（squa-
mous cell carcinoma）である（図4-35）．乳幼児期
の火炎による熱傷で，植皮をされずに長期間か
かって治癒して発生することが多い．一般の扁平
上皮癌に比べて，熱傷瘢痕癌は原発巣の進行度が
早く予後は不良とされる．慢性潰瘍と誤診されて
診断が遅れることがあるので注意が必要である．

●文献
1) 田中裕（編）：熱傷治療マニュアル　第2版．中外医学
　社，2013
2) 日本熱傷学会学術委員会（編）：熱傷診療ガイドライン
　改訂第3版．日本熱傷学会，2021

4
外傷

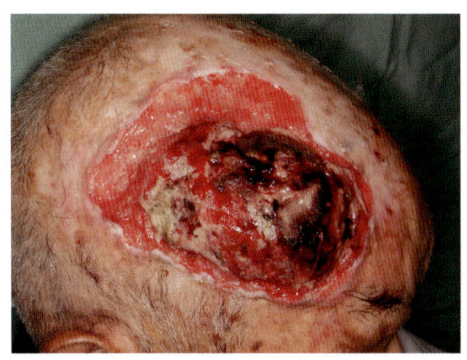

図 4-35　熱傷瘢痕癌（77 歳，男性）
幼少時，頭部に熱傷を受傷した．75 歳時より，頭皮に潰瘍を生じるようになった．生検の結果，扁平上皮癌を認めた．

C その他の外傷

1 放射線障害

悪性腫瘍の治療や造影検査などの現代医療において，放射線照射は必須であり，その合併症である放射線障害はいったん生じると難治である．皮膚は上皮基底細胞の感受性が高く，3 Gy 以上で脱毛や紅斑，7～8 Gy で乾性落屑，15 Gy 以上で湿性落屑や水疱形成，20 Gy 以上で潰瘍，25 Gy 以上で壊死が起こる．

放射線障害には，短期間に多量の照射を受けて生じる急性放射線障害と，照射が長期間反復された後に生じる慢性放射線障害があり，形成外科医療においては，慢性障害が治療対象となる．近年では，治療機器の性能向上や治療計画の発達により，合併症である放射線潰瘍は減少傾向にある．しかし，いったん生じると，慢性化し難治であり，大量の浸出液が潰瘍部から生じるため，患者の生活の質（QOL）を著しく阻害する．

A 原因

放射線は照射部位の細胞分裂，DNA 合成を障害するため，細胞の壊死や増殖能の低下をきたす．障害の程度は，放射線の種類，照射線量，照射回数，照射部位，年齢に依存する．組織再生のもととなる表皮幹細胞や線維芽細胞に障害が起こるため，一般的な軟膏治療などの保存的治療では，治癒が見込めない場合が多い．

B 症状

慢性期では，照射部位の皮膚の萎縮，脱毛が起こる．皮脂腺や汗腺はその機能がなくなり，乾燥し，発汗しなくなる．また，放射線照射によって産生されたサイトカイン（TGF-β，PDGF，IL-4 など）によって刺激された線維芽細胞や血管周囲ペリサイトが，活性化して形質転換し，筋線維芽細胞となり，過剰な細胞外マトリックス（コラーゲン）を産生する．その結果，組織の線維化をきたし硬くなる．

線維化した硬い組織は，放射線照射から数年～数十年経ったのちでも，軽微な外傷などで，難治性の潰瘍を生じることがある．その潰瘍は，骨まで達することも多く，二次性の皮膚癌が発生することもある．

C 治療

保存的治療と外科的治療がある．保存的治療には軟膏，創傷被覆材，持続陰圧療法，高圧酸素療法などがあるが，著効することは少ない．外科的治療においては，壊死組織の除去と，照射部外からの組織移植が有効で，植皮術や皮弁移植により，移植した組織から放出される成長因子がうまく機能すれば，創傷治癒が得られる（図 4-36）．

2 化学損傷（表 4-8）

酸，アルカリ，腐食性化合物，化学兵器（毒ガス）などの化学物質が皮膚・粘膜に接触した際，その物質固有の化学反応によって惹起される急性の組織反応である．刺激性接触皮膚炎の 1 つでもある．臨床的には，熱傷同様第 I 度から第 III 度まで分類され，腐食性の低い化学物質や曝露時間が短い場合は発赤・水疱・びらんにとどまるが，重症では深達性潰瘍・壊死となる．原因物質が局所に残留している限り，組織障害が続くのが特徴である．

A 症状

曝露物質によってさまざまな症状が出現する．酸によるものは水素イオンが組織蛋白と結合し，凝固壊死をきたす．皮下組織を侵すことが少なく，水分の漏出が少ないため，硬い乾性痂皮を形

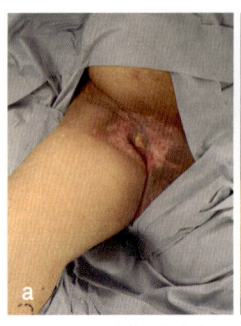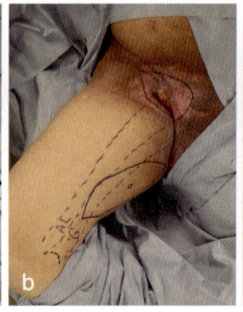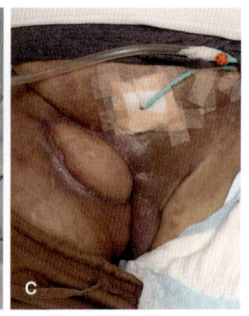

図 4-36　放射線障害の創傷治癒
陰茎癌の右鼠径部リンパ節転移への放射線照射後潰瘍（a）．デブリードマンと
大腿内側から皮弁移植を行う（b）．移植後 1 か月で創部は治癒した（c）．

表 4-8　化学損傷の原因となる代表物質と用途

	薬品	用途
酸	塩酸 硫酸 硝酸 フッ化水素酸	洗剤 自動車バッテリー液 金属の合成 鉄・ガラスの処理
アルカリ	水酸化ナトリウム （苛性ソーダ） 水酸化カルシウム （消石灰）	洗剤 セメント，歯科用薬
その他	フェノール トルエン 石油関連	消毒剤 シンナー ガソリン，灯油

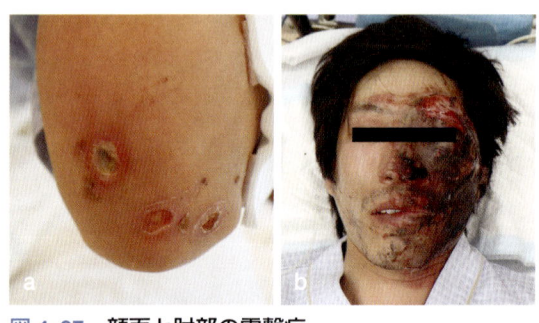

図 4-37　顔面と肘部の電撃症
作業中に電線が肘に触れ（a），スパークにより顔も受傷し
た（b）．

成する．一方で，アルカリによるものは鹸化作用により，脂肪組織の機能が失われ，水分が漏出する．酸と比べて深部に浸透して組織障害が拡大しやすい．また，大量に接触した場合は，経皮吸収によって，肝障害や腎障害，意識障害などの中枢神経症状なども出現する．フッ化水素酸の場合には，フッ素イオンが血中カルシウムと結合して，低カルシウム血症，テタニーを起こす場合もある．

Ⓑ 治療

大量の流水で洗浄し，付着物質を洗い流すことが原則である．水洗により化学物質の希釈と除去，化学反応の鈍化，組織代謝の低下による消炎効果，皮膚の pH の正常化を図る．中和剤は，反応熱を生じて，悪化するため使用しない．洗浄後に，熱傷に準じた軟膏療法やデブリードマンなどの治療を行う．

❸ 電撃症（図 4-37）

通電による直接的な生体障害と，アークやスパークといった高熱による熱傷を含む障害である．電圧が生体にかかり，他部位が接地することによって通電し受傷する．その程度は電圧，電流，通電時間などによって決まり，心臓への通電による心室細動は即死の原因となる．体表面の観察では，通電経路の入口と出口を確認し，体内を通過した電流の経路と臓器損傷を推察することが重要である．特に電気抵抗の低い神経，血管，筋肉は電気エネルギーが放散され，電流による熱傷が生じやすい．交流電圧（500 V 以上）による受傷の場合は損傷が強く，重症となる場合が多い．

> **NOTE**
>
> **フッ化水素酸による化学損傷**
>
> フッ化水素酸による化学損傷の場合は，手指の骨に達し，しばしば重症化する．爪下に壊死などが透見する場合には，抜爪後，不足するカルシウムの補給と残存フッ素イオンの不活化目的で，グルコン酸カルシウムの局所注射が治療法として有用である．

Ⓐ 症状

全身症状は重篤な場合があり，心室細動，意識障害，ショック症状などを呈する．通電組織は損傷を受けている可能性があるため，血液検査や心電図検査，CT 検査などで全身臓器の評価を考慮すべきである．また，高電圧の場合にはジュール熱が産生し，深部組織の筋肉破壊によるミオグロビン尿を起こし，急性腎不全となる．局所では，一般的な熱傷よりも深達性となり，なめし革様の皮膚壊死や筋壊死によるコンパートメント症候群を起こす．

Ⓑ 治療

全身管理を優先し，輸液管理など熱傷に準じた治療を行う．局所の管理では，組織の循環障害を認めた場合には減張切開やデブリードマンなどで対応するが，骨に達する電撃症もしばしば認め難渋する．欠損に応じて，植皮術や遊離皮弁移植術などで被覆する．

④ 動物咬傷

イヌ，ネコ，ヒトなど動物に咬まれた傷である．原因動物はイヌが最多で，次いでネコが多く，両者で加害動物の 8〜9 割を占める．ネコ咬傷は，歯がイヌに比べて細く鋭いため，深部まで達することから，イヌ咬傷よりも創感染のリスクが高い．

ヒトの咬傷は，四肢・顔面・耳介などに生じる true bite と，喧嘩のときに握りこぶしが他人の歯に当たって生じる fight bite の 2 種類がある．後者の場合は，MP 関節内に達することがあり，口腔内細菌感染で難渋する．

マムシによる咬傷もしばしば遭遇する．典型的には，牙痕が 1 cm 間隔で 2 つの小さい傷である．しかし局所の疼痛や腫脹は強く，マムシ毒により横紋筋融解症や DIC（**播種性血管内凝固症候群**）を

合併して重症化することもある．

Ⓐ 症状

動物種によって違いはあるが，咬傷直後は，局所の疼痛や腫脹など一般的な外傷と同じである．ネコはしばしば咬傷部の所属リンパ節腫大を認め，猫ひっかき病と同じ症状を起こす．マムシ咬傷は約 15％に全身症状がみられ，眼症状（一過性視力障害，複視），嘔吐，血小板減少など毒素によるさまざまな症状が出現する．

Ⓑ 治療

創部の洗浄が必須である．しかし，創部が小さく，深いため十分な洗浄ができず，感染率が高い．そのため一般的には，縫合処置は行わず，開放処置とするほうが望ましい．抗菌薬も必須であり，ネコの場合はバルトネラ菌を標的とした適切な抗菌薬を選択すべきである．また，破傷風予防が必要で予防接種後 10 年以上で受傷した場合は，破傷風トキソイド，抗破傷風ヒト免疫グロブリンの投与を行う．マムシなど有毒蛇の場合には，軽症であっても入院し，輸液管理を行う．受傷部位の腫脹拡大や採血で CK の上昇が続けば，乾燥マムシ抗毒素などの抗毒素投与を考慮する．

● **参考文献**

1) 大泉幸雄：放射線による急性放射線障害．今日の治療指針 2010 年版．p825，医学書院，2010
2) 山元修：化学熱傷．誰もが知っておきたい知識．熱傷 46：1-15，2020
3) 安田圭，他：動物咬傷 570 例の検討．形成外科 64：123-130，2021
4) Fujioka M：Skin Necrosis due to Snakebites. *In* Téot L, et al(eds)：Skin Necrosis. Springer, Vienna, 2015 https://doi.org/10.1007/978-3-7091-1241-0_16
5) Hayashida K, et al：Tetanus following replantation of an amputated finger：a case report. J Med Case Reports 6：343, 2012

第5章 皮膚および皮下疾患

A 皮膚皮下腫瘍

1 概論

皮膚は表皮，真皮，皮下組織から構成される．構成する各種細胞から多種多様な腫瘍が生じる．腫瘍とは出生後，体細胞レベルの突然変異により進行性・自律性をもって起こる過剰発育と定義されている．自律性とは腫瘍細胞が他の要素によって制御されることなく限りなく分裂・増殖を示すことを意味する．

良性腫瘍は一般的に緩徐に発育し，周囲組織の圧排，壊死や転移などを生じない．一方悪性腫瘍は急速に発育し，周囲への浸潤性増殖，局所の破壊や壊死・転移などを生じるとされている．どちらにも当てはめにくい癌前駆症・表皮内癌，良性腫瘍から悪性腫瘍への変化，また良性腫瘍でも臨床的に悪性のものも存在する．

A 分類

皮膚腫瘍は，諸家によって分類が異なりLever，WHO分類，Pinkusらの分類などが報告されている．発生由来により表皮細胞および表皮付属器からなる表皮系由来，色素細胞（メラノサイト）系由来，間葉系由来，神経系由来に分類される（表5-1〜5）．

皮膚付属器は，毛包，脂腺，アポクリン腺，エクリン腺からなる．

間葉系は，血管系，リンパ管系，筋組織系，線維組織系，脂肪組織系，組織球系，肥満細胞・リンパ球系，骨組織系，粘液嚢腫に分けられる．それぞれの発生につき，良性・悪性が存在する．

表5-1 **表皮性腫瘍**（surface epidermis tumor）

由来	良性	悪性
表皮	表皮母斑 脂漏性角化症 澄明細胞性棘細胞腫 表皮剥脱性棘細胞腫 線維上皮性ポリープ 日光角化症 ケラトアカントーマ 稗粒腫 粉瘤（表皮囊腫） 外傷性封入囊腫	有棘細胞癌 Bowen病 基底細胞癌 Paget病 乳房外Paget病

〔Elder DE（eds）：Lever's Histopathology of Skin（9th ed）. p806, Lippincott Williams & Wilkins, Philadelphia, 2005 より改変〕

B 診断

1 臨床症状

腫瘍は，皮膚または皮下の隆起，着色，硬結，圧痛などの症状を示す．良性腫瘍の特徴は対称性，周囲との境界明瞭，緩徐な発育，病理組織では規則正しい配列，被膜の形成，転移の欠如などである．

それに引き替え悪性腫瘍は，対称性が乏しく周囲との境界不明瞭・癒着，急速な発育，病理組織では核異形像，配列・分化の不整，転移しやすいなどの特徴をもつ．

視診にて形状（円形，楕円形，不整形など），大きさ，隆起の性状（扁平，ドーム状，半球状，有茎性状，臍窩状など），表面の状態（平滑，粗糙，疣贅状，顆粒状，易出血性，潰瘍，壊死など），色調（褐色，青色，黒色，赤色，黄色，皮膚色，色素脱失，色素沈着など），硬度（軟，硬，波動性，皮膚および下床との可動性），配列（限局性，播種性，びまん性，列序性，対称性，非対称性など），自覚症状（瘙痒，疼痛，知覚障害など），発生部位，年

表 5-2　**皮膚付属器腫瘍**

由来	増生，過誤腫	良性腫瘍	悪性腫瘍
毛包	毛包母斑 毛孔拡大 generalized hair follicle 　hamartoma basaloid hair follicle 　hamartoma	毛包腫 毛鞘棘細胞腫 線維毛包腫 毛盤腫 毛包上皮腫 毛芽腫 毛包腺腫 毛母腫（石灰化上皮腫） 外毛根鞘腫 毛包漏斗腫 外毛根性皮角 増殖性外毛根性囊腫	毛母癌 悪性増殖性外毛根鞘性囊腫 外毛根鞘癌 毛芽細胞癌
脂腺	脂腺母斑（類器官母斑） 脂腺増生症	脂腺腺腫 脂腺腫（脂腺上皮腫）	脂腺癌
アポクリン腺	アポクリン母斑	アポクリン汗囊腫 乳頭状汗腺腫 乳頭状汗管囊胞腺腫 管状アポクリン腺腫 erosive adenomatosis of the nipple アポクリン円柱腫	悪性アポクリン円柱腫（アポクリン腺癌）
エクリン腺	エクリン母斑	エクリン汗囊腫 汗管腫 エクリン円柱腫 エクリン汗孔腫 エクリン汗管線維腺腫 mucinous syringometaplasia エクリンらせん腫 乳頭状エクリン腺腫 結節性汗腺腫 軟骨様汗腺腫	汗孔癌 悪性エクリンらせん癌 悪性結節性汗腺腫 悪性軟骨様汗管腫 エクリン腺癌 microcystic adnexal carcinoma aggressive digital papillary adenocarcinoma 皮膚腺様囊胞癌 粘液エクリン癌 汗管様エクリン癌 悪性エクリン円柱腫

〔Elder DE（eds）：Lever's Histopathology of Skin（9th ed）. p868, Lippincott Williams & Wilkins, Philadelphia, 2005 より改変〕

表 5-3　**色素細胞（メラノサイト）系腫瘍**

由来	良性腫瘍および腫瘍類似病変	悪性腫瘍
色素細胞 （メラノサイト）	先天性色素細胞性母斑 褐青色母斑（太田母斑，伊藤母斑） 蒙古斑 扁平母斑 青色母斑 合併母斑 黒色斑 色素性母斑 単純黒子 異形成母斑 部位特異的母斑（肢端，外陰部） 持続性（再発性）色素細胞母斑 Spitz 母斑・若年性黒色腫 （Reed）色素性紡錘形細胞母斑 白量（Halo）母斑	悪性黒色腫 　（表在拡大型，結節型，末端黒子型） 悪性黒子 線維形成性悪性黒色腫 母斑様悪性黒色腫 持続性（再発性）悪性黒色腫 小児悪性黒色腫

〔LeBoit PE, et al（eds）：Pathology and Genetics of Skin Tumors. p50, IARC Press, Lyon, 2006 より改変〕

表 5-4　間葉系腫瘍

由来	良性腫瘍	悪性腫瘍
血管系	毛細血管拡張性肉芽腫 乳児血管腫（苺状血管腫） 単純性血管腫 被角血管腫 くも状血管腫 海綿状血管腫 血管芽細胞腫 グロームス腫瘍 老人性血管腫 動静脈瘻（動静脈奇形） 静脈性蔓状血管腫	血管肉腫 Kaposi 肉腫 悪性血管周皮 　細胞腫
リンパ管系	限局性リンパ管腫 海綿状（びまん性）リンパ管腫 嚢腫状リンパ管腫	リンパ管肉腫
筋組織系	皮膚平滑筋腫 血管平滑筋腫 横紋筋腫	平滑筋肉腫 横紋筋肉腫
線維組織系	皮膚線維腫 軟性線維腫 ケロイド 肥厚性瘢痕 瘢痕 巨細胞性腱腫瘍 手掌足底線維腫症 　（Dupuytren 拘縮） 小児指線維腫症	隆起性皮膚線 　維肉腫 悪性線維性組 　織球腫 線維肉腫 類上皮肉腫
脂肪組織系	脂肪腫 脂肪芽細胞腫	脂肪肉腫
組織球系	若年性黄色肉芽腫 成人性黄色肉芽腫 播種状黄色腫 木村氏病（軟部好酸性肉芽腫） Langerhans 細胞組織球症 　（組織球症 X） 細網組織球腫	
肥満細胞・ リンパ球系	肥満細胞症	皮膚 T 細胞リ 　ンパ腫 菌状息肉症 Sézary 症候群 Hodgkin リン 　パ腫 リンパ肉腫 皮膚 B 細胞リ 　ンパ腫 皮膚白血病
骨組織系	爪下外骨腫 皮膚骨腫 皮膚軟骨腫	
粘液嚢腫 （偽嚢腫系）	口粘膜粘液嚢腫 指趾粘液嚢腫 耳介粘液腫	粘液肉腫

〔LeBoit PE, et al（eds）：Pathology and Genetics of Skin Tumors. p3, IARC Press, Lyon, 2006 より改変〕

表 5-5　神経系腫瘍

由来	良性腫瘍	悪性腫瘍
神経	神経鞘腫 神経粘液腫 神経線維腫 外傷性神経腫 顆粒細胞腫瘍	悪性末梢性神経鞘腫（MPNET） 未分化神経外胚葉性腫瘍（PNET） Ewing 肉腫 Merkel 細胞癌

〔LeBoit PE, et al（eds）：Pathology and Genetics of Skin Tumors. p265, IARC Press, Lyon, 2006 より改変〕

齢，性別などにて診断する．

以上にて診断が難しい場合には，次の検査を補助として診断する．

2 ● 検査法

a 超音波診断　ultrasonography，echography

無侵襲的検査であり，即時に腫瘍の形状および性状，周囲との関係，浸潤の程度などを観察可能である．血流ドップラー法を備えた機器（Doppler ultrasonography）では，血管病変の性状も評価可能である．

b 血管造影　angiography

造影剤を血管内に注入し，主に血管腫の性状や腫瘍への栄養血管などを同定するのに用いる．

c コンピュータ断層撮影

computed tomography（CT）

骨，リンパ節などの診断に優れる．造影剤の血管内注入により，血管病変にも有用である．ヘリカル CT や MDCT（multi-detector row CT），画像を 3D-CT として立体化したりすることにより詳細な情報を得ることができる．

d 磁気共鳴画像

magnetic resonance imaging system（MRI）

軟部組織の診断に有用である．T1，T2 強調像のほか，脂肪信号抑制法，造影なども診断に有用である．

e PET　positron emission tomography

悪性腫瘍においては糖代謝が亢進しているためブドウ糖類似物質の ^{18}F-FDG（^{18}F-fluorodeoxy-glucose）が集積することを利用し，原発の悪性腫瘍の有無，転移スクリーニングなどに用いる．PET-CT では解剖学的位置の診断も可能になる．

f シンチグラフィ　scintigraphy

悪性腫瘍の全身検索に主に使用される ^{67}Ga，^{201}TiCl などを用いた腫瘍シンチグラフィ，^{99m}Tc

などを用いた骨シンチグラフィなどがある.

g ダーモスコピー dermoscopy

皮膚表面を通常10〜50倍にして，皮膚の色素病変や毛細血管分布を観察する．角質下までの色素病変，主にメラノサイト系腫瘍の鑑別に有用である.

h 組織生検 biopsy

臨床症状や上記検査などで診断がつきにくく，特に悪性を疑うときは確定診断，治療方針の決定のため組織生検を行う．部分生検(incisional biopsy)，全切除生検(excisional biopsy)，悪性腫瘍において辺縁確認のためのマッピング(mapping biopsy)，転移を検査するセンチネルリンパ節生検(sentinel lymph node biopsy)などがある．生検にて採取した標本は病理検査を行い診断確定する.

3 ● 治療

a 電気凝固 electrocoagulation

電気メスにより組織を凝固する．疣贅などに使用する.

b 削皮術 dermabrasion, skin abrasion

グラインダーなどで皮膚表面を削って平坦にする．隆起性病変などに使用する．近年，炭酸ガスレーザーなどで行われることが多い.

c 凍結療法 cryotherapy

液体窒素，ドライアイス柱などで表在性色素病変，腫瘍性病変に対して用いられたが，現在はあまり行われない.

d レーザー療法 laser therapy

炭酸ガスレーザーは蒸散作用にて隆起性皮膚腫瘍に用いられる．また色素性病変にQスイッチ付ルビーレーザー，ルビーレーザー，Qスイッチ付アレキサンドレーザーなどが，血管腫には色素レーザーなどが用いられる.

e 放射線療法 radiation therapy, radiotherapy

悪性腫瘍に対して主に用いられる．リニアックにより発生した電子線，X線を用いる．良性腫瘍ではケロイド切除後などに用いられる.

また保険適用ではないが，陽子線，重粒子線も使用されることもある.

f 化学療法 chemotherapy

悪性腫瘍に，主に補助療法として全身投与または局所投与として行われる．近年は分子標的薬による治療も行われている.

g 薬剤注入 injection

乳児血管腫の増殖期やケロイドに対しステロイドの外用，局所注射が行われる.

h 内服療法 medication

乳児血管腫に対するプロプラノロール，神経線維腫症1型に対するセルメチニブ硫酸塩など切除困難なものに使用される.

i 硬化療法 sclerotherapy

血管腫，リンパ管腫などの管腔を有する腫瘍に硬化剤を注入し，腔を縮小させる．エタノール，オレイン酸エタノールアミン，ポリドカノール，ピシバニールなどが使用される.

j 切除 excision

形成外科にて最も多く使われる手法である．切除後，生じた欠損は縫縮，植皮，局所皮弁，遊離皮弁などを用いて閉鎖する．悪性腫瘍の場合はリンパ節郭清などが併用されることもある.

●参考文献

1) Elder DE, et al(eds)：Lever's Histopathology of Skin (9th ed). Lippincott Williams & Wilkins, Philadelphia, 2005
2) LeBoit PE, et al(eds)：Pathology and Genetics of Skin Tumors. IARC Press, Lyon, 2006
3) Mehregan AH, et al：Pinkus' Guide to Dermatohistopathology(6th ed). Appleton & Lange, New York, 1995
4) 上野賢一，他：MINOR TEXTBOOK 皮膚科学(第11版). 金芳堂，2022
5) 山本有平(編)：形成外科医に必要な皮膚腫瘍の診断と治療. 形成外科診療プラクティス，文光堂，2009

② 良性腫瘍

Ⓐ 上皮性腫瘍

1 ● 表皮系

a 脂漏性角化症(老人性疣贅)

seborrheic keratosis(senile verruca)

【症状】

中年以降の顔面・頭部・躯幹などに生じる疣贅状の角化性病変で，老人性疣贅ともいわれ，高齢者の露光部位に好発する(図5-1)．大きさは1〜2 cm，色は褐色〜黒褐色の境界明瞭な隆起性病変で，表面は角化性で乳頭状や顆粒状を呈すること

が多い．ダーモスコピーにて，Multiple milia-like cysts や Comedo-like openings, Cerebriform pattern，指紋様構造といった特徴的な所見を呈し，病変の診断ならびに悪性腫瘍との鑑別に有用な所見となる．

短期間にかゆみを伴ってこの病変が多発する場合を Leser-Trélat（レゼル・トレラ）徴候と呼び，内臓悪性腫瘍を疑って精査することが勧められる．

【病理組織】

有棘細胞および基底細胞が表皮内で上方に向かって盛り上がりながら増殖する．個々の細胞に悪性像が認めず，偽角化性囊腫（pseudohorn cyst）の形成を認める．また，苔癬型の炎症細胞浸潤を伴うことがあり，扁平苔癬様角化症（Lichen planus-like keratosis）と呼ばれる．

【鑑別診断】

有棘細胞癌，基底細胞癌，悪性黒色腫，Bowen 病や日光角化症などの前癌病変との鑑別を要する．良性では色素性母斑，尋常性疣贅，扁平疣贅などとの鑑別が必要になる．

【治療】

大きさや部位によって液体窒素，炭酸ガスレーザー，外科的切除の選択肢がある．悪性疾患を疑う場合は切除して組織検査を行うべきである．

2 ● 毛囊系

a 粉瘤（表皮囊腫）atheroma（epidermal cyst）

【症状】

成人の頭頚部を中心に，躯幹，背部，腰殿部に好発する囊腫で，幼少時は稀とされる．毛包漏斗部の狭窄・拡張が本態とされるが，外傷による表皮成分の埋入やヒトパピローマウイルス感染も関与するとされる．日常診療で治療頻度の高いドーム状に隆起する皮内から皮下の腫瘍で（図5-2），被覆皮膚と密着し，中央に面疱様黒点状の開口部が存在することも多い．囊腫の内容は粥状の角質で（athero は粥状の意），腐臭を伴う．

感染を伴ったり，囊腫壁が破れ，皮内に粥状物質が出たりした場合，発赤・腫脹・疼痛など非常に強い炎症を起こす．

【病理組織】

正常表皮と同じ構造を有する囊腫壁を真皮から皮下にかけて認め，層状の角質塊を認める．囊腫の角層は藤篭の網目模様（basket weave）を呈す

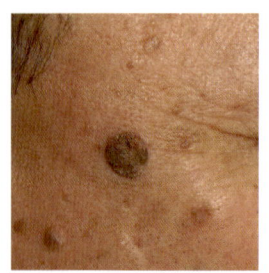 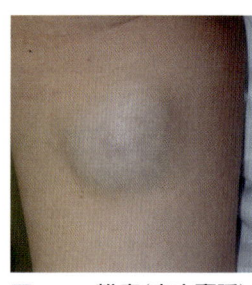

図 5-1　脂漏性角化症（老人性疣贅）　　図 5-2　粉瘤（表皮囊腫）

る．

【鑑別診断】

外毛根鞘囊腫（trichilemmal cyst）や皮様囊腫または類皮腫（dermoid cyst）が挙げられ，囊腫形態や原因が異なる．

【治療】

囊腫壁を含め外科的に切除を行う．感染を生じた場合には切開排膿を行い，二期的に残存する囊胞壁の摘出を要する場合もある．約0.6％に悪性腫瘍を合併するとされる．

b 石灰化上皮腫（毛母腫）

calcifying epithelioma（pilomatrixoma）

【症状】

小児の顔面や上肢伸側に好発する境界明瞭な皮下腫瘤で，石灰化を生じるため硬く，凸凹とした角を触れる場合もある（図5-3）．表面は常色だが，青白となったり淡黄色の内容が透けて見える場合もある．毛隆起から発生する奇形腫の一種とされ，β-カテニンの遺伝子異常が原因となる場合がある．炎症のため圧痛を伴うことがあり，多発例も存在する．

【病理組織】

被膜はなく，毛母細胞由来の好塩基性細胞と陰影細胞の2種類で構成される不規則形の腫瘍塊を認める．石灰化や異物反応，骨化をみることがある．

【治療】

外科的切除を行う．小児例では自然消退することもある．

c ケラトアカントーマ keratoacanthoma

【症状】

中年以降の男性の顔面に好発する腫瘍で，毛包由来とされる．紅斑や鱗屑を伴う角化性丘疹が数週間の間に急速に拡大隆起し，中央が噴火口状に

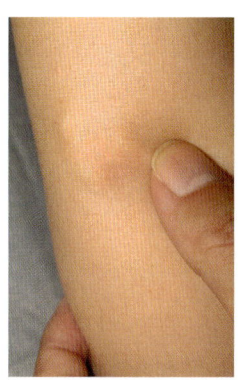

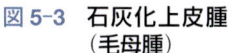

図 5-3　石灰化上皮腫（毛母腫）

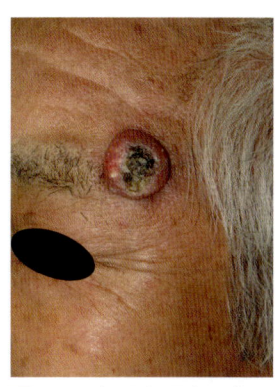

図 5-4　ケラトアカントーマ

陥凹し，しばしば大きな角栓を伴う直径 2 cm 前後の境界明瞭なドーム状または半球状腫瘤を形成する（図 5-4）．時間経過により早期/増殖期，成熟期，消退期，消失期の 4 期に分類され，数か月の間に徐々に自然消退し，瘢痕治癒する．

【病理組織】
中央に角質塊を容れた噴火口状構造を呈し，小型類円形の核と大型のスリガラス状淡好酸性胞体を有する細胞（large pale pink cell）の内外方向性増殖を認める．細胞異型はあるが，基底層の破壊はない．

【鑑別診断】
臨床的にも組織学的にも有棘細胞癌との鑑別が最も重要で難しい．診断確定のためには全体的な構築の評価が必要となるため，全切除を要する．

【治療】
全切除による診断確定が望ましい．部分生検でも診断が確実であれば自然消退を待つこともある．

3 ● 脂腺系

a 脂腺増殖症 sebaceous hyperplasia

【症状】
高齢者の顔面（前額，頬，眼瞼，鼻）に好発し，直径 5 mm くらいまでの黄色丘疹または半球状の結節がみられる．初期はドーナツ状に中央が陥凹する．脂腺の局所限局性の過形成であり，加齢や紫外線が影響し，多発する傾向がある．

【病理組織】
表皮直下に肥大した多数の脂腺小葉がみられる．

【治療】
液体窒素圧抵や炭酸ガスレーザーによる除去．

4 ● 汗腺系

a 汗管腫 syringoma

【症状】
思春期以降の女性の眼瞼周囲に，直径 1〜2 mm の常色から黄褐色の小丘疹が多発する．頚部や腋窩，外陰に発症したり，播種状や帯状に分布したりする場合もある．

【病理組織】
エクリン汗腺の真皮内汗管が拡張，増殖したもの．「オタマジャクシ状」と称される汗管構造が特徴的だが，索状・管状が主となる．

【鑑別診断】
青年性扁平疣贅や稗粒腫，顔面播種状粟粒性狼瘡．

【治療】
液体窒素圧抵や炭酸ガスレーザーが用いられるが難治である．大きいものは切除する．

b （エクリン）汗孔腫 (eccrine) poroma

【症状】
足底に好発する扁平〜有茎性の暗赤色な小結節で，易出血性となる場合もある．エクリン汗管（汗腺の導管）への分化を示す．

【病理組織】
汗管の外側の poroid cell と内腔側の cuticular cells で構成され，表皮から真皮内に連続性に腫瘍細胞の増生を認める．Pinkus 型など 4 型に分類される．

【鑑別診断】
血管拡張性肉芽腫や母斑細胞性母斑，無色素悪性黒色腫．

【治療】
外科的切除（稀に悪性化）．

B 非上皮性腫瘍

1 ● 結合織系

a 皮膚線維腫（線維性組織球腫）
dermatofibroma (fibrous histiocytoma)

【症状】
成人の四肢に好発する，直径 1 cm 前後の褐色調の硬い隆起性腫瘍である．通常単発で，かゆみを伴う場合が多い．虫刺されなどの微小な外傷後に発生することも多いため，真の腫瘍ではなく反応性の結合組織増殖症とする考え方もある．

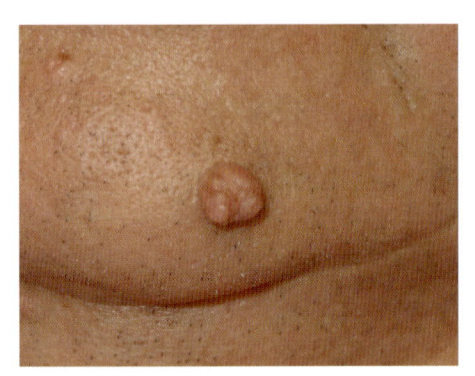

図 5-5　軟性線維腫

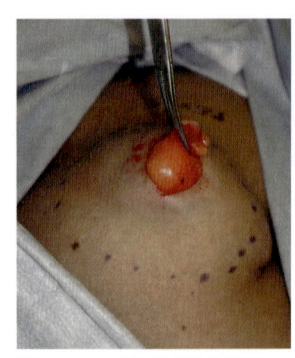

図 5-6　脂肪腫(術中所見)

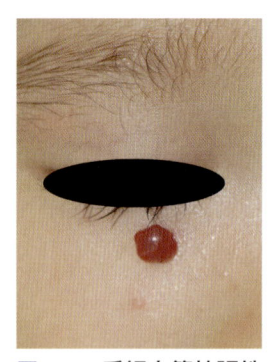

図 5-7　毛細血管拡張性
肉芽腫

【病理組織】

　表皮は肥厚し，メラニン顆粒の増加を認め，真皮から皮下に膠原線維や線維芽細胞，組織球が増殖する．腫瘍細胞は血液凝固第XIIIa因子陽性，CD34陰性である．

【鑑別診断】

　黒色調，増大傾向の強いものは悪性黒色腫との鑑別が，褐色のものは隆起性皮膚線維肉腫やケロイドとの鑑別が必要である．

【治療】

　外科的切除．悪性疾患を疑う場合は切除して組織検査を行うべきである．

b 軟性線維腫 soft fibroma, fibroma molle

【症状】

　有茎性または懸垂性，正常皮膚色の軟らかい腫瘤(図 5-5)．頚部や腋窩に多発するアクロコルドン(acrochordon)もこの疾患に含まれる．

【病理組織】

　正常皮膚と同じ組織像．

【鑑別診断】

　単発の神経線維腫．

【治療】

　外科的切除または炭酸ガスレーザー．

2 ● 脂肪系

a 脂肪腫 lipoma

【症状】

　成年以降の頚部，背部，上腕，大腿部に好発する代表的な間葉系腫瘍．一般的には上皮との癒着のない弾性軟のなだらかに隆起する皮下腫瘤として触知し，成熟脂肪組織の増殖に伴う腫瘍細胞は薄い結合組織被膜で囲まれていることが多い(図

5-6)．筋層下や筋間に生じることもあり，画像評価を要する．特に5cm以上の病変では脂肪肉腫との鑑別を要する．

　家族性，多発性，血管を多く含み圧痛を伴う血管脂肪腫，線維成分が多く硬い線維脂肪腫など，さまざまな病型がある．アルコール多飲者の頚部中心に巨大な脂肪腫が多発する多発性対称性脂肪腫症(Madelung病)は，最も治療に難渋する特殊型である．

【病理組織】

　多くは線維性被膜を有し，その中に正常脂肪組織より大きい脂肪球が存在する．

【鑑別診断】

　脂肪肉腫と鑑別するため，増大傾向のあるものや直径3cm以上のものは造影MRI検査や部分生検を検討する．

【治療】

　外科的切除．

3 ● 血管系

a 毛細血管拡張性肉芽腫(化膿性肉芽腫)

　granuloma telangiectaticum

　(pyogenic granuloma)

【症状】

　外傷などの刺激が引き金となって毛細血管の増殖と血管腔の拡張を主体とした易出血性の腫瘤(図 5-7)．幼児や妊婦に好発し，小児では顔面，成人では躯幹・四肢に生じやすく，急速に増大する．

【病理組織】

　毛細血管の血管内皮細胞，周囲の線維芽細胞，炎症細胞が増生し，多数の血管腔が認められる．

【鑑別診断】

無色素性悪性黒色腫，有棘細胞癌などの悪性腫瘍との鑑別を要する．

【治療】

小病変は液体窒素圧抵，炭酸ガスレーザー，電気焼灼が有効．大きな病変や悪性疾患を疑う場合は切除して組織検査を行うべきである．

b グロームス腫瘍 glomus tumor

【症状】

爪甲下に好発する紫青〜赤色の結節性腫瘤で，強い痛みを伴う．血管の運動調節に関係するグロームス細胞の増殖による過誤腫で，圧迫・寒冷などで痛みが増強する．

【病理組織】

薄い線維性被膜に包まれ，好酸性の細胞質と円形の核を有するグロームス細胞が拡張した血管を取り囲み増生する．

【治療】

必要に応じ抜爪し，爪床下の病変部を切除する．

4 ● 神経系

a 神経線維腫 neurofibroma

【症状】

単発例では，直径1〜2 cm までの正常皮膚色から褐色の軟らかい腫瘤が生じる．多発例は神経線維腫症1型（neurofibromatosis type 1, von Recklinghausen 病）で，カフェ・オ・レ斑を有する．原因遺伝子は第17番染色体長腕（17q11.2）に存在し，neurofibromin を産生する．悪性末梢神経鞘腫（MPNST）を生じることがある．

b 神経鞘腫 neurilemmoma, schwannoma

【症状】

成年の四肢に好発する弾性硬の皮下腫瘤で，圧迫によって放散痛をきたす（図 5-8）．孤発性が一般的で，刺激により支配領域にしびれを生じる（Tinel 様徴候）．多発するもの神経線維腫症2型と関連し，聴神経鞘腫が主病変となり，第22染色体長腕22q12に責任遺伝子が存在する．

【病理組織】

Schwann 細胞が帯状に増殖し，それを線維性被膜が包んでいる．核をもたない Verocay body を認める Antoni A 型と，浮腫状に離解し肥満細胞を認める Antoni B 型が混在する．

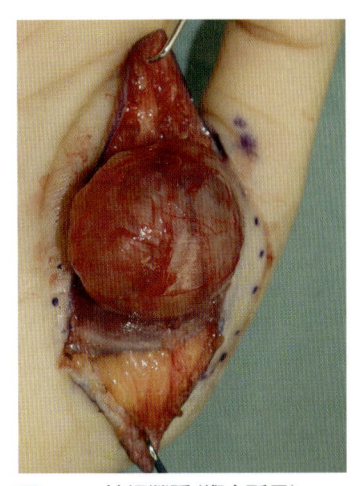

図 5-8　神経鞘腫（術中所見）

【鑑別診断】

血管脂肪腫や平滑筋腫など，圧痛を伴う皮下腫瘤や軟部悪性腫瘍と鑑別する．

【治療】

連続する神経線維を温存しながら被膜内の腫瘍を摘出する．

5 ● 筋肉系

a 平滑筋腫 leiomyoma

【症状】

立毛筋由来の皮膚平滑筋腫と血管平滑筋腫の2種類がある．前者は躯幹に好発し，多発する場合がある．後者は30〜50歳代の女性の下肢伸側に好発する．いずれも有痛性，弾性硬の皮下腫瘤で，大きさは直径2 cm までである．

【病理組織】

血管構造と平滑筋の両方が増生している．

【鑑別診断】

血管脂肪腫や神経鞘腫など，圧痛を伴う皮下腫瘤と鑑別する．

【治療】

外科的切除または炭酸ガスレーザー．

6 ● その他

a 皮様嚢腫（類皮嚢腫） dermoid cyst

【症状】

出生時から存在する皮膚様の壁を有する嚢腫で，眉毛外側など眼周囲に好発し，脂腺や毛髪といった皮膚付属器を嚢腫内に含む（図 5-9）．皮下

深層に存在し，骨に癒着し，骨内，時に頭蓋内にまで病変が及ぶこともあり，正常な表皮組織とは連続性を有しない．

【病理組織】

表皮から構成される薄い嚢胞壁を有し，脂腺や毛髪を壁や内腔に認め，角質が充満する．

【治療】

嚢腫壁の外科的摘出を行う．骨との癒着を認める場合には慎重な剝離を要する．

b 皮膚リンパ球腫（仮性リンパ腫）

lymphocytoma cutis（pseudolymphoma）

【症状】

顔面に，直径 1〜2 cm の淡紅色から褐紅色の，境界明瞭な半球状結節が好発する．虫刺されや外傷などの刺激に対して，リンパ球や組織球が反応性に増殖したものである．

【病理組織】

真皮にリンパ球，組織球が浸潤し，リンパ濾胞様の構造を呈する．

【鑑別診断】

悪性リンパ腫との鑑別が重要である．

【治療】

数か月で自然消退するが，生検は必要．

ⓒ その他の皮膚皮下腫瘍

厳密な意味での皮膚腫瘍とは異なるが，形成外科診療において対象となる疾患を挙げた．

1 ● 角化症

a 胼胝腫 callosity, callus, tyloma

【症状】

いわゆる「たこ」で，繰り返される機械的刺激により表皮角層が限局性に増殖肥厚した状態．中心に角質の芯をもち圧痛を伴うものは鶏眼とされる．

【治療】

サリチル酸軟膏などで角質を軟化させて削り取る．原因となる刺激が続く限り再発する．

2 ● 眼瞼腫瘍

a 霰粒腫 chalazion

【症状】

眼瞼にある皮脂腺は Meibomian gland（マイボーム腺）と呼ばれ，眼球に油性物質を供給する．この排出管が塞がることによって生じる眼瞼の腫

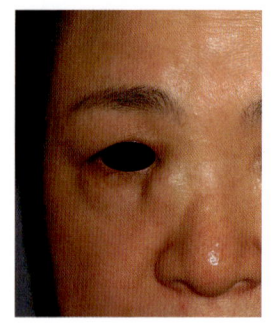
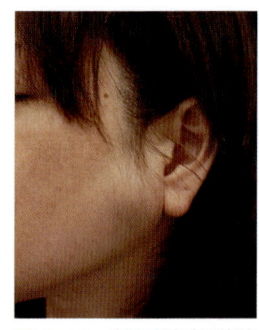

図 5-9 皮様嚢腫 　　**図 5-10** 耳下腺多形腺腫

瘤が霰粒腫で，通常結膜の一部が赤くなるが，時に皮膚側に直径 1 cm までの腫瘤を形成することがある．自覚症状はほとんどない．

【病理組織】

分泌物が貯留したための慢性肉芽腫性炎症である．

【鑑別診断】

麦粒腫は，マイボーム腺や睫毛の根部にある脂腺に，主として黄色ブドウ球菌が感染したもので，通常眼瞼の痛みやかゆみを伴う．

【治療】

異物肉芽腫であるから，結膜側または皮膚側から切開して内容物を摘出する．

3 ● 唾液腺腫瘍

a 多形腺腫 pleomorphic adenoma

【症状】

中年成人の耳前部〜下顎部にかけて生じる耳下腺腫瘍の約 6 割を占め，通常皮膚との連続性を認めず，可動性も乏しい（図 5-10）．

【病理組織】

筋上皮・基底細胞成分と導管系上皮細胞成分の 2 種類の細胞が混在して存在し，二層構造を呈するなど多彩な形態変化を示す．

【鑑別診断】

ワルチン腫瘍をはじめ，基底細胞腺腫や神経鞘腫が良性の耳下腺腫瘍として鑑別に挙がる．また，耳下腺腫瘍の 20〜30% に悪性腫瘍を認め，顎下腺腫瘍や舌下線腫瘍ではさらに高率となる．

【治療】

腫瘍の核出術では，良性腫瘍でも 20〜45% と高頻度に再発を生じることから，周囲の耳下腺組織とともに切除を行う葉切除術（耳下腺浅葉に存在

する場合には浅葉切除術）を要する.

③ 悪性腫瘍

Ⓐ 前癌状態

前癌状態とは，将来において癌化する可能性が高い病変と定義され，前癌性病変や癌前駆症（precancerous lesion）とも呼ばれる．以下に，皮膚有棘細胞癌における代表的な前癌状態を挙げる.

1 ● 色素性乾皮症 xeroderma pigmentosum

紫外線による DNA 損傷を修復する機構の初期過程に遺伝的欠損がある常染色体劣性の遺伝性疾患である．日光裸露部皮膚に光線過敏症による症状が出現し，小児期より皮膚癌が発生する症例もある.

2 ● 老人性角化症（日光角化症）

senile keratosis（solar keratosis）

日光紫外線の長期間の曝露を原因として生じる表皮角化細胞の異常角化である．硬い鱗屑，痂皮を付着する指頭大の紅斑性局面として生じ，その後隆起し，疣状丘疹を呈する（図 5-11）．高齢者の露出部位である顔面，手背に好発する.

3 ● 白斑症（白板症）leukoplakia

皮膚粘膜移行部に生じる白色角化性局面である．高齢者男性の口腔や口唇に多くみられ，外陰部にも生じる．このうち癌前駆症であるものを狭義の白斑症という.

4 ● 瘢痕組織 scar tissue

深達性Ⅱ・Ⅲ度熱傷や重度外傷受傷後に生じた瘢痕組織が，長期間の経過において潰瘍や瘢痕治癒を繰り返すことにより，皮膚有棘細胞癌が生じることがある．このような肉芽性瘢痕組織が発生母地となりうるため，生じた皮膚癌は瘢痕癌とも呼ばれる（図 5-12）.

5 ● 慢性放射線皮膚炎 radiation dermatitis

多量の放射線照射による慢性放射線皮膚炎部位を発生母地として，主に皮膚有棘細胞癌などの皮膚癌が生じることがある．慢性放射線皮膚炎によ

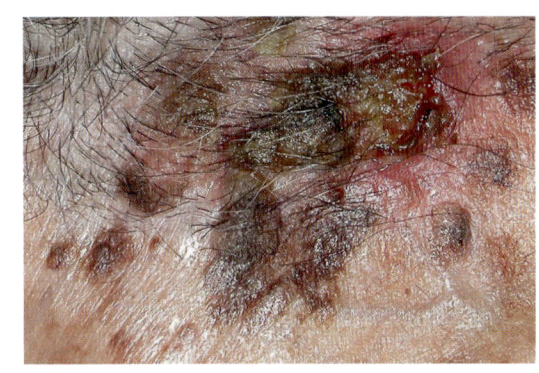

図 5-11　老人性角化症（日光角化症）
老人性疣贅が混在している.

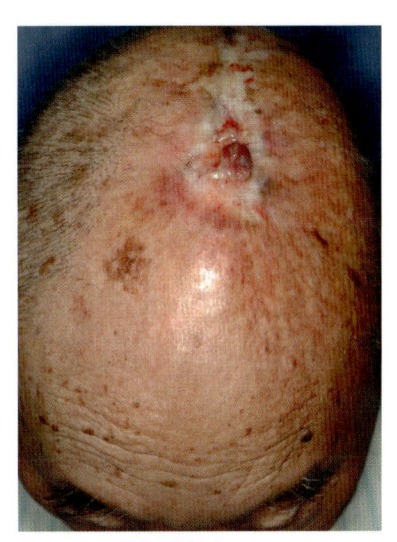

図 5-12　熱傷瘢痕癌

り皮膚は萎縮乾燥し，血管拡張や色素沈着が生じて，わずかな外傷で容易に皮膚潰瘍ができ，それが難治性となり癌化へと向かう.

また，悪性黒色腫の前癌状態として，悪性黒子（lentigo maligna）が知られている.

Ⓑ 皮膚悪性腫瘍

癌の発生過程で，腫瘍細胞の増殖が表皮内に限局し，基底膜が保たれており，真皮内へ侵入していない非浸潤癌を表皮内癌（carcinoma *in situ*）という．転移を生じる危険性は極めて少ない．有棘細胞癌の表皮内癌を Bowen 病と呼び，悪性黒色腫でも表皮内黒色腫（melanoma *in situ*）がある．乳房外 Paget 病も表皮内に明るい大型の異形細胞である Paget's cell が増殖した腫瘍である.

一方，腫瘍細胞の増殖が進んで基底膜を破り，

真皮内へ侵入する浸潤癌に進行すると，腫瘍細胞のリンパ行性または血行性転移の可能性が高くなる．

1 ● 有棘細胞癌

squamous cell carcinoma（SCC）（図 5-13）

表皮角化細胞（ケラチノサイト）の癌化によって生じる腫瘍である．中年以降，主として顔面などの露出部に発症する結節，潰瘍，壊死，花菜状増殖で特有の悪臭を放つ．紫外線曝露，ベンツピレンなどの化学物質，ヒトパピローマウイルスなどが発癌因子として関与することがある．

発生母地として，瘢痕組織や慢性放射線皮膚炎が知られており，老人性角化症，白斑症，色素性乾皮症などが癌前駆症として挙げられる．

組織学的所見として，異型ケラチノサイトの増殖巣がみられ，一部に角化巣や癌真珠形成の角化傾向を認める．TNM 分類が提唱されており，T 分類は腫瘍の大きさや深部構造への浸潤程度による．

2 ● Bowen（ボーエン）病（表皮内有棘細胞癌）

Bowen's disease（squamous cell carcinoma *in situ*：SCC *in situ*）

類円形の境界が比較的明瞭な，紅褐色の斑状ないし局面状皮疹として出現する．表皮内に浸潤がとどまる有棘細胞癌である．外陰部の発症にはヒトパピローマウイルスの関与が考えられている．米国の皮膚科医 Bowen により記載された．

3 ● 皮膚付属器癌

皮膚付属器である毛包，脂腺，汗腺に由来する腫瘍細胞の癌化によって生じる．毛包癌（malignant trichilemmoma），脂腺癌（sebaceous carcinoma），汗腺癌（エクリン腺癌，アポクリン腺癌）．

4 ● 乳房外 Paget（ページェット）病

extramammary Paget's disease（図 5-14）

慢性湿疹様の紅斑・湿潤・結痂局面で瘙痒があり，湿疹・カンジダ症など炎症性疾患に類似する．高齢者の外陰，肛囲，腋窩に発生する．アポクリン汗腺由来と考えられてきたが，表皮内の増殖と毛包浸潤の特徴から表皮由来という説もある．

組織学的所見として，表皮内に明るい類円形の

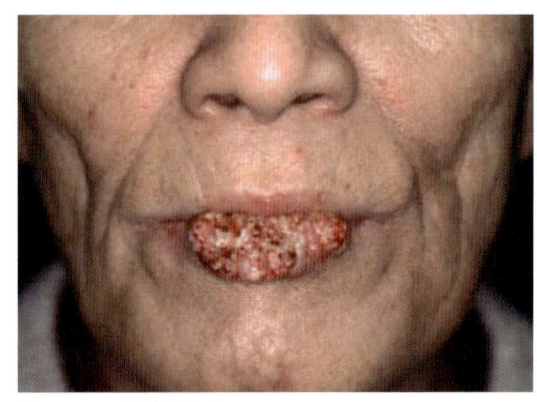

図 5-13　有棘細胞癌

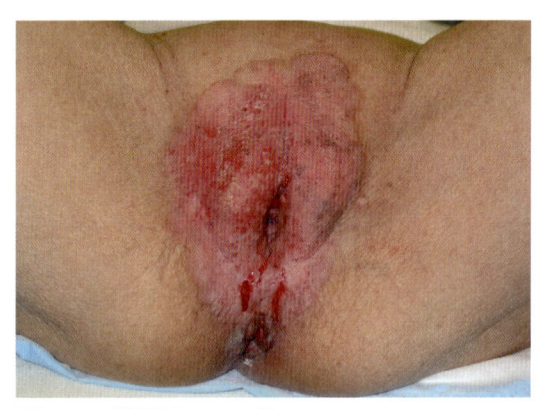

図 5-14　乳房外 Paget 病

細胞 Paget's cell が胞巣を形成する．腫瘍細胞が真皮層に及び，浸潤癌に進行するとリンパ行性転移を生じやすく，予後不良なことが多い．英国の外科医 Paget により記載された．

5 ● 基底細胞癌（基底細胞上皮腫）

basal cell carcinoma（basal cell epithelioma）（図 5-15）

表皮，皮膚付属器の基底細胞に類似した腫瘍細胞からなる．高齢者において最も頻度の高い皮膚癌であり，顔面に好発する．発育は緩徐ながら，局所破壊性は強い．その一方で，転移能が極めて低いのが特徴である．臨床像は多彩であるが，黒色小結節が中心部潰瘍を堤防状に取り囲む結節潰瘍型が代表的である．ほかに斑状強皮症型（モルフェア型），表在型など多くの亜型がある．

組織学的所見として，腫瘍細胞の柵状配列（palisade arrangement）が特徴的である．臨床的

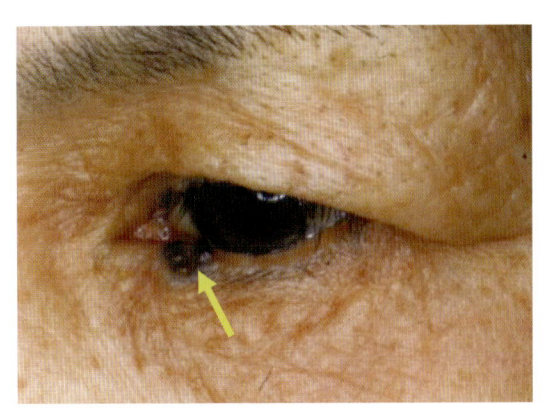

図 5-15　基底細胞癌（基底細胞上皮腫）

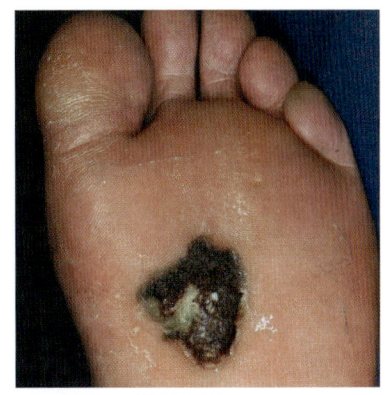

図 5-16　悪性黒色腫

に鑑別を要するものとして，黒色を呈することもあるため黒子や悪性黒色腫が挙げられる．近年，組織学的に鑑別を要する疾患として，良性腫瘍である毛芽腫（trichoblastoma）が報告されており，そのため毛包由来の腫瘍細胞説が強くなっている．

6 ● 悪性黒色腫 malignant melanoma（図 5-16）

メラニン形成細胞（メラノサイト）の癌化により生じる腫瘍であり，腫瘍細胞がメラニン産生能を有するため，黒褐色の色調を示す．

早期臨床症状として，The ABCD's of melanoma〔左右非対称（Asymmetry），辺縁不整（Border irregularity），濃淡種々（Color variegation），大型（直径 Diameter ＞6 mm）〕が知られている．

臨床的に，結節型（nodular melanoma），表在性拡大型（superficial spreading melanoma），悪性黒子型（lentigo maligna melanoma），末端黒子型（acral lentiginous melanoma）の 4 型に分けられる．欧米白人では躯幹や四肢に好発し，表在性拡大型が大多数を占める．また，日光紫外線量の多い豪州において発生率が高い．一方，日本人では足底や爪部など四肢末端部に好発する．発生頻度には人種差があり，人口 100 万人あたり，白人が100〜300 人，日本人が 10〜20 人，黒人が 5 人である．

組織学的には，表皮内における異型メラノサイトの増殖として始まり，その後真皮内へ侵入する．腫瘍細胞のリンパ行性および血行性転移能が高く，予後不良である．直接腫瘍にメスを入れる部分生検は，腫瘍細胞の浸潤を活性化する可能性があり，悪性黒色腫が少しでも疑われる場合には専門医に紹介することが推奨される．また，臨床的に明らかな黒褐色を示さない無色素性黒色腫（amelanotic melanoma）もあり注意を要する．TNM 分類が提唱されており，T 分類は腫瘍の厚さと潰瘍の有無による．

7 ● Merkel（メルケル）細胞癌

Merkel cell carcinoma

表皮内に存在する感覚受容器より発生する腫瘍である．紅〜鮮紅色の結節として発症し，高齢者の顔面に好発する．組織所見として腫瘍細胞が，真皮上層〜皮下脂肪組織にかけて索状あるいは花網状に浸潤性増殖を示す．自然退縮することもある．予後として局所再発，リンパ節転移能および遠隔転移能ともに高い．

8 ● 間葉系悪性腫瘍

皮膚，皮下に病変を認める間葉系悪性腫瘍として，**隆起性皮膚線維肉腫**，**悪性線維性組織球腫**，**脂肪肉腫**，**平滑筋肉腫**，**血管肉腫**，**Kaposi 肉腫**，**悪性神経鞘腫**などがある．血管肉腫は，高齢者の頭部に発生することが多い．また，乳癌による腋窩リンパ節郭清後のリンパ浮腫上肢に発生する血管肉腫である Stewart-Treves（スチュワート・トレブス）症候群は，極めて予後不良の疾患である．Kaposi 肉腫の多くは HIV 感染者の日和見腫瘍とされる．

皮膚悪性腫瘍の治療の原則は外科的切除であり，原発巣に対しては**広範囲切除**を行う．水平方向に関しては，腫瘍の悪性度により腫瘍辺縁部よ

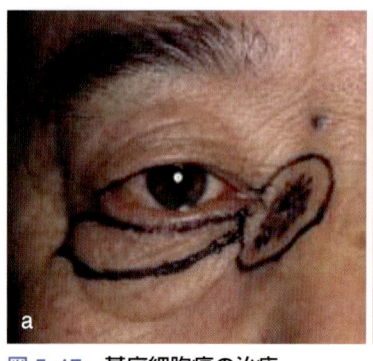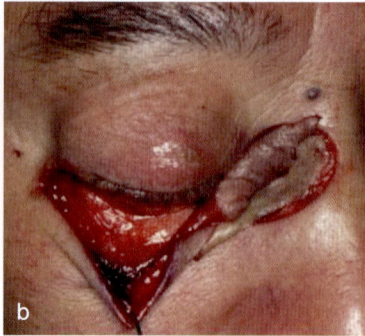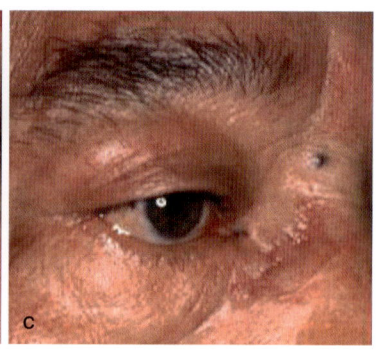

図 5-17　基底細胞癌の治療
a：広範囲切除および局所皮弁のデザイン，b：局所皮弁と全層植皮による再建，c：術後の状態.

り5～30 mm離して切除する．垂直方向に関しては，腫瘍の深達度に応じて腫瘍辺縁部より脂肪層，筋膜，筋層などのバリア組織を含めて切除する．

　悪性黒色腫やMerkel細胞癌のようなリンパ行性転移の可能性が高い腫瘍には，センチネルリンパ節生検（sentinel node biopsy：SNB）を行い，陽性の場合には所属リンパ節郭清術を行う．放射線治療，薬物療法，免疫療法が追加治療として行われることもある．悪性黒色腫では腫瘍細胞増殖に関与するBRAF蛋白やMEK蛋白を抑制する分子標的薬，抗PD-1抗体や抗CTLA-4抗体などの免疫チェックポイント阻害薬が相次いで開発され進行期の悪性黒色腫における薬物療法に使用されている．

　顔面や四肢に発症することが多い皮膚悪性腫瘍では，広範囲切除後の整容的・機能的再建が重要であり，腫瘍外科学（surgical oncology）の知識をもつ形成外科医が治療に携わることが重要である（図5-17）．

● **参考文献**
1）山本有平（編）：形成外科医に必要な皮膚腫瘍の診断と治療．形成外科診療プラクティス．文光堂，2009
2）古川洋志，他：悪性黒色腫．形成外科 53：s55，2010
3）堤田新：有棘細胞癌．形成外科 53：s56，2010
4）林利彦，他：基底細胞癌．形成外科 53：s57，2010
5）日本皮膚悪性腫瘍学会（編）：皮膚悪性腫瘍取扱い規約 第2版．金原出版，2010
6）日本皮膚科学会，他（編）：科学的根拠に基づく皮膚悪性腫瘍診療ガイドライン第3版．金原出版，2022

B 瘢痕とケロイド

1 瘢痕・瘢痕拘縮

A 瘢痕とは

　瘢痕とは，皮膚が何らかの損傷を受けた後に生じる傷跡のことである．皮膚を切開し縫合した場合，線状の瘢痕が残る．また，熱傷，挫創などの外傷でも瘢痕は生じる．一般的に損傷が深い創ほど目立つ傷跡，つまり肥厚性瘢痕や醜状瘢痕となる．

　創傷治癒過程は，出血・凝固期（受傷当日～数日間），炎症期（受傷数日～1週間），増殖期（受傷1～2週間），再構築期（受傷2週間から数か月，1年程度必要なこともある）に分けられる．創が治癒する，つまり創の上皮化が完了し，瘢痕となってからも創傷治癒過程は継続する．

　瘢痕拘縮は，創が閉鎖する増殖期から再構築期にかけて進行する．特に再構築期の早期（受傷1～2か月）に拘縮が強くみられることが多く（図5-18），瘢痕の成熟とともに拘縮が軽減し，白色の成熟瘢痕となるのが正常な創傷治癒過程である．創の上皮化に2週間以上かかるなど治癒に時間がかかった場合，呼吸の影響を受ける胸部の瘢痕，関節周囲の瘢痕など，力学刺激が加わり続ける瘢痕では，瘢痕の成熟化が妨げられ，赤く盛り上がった肥厚性瘢痕となることがある．また，瘢痕が収縮し，瘢痕拘縮を生じる場合もある．

　肥厚性瘢痕と瘢痕拘縮が同時にみられることも多い．ケロイドは受傷部位を越えて肥厚，発赤が

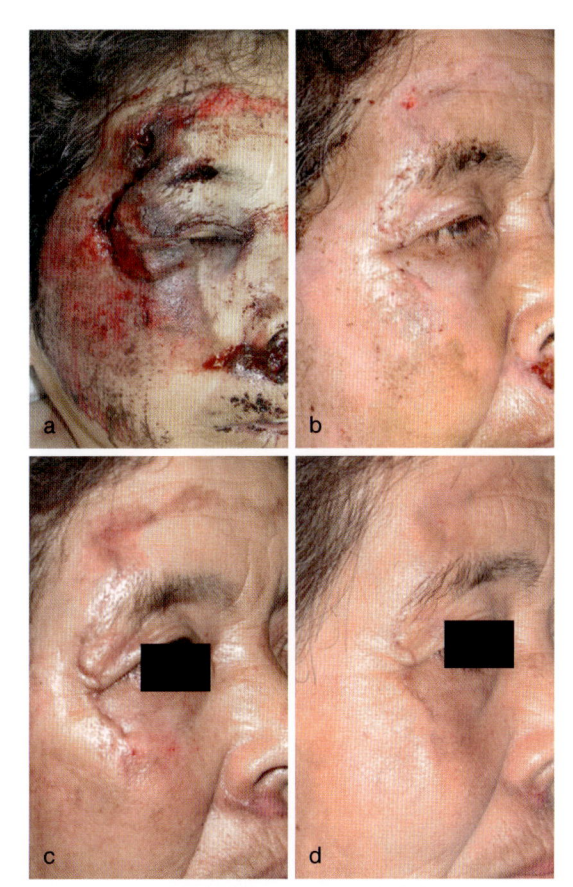

図 5-18　　左顔面挫滅創の症例の経時変化
創の上皮化後拘縮が進み，1 か月後には外眼角に瘢痕拘縮
および色素沈着を生じたが，3 か月後には軽快した．右頬
部の挫創の跡も瘢痕となっているが目立たない．
 a：受傷直後
 b：1 週後
 c：1 か月後
 d：3 か月後

生じる炎症性疾患であり，肥厚性瘢痕とは異なる
治療が必要となる．

Ⓑ 肥厚性瘢痕，瘢痕拘縮の予防

　瘢痕が成熟する，すなわち真皮の炎症が収束
し，力学的強度が正常皮膚と同じ程度となると瘢
痕拘縮，肥厚性瘢痕は生じなくなる．瘢痕拘縮，
肥厚性瘢痕の原因は ① 瘢痕にかかる外力（力学的
刺激），② 受けた損傷による炎症の遷延，③ 患者
の体質，が考えられる．以下に予防法について項
目ごとに説明する．

1 ● 適切な皮膚切開線デザイン

　① の力学的刺激を防ぐためには，皮膚を切開す

る際に RSTL（Relaxed Skin Tension Line）と呼ば
れる皮膚のしわの方向に沿って切開する，あるい
は関節の屈伸方向と直交する方向に切開する，な
どの切開デザインが必要となる．皮膚切開の方向
を間違うだけで瘢痕にかかる外力が増加し，肥厚
性瘢痕，瘢痕拘縮の原因となる．

2 ● テーピングと圧迫

　瘢痕のテーピングも必要である．テーピングす
ることで瘢痕そのものに外力がかかるのを防ぐこ
とが目的である．テーピングは伸展しない紙テー
プを用いることが一般的であるが，最近はかぶれ
にくいシリコンテープや瘢痕の大きさに合せてデ
ザインされたテープなども市販されている．肥厚
性瘢痕が生じてきた場合には，肥厚を抑えるため
の瘢痕の圧迫も必要となり，テーピングに加え，
シリコンシート，医療用スポンジを用いた圧迫固
定（図 5-19）なども必要になる．
　外傷では RSTL に直交する方向の瘢痕が生じる
ことも多いため，適切なテーピング，圧迫が必要
となる．テーピングと圧迫は瘢痕が成熟するまで
実施する．線状瘢痕ではない熱傷などによる面状
の瘢痕では，テーピングは瘢痕を刺激する可能性
があり，シリコンゲルなどを用いた圧迫が行われ
ている．

3 ● 関節の固定

　関節周辺の瘢痕では，ギプス，シーネ，弾性包
帯などによる可動域制限も必要となる．理想的に
は瘢痕が成熟するまでの期間固定するのが望まし
いが，関節拘縮も問題もあるため，術後 2～3 週間
の関節固定が行われ，その後は圧迫固定が行われ
ることが多い．

4 ● 薬物療法

　肥厚性瘢痕に対して，抗アレルギー剤であるト
ラニラストの内服が行われる．肥厚性瘢痕がかゆ
み，痛みなどの症状を伴う場合には，ステロイド
含有テープの貼付あるいはステロイド懸濁液の局
所注射も行われる．

5 ● レーザー治療

　肥厚性瘢痕が生じてきた場合，過剰な毛細血管
を焼灼し，炎症を鎮静化させる目的で，血管腫治

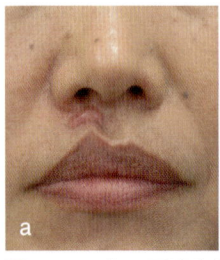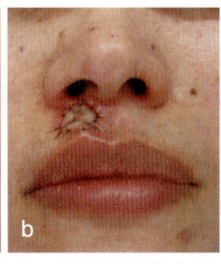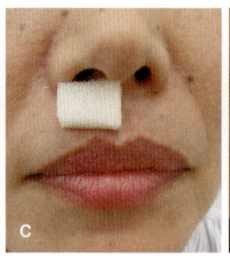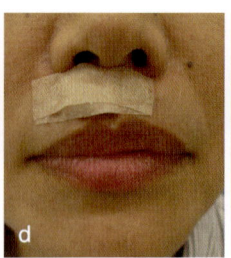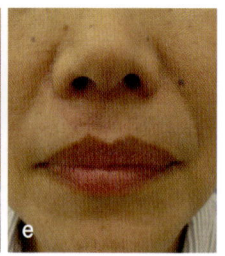

図 5-19　上口唇瘢痕拘縮，肥厚性瘢痕症例
皮膚移植を行い拘縮を解除した．その後，医療用スポンジによる圧迫を行い，瘢痕拘縮，肥厚性瘢痕の再発を予防した．
a：右上口唇瘢痕拘縮および肥厚性瘢痕
b：瘢痕切除，おとがい下部から全層植皮施行
c，d：医療用スポンジで植皮部を圧迫
e：植皮後 4 か月

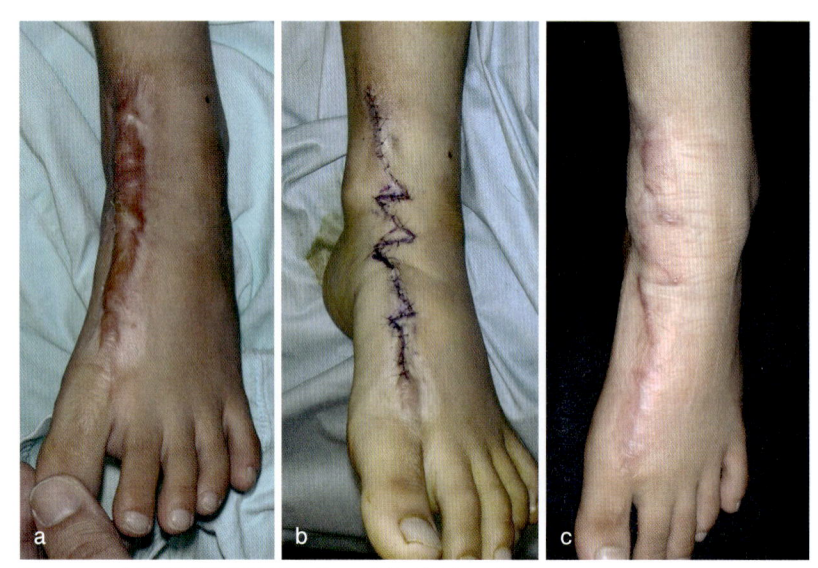

図 5-20　左足関節肥厚性瘢痕および瘢痕拘縮の症例
Z 形成術を行うことで拘縮が解除された．術後 4 か月時点で肥厚性瘢痕の再発もみられ
ていない．
a：左足関節瘢痕拘縮
b：瘢痕切除，Z 形成術後
c：術後 4 か月

療に用いられる色素レーザーを照射する治療も海外を中心に試みられている．わが国では本治療は保険収載されていないため，一般的な治療とはなっていない．

C 肥厚性瘢痕，瘢痕拘縮の治療

上述の予防策を行っても肥厚性瘢痕あるいは瘢痕拘縮が生じた場合，手術治療の適用となる．肥厚性瘢痕が増大している，あるいは拘縮が進行している時期に手術を行っても，もともとの瘢痕と新しい術後瘢痕の拘縮が同時進行するため良好な結果は得られ難い．このため瘢痕の肥厚あるいは拘縮が増悪しなくなってから手術を行うのが望ましい．

手術治療としては，瘢痕の方向を変える，皮膚欠損があるのであれば皮弁移植あるいは皮膚移植を行って皮膚欠損を補い，瘢痕にかかる力学刺激を軽減する目的で手術を行う．

1 ● Z 形成術

線状の瘢痕拘縮に対する代表的な手術である．瘢痕を切除し，瘢痕を延長する方向の三角弁を入れ込むことで拘縮を延長し，解除する（図 5-20）．

2 ● 皮膚移植

組織が欠損する場合に皮膚移植を行う(図 5-19). ただし, 皮膚移植片は術後拘縮しやすいため, 厳重な圧迫療法が必要である.

3 ● 皮弁移植術

拘縮を解除あるいは肥厚性瘢痕を切除した後の皮膚欠損創を皮弁移植により形成する. 上述の手術を行っても, 手術瘢痕が成熟するまで, 予防の項目で述べたテーピング, 圧迫, 関節固定, 薬物療法などを併用することが重要である.

●参考文献
1) Ogawa R, et al：Keloids and Hypertrophic Scars Can Now Be Cured Completely：Recent Progress in Our Understanding of the Pathogenesis of Keloids and Hypertrophic Scars and the Most Promising Current Therapeutic Strategy. J Nippon Med Sch 83：46-53, 2016
2) Ogawa R：Keloid and Hypertrophic Scars Are the Result of Chronic Inflammation in the Reticular Dermis. Int J Mol Sci 18：606, 2017
3) 小川令：瘢痕のレーザー治療. 日本レーザ医学会誌 (0288-6200) 36：63-67, 2015

2 ケロイド

A 定義と概念

ケロイド・肥厚性瘢痕は, ともに赤く隆起する瘢痕であり, 皮膚の創傷治癒過程の異常によって発生する. 具体的には外傷, 熱傷, 手術, 毛囊炎, ざ瘡, 帯状疱疹, BCG ワクチン接種, ピアッシングなどから発生する. 見た目だけでなく, 痛み, かゆみ, 拘縮感(引きつれ感)を伴う. 毛孔が閉塞し, 感染を生じて排膿することもある.

両者とも, 病理学的には真皮網状層の慢性炎症であり, 毛細血管が増殖し膠原線維が蓄積するため, 赤く隆起する. 肥厚性瘢痕は, 真皮網状層に周囲との境界が比較的明瞭な真皮結節(dermal nodule)を形成し, それが病変全体を隆起させる. ケロイドでは, この真皮結節に厚く, 不規則に錯綜する膠原線維束(ケロイド膠原線維 keloidal collagen あるいは硝子化した膠原線維 hyalinized collagen)が出現するのが特徴である. ケロイド・肥厚性瘢痕は共通の発症機序を有する病態の可能

性があるが, 炎症の強さや持続時間(病勢)が異なり, ケロイドにはより遺伝的な因子の関与が示唆されている.

ケロイドは炎症が強く難治であるのに対し, 肥厚性瘢痕は数年かかることもあるが自然治癒が期待できるため, 臨床的にはケロイド・肥厚性瘢痕は区別されることが多い(表 5-6). 一般的に, 外科手術後や熱傷・外傷後など明確な原因によって一時的に傷跡が赤く隆起するものは肥厚性瘢痕, 特に意識しないような毛囊炎やざ瘡から発症し, 周囲の正常皮膚にも炎症が波及して増大し続けるものをケロイド, と考えるとよい.

昔ケロイドは治療が困難であると考えられていたが, 現在では肥厚性瘢痕だけでなくケロイドも, いろいろな治療法を複合的に用いることで治療することができるようになった. 発症して時間経過が短いものほど治療しやすいため, 早期の治療開始が大切である.

以下は, ケロイドについてのみ記載する.

B 病態

1 ● 形状

ケロイドの典型的な形状は, 蝶型やダンベル型, 蟹爪型と表現され, 欧米の Keloid の語源はカニのハサミに由来し, 中国では「蟹足腫」と呼ばれる. 日常動作で伸展・収縮を繰り返すような関節部位や, 前胸部や肩甲部など上肢の運動で皮膚に強い張力がかかる部位で悪化する. 張力のかかる方向に炎症が波及しケロイドが増大するため, これらの形状となる.

2 ● 好発部位

ケロイドの好発部位は毛囊炎やざ瘡による前胸部, 肩甲部, 下顎部, 恥骨上部, BCG ワクチン接種による上腕部, ピアッシングによる耳垂部, また外科手術による臍部や下腹部である. このようにケロイドの発症には部位との密接な関係がある.

また, 擦過創のような浅い傷からはケロイドができることはなく, 真皮網状層に到達する深い傷で, 創傷治癒機転が開始することが原因となる. 浅い傷でも感染すると深い傷となり, ケロイドを発症することがある.

一方, ケロイドには人種差(黒人や黄色人に多く白人に少ない)や家族性などの傾向がみられる

表 5-6 ケロイドと肥厚性瘢痕の違い

	ケロイド keloid	肥厚性瘢痕 hypertrophic scar
原因	毛囊炎やざ瘡のように，小さな皮膚の炎症や傷からも増大する	外科手術後や熱傷，外傷など，ある程度の大きさ・深さの傷からできやすい
外観	赤く隆起した瘢痕であるが，蝶型，ダンベル型，蟹爪型といわれるような形となることが多く，周囲の正常皮膚に炎症が波及していく	赤く隆起した瘢痕であるが，手術によるものでは線状瘢痕となり，熱傷などでは，面状瘢痕となる
症状	見た目だけでなく，疼痛，瘙痒，拘縮感が問題となり，毛孔が閉塞し感染・排膿を生じることがある	
好発部位と原因	前胸部・肩甲部・下顎部・恥骨上部（毛囊炎やざ瘡），上腕部（BCG 接種），耳垂部（ピアス）など	関節部，頚部や眼・口周囲などの可動部（熱傷や外傷），前胸部（胸部手術），下腹部（腹部手術）など
体質や遺伝の関与	創部で炎症が過剰に持続する体質をもつ人がなりやすい	特に体質がなくても，傷の部位，深さなどの条件によってあらゆる人にできる
経過や治療の有効性	自然軽快しにくく，副腎皮質ホルモン剤や手術，放射線治療などを組み合わせて集学的治療を行うと治療できる	3〜5 年で自然軽快することが多いが，瘢痕拘縮が残ることもある，拘縮解除を目的とした手術治療が有効であることが多い

ことがあるため，遺伝因子なども研究されている．一塩基多型（single nucleotide polymorphisms：SNPs）がケロイドの発症に関与しているとの報告もある．また，高血圧や妊娠，性ホルモンや炎症性サイトカインがケロイドを悪化させることも判明している．

ケロイド組織内では，正常皮膚と比べて，Ⅰ型とⅢ型コラーゲン（膠原線維）の発現比率（Ⅰ型/Ⅲ型）が上昇し，弾性線維の発現は低下している．またかゆみの原因となる肥満細胞も多数確認される．組織内では線維化にかかわる TGF-β や，血管増殖にかかわる VEGF といった成長因子，IL-6 など炎症性サイトカインが高発現している．

よって，ケロイド・肥厚性瘢痕の症状の強さは，① 傷ができた部位や深さなどの局所因子，② 高血圧や妊娠などの全身的因子，③ 遺伝因子，④ 患部を安静に保てない肉体労働などの生活習慣，が複雑に影響し，真皮網状層で炎症が持続することで正常皮膚にも炎症が波及していく病態，と考えられる．

ケロイドはヒトにしかできず，モデル動物を使った研究ができないことが治療法開発の妨げとなっている．

C 診断

外観がケロイドに類似していても，出血を伴う腫瘤などでは，常に悪性腫瘍との鑑別を念頭に置く．特に，隆起性皮膚線維肉腫（dermatofibrosarcoma protuberans：DFSP）や線維芽細胞腫（fibroblastoma）などが，ケロイドの診断で副腎皮質ホルモン剤で治療されていたという報告が散見されるので注意を要する．また良性腫瘍でも，若年性黄色肉芽腫や混合性腫瘍など外観がケロイドに類似する腫瘍が多くあるため，必要であればまず組織学的検査を行う．

D 治療

現在，まず行うべき治療は副腎皮質ホルモンのテープ剤である．さらに排膿を伴うものや症状が強いものに対しては，手術および術後放射線治療の組み合わせを行う．患者の主訴に合わせて，治療法を選択し，複合して行うことが大切である．

1 ● 内服薬

飲み薬では，抗アレルギー薬であるトラニラストなどが使用されることがあるが，他の治療法と組み合わせて補助療法として使われる．

2 ● 外用薬

　副腎皮質ホルモンのテープ剤を中心に，軟膏やクリームなども適宜使用される．テープ剤（デプロドンプロピオン酸エステル製剤）は長期間貼付することでケロイドを改善させうる．副腎皮質ホルモン剤の外用薬は，目の周囲などは緑内障や白内障に影響を与える可能性があり注意を要する．また保湿は瘢痕の成熟化，すなわち炎症の軽減に重要であり，ヘパリン類似物質やワセリン基剤の外用薬を使用することもある．

3 ● 安静・固定・圧迫

　ケロイドの予防にも治療にも，創部に刺激を加えない安静・固定・血流を減少させる圧迫は重要である．シリコンジェルシートやシリコンテープ，紙テープ，またサポーターや包帯，各種ガーメントなどが用いられる．

4 ● 局所注射

　副腎皮質ホルモン剤をケロイドに注射する．赤さや隆起は著明に減少するが，ステロイドざ瘡や毛細血管拡張，女性では生理不順などの副作用が問題となるため，小範囲にしか使用できない．また白内障や緑内障などが悪化する可能性があるため，注意を要する．

5 ● 手術

a 摘出術

　一期的に縫縮できる大きさのケロイドは全切除してよいが，巨大なものでは病勢の強い部位のみを部分切除する．全切除する場合は，ケロイド直下の脂肪組織も一塊にして切除すると，縫合時に創部皮膚の緊張が緩和され，再発のリスクが減少する．また，ケロイドの膠原線維塊のみをくり抜くように切除する，くり抜き法が用いられることもある．

b 縫合法

　ケロイドや肥厚性瘢痕の発生部位は常に真皮であり，真皮に過剰な力がかかることにより炎症が持続・遷延すると考えられる．よって真皮縫合の前に，創縁が自然に密着するような状態を作ることが大切である．そのためケロイド直下の脂肪層も切除し，体幹や四肢などではできるだけ深筋膜や浅筋膜同士を縫合することで創面が自然に密着

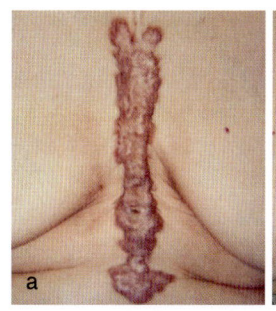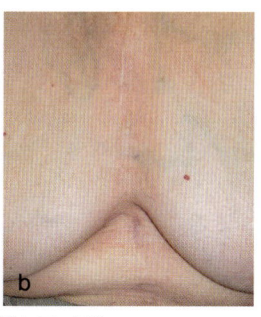

図 5-21　心臓手術後前胸部ケロイド
切除術および術後放射線治療の治療後
a：治療前．b：治療後 4 年

するような創閉鎖を行い，その後真皮縫合と表面縫合を行うのがよい．形成外科の一般的縫合では皮下・真皮・表面の三層縫合が汎用されているが，この方法は四層ないし五層縫合となる．

　縫合線が長くなる場合は，拘縮が生じるリスクが増えるため，Z 形成術などでジグザグにケロイドを摘出し，適宜張力を分散するように工夫する．また一期的に縫合できない創は，皮弁や植皮を用いて再建することもある．

6 ● 術後放射線療法（図 5-21）

　電子線（β 線）や γ 線などによる小線源治療が用いられる．理論的には創部の炎症が始まる術後24〜72 時間あたりに放射線治療を開始するとよいといわれているが，結論は出ていない．照射線量や照射回数については，再発率の高い部位には20 Gy 程度を照射し，再発率の低い部位には10 Gy 程度を照射することが多い．理論上，放射線照射には二次性発癌の可能性があるため，よく患者と相談して治療方針を決める必要がある．

7 ● 放射線単独治療（一次治療）

　ケロイドを切除しなくても，放射線を照射すると炎症が軽減し，ケロイドが治癒することもある．手術のリスクがある高齢者などに適応があるが，照射線量を予防的照射と比較して増やす必要がある．

8 ● その他

　液体窒素や 5-FU 注射など，種々の治療法が報告されてきたが，単独で効果のあるものは少なく，エビデンスを得るには至っていない．

● **参考文献**
1) Ogawa R, et al：Diagnosis and Treatment of Keloids and Hypertrophic Scars-Japan Scar Workshop Consensus Document 2018. Burns Trauma 7：39, 2019
2) Ogawa R：The Most Current Algorithms for the Treatment and Prevention of Hypertrophic Scars and Keloids. A 2020 Update of the Algorithms Published 10 Years Ago. Plast Reconstr Surg 149：79e-94e, 2022
3) Ogawa R：Keloid and Hypertrophic Scars Are the Result of Chronic Inflammation in the Reticular Dermis. Int J Mol Sci 18：606, 2017

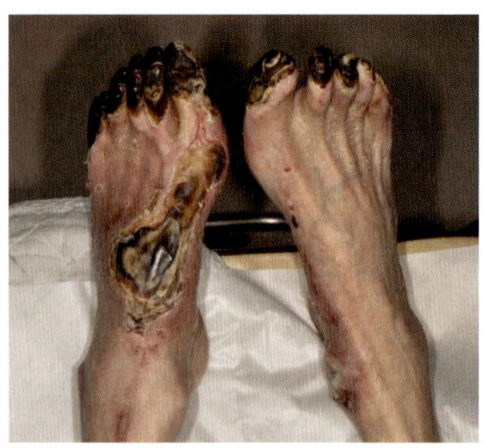

図 5-22　壊死組織を伴う両側下肢末梢動脈疾患(重症下肢虚血)

脈管系疾患

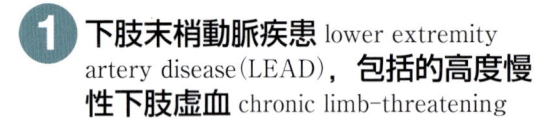 下肢末梢動脈疾患 lower extremity artery disease(LEAD)，包括的高度慢性下肢虚血 chronic limb-threatening ischemia(CLTI)

A 概念

　以前，閉塞性動脈硬化症(arteriosclerosis obliterans；ASO)と呼ばれていた病態は，末梢動脈疾患(peripheral artery disease：PAD)と呼ばれるようになり，最近では下肢に限定したLEAD(lower extremity artery disease)が用いられるようになってきた．LEAD は冷感，しびれ，間欠性跛行，安静時疼痛，潰瘍，壊死などさまざまな臨床症状を呈し，このうち病態が進行し重症化したものが重症下肢虚血(critical limb ischemia：CLI)である(図 5-22)．

　また最近では虚血のみではなく，糖尿病による神経障害や感染，組織障害も含めた包括的な概念である CLTI が用いられるようになり，より集学的な診断，治療が行われるようになっている．

B 診断

　CLTI の評価方法としては，米国血管外科学会が提唱する WIfI 分類が一般的に用いられている．WIfI 分類では，次の 1～3 の 3 項目で評価する(表 5-7)．重症度はそれらの組み合わせでステージ 1～4 に分類され，ステージ 2 以上では血行再建を考慮する(表 5-8)[1]．

1 ● Wound grading(W)

　下肢の潰瘍の状態と壊死組織の有無を Wound grading の診断基準に従って評価し，grade を決定する．

2 ● Ischemic grading(I)

　下肢の触診にて皮膚温などを把握するとともに，足背動脈，後脛骨動脈が触知可能かどうか確認する．血管が触知できなければドップラー聴診器や超音波検査で血流を確認するとともに，中枢側の膝窩動脈，大腿動脈の拍動を触知できるかどうか確認する．LEAD が疑われた場合には，以下の検査を行う．

a 足関節上腕血圧比

　ankle brachial pressure index(ABI)

　ABI は足関節と上腕の収縮期血圧の比(足関節血圧/上腕血圧)を算出したものである．正常値は 0.91～1.4 であり 0.9 以下では LEAD が疑われる．ただし透析患者などで血管の石灰化が強い場合には，ABI が高くなる傾向があり注意が必要である．

b 皮膚灌流圧

　skin perfusion pressure(SPP)

　測定部位を駆血したのち，徐々に圧を下げてゆき皮膚微小循環が再開したときの圧が SPP である．SPP が 40 mmHg 以上であれば保存的治療による治癒が期待できるが，30 mmHg 未満であれば治癒は困難で，血行再建を考慮する．

5
皮膚および皮下疾患

表 5-7　WIfI 分類

	Grade	Ulcer			Gangrene	
Wound grading (W)	0	潰瘍なし			壊死なし	
	1	足または下肢末梢に小さくて浅い潰瘍を認める：骨露出を認めない(末節骨の露出はあってもよい)			壊死はなし，または末節骨に限局するもの	
	2	足部(踵を除く)の骨，関節，あるいは腱が露出した深い潰瘍．または，踵骨を巻き込まない踵の浅い潰瘍			足趾に限局した壊死性変化	
	3	前足部や中足部の広範で深い潰瘍．あるいは全層に及ぶ踵部潰瘍(踵骨に達していてもよい)			前足部あるいは中足部に及ぶ広範な壊死．あるいは全層に及ぶ踵部壊死(踵骨に達していてもよい)	
	Grade	**ABI：ankle-brachial index**	**AP：ankle pressure**	**TP：toe pressure (TcPO$_2$)**	**SPP：skin perfusion pressure**	
Ischemic grading (I)	0	≧0.80	>100 mmHg	≧60 mmHg	≧50 mmHg	
	1	0.60～0.79	70～100 mmHg	40～59 mmHg	40～49 mmHg	
	2	0.40～0.59	50～69 mmHg	30～39 mmHg	30～39 mmHg	
	3	≦0.39	<50 mmHg	<30 mmHg	<30 mmHg	
	Grade	**局所感染**				**SIRS**
foot Infection grading (fI)	0	感染徴候なし				なし
	1	皮膚または皮下組織に限局した感染，下記①～⑤のうち2つ以上が該当するもの				なし
	2	広範な局所感染，皮膚・皮下より深部に感染が及ぶもの，潰瘍周囲の発赤：>2.0 cm				なし
	3	局所感染あり				あり

局所感染　①局所の腫脹・硬結，②潰瘍周囲の発赤>0.5～≦2.0 cm，③局所の圧痛，疼痛，④局所の熱感，⑤膿汁の排泄
全身性炎症反応症候群(SIRS)　以下の2つ以上が該当するもの
　　　　　　①体温>38℃または<36℃，②心拍数>90/min，③呼吸数>20またはPaCO$_2$<32 mmHg，
　　　　　　④白血球>12,000または<4,000/μL，または未熟顆粒球>10%

表 5-8　WIfI 分類による重症度分類

	Ischemia-0				Ischemia-1				Ischemia-2				Ischemia-3			
W-0	1	1	2	3	1	2	3	4	2	2	3	4	2	3	3	4
W-1	1	1	2	3	1	2	3	4	2	3	4	4	2	3	4	4
W-2	2	2	3	4	3	3	4	4	3	4	4	4	4	4	4	4
W-3	3	3	4	4	4	4	4	4	4	4	4	4	4	4	4	4
	fl-0	fl-1	fl-2	fl-3	fl-0	fl-1	fl-2	fl-3	fl-0	fl-1	fl-2	fl-3	fl-0	fl-1	fl-2	fl-3

1 clinical stage 1：Very low risk　　2 clinical stage 2：Low risk
3 clinical stage 3：Moderate risk　　4 clinical stage 4：High risk

c 経皮的酸素分圧

transcutaneous oxygen pressure(TcPO$_2$)

　加圧する必要がないため ABI や SPP より低侵襲の検査であり，高度石灰化の影響も受けにくい．仰臥位で 40 mmHg 以上であれば創治癒が期待できるが，**20 mmHg 未満では創治癒困難である**．

　上記 a～c を参考に Ischemic grading の診断基準に従って評価し，Grade を決定する．

3 ● foot Infection grading(fI)

　足部の感染状況を foot Infection grading の診断基準に従って評価し，Grade を決定する．

　上記 1～3 の 3 項目の Grade から重症度分類表を用いて重症度を決定する．また必要に応じて

CT, MRI, 血管造影検査などの画像検査を追加する（図 5-23）.

C 治療

基礎疾患である糖尿病や脂質異常症, 高血圧症などの治療はもちろん, 喫煙も大きなリスクファクターであるため**禁煙指導**を行う. 非侵襲的な治療には運動療法や薬物療法があり, 血行再建には血管内治療とバイパス手術がある. 血行再建方法の選択は WIfI 重症度と GVG(Global Vascular Guideline) の GLASS(Global Limb Anatomic Staging System)分類を用いた評価方法を用いることが推奨されている（参考文献 2, 3 参照）.

a 薬物治療

LEAD 患者に対する**薬物療法の目的には, 脳・心血管イベント予防と基礎疾患治療がある**. 脳・心血管イベント予防のためには抗血小板薬, 基礎疾患治療のためには高血圧症治療薬, 脂質異常症治療薬などの投与が有効である.

b 血管内治療 endovascular treatment(EVT)

EVT は低侵襲で安全性・有効性が示された手技であり, 上記評価で EVT の適応であれば第一選択となる.

特に腸骨領域と浅大腿動脈における EVT では, バルーンによる拡張とステント留置が標準治療となっている. 膝下では長期開存率の面でバイパス手術が優先されるが, 近年は EVT のデバイスやステントが改良され, 治療成績が向上したことによりその適応が拡大してきている.

c バイパス手術

腸骨動脈領域で石灰化が強いなどの理由により EVT が不可能な場合や, 大腿動脈より末梢で病変が長い場合には, バイパス手術の適応となる. 腸骨部では, 大動脈-両側大腿動脈バイパスや大腿（腸骨）動脈-大腿動脈交差バイパスなどが行われている. 鼠径靱帯以下の領域では, 自家静脈によるバイパスの適応となるが, 使用できる静脈がない場合には人工血管も選択肢となる. 膝下の症例では, EVT よりもバイパス手術のほうが長期的な開存率は高く, **歩行可能で長期予後が期待できる症例にはバイパス手術が望ましい**.

d 創傷治療

血行再建とともに創治癒に向けた創傷治療を開始する. 壊死組織を除去する**デブリードマン**を行

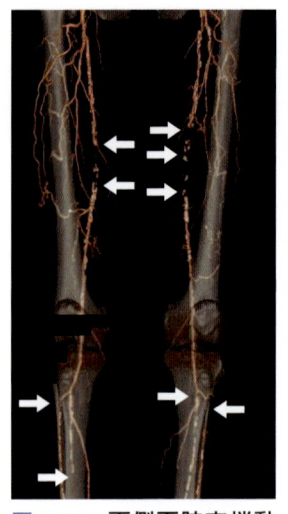
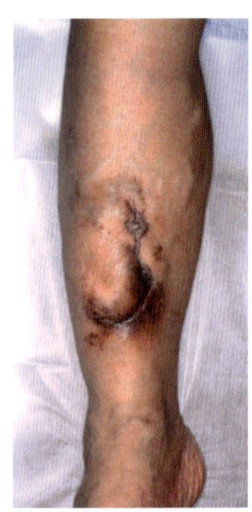

図 5-23 両側下肢末梢動脈疾患患者のアンギオ CT 像
両大腿および下腿動脈に閉塞と狭窄を認める（矢印）.

図 5-24 潰瘍治癒後の瘢痕および色素沈着を認める静脈瘤

うと同時に, 創治癒に適した創環境を整える**創面環境調整(wound bed preparation：WBP)** を行う. この際に TIME-wound bed preparation の原則（表 5-9）に基づいた創管理を行うとよい.

② 下肢静脈瘤
varicose vein of lower extremity

A 概念

下肢静脈では, 心臓へ血液を還流するために逆流防止弁が重要な働きをしている. この弁が機能不全に陥り, **静脈血の逆流, うっ滞が生じたものが慢性静脈不全症であり静脈瘤はその一症状である**. 表在静脈や穿通枝の弁機能不全が原因のものは一次性静脈瘤, 深部静脈血栓症など深部静脈の還流不全が原因のものは二次性静脈瘤と呼ばれる. 静脈瘤は進行すると静脈うっ滞性皮膚炎や皮膚潰瘍を生じる. 臨床症状としては, 静脈の怒張のほか, 色素沈着, 皮膚硬化, 下腿のむくみ, だるさなどがある（図 5-24）.

B 診断

静脈拡張が得られる立位, あるいは座位で診察

表5-9 TIME-wound bed preparation の原則

臨床観察項目	臨床処置	臨床効果
Tissue non-viable or deficient 組織壊死	デブリードマン	良好な創床
Infection or Inflammation 感染と炎症	全身および局所感染源の除去	細菌叢の改善と炎症の消退
Moisture imbalance 湿潤環境の不均衡	被覆による湿潤環境の調節 浸出液の除去	湿潤調整
Edge of wound— non-advancing or undermining 創縁−治癒遅延あるいはポケット形成	創縁・治癒遅延をきたす原因と治療法の再評価	創縁の伸展

(Castronuovo JJ Jr, et al : Skin perfusion pressure measurement is valuable in the diagnosis of critical limb ischemia. J Vasc Surg 26 : 629-637, 1997 より)

表5-10 CEAP分類（臨床分類のみ）

C0: 視診触診上静脈疾患の徴候なし
C1: 毛細血管拡張、クモの巣状静脈瘤 網目状静脈瘤
C2: 静脈瘤
C2r: 再発性静脈瘤
C3: 浮腫
C4: 慢性静脈疾患由来の皮膚皮下組織 変化
C4a: 色素沈着、湿疹
C4b: 皮膚脂肪硬化、白色皮膚萎縮
C4c: 皮膚拡張冠、冠状静脈拡張
C5: 治癒した潰瘍
C6: 活動性潰瘍
C6r: 再発性活動性潰瘍
S: 有症状
A: 無症状

する。下肢慢性静脈不全症の臨床分類にはCEAP分類が用いられ、臨床像、病因、解剖、病態生理の4項目で分類する（表5-10）4,5)。診断の際には、弁不全がどの部位にあるかを特定することが必要であり、以下の検査を行う。

1 超音波検査

侵襲が少なく、静脈の拡張や血流方向を確認できるため非常に有用であり、静脈瘤の診断に不可欠な検査となっている。超音波検査で静脈径の拡大とDuplex法（パルスドップラー）で伏在静脈本幹、分枝や穿通枝の逆流が確認できれば一次性静脈瘤と診断される。

2 CT検査、MRI検査

超音波検査で不十分なときは、単純・造影CT、表在静脈の単純3D-CT、MRI静脈撮影などの造加画像検査で病態を把握する。3D画像を作成すると治療の際に有用である。

◆ 治療

まずは長時間の安静立位を極力避け、下肢挙上時間を多くすることが基本となる。加えて弾性ストッキングや弾性包帯を用いた圧迫療法が治療の第一選択となる。

手術療法としては、表在性の逆流が主体である一次性静脈瘤には大小伏在静脈本幹を抜去するストリッピング手術や本幹の高位結紮術、レーザーや高周波による血管内焼灼術などが行われている。血管内焼灼術は低侵襲であるため、現在は静脈瘤治療の主流となってきている。

硬化療法は、ポリドカノールを血管内皮に作用させて硬化させる治療であり、網目状静脈瘤やその巣状静脈瘤、伏在静脈処置後の残存静脈瘤によい適応である。

● 参考文献
1) Joseph L, et al : The Society for Vascular Surgery Lower Extremity Threatened Limb Classification System : risk stratification based on wound, ischemia, and foot infection(WIfI). J Vasc Surg 59 : 220-234. e2, 2014
2) 東信良、他 : 2022年改訂版末梢動脈疾患ガイドライン. 日本血管外科学会. 2022 https://www.j-circ.or.jp/cms/wp-content/uploads/2022/03/JCS2022_Azuma.pdf
3) 辻依子、他 : こんなマニュアルが欲しかった!形成外科基本マニュアル1重症下肢虚血(CLTI). PEPARS 190 : 49-54. 2022
4) 日本皮膚科学会(編) : 創傷・褥瘡・熱傷ガイドライン

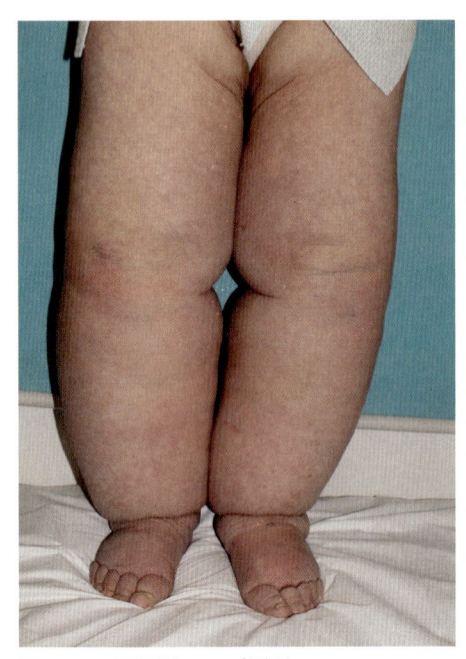

図 5-25　両下肢リンパ浮腫

策定委員会(下腿潰瘍・下肢静脈瘤グループ)：下腿潰瘍・下肢静脈瘤診療ガイドライン(第 3 版)，日本皮膚科学会，2023
https://www.dermatol.or.jp/uploads/uploads/files/guideline/1380006822_2.pdf
5) Lurie F, et al：The 2020 update of the CEAP classification system and reporting standards. J Vasc Surg Venous Lymphat Disord 8：342-352, 2020

Ｄ　リンパ浮腫

❶ リンパ管解剖

　リンパ管は，下肢では足背・下腿内側から大腿内側を通り，鼠径リンパ節へと流入する．足底側は，足関節外側より下腿後面を通り膝窩リンパ節に流入する．その後，腸骨動静脈に沿って上行合流し，乳び槽・胸管を通って主に左静脈角に流入し静脈へ灌流する．左上肢のリンパ管も左静脈角に流入する．これに対し右上肢は，腋窩リンパ節を経由して右静脈角へ流入する．

❷ リンパ浮腫とその原因(図 5-25)

　リンパ液が何らかの理由で皮下組織に貯留する

表 5-11　先天性リンパ浮腫　症候群一覧

- Hennekam 症候群(lymphedema-lymphangiectasia-mental retardation)
- Milroy 病
- Noonan 症候群
- Turner 症候群
- Proteus 症候群
- Prader-Willi 症候群
- リンパ浮腫二列睫毛症候群
- 眼・歯・指異形成症
- 毛細血管奇形
- Meige 症候群
- Microcephaly with or without chorioretinopathy, lymph-oedema, or mental retardation

疾患で，一次性(特発性)リンパ浮腫と二次性(続発性)リンパ浮腫に大別される．

　一次性リンパ浮腫は，発症時期によって 先天性(出生から 2 歳未満)，早発性(2 歳以上 35 歳未満)，遅発性(35 歳以上)に分類される．また，リンパ管造影により aplasia, hypoplasia, hyperplasia の 3 型に分類される．Meige(メイジュ)症候群，Milroy(ミルロイ)病，Noonan(ヌーナン)症候群などは，原因遺伝子も特定されている(表 5-11)．

　二次性リンパ浮腫は，感染症，悪性腫瘍，外科手術，放射線治療，外傷などによるリンパ灌流障害によって発症する．

　世界的にはフィラリア感染後発症が，先進国では乳癌や子宮癌などの癌術後発症が多く，発生頻度は術後 5～40%である．腋窩や鼠径部への放射線照射や関節炎は増悪因子である．下肢のリンパ浮腫の 26%が両側性となる．

Ａ 診断

　確定診断には他の浮腫関連疾患の鑑別，十分な病歴聴取(手術，外傷，放射線照射など)や身体所見の精査が重要である．鑑別診断は，静脈疾患(深部静脈血栓症，下肢静脈瘤)，心不全，Quincke(クインケ)浮腫，蛋白漏出性胃腸症，悪性腫瘍，内分泌障害関連浮腫，肥満性浮腫などがある．

　症状は，無痛性腫脹，皮膚緊満感，静脈怒張がない，多毛などである．重症度により 0～Ⅲ期に分類する(表 5-12)．合併症として急性リンパ管炎，蜂窩織炎，リンパ漏，疣贅がある．

表 5-12　国際リンパ学会（ISL）　リンパ浮腫ステージ

0 期	リンパ液輸送が障害されているが，浮腫が明らかでない潜在性または無症候性の病態．
Ⅰ期	比較的蛋白成分が多い組織間液が貯留しているが，まだ初期であり，四肢を上げることにより治まる．圧痕がみられることもある．
Ⅱ期	四肢の挙上だけではほとんど組織の腫脹が改善しなくなり，圧痕がはっきりする．
Ⅱ期後期	組織の線維化がみられ，圧痕がみられなくなる．
Ⅲ期	圧痕がみられないリンパ液うっ滞性象皮病のほか，アカントーシス（表皮肥厚），脂肪沈着などの皮膚変化がみられるようになる．

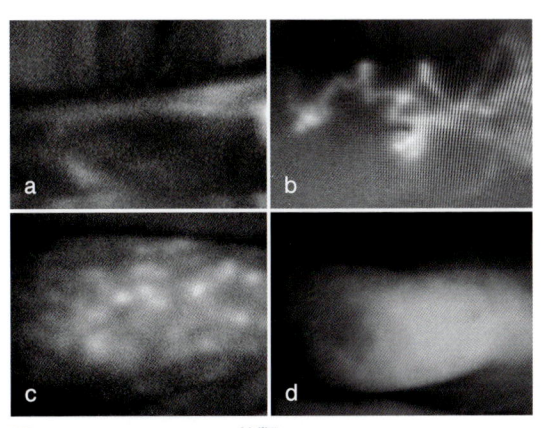

図 5-26　ICG pattern 分類
a：linear，**b**：splash，**c**：stardust，**d**：diffuse
a→d の順で重症度が上がる．

B 検査

　浮腫の評価は周径測定が一般的で，精査にはインドシアニングリーン（ICG）蛍光造影法，リンパシンチグラフィ，MRI，エコーなどを用いる．特に ICG 蛍光造影法は，ICG を足背や手背に皮下注し，リンパ管に取り込まれた ICG を近赤外線カメラを用いて皮膚表面から観察することにより重症度を linear/splash/stardust/diffuse の 4 型に分類することができる（図 5-26）．
　リンパシンチグラフィ（図 5-27）や MRI は深部のリンパ管の状態把握に有用である．エコーでは，深部静脈血栓の有無や皮下脂肪組織の状態把握のみならず，リンパ管描出も可能である．

C 治療

　リンパ液を患部から体幹静脈へ排除灌流させること，および慢性炎症による線維化や脂肪沈着を抑えることが治療のコンセプトである．早期治療を開始し，過度の運動・創傷・患肢への注射や鍼灸は避ける．温泉入浴は，患肢に傷がある際に蜂窩織炎発症の危険性が高く避ける．
　治療法は，保存療法と外科的治療法がある．進行性疾患であり，いずれの方法を用いても完治は難しいが，現状改善または増悪防止が治療目的である．

1 保存療法

　患肢の挙上と，リンパ誘導マッサージによるリンパ液の排出，弾性着衣（ストッキング，弾性スリーブ），スキンケアによる浮腫増悪予防と状態

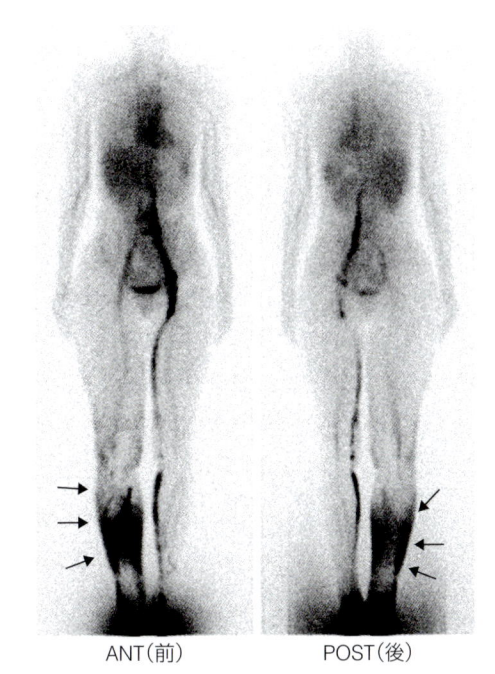

ANT（前）　　　　POST（後）

図 5-27　リンパシンチグラフィ
120 分後．右下腿にリンパ液の dermal back flow（DB）を認める．前川分類 Ⅳ．

維持である．特に弾性ストッキングは軽症でも必須の治療法であり，日中の仕事など起立時には，着用が望ましい．ただし適正な圧のものを選択しないと逆に悪化させてしまうことがあり注意が必要である．

2 外科的治療法

　リンパ管静脈吻合術，リンパ組織移行術，リンパ組織・リンパ節移植により障害部位末梢でリン

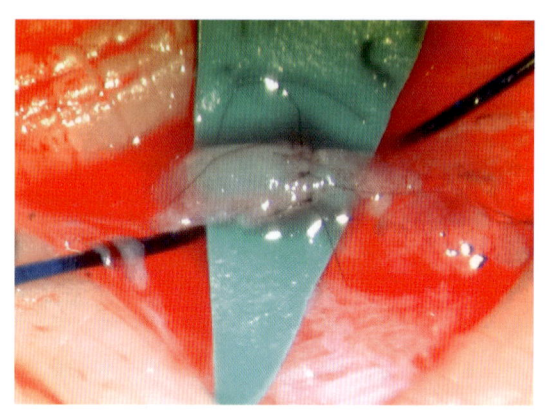

図 5-28 リンパ管静脈吻合
左側静脈で右側リンパ管. 静脈内にリンパ液が流入しているため静脈も透けて見える.

パ液を静脈に灌流させる機能的リンパ流再建法が行われる. 浮腫発生早期のリンパ管機能が残っている時期(発症後約1年)が望ましい.

リンパ管静脈吻合術は低侵襲治療法である. 実際には2cm前後の切開線を置き, 0.5mm前後のリンパ管と皮下静脈を吻合することによりうっ滞していたリンパ液を静脈へ灌流させる(図5-28). 高度のリンパ浮腫では, リンパ管内圧の上昇によりリンパ管壁が肥厚し, 最終的に閉塞して線維化をきたすため, リンパ管静脈吻合術は無効である. こういった状況においてはリンパ組織・リンパ節移植・移行術が行われる. 正常なリンパ組織を患部へ移植することにより, 皮下に貯留したリンパ液をリンパ組織へ吸収させ, リンパ節の灌流静脈からリンパ液を排出させることにより浮腫の軽減を図る.

長期罹患の高度リンパ浮腫の場合, 皮下脂肪組織の増大に対しリンパ浮腫組織切除術, 脂肪吸引による余剰組織除去法を行うことがある.

③ リンパ浮腫関連疾患

Ⓐ リンパ管炎・蜂窩織炎・丹毒(図5-29)
lymphangitis/cellulitis/erysipelas

通常, 四肢のわずかな傷から細菌感染することにより起こるリンパ管の炎症である. 発熱・悪寒・頭痛などをきたし, 悪化すると蜂窩織炎となる. リンパ管に沿って発赤疼痛を生じる. ほとんどは連鎖球菌やブドウ球菌に効果のある抗菌薬で

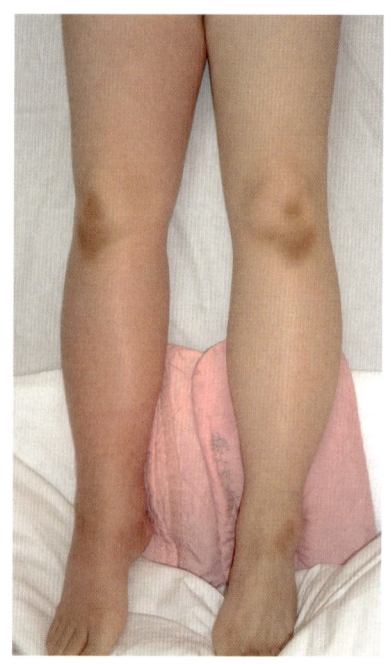

図 5-29 蜂窩織炎
右下肢に赤みと熱感あり.

治療を行う. リンパ浮腫患者においては, リンパ流のうっ滞により症状が増悪・遷延し, 入院加療を要する場合がある.

Ⓑ リンパ管肉腫, スチュワート・トレブス症候群
lymphangiosarcoma, Stewart-Treves syndrome

稀ではあるが10年以上慢性化する場合に発症することが多い. 発症した場合, 進行が速く命にかかわるため注意を要する. 早期では化学療法などで長期予後が得られることがある.

●参考文献
1) 緒方英, 他:ICG蛍光リンパ管造影法の実際. PEP-ARS 22:18-22, 2008
2) Narushima M, et al:Indocyanine Green Lymphography Findings in Limb Lymphedema. J Reconstr Microsurg 32:72-79, 2016
3) 廣田彰男:リンパ疾患の基礎. 脈管学 46:151-155, 2006
4) 光嶋勲, 他:リンパ浮腫に対する手術. 臨床婦人科産科 68:704-712, 2014
5) 光嶋勲:リンパ浮腫の外科的治療. パーソン書房, 2017
6) 光嶋勲:リンパ浮腫のすべて. 永井書店, 2011
7) 成島三長:リンパ管炎リンパ浮腫—循環器研修ノート 第2版. 診断と治療社, 2016

E 炎症性疾患・感染症

① 概念

感染とは宿主の中で微生物が定着して増殖する状態であり，感染症とは感染により宿主の機能を損なうような障害を引き起こした状態のことである．宿主と微生物との相互関係により，創汚染（contamination；細菌＜宿主），細菌定着化（colonization；細菌＜宿主），限界保菌状態（critical colonization；細菌＝宿主），感染症（local infection/spreading infection；細菌＞宿主）と分類される．感染症の4徴候としては発赤，腫脹，疼痛，熱感があり，spreading infection は 38℃以上の全身性の発熱をきたす状態である．

本項で主として扱う膿皮症（pyoderma）は，ブドウ球菌，連鎖球菌を主体とする一般細菌による皮膚感染症の総称である．

② 発症基盤による分類

一次感染（急性膿皮症），二次感染（慢性膿皮症），全身性感染症の皮膚病変に分類される．

Ⓐ 一次感染

微生物の感染が皮膚表面の何ら病変のない部位に一次的に成立する場合であり，1種類の菌によるものが普通である．癤，癰，伝染性膿痂疹，丹毒など急性細菌感染症，単純疱疹の皮膚初発感染などがある．

Ⓑ 二次感染

あらかじめ何らかの皮膚病変があって，そこに微生物が増殖し，そのために感染症が成立した場合である．潰瘍や褥瘡などの慢性創傷の二次感染などである．

Ⓒ 全身性感染症

菌の産生する毒素などにより生じるものである．黄色ブドウ球菌の表皮剝脱毒素（exfoliative toxin）によるブドウ球菌性熱傷様皮膚症候群（staphylococcal scalded skin syndrome：SSSS），エンテロトキシンの一種である毒素によるトキ

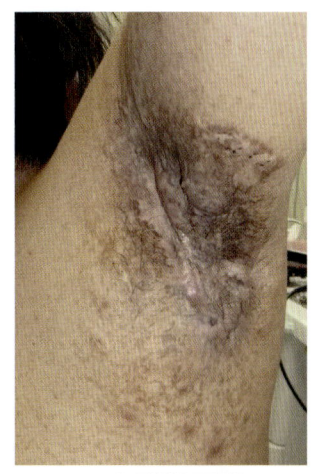

図 5-30 化膿性汗腺炎
腋窩に無数の皮下結節が存在し，自壊，軟化を繰り返し，融合し瘢痕性局面を形成．

シックショック症候群（toxic shock syndrome：TSS）などがある．

③ 主な疾患

Ⓐ 慢性膿皮症

多発性の毛包の閉塞病変などに細菌が感染し，化膿性病巣が生じて多少とも慢性に経過する皮膚感染症の総称である．時間の経過とともに皮下で交通した瘻孔が多発し，膿汁を伴う複雑な病変を形成する．腋窩や頭部，殿部に好発する．

局所の清潔を保ち，抗菌薬の内服および外用を長期継続する場合が多い．切開排膿や切除，植皮などの手術を行うこともある．有棘細胞癌の発生母地となることがある．

1 ● 化膿性汗腺炎（図 5-30）
アポクリン腺の開口する毛包が閉塞して分泌物の蓄積が起こり，引き続き慢性化する．主に成人女性の腋窩に1～数個の 5 mm 大の皮下結節が生じて，自壊，排膿して瘢痕を残す．他のアポクリン腺部位（外陰部，肛囲，乳房など）にも生じうる．

2 ● ケロイド性毛包炎（図 5-31）
中年男性の後頭～項部に毛包炎が次々と多発し，浸潤傾向が強くなり膠原線維が増殖して，ケ

ロイド局面を形成するようになる.

3 ● 殿部慢性膿皮症（図5-32）

中年男性に好発する.ざ瘡様の囊胞や丘疹を生じ,次第に融合し,皮下で交通して瘻孔を形成しながら複雑な病巣を形成する.アポクリン腺の活動が活発になる思春期より始まり,20〜40歳代にかけて徐々に範囲を拡げ重症化する.化膿性汗腺炎,集簇性ざ瘡などが基礎となることが多い.

皮下膿瘍の急性増悪期は,感受性のある抗菌薬の投与,切開・排膿を行う.皮下で複雑な瘻孔を形成する場合が多く,病巣の評価にはCTやMRIなどの画像評価を行う.根治術としては,病巣の評価を行った後に,病巣の全摘出および分層植皮術による再建が勧められる.瘻孔上の天蓋皮膚の切開,開放療法も有効な方法である.

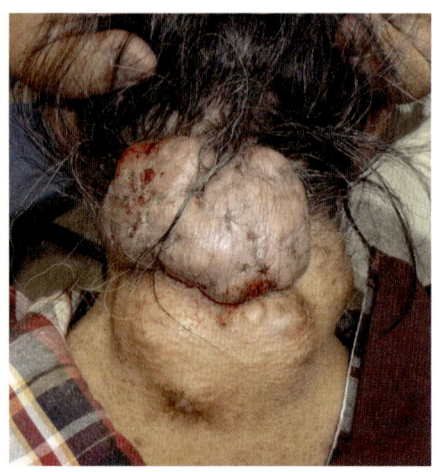

図5-31　ケロイド性毛包炎
項部に皮下硬結,自壊,感染を伴う肥厚瘢痕性局面.

B 壊死性筋膜炎

皮下組織と筋膜・筋肉に急速かつ広範囲に波及する壊死性軟部組織がある感染症を総称して壊死性軟部組織感染症として取り扱い,このなかに従来の壊死性筋膜炎,劇症型溶血性連鎖球菌感染症,ガス壊疽などが含まれる.ここでは,わかりやすいように壊死性筋膜炎として述べる.

1 ● 疫学

壊死性筋膜炎は,早期に外科的デブリードマンを行わなければ,致死率の高い疾患である.冬に発生しやすく男性に多い疾患であり,免疫抑制患者,糖尿病,悪性腫瘍,薬物乱用,慢性腎不全などの慢性疾患を有する患者では,より重症化しやすい.

2 ● 好発部位

下肢,殿部,会陰部が多い.会陰部や陰嚢に生じる壊死性筋膜炎はFournier（フルニエ）壊疽（図5-33）と呼ばれ,消化管や尿管の粘膜剥離,下部尿路や外性器および肛門周囲の感染巣などが原因となりやすい.腹壁や殿筋,陰嚢まで急速に広がるのが特徴である[1].

3 ● 病態および診断

感染が筋膜周囲の疎な組織に沿って急速に拡大し,周囲組織が壊死に陥る疾患である[2].初期の症状が非特異的であり,表在性感染症である蜂窩織炎などとの鑑別が難しいことが多い.

a 症状

初期は疼痛,腫脹,発赤,紅斑,紫斑などを認

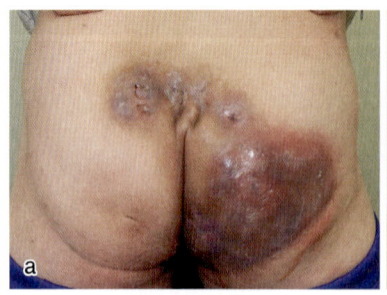
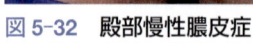
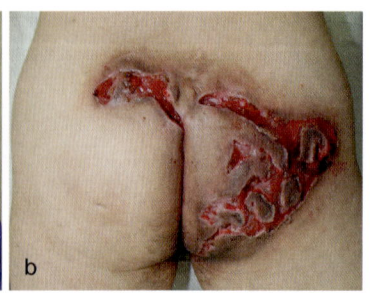

図5-32　殿部慢性膿皮症
a：囊胞,瘻孔,膿瘍,色素沈着を伴う感染局.
b：瘻孔上の天蓋皮膚の切開・開放療法を行った.

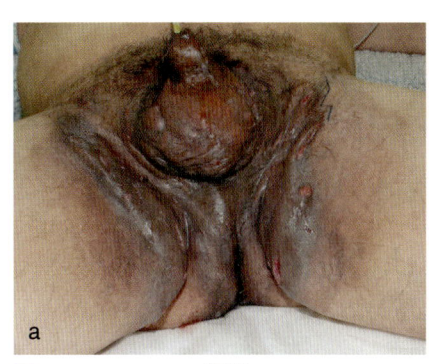
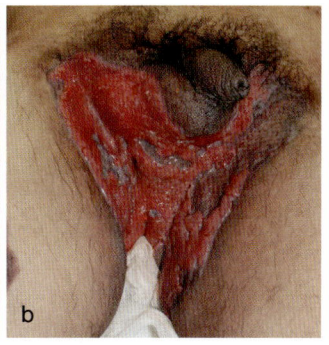

図 5-33　**Fournier 壊疽**
a：会陰部を中心に陰嚢，大腿部に及ぶ急速な膿瘍形成，排膿を認めた.
b：切開ドレナージ処置，デブリードマンを行い創面環境調整（WBP）を図った.

5

皮膚および皮下疾患

め，数時間〜数日で急速に進行し，皮膚色の変化（赤紫色から青灰色など）や，水疱形成，知覚障害，皮膚壊死などを呈するようになる．これらの変化は，筋膜や筋肉のコンパートメントにある深部血管の閉塞を示すものであり，重要な診断の手がかりとなる．また，ガスを発生している場合は，握雪感も重要な所見となる．糖尿病による末梢神経障害を合併する場合や，脊髄損傷患者の場合，疼痛を自覚しないことがあるため注意を要する．

　全身症状としては，発熱，全身倦怠感，食欲低下，嘔気・嘔吐，歩行困難，呼吸困難，意識障害など重症度によりさまざまであり，進行例ではショックをきたし，敗血症や DIC（播種性血管内凝固症候群）の合併から多臓器不全に至る．局所症状以外にバイタルサインの異常や白血球数変化などの全身性炎症反応症候群（systemic inflammatory response syndrome：SIRS）の所見，CRP 上昇，臓器の機能障害（特に循環・腎・凝固機能障害）を認めた場合には，壊死性筋膜炎を疑うべきである．

b 診断

　単純 X 線や CT および MRI などの画像検索は，診断に有用である．所見としては病変部の炎症の波及状態，深部の膿瘍や筋膜面のガス，筋膜の肥厚などを確認できる．ガス像はおよそ 25％の症例で認められる（図 5-34）．

　壊死性筋膜炎が否定できない場合は，試験切開を積極的に考慮すべきである．深筋膜の層で出血のない「コメのとぎ汁様」粘稠性の乏しい濁った液体や，組織の剥離が容易である場合は，壊死性筋膜炎を強く疑い，病理組織学的検査や嫌気性培養

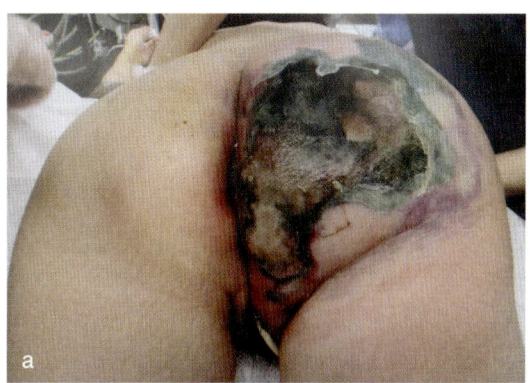
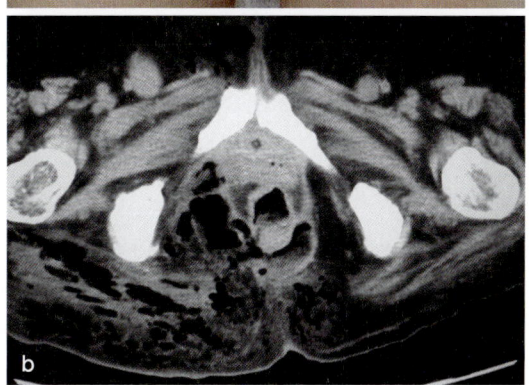

図 5-34　**ガス壊疽**
a：殿部に灰から黒色皮膚壊死を呈した病変を認めた．悪臭が強く，圧迫にて握雪感を認めた.
b：CT で皮下のみならず筋層内にまでガス像を認めた.

も含めた塗抹・培養検査を行う．

c 感染経路

　微細な皮膚損傷などのあとに皮膚から直接深部組織に感染する経皮的経路，咽頭感染などで経口的に感染した菌が血行性に広がる血行性経路がある．

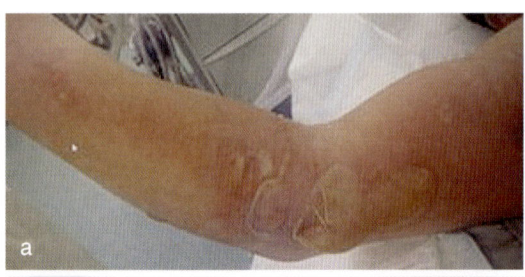

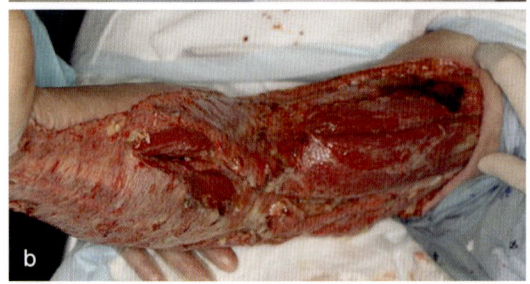

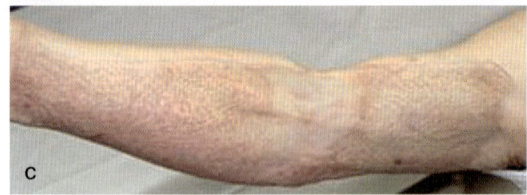

図 5-35　右上肢劇症型 A 群 β 溶血性連鎖球菌感染症
a：入院時所見．腫脹，発赤および水疱形成を認めた．
b：切開排膿および広範囲なデブリードマンを行った．
c：術後 1 年時所見．植皮を行い治癒した．

4 ● 治療（図 5-35）

　壊死性筋膜炎が疑われた場合には，外科的治療に先立ってまず全身状態を評価し，必要に応じ初期蘇生を行う．治療は，早期の積極的な切開による減圧，それに続く壊死組織の徹底的なデブリードマン，抗菌薬の投与，敗血症に対する循環管理を中心とした全身管理からなる．

　また基礎疾患がある場合は，それに対する治療をできる限り緊急かつ同時に施行することが重要である．初回手術後に壊死組織が残存していたり，全身状態の改善が得られなかったりした場合は，躊躇なく再手術を計画し，追加でデブリードマンを行う．

　抗菌薬としては，ペニシリンとクリンダマイシンを基本とし，グラム染色を含め起因菌の情報が得られ次第ターゲットを絞った抗菌薬に変更する[3]．

C 壊疽性膿皮症

　壊疽性膿皮症（pyoderma gangrenosum；PG）は，慢性に経過し繰り返す蚕蝕性の皮膚潰瘍を特徴とする疾患である．潰瘍辺縁部から *Streptococcus hemolyticus*, *Staphylococcus albus* が検出されたことから病因として細菌感染を考え「膿皮症」という病名が提唱された．しかし，現在では非感染性炎症性皮膚疾患の 1 つとして，活性化好中球が重要な役割を果たす好中球性皮膚症の代表的疾患であり，2022 年に「壊疽性膿皮症診療の手引き 2022」が公表された[4]．

1 ● 疫学

　発症頻度は年間 100 万人あたり 3～10 人程度と報告されている．2021 年にわが国における診療報酬明細データベースを用いた地域，施設，診療科を限定しない疫学調査によると，2015～2018 年の 3 年間に収集された 460 万 2,059 人中 PG 患者は 142 人で，有病率は 0.003％であった[5]．

　発症年齢は幅広く主に 20～60 歳代と報告されているが，小児や高齢者にみられることもある．男女比はやや女性に多い．

2 ● 好発部位

　下腿伸側に好発するが，ほかにも頭頚部，体幹，外陰部，指趾にもみられる．

3 ● 病態および診断

　臨床像によって，主に 5 つの病型（潰瘍型，水疱型，膿疱型，増殖型，ストーマ周囲型）に分類される．最も頻度の高い潰瘍型は古典型ともいわれ，皮疹が無菌性小膿疱，紅斑性小丘疹，水疱などから始まり，急速に蚕蝕性かつ遠心性に拡大し，増殖性・壊疽性の深い潰瘍に至る．潰瘍辺縁は赤紫色で堤防状に軽度隆起する穿掘性の形態を特徴とする（図 5-36a）．潰瘍の程度にかかわらず疼痛が強い傾向があり，経過中に盛り上がった肉芽や周辺の浮腫を伴い，表面には膿苔が付着し二次的に細菌が検出されることも多い．慢性期になると潰瘍の辺縁に浮腫はみられなくなる．

　PG の特徴として，些細な外傷後や手術創部に症状の悪化や新規病変が出現することがしばしば観察される（pathergy，パテルギー）．また基礎疾患・併存症（炎症性腸疾患，関節リウマチ，血液疾患，大動脈炎症候群など）の存在は，PG の診断に役立つ．現在，統一された PG の診断基準は存在しない．最近の報告では PARACELSUS スコアが

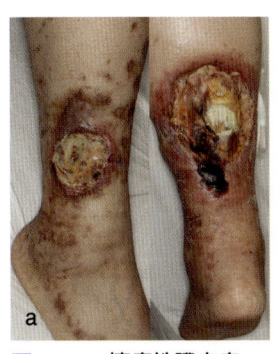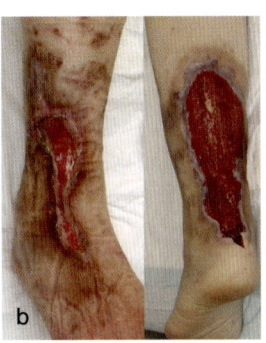

図 5-36　壊疽性膿皮症
a 右下腿伸側，左下腿屈側の潰瘍辺縁は赤紫色で堤防状に軽度隆起する穿掘性の形態であった．急速に蚕蝕性かつ遠心性に拡大し，増殖性・壊疽性の深い潰瘍に至った．
皮膚科にてアダリムマブ（ヒュミラ®）の皮下注射，プレドニゾロンの内服加療が行われた．
b 病勢が落ち着いて残存した全層欠損創に対してNPWTを施行し，良好な肉芽を認めた．

最も診断能力が高かったが，さらなる診断基準の改良が必要とまとめられている（表 5-13）[6]．

4 ● 治療

　壊疽性膿皮症に適応をもつ薬剤は日本においてアダリムマブのみである．一般的に治療薬の選択に際しては，潰瘍の拡がりの程度や深さ，いわゆる重症度で判断する．軽症，限局性の場合は，適切な創傷管理，十分な疼痛緩和を行ったうえで，潰瘍面には外用のコルチコステロイドで局所療法を行う．なお，タクロリムス軟膏が使用される場合もある．

　重症例の場合は，経口ステロイド薬が主な治療法となる．シクロスポリンを併用する場合もあり，それにより経口ステロイド薬の減量が可能と

表 5-13　PARACELSUS スコア

大項目 （3 ポイント）	1. 進行性の疾患（Progressing） 2. 鑑別診断による評価（Assessment） 3. 赤紫色の辺縁を呈する潰瘍（Reddish）
小項目 （2 ポイント）	1. 免疫抑制剤による改善（Amelioration） 2. 不整形な潰瘍（Characteristically） 3. 極度の痛み（VAS＞4/10）（Extreme） 4. 局所的な創傷部位（Localization）
付加的項目 （1 ポイント）	1. 膿性炎症の病理所見（Suppurative） 2. 穿掘性の潰瘍（Undermined） 3. 関連する全身疾患（Systemic）

（VAS：疼痛の visual analog scale）
総計 10 点以上で PG の可能性が高いと判定する．

の報告もある．また，経口ステロイド薬を使用できない場合に，シクロスポリンを単独で使用される場合もある．上記治療を並行して病勢が落ち着いた後に，残存した全層欠損創に対してはNPWT，皮弁移植術や植皮術を用い，閉創を行う（図 5-36b）．

●参考文献

1) 三浦千絵子，他：壊死性筋膜炎．形成外科 57：1373-1382，2014
2) 波利井清紀，他：形成外科治療手技全書Ⅲ—創傷外科．pp249-252，克誠堂出版，2015
3) 岩本幸英：外傷の初期治療の要点と盲点．pp366-368，文光堂，2007
4) 山本俊幸，他：壊疽性膿皮症診療の手引き 2022．日皮会誌 132：1415-1440，2022
5) 菊池信之，他：本邦壊疽性膿皮症患者の実態調査　大規模診療報酬明細データベースの解析結果．皮膚臨床 63：629-634，2021
6) Haag C, et al：Comparison of three diagnostic frameworks for pyoderma gangrenosum. J Invest Dermatol 141：59-63, 2021

第6章 難治性潰瘍・変性疾患・膠原病

A 難治性潰瘍

皮膚は，けがをして傷ついても修復される．生体に備わる創傷治癒力によって，皮膚欠損創は収縮し，収縮した創面を上皮が覆い治癒に至る．保存的治療で用いられる外用剤や創傷被覆材は，この創傷治癒を促す作用がある．

皮膚欠損が小範囲にもかかわらず，保存的治療に奏効せず，いつまでも治癒に至らない創傷を難治性潰瘍という．広範囲の皮膚全層欠損は，皮膚移植術を行わなければ治癒に時間を要する．しかし皮膚移植術に適した移植床が，保存的治療で得られないことがある．このような創傷も難治性潰瘍と呼ばれる．

1 契機と病因

虫刺され，引っ掻き傷，靴擦れなどの些細なことから難治性潰瘍に至ることがある（図6-1a, b）．大きなけがではなく，日常茶飯程度のことでも契機になるため，受傷の「きっかけ」を尋ねても「思い当たることはない」と回答されることがある．

難治性潰瘍をきたす病因は，創傷治癒遷延をきたす原因の数だけある．例えば，創傷治癒過程の出血・凝固期に関与する血液凝固因子に異常があ

NOTE

創傷被覆材

古くから創傷は，ガーゼで被覆されることが多かった．しかしガーゼには，創傷への固着や浸出液吸収能が低いなどの問題があった．そのためガーゼに代わるさまざまな材質の創傷被覆材が開発された．創傷被覆材を使用する際は，創傷の性状に適した材質の選択が推奨されている．

ると，炎症期へ移行できず治癒は遷延する．

深部真菌症，結核菌，非結核性抗酸菌などによる感染症では，炎症期が終結しないため創傷は慢性化する．

創傷治癒に関与する細胞の障害も原因となる．糖尿病などの代謝疾患や膠原病と呼ばれる自己免疫疾患，放射線照射，皮膚の悪性腫瘍などが挙げられる．

脈管系疾患の末梢動脈疾患，静脈疾患，リンパ管疾患では，灌流領域の細胞と細胞外マトリックスが障害されるため，創傷治癒は遷延する（図6-1, 3）．

ステロイド，免疫抑制剤，抗がん剤などの薬剤が，創傷治癒に障害をきたすことがある．

必須微量金属元素の亜鉛は，転写因子やシグナル伝達分子の立体構造維持と酵素活性に関与する．そのため亜鉛が欠乏すると創傷治癒の生化学反応が障害される．亜鉛欠乏に限らず，低蛋白血症をはじめとする栄養障害や低酸素も創傷治癒を遷延する．

創傷への応力（圧迫，ずれ）は，組織の機械的損傷と阻血性障害をきたす（図6-2）．

生理的な痛みは，有害な刺激から体を守るシグナルとして働く．そのため先天性無痛症では創傷に気づかず悪化することがある．糖尿病，脳梗塞後遺症，二分脊椎症，外傷による脊髄損傷などの知覚障害においても，同様に悪化してから気づくことがある（図6-2a）．

2 診断

難治性潰瘍の病因になりうる疾患，薬剤投与，放射線照射などの病歴聴取は必須である．難治性潰瘍の原因は多岐にわたるため，内科診断学がコ

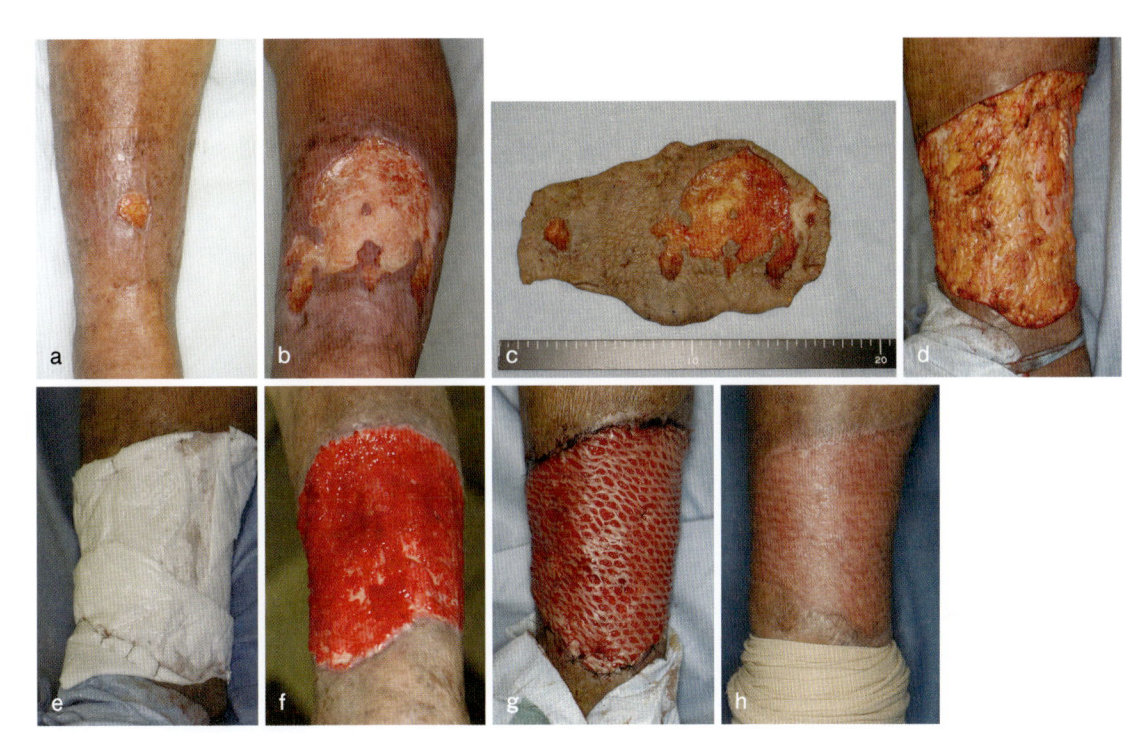

図 6-1　うっ滞性下腿潰瘍
60 歳代女性．飼いネコに引っ掻かれた傷が契機．
a：初診時，下腿前面．
b：初診時，下腿後面．
c：潰瘍周囲の脂肪皮膚硬化組織も外科的にデブリードマンを行った．
d：外科的デブリードマン後の下腿創面．
e：創面に人工真皮を貼付した．
f：良好な肉芽が形成された移植床．
g：網状植皮を行った．
h：網状植皮後 1 年．保湿剤によるスキンケアと弾性ストッキング着用による再発予防を続けた．

モンディジーズを念頭におくように，頻度の高い原因，疾患から診断を進める．

患部に冷感があれば，末梢動脈疾患を疑う．患部を灌流する動脈をドップラー聴診器や超音波で検査する．足関節上腕血圧比，皮膚灌流圧，経皮的酸素分圧などの生理的検査で評価のうえ CT，MRI，血管造影検査などで画像精査する．

静脈の怒張，色素沈着，皮膚硬化などがあれば静脈性潰瘍を疑う．理学的検査のトレンデレンブルグテストやヘルペステストを行い，ドップラー聴診器による血液逆流検査で評価する．超音波のパルスドップラー法・カラードップラー法も精査に有用である．

血液検査は糖尿病や膠原病の診断に不可欠であるとともに，CRP や白血球数などの炎症マーカーは感染の指標になる．必要に応じて必須微量金属元素も測定する．

真菌，抗酸菌などの感染が疑われる際は，潰瘍部の生検を行い，培養や PCR 法で確認する．生検組織の病理検査は，悪性疾患の診断にも欠かせない．

脈管系疾患は下腿に好発する．褥瘡にも好発部位があるように，潰瘍の部位は診断の参考になる．

理に適わない創傷治癒の遷延は，ミュンヒハウゼン症候群や自傷行為のような精神疾患も念頭におく（図 6-2）．

❸ 治療

潰瘍を難治化させている原因への対処が不可欠である．例えば脈管系疾患においては脈管治療（図 6-3a，b），糖尿病では血糖コントロール，感

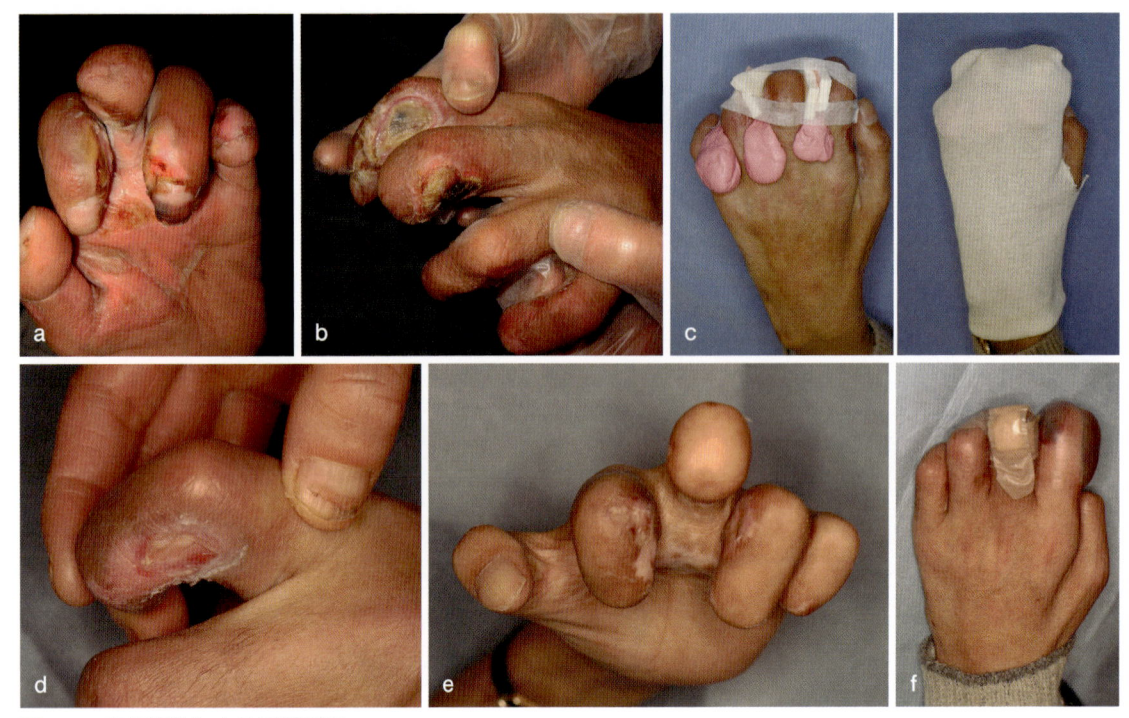

図 6-2　自傷行為による手部潰瘍

40歳代男性. アルコール依存症による自傷行為.

- **a**：初診時. 左示指・中指・環指・小指は屈曲拘縮をきたしていた. 中指と小指は糖尿病性壊疽のため切断されていた. 母指を除く手指と手掌に潰瘍を認めた. 高血糖はみられなかったが, 末梢神経障害のため患部の疼痛はなかった. 指間は密接しておらず, 褥瘡は否定された. 受傷原因は「わからない」とのことであった. 外用剤と非固着性創傷パッドによる処置法を指導した.
- **b**：初診後1か月ぶりの受診時. 患部は医材料で被覆されておらず, 創面を露出した状態で来院した. 手掌以外の潰瘍に改善はみられず, 手指潰瘍は壊死していた. 入院治療を勧めたが, 拒否された.
- **c**：壊死組織のデブリードマンを行い, 創面には創傷被覆材を使用した. 患部は腫脹し, 隣接指との接触を認めたため, シリコン材を指間に挟んだ. さらに左手全体をメリヤス編みチューブ包帯で覆い, 自宅で外さないようにと指導した. 少なくとも週に1回は受診することも指示した.
- **d**：上記治療開始後1か月. 治療が奏効し, 創面の上皮化が進行した.
- **e**：初診後半年のフォローアップで再発はみられなかった.
- **f**：初診後1年. 再発したため来院した. 示指と中指に水疱形成を認めた. その原因は,「曲がった指をロープで伸ばそうとしたため」と語られた. 手指の屈曲拘縮を自身で改善しようとする行為が, 創傷の原因と思わなかったため,「受傷原因はわからない」と初診時に回答したとのことである.

染症では抗菌薬の投与, 栄養障害があればその改善である. 褥瘡での体圧分散, 足潰瘍における靴着用時の免荷といった応力の軽減も欠かせない（図 6-2c）.

　そのうえで以下のような局所治療を行う.

🅐 デブリードマン

　創傷治癒過程の炎症期では, 好中球が放出する蛋白分解酵素によって, 壊死組織は分解される. しかし潰瘍に壊死組織が多く存在すると, 好中球による細胞レベルの分解では, 壊死組織除去の効率が悪く, 治癒は遷延する. また放射線潰瘍のよ

うに, 潰瘍周囲の組織が放射線で障害されていると, 好中球の遊走さえみられないことがある. そこで壊死組織や活性のない組織を速やかに除去するため, デブリードマンが行われる.

　デブリードマンの主たる方法は, 外科的デブリードマンと化学的デブリードマンである. 前者はメスやフリーハンド・ナイフで壊死組織を鋭的に切除する（図 6-1c, d, 3c）. メスやフリーハンド・ナイフで切除すると, 壊死組織と接する正常組織も少なからず損傷される. 正常組織の温存を図るため, 水圧式ナイフと超音波デブリードマン機器が開発された. 両機器は, 創面と壊死組織の

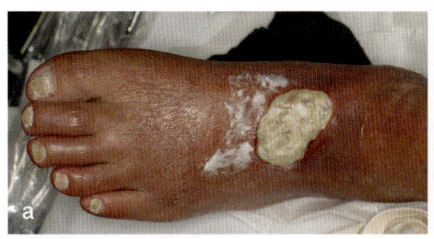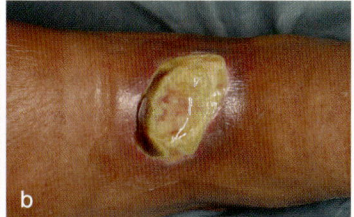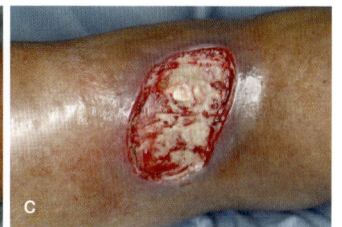
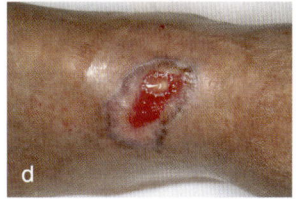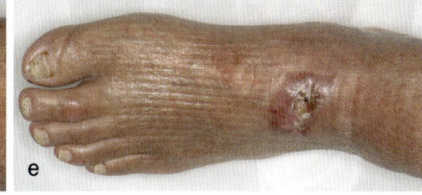

図 6-3　末梢動脈疾患に伴う足背部潰瘍
70 歳代男性．転倒した際，石に当たって生じた打撲傷が契機．
 a：初診時．近医でスルファジアジン銀クリームが漫然と塗り続けられていた．足は冷たく，浸出液の漏出はみられなかった．
 b：末梢動脈疾患の血管内治療によって静水圧を生じ，浸出液がみられるようになった．
 c：外科的デブリードマンを行った．露出していた伸筋腱は温存した．
 d：創傷被覆材による湿潤環境の調整とトラフェルミンの使用によって，肉芽形成と創縁からの上皮化がみられた．
 e：比較的小範囲の潰瘍であったため，保存的治療で治癒した．

状態に応じて使用される．

　後者の化学的デブリードマンは，酵素製剤で壊死組織を融解する．前者に比べて低侵襲だが，壊死組織の除去に時間を要するため，その適応は症例に応じて判断される．

Ｂ 感染への対処

　局所感染は壊死組織と同様に炎症期を遷延する．創面の細菌数を減らすため，生理食塩水や微温湯で洗浄する．肉芽内の細菌は，抗菌作用があるヨウ素や銀を含有する外用剤，あるいは同じく抗菌作用がある創傷被覆材で対処する．難治性潰瘍の創面には，往々にしてバイオフィルムが付着しているため，界面活性剤を含む洗浄液や外用剤の使用も考慮する．感染による組織障害があれば，デブリードマンも行われる．

NOTE

バイオフィルム
　創面に付着した細菌が菌体表面に粘液状多糖体を産生すると，細菌は粘液状多糖体の保護層に包み込まれた状態で増殖し，コロニーを形成する．これがバイオフィルムである．ぬめりのある糊状のバイオフィルムは，創傷治癒遷延の要因となる．

Ｃ 湿潤環境の調整

1 湿潤環境調整の重要性

　創傷治癒に適した環境は，創面の細胞と細胞外マトリックスが乾燥して壊死することなく，逆に過剰な浸出液に曝されて活性の低下もきたさない程度の"うっすら湿った"状態である．

　新鮮外傷と難治性潰瘍では，浸出液の性状が異なる．新鮮外傷の浸出液は成長因子を多く含むが，難治性潰瘍の浸出液にはほとんど含まれていない．また難治性潰瘍の浸出液には，成長因子を失活させる巨大分子や，成長因子を分解する蛋白分解酵素が含まれている．この蛋白分解酵素は細胞外マトリックスの形成を妨げる．浸出液が過剰に存在すると，創周囲の表皮は浸軟し，外界とのバリアーとして働く角層機能が低下する．そのため難治性潰瘍の治療では，乾燥壊死させない程度の"うっすら湿った"湿潤環境が保たれるように，過剰な浸出液を排除しなければならない．浸出液はバイオフィルムの栄養源となるため，不適切な浸出液管理はバイオフィルム形成の要因ともなる．過剰な浸出液や浸出液に伴う臭いは，患者のウェルビーイングを低下させることも忘れてはならない．

2 ● 介入

浸出液の量と性状，患部の疼痛などに応じた外用剤や創傷被覆材を使用する．過剰な浸出液がみられる際は，陰圧閉鎖療法も治療の選択肢となる．下腿・足の潰瘍では，創傷治癒遷延の要因となる浮腫を軽減するため，圧迫包帯や弾性ストッキングによる圧迫療法を考慮する．

Ⓓ 肉芽形成と上皮化の促進

肉芽形成と上皮化を促す外用剤や創傷被覆材を使用する．塩基性線維芽細胞成長因子のトラフェルミンは，肉芽形成と血管新生を促進する外用剤である（図6-3d）．多血小板血漿（PRP）療法は，血小板α顆粒内に含まれている成長因子が創傷治癒を促進する．ヒト胎盤羊膜・絨毛膜やブタ小腸粘膜下組織を加工・乾燥して作られた医材料は，潰瘍面に貼付すると創傷治癒を促す成長因子を放出する．

人工真皮はコラーゲンを主成分とするスポンジ状構造である（図6-1e）．創面に貼付すると，線維芽細胞や血管内皮細胞が人工真皮内へ遊走し，皮膚移植術の移植床となる（図6-1f）．陰圧閉鎖療法は過剰な浸出液を除去するとともに肉芽形成も促す．

補助療法の1つである高気圧酸素療法は，虚血組織に酸素を供給することで肉芽形成を促進する．

Ⓔ 手術

広範囲の潰瘍への保存的治療が奏効して，良好な肉芽が形成されたら，皮膚移植術による創面の早期閉鎖を検討する（図6-1g, h）．感染や虚血が重度の四肢難治性潰瘍では，切断手術が余儀なくされることがある．

Ⓑ 褥瘡

1 概念

褥瘡（じょくそう）とは，寝たきりなどによって体に長時間および反復する圧迫やずれなどの外力が加わり，その部位の血流が低下あるいは停止することが主因となり発生する組織損傷である．一般的に「床ずれ」とも呼ばれる．褥瘡は時として感染を伴い，敗血症に至り医療関連死の原因となることがある．創面の細菌は院内感染の原因ともなる．社会の高齢化に伴って増加が懸念されるなど，社会的問題も少なくない．2016年の調査によると褥瘡の有病率は病院で0.80〜2.81％，介護保険施設で0.77〜1.16％であった．

2 病態

Ⓐ 発生機序

圧迫・ずれ・摩擦といった外力が皮膚に負荷されることが褥瘡発症の主要因となる．発生機序について血流障害が最も重要であるが，そのほかに再灌流障害，リンパ系機能障害，細胞・組織の機械的変形が複合的に関与する．

Ⓑ 褥瘡が発生しやすい状況

健常人であれば持続的圧迫が続くと痛みやしびれを自覚するため，寝返り（自立体位変換）や座り直しなどの防御を無意識に行うが，次のような状況では防御が困難となり褥瘡が発生しやすくなる．

1 ● 寝たきりの高齢者

自立体位変換が困難となり，低栄養，廃用性萎縮，スキンケア不足なども要因となる．

2 ● 疾患急性期

高齢者でなくとも，疾患による意識障害や自立度低下が一定時間以上放置されると褥瘡が発生する．

3 ● 周術期

手術前後の安静，全身麻酔手術中の特殊体位などが要因となる．

4 ● 特殊疾患状態

脊髄損傷，神経変性疾患，精神疾患，鎮痛薬使用時，身体抑制，急性薬物中毒，糖尿病，血液透析，未熟児などで褥瘡が発生しやすい．

❸ 臨床症状

Ⓐ 好発部位

褥瘡は，骨の突出部位に生じやすく，姿勢により好発部位も変化する．仰臥位では仙骨部，踵部，後頭部，肩甲骨部が，腹臥位では腸骨稜部，膝頭部が，側臥位では大転子部，膝内外部，足関節外部などが好発部位となる．さらに車椅子を常用する患者には坐骨部に頻発する（図6-4）．

Ⓑ 重症度分類

各種の分類が報告されているが，米国のNPUAP（national pressure ulcer advisory panel）のものがよく使用される．ステージⅠは皮膚の紅斑，ステージⅡは真皮に達する欠損，ステージⅢは皮下組織に達する欠損，ステージⅣは筋肉・骨にまで及ぶものである．この分類は治癒過程を加味していないため，日本褥瘡学会では2001年にDESIGN，2008年にDESIGN-Rと呼ばれる評価ツールを作成している．2020年にはDESIGN-R2020として改訂された（図6-5）．

❹ 予防

褥瘡予防においては褥瘡発生の予測，次いで予測に基づくリスクの排除または低減するケアを立案，実施する．

Ⓐ 発生予測の評価法

褥瘡の発生予測を科学的に評価するための代表的スケールとして，ブレーデンスケール，K式スケール，OHスケール，厚生労働省危険因子評価表などがある．危険因子として，① 基本的動作能力，② 病的骨突出，③ 関節拘縮，④ 栄養状態の低下，⑤ 皮膚湿潤（多汗，尿失禁，便失禁），⑥ 皮膚の脆弱性（浮腫）などを評価する．

Ⓑ 体位交換

寝たきりの患者に対し2時間ごとの体位変換が長く推奨されてきた．近年では体圧分散用具の進歩もあり，2時間より長い間隔も許容されている．体位変換の頻度は患者の組織耐久性，活動性のレベル，全身状態などを評価して決定する．

脊髄損傷などで座りきり患者の座位については，15分ごとの姿勢変換（プッシュアップ）を奨励する．

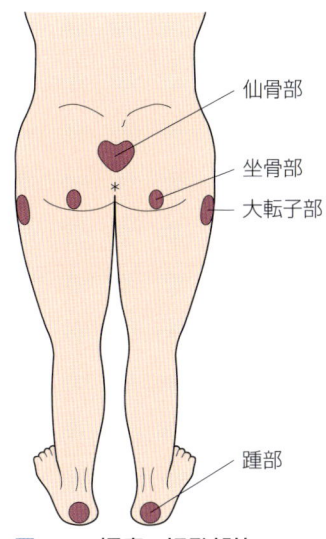

仙骨部
坐骨部
大転子部
踵部

図 6-4　褥瘡の好発部位

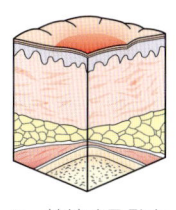
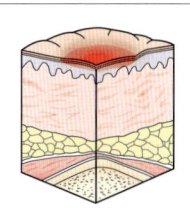
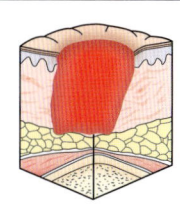
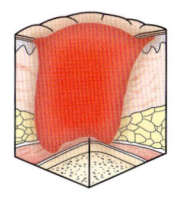
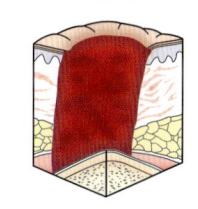

d1　持続する発赤
d2　真皮までの損傷
D3　皮下組織までの損傷
D4　皮下組織を越える損傷
D5　関節腔・体腔に至る損傷
U　深さ判定が不能な場合

図 6-5　**DESIGN-R 2020 による深さの分類**

6

難治性潰瘍・変性疾患・膠原病

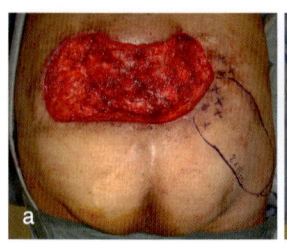 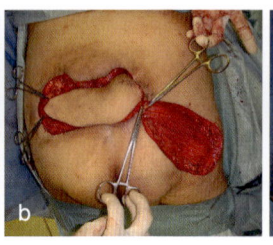 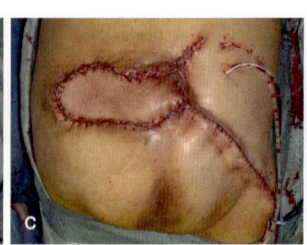 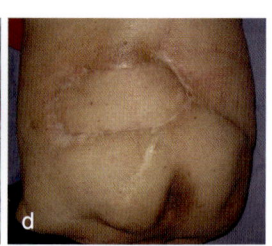

図6-6　仙骨部褥瘡に対する大殿筋穿通枝皮弁による再建
a：仙骨部褥瘡と皮弁のデザイン　b：皮弁を移行した状態
c：手術終了時の状態　d：術後1年の状態

◆ 体圧分散用具

　体圧分散用具とはベッド，椅子などから皮膚が受ける圧力を，接触面積を広くすることで減少させる，もしくは圧力が加わる場所を時間で移動させることにより，長時間，同一部位にかかる圧力を減少させる用具である．具体的にはエアーマットレスや車椅子用のクッションなどをさす．

　円座の使用は，接触部の皮膚が引っ張られ虚血状態となるため禁忌とされる．

◆ 摩擦・ずれの解除

　臥位時のベッド頭側挙上または下降時や体位変換時に，体表とベッドの間に摩擦・ずれが生じる．このような場合，皮膚と接触面との間に手を挿入してずれ力を開放する（背抜き）などのケアが必要である．

　骨突出部に対するマッサージは，人為的に摩擦とずれを起こしてしまうので一般的には行わない．

◆ スキンケア

　皮膚湿潤の原因となる失禁の原因追究と対処，機械的刺激の除去，皮膚浸軟の防止，化学的刺激の除去（適切な失禁用具の選択）などを行う．皮膚は乾燥しても脆弱となるため適切に保湿する．

◆ 栄養管理

　栄養状態のスクリーニング・評価，栄養所要量の算出，算出した所要量と摂取量との比較，適切な栄養補給方法により適切な栄養介入を行う．

◆ リハビリテーション

　褥瘡発生の要因となる関節拘縮，筋萎縮，動作能力の低下を運動療法または物理療法により改善する．リハビリテーション専門職と連携して，廃用症候群を予防するために離床の促進，早期からのリハビリテーションが勧められる．

⑤ 治療

　全身管理と上記の予防を前提として局所管理を行う．

　局所管理では，①壊死組織・活性のない組織，②感染制御，③適切な湿潤環境に着目する．①，②については壊死組織，細菌感染巣などを除去するデブリードマンが治療の第1歩となる．デブリードマンの後に感染制御のため創を洗浄し，抗菌外用薬，抗菌性被覆材などを用いる．近年，治癒を促進する方法として局所陰圧閉鎖療法が頻用されている．

　再建手術は，原疾患がコントロールされ，全身療法，保存的治療，陰圧閉鎖療法など物理療法，外科的デブリードマンなどにより感染が制御され，壊死組織が除去されている褥瘡が適応となる．

　褥瘡の壁を切除し，近傍の血流のよい皮弁あるいは筋皮弁で被覆するのが基本である．かつては筋皮弁がよく用いられたが，筋肉は圧迫による虚血に弱い組織であるため，現在では筋膜皮弁が選択されることが多い（図6-6）．

NOTE

医療関連機器圧迫褥瘡

　典型的な自重による褥瘡以外にギプスや深部静脈血栓予防ストッキング，酸素マスクなどによる外力が原因で発生する創傷が注目されている．これら医療関連機器による圧迫で生じる皮膚ないし下床の組織損傷を，医療関連機器圧迫褥瘡（Medical Device Related Pressure Ulcer；MDRPU）と呼ぶ．

●参考文献
1) 真田弘美, 他(編): NEW 褥瘡のすべてがわかる. 永井書店, 2012
2) 市岡滋(監), 安部正敏, 他(編): 創傷のすべて. 克誠堂出版, 2012
3) 日本褥瘡学会学術教育委員会ガイドライン改訂委員会: 褥瘡予防・管理ガイドライン 第5版. 日本褥瘡学会誌 24: 29-85, 2022

C 糖尿病性足潰瘍

わが国では高齢化社会の到来と食生活の欧米化によって, 動脈硬化性疾患が増加傾向にあり, 糖尿病患者の増加と相まって糖尿病性足潰瘍患者が飛躍的に増えている. 加えて, 人工透析患者の総数も増え続け, 下肢大切断患者数も必然増加傾向である.

このような糖尿病性足潰瘍の診断と治療においては, 担当科が決まっているわけではなく多科共同作業で進められていかなければならないため, 創傷部門を形成外科が担う. 血流と創傷をともに診ながら診断と治療を進めていき, 最終目的は患者の歩行を守ることである.

 病因と病態[1]

病因は, 末梢神経障害, 末梢血管障害(末梢動脈疾患 peripheral artery disease: PAD), 感染で, 潰瘍を形成している病態では, これらが混在している.

A 末梢神経障害 peripheral neuropathy(PN)

PN には, 自律神経障害, 運動神経障害, 知覚神経障害がある. それぞれの神経障害が創傷治癒遅延因子となる(図 6-7).

自律神経障害は, エクリン汗腺からの発汗を障害し, 足部の乾燥や亀裂の原因となる. また血流の分布異常により皮下動静脈シャントの機能不全から深部温度上昇が骨格の破綻へとつながるCharcot(シャルコー)関節症(図 6-8)を招く. その結果, 足底の圧分布異常で潰瘍の発生原因となる. **運動神経障害**は, 足趾のハンマートゥやクロウトゥ変形(図 6-9)の原因となり, 同様に足底の圧分布異常が生じる. さらに**知覚神経障害**は, 褥瘡や胼胝下潰瘍(図 6-10), 低温熱傷の原因となる.

このような PN は, 糖尿病の合併症のなかでは最も多く, わが国では約半数の糖尿病患者が併発している.

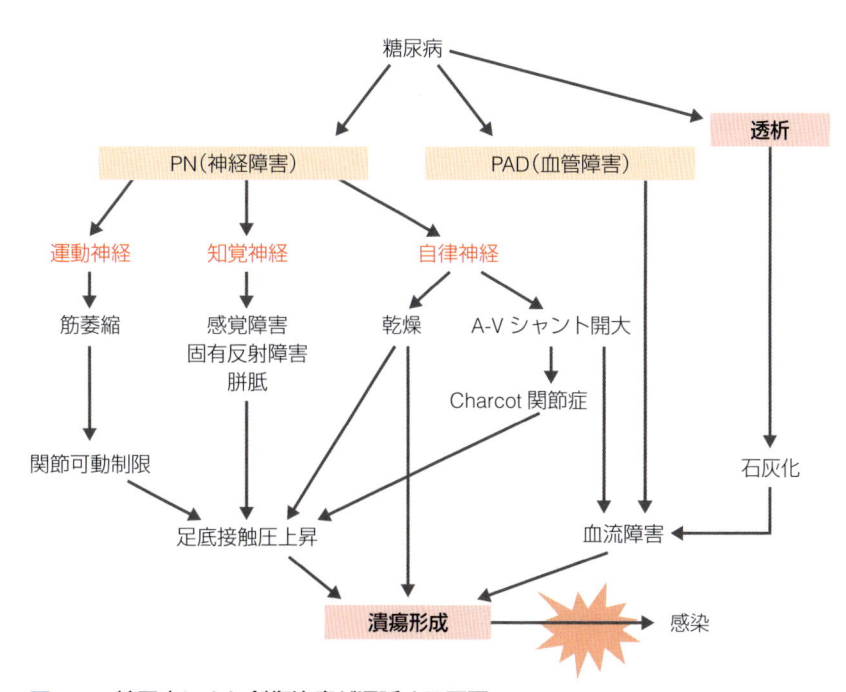

図 6-7　糖尿病により創傷治癒が遅延する原因

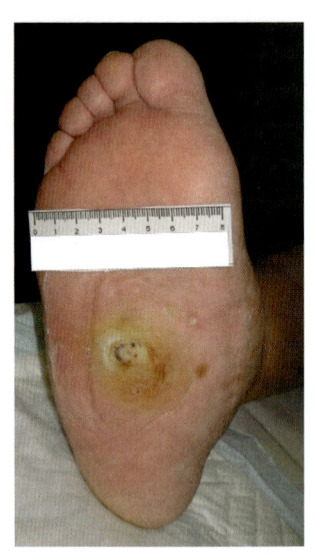

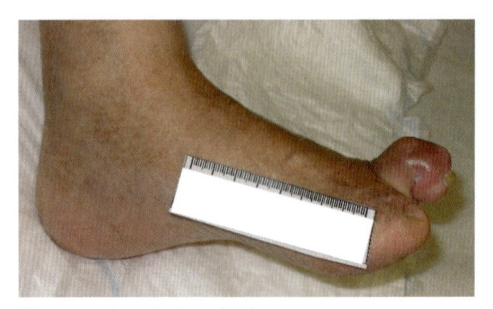

図 6-9　クロウトゥ変形

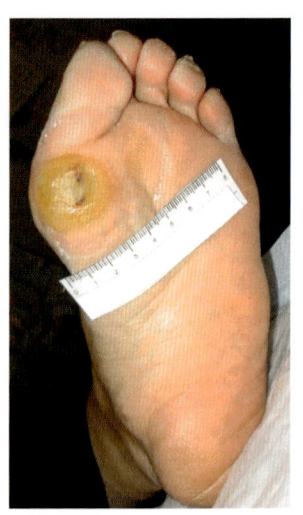

図 6-10　胼胝下潰瘍
足底前荷重部の踏み返し部に
生じやすい.

図 6-8　シャルコー関節症
骨格が崩れ足底の土踏まずが隆
起している.

表 6-1　Fontaine 分類と Rutherford 分類

Fontaine 分類		Rutherford 分類		
重症度	臨床所見	重症度	群	臨床所見
Ⅰ	無症状	0	0	無症症状
Ⅱa	軽度の間欠性跛行 （200 m 以上で出現）	Ⅰ	1	軽度の間欠性跛行
Ⅱb	中等度から重度の間欠性跛行 （200 m 以下で出現）	Ⅰ	2	中等度の間欠性跛行
		Ⅰ	3	重度の間欠性跛行
Ⅲ	安静時疼痛	Ⅱ	4	安静時疼痛
Ⅳ	潰瘍や壊疽	Ⅲ	5	小範囲組織欠損
		Ⅲ	6	広範囲組織欠損

Ⓑ 末梢動脈疾患

peripheral artery disease（PAD）

　重症下肢虚血（critical limb ischemia：CLI）は，PAD の徴候の1つであり，そのなかで安静時疼痛や潰瘍・壊疽を伴う病態をさす．Fontaine 分類でⅢ度以上，Rutherford 分類で4群以上のことである（表6-1，図6-11）．Fontaine 分類は臨床的な分類なので，あくまでも臨床家の判断に任せられて客観的血行動態の基準がない．これに比較してRutherford 分類は，臨床的分類に客観的な基準が取り入れられている．

　CLI の臨床的定義は，「客観的に証明された動脈閉塞性疾患に起因する慢性虚血性安静時疼痛，潰瘍あるいは壊疽」で，急性下肢虚血とは区別さ

れなければならない．臨床的な判断基準として，鎮痛薬を要する2週間以上の虚血性疼痛もしくは潰瘍，壊死とする．客観的基準として，足関節上腕血圧比 ABI（ankle brachial pressure index）＜0.4，AP＜50 mmHg ないし TP＜30 mmHg のいずれかとする診断基準もある．いずれにしても Fontaine 分類や Rutherford 分類が日常診察に使用されることが望ましい．

　診断には，下肢挙上下垂テスト（Ratschow test：仰臥位で両足を挙げ，足関節を動かして虚血状態とし，座位となって両足を下垂し足背の色の変化をみる）を行う．血流充満時間が長いと虚血が高度である．触診では，両側動脈触知（足背動脈，後脛骨動脈，膝窩動脈，大腿動脈）が重要である．血管の触知が不良の場合には，ドップラー聴

診器にて拍動音を聴取する．その他，上述の ABI に加え SPP(skin perfusion pressure，皮膚灌流圧)と TcPO$_2$(経皮的酸素分圧)が，創傷治癒機転が働くか否かの判断に有用である．治療となる末梢血行再建術のためには，血管造影検査や CTA，MRA が必須である．

C 感染

糖尿病を有し感染をきたす疾患に，足白癬，爪白癬，蜂窩織炎，化膿性リンパ管炎，壊死性軟部組織感染症〔図 6-12，necrotizing soft-tissue infection(NSTI)，従来の壊死性筋膜炎やガス壊疽がこれにあたる〕，骨髄炎がある．

重要なのは，感染制御のための壊死組織除去(デブリードマン)の判断である．その他 MRI もデブリードマンすべき部位の決定に有用である．最近では，骨髄炎の範囲の決定にも MRI が推奨されている[2]．

上記病因により糖尿病性足潰瘍が発生するが，その病態はこれらが混在している．それを分類したものが神戸分類である(表 6-1)[1,3]．

2 治療

神戸分類に基づいて治療の骨格を述べる(表 6-2)[1,3]．

Type I：足底の圧の分布異常があり，かつ知覚障害があるために，除圧・免荷のためのフットウェアが必須となる(図 6-13)．義肢装具士との共同で行う．

Type II：**血流のない組織に対する局所手術は禁忌となる**ため，循環器内科医や血管外科医による末梢血行再建術を優先する．血流回復後に創閉鎖術を施行する．

Type III：感染巣のデブリードマンを優先する．いたずらに抗菌薬のみの保存的加療を続けてはならない．また，**感染巣の残存している間は，歩行**

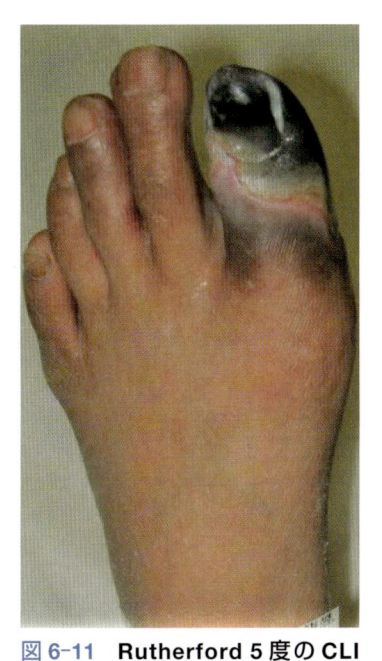

図 6-11　Rutherford 5 度の CLI
（糖尿病患者）
足趾がミイラ化している．感染はない．末梢血行再建術を優先する．

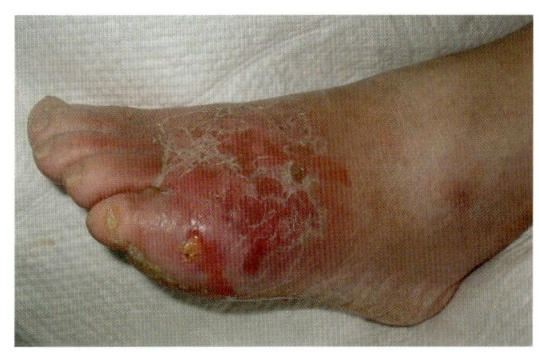

図 6-12　溶血性連鎖球菌による壊死性軟部組織感染症
デブリードマンを優先する．

表 6-2　神戸分類とそれに基づく治療の骨格

Type	神戸分類	治療
I	末梢神経障害が潰瘍の主たる病態	足の形態や歩行癖に合わせたフットウェア
II	末梢血管障害が潰瘍の主たる病態（すなわち CLI）	末梢血行再建術
III	感染症が潰瘍の主たる病態	デブリードマン
IV	CLI に感染を併発している病態	末梢血行再建術とデブリードマン

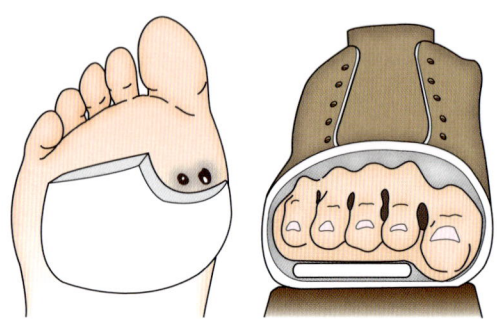

図 6-13　除圧のためのフットウェアの例

を含めた運動と足浴は禁忌である．感染の増悪を招く．感染が落ち着いたあとに，創を閉鎖する形成外科的手術を施行する．

　Type Ⅳ：虚血の要素が強いときには末梢血行再建術を優先し，感染の要素が強いときにはデブリードマンを優先する．血行再建医とのチームワークが必要となる．最も救肢率が低い病態である．

③ 足部・下肢切断術と創閉鎖術

Ⓐ 足部・下肢切断術

　踵の残る足部切断術であれば，術後の歩行が維持される傾向にあるため[4]，できる限り下肢大切断術を避ける．足部切断術は，末梢から足趾切断

NOTE

虚血肢に関する用語

・ASO（Arteriosclerosis Obliterans；閉塞性動脈硬化症）：すでに世界では使用されていない死語であるが，日本ではまだ保険病名として残っている．
・PAD（末梢動脈疾患）：ASO から PAD へと置き換わり，現在一般的に使用されている．下肢のみを表しているわけではない．
・LEAD（Lower Extremity Arterial Disease；下肢閉塞性動脈疾患）：いわゆる ASO と同義であり，すでに循環器内科のガイドラインでは PAD ではなく LEAD で統一されている．
・CLI（重症下肢虚血）：PAD の Fontaine 分類のⅢ，Ⅳ度を示し，末梢血行再建術の絶対適応である．
・CLTI（Chronic Limb-Threatening Ischemia；包括的高度慢性下肢虚血）：最近使用されるようになった新しい概念である．下肢切断リスクをもち，早期治療介入が必要な血虚性潰瘍，壊死が少なくとも2週間以上持続するものと，虚血が軽度でも感染が重度で下肢切断リスクを伴う病態まで包括している．

術，趾列切断術，横断的中足骨切断術，Lisfranc（リスフラン）切断術，Chopart（ショパール）切断術，Syme（サイム）切断術がある．下肢大切断術は，下腿切断術，大腿切断術，股関節離断術で，敗血症からの離脱と耐えがたい疼痛が手術適応となる．

Ⓑ 創閉鎖術

　末梢血行再建術後や感染が制御されたあとに，創傷を整えるための局所陰圧閉鎖療法（NPWT）や直接創閉鎖術を施行する．創閉鎖術には，第2章「形成手術手技」（➡18頁）で述べた各種形成手術手技がある．

●参考文献
1）寺師浩人：糖尿病性足潰瘍の100例．克誠堂出版，2016
2）Fujii M, et al：Efficacy of magnetic resonance imaging in deciding the appropriate surgical margin in diabetic foot osteomyelitis. EWMA J 15：8-12, 2015
3）寺師浩人，他：糖尿病性足潰瘍の病態別分類（神戸分類の提唱）．医学のあゆみ 240：881-887，2012
4）辻依子，他：歩行機能温存のための足趾・足部切断の工夫．日下肢救済足病会誌 4：31-36，2012

Ⓓ 膠原病・変性疾患

① 膠原病

Ⓐ 関節リウマチ rheumatoid arthritis（RA）

　全身性の慢性炎症性疾患であり，膠原病のなかで最も多い疾患である．20％の患者にリウマトイド結節をきたす．無痛性，弾性硬の皮下結節であり，肘，前腕伸側，後頭部，膝，殿部などの骨突起部や荷重部位に多発する．また関節炎が進行すると特徴的な手指変形をきたす．

Ⓑ 全身性強皮症 systemic sclerosis（SSc）

　Raynaud（レイノー）現象がほぼ全例にみられる．四肢末梢の発作性血管収縮による一過性の局所循環障害と考えられている．寒冷刺激やストレスなどで引き起こされる．浮腫，皮膚硬化，萎縮と皮膚の変化は慢性的に進行し，薄く光沢のある硬い皮膚となる．指趾の硬化や関節拘縮が起こ

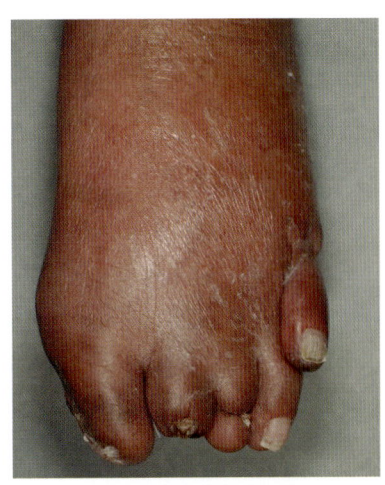

図 6-14　全身性強皮症(足病変)

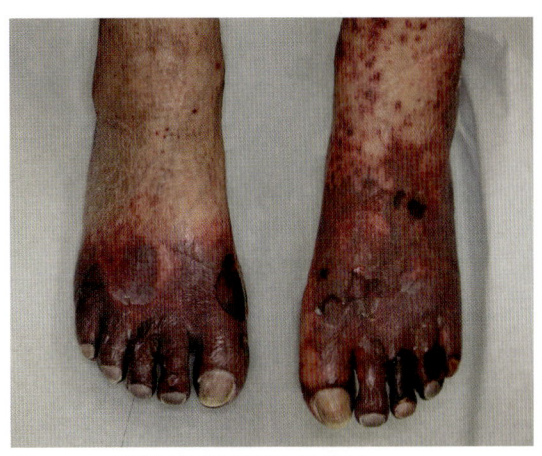

図 6-15　結節性多発動脈炎(足病変)

り，指尖部に疼痛の強い潰瘍が多発する(図 6-14)．X 線で末節骨の骨吸収像や皮下石灰化がみられる．

C その他 Raynaud 現象のみられる膠原病

混合性結合組織病(mixed connective tissue disease；MCTD)，全身性エリテマトーデス(systemic lupus erythematosus；SLE)，多発性筋炎・皮膚筋炎など，ほとんどの膠原病で出現しうる．関節リウマチでは少ない．形成外科では難治性皮膚潰瘍，指尖部壊死として診察にあたり，寒冷予防や保湿などの生活指導，軟膏処置などの保存的治療，手術加療を行う．

D 結節性多発動脈炎
periarteritis nodosa(PN)

全身性血管炎であり，関節症状，腎機能障害，末梢神経障害などを生じる．皮膚所見としては，主に下腿に皮下結節や紫斑，皮膚潰瘍を生じる．再発と緩解を繰り返し，潰瘍が多発し壊疽をきたす(図 6-15)．

2 変性疾患

A 顔面萎縮症

1 限局性強皮症
Raynaud 現象や手指の硬化はみられないが，皮膚の硬化が局所的に生じる膠原病類縁疾患である．斑状，線状，汎発型限局性の病型に分類できる．

線状強皮症のうち前額にできるものは剣創状強皮症と呼ばれ，皮膚の陥凹と脱毛を伴うことが多い．時に顔面片側萎縮症を伴う．治療として脂肪移植などの外科手術も考慮する．

2 進行性顔面片側萎縮症〔Romberg(ロンバーグ)病〕
顔面片側の三叉神経領域の皮膚，軟部組織(脂肪や筋肉)および骨組織が進行性に萎縮していく，原因不明の疾患である．遊離血管柄付真皮脂肪移植，脂肪移植など整容的な再建が必要となる．

B Dupuytren(デュピュイトラン)拘縮

手掌腱膜の肥厚により，硬結や索状物が主に環指・小指にみられる．進行すると指の屈曲拘縮を生じる(図 6-16)．原因不明であるが，中高年の男性に多く糖尿病や飲酒歴などとの関係が指摘されている．また類縁疾患である足底線維腫症や Peyronie(ペイロニー)病(陰茎硬化症)を伴うこともある．現在は手術療法が基本となっており，結節を切除する．

C Heberden(ヘバーデン)結節

指 DIP 関節の変形性関節症であり，中年女性に好発する．腫脹，硬結，疼痛，発赤などをきたし，関節変形が進行する．両手指に多発する例も多い．急性期には関節可動制限などの保存療法を行い疼痛を抑える．

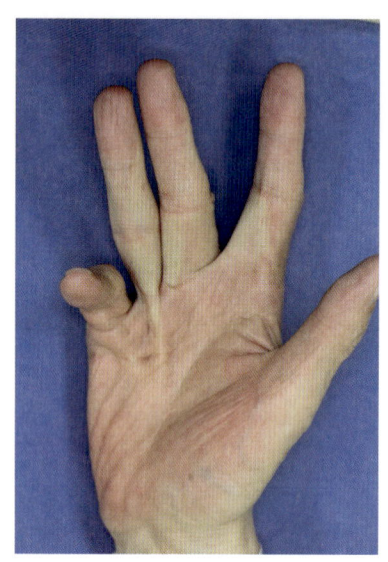

図 6-16　手掌腱膜肥厚

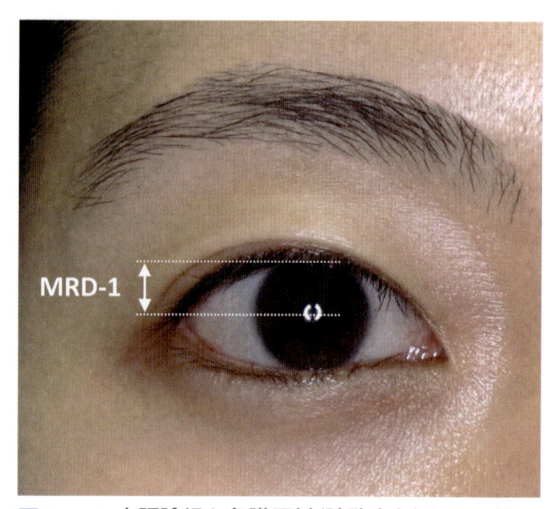

図 6-17　上眼瞼縁と角膜反射(瞳孔中心)との距離

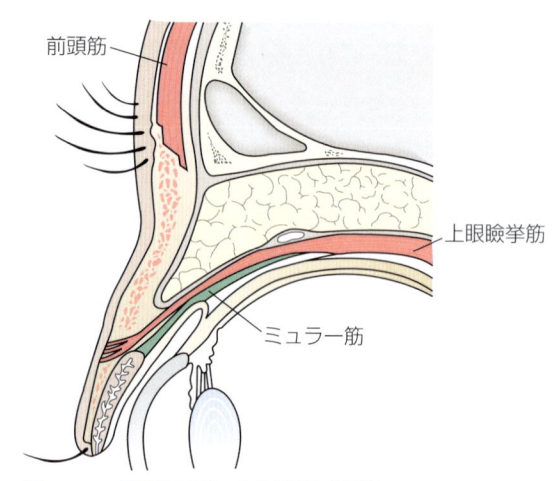

図 6-18　開瞼に関与する筋(矢状断)

E 後天性眼瞼下垂・その他の眼瞼疾患

　眼瞼下垂とは，開瞼時においても十分な瞼裂幅が得られず，上眼瞼縁が瞳孔に覆い被さっている状態である．通常開瞼時における上眼瞼縁と角膜反射(瞳孔中心)間の距離 MRD-1(margin-reflex distance 1)[1]が，その程度の目安となる(図 6-17)．明確な定義は存在していないが一般的には MRD-1 が 2 mm 未満の状態を眼瞼下垂とすることが多い．

　開瞼は主に上眼瞼挙筋，Müller's muscle(ミュラー筋)，前頭筋の作用によってなされる(図 6-18)．

a 上眼瞼挙筋

　動眼神経支配の随意筋である．開瞼に関与する筋肉のうち，最も強力なものである．上眼瞼挙筋は眼窩先端の総腱輪より起こり，上直筋の頭側を前方に伸びて上眼瞼に入り，上眼瞼挙筋腱膜に移行する．腱膜は瞼板前面まで達しており，腱膜からの線維が瞼板前部の皮膚に連続しており，その力の最も作用する場所で重瞼線が形成されると考えられている．

b ミュラー筋

　交感神経支配の不随意筋である．瞼板上縁より頭側においては，上眼瞼挙筋腱膜と結膜との間に存在している．ミュラー筋は上眼瞼挙筋の筋体部下面より起こり，瞼板上端に停止する．

c 前頭筋

　顔面神経支配の随意筋であり，大脳皮質レベルでは両側性支配であるが，顔面神経核より末梢では片側性支配となる．前頭筋の収縮により，眉毛の挙上ならびに額のしわよせが起こる．眉毛の挙上は上眼瞼皮膚を上方に引き上げ，間接的に瞼裂の拡大をもたらす．

　上眼瞼挙筋による上眼瞼挙上が不十分な場合には，代償的に前頭筋の緊張が高まり眉毛挙上が起こる．眼瞼下垂患者特有の「眠たそうな表情」は，瞼裂の狭小化に加えて挙上された眉毛ならびに額のしわによってもたらされる(図 6-19a)．挙筋前

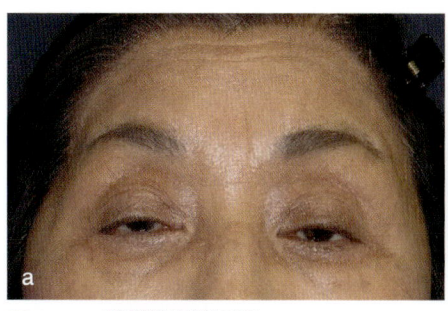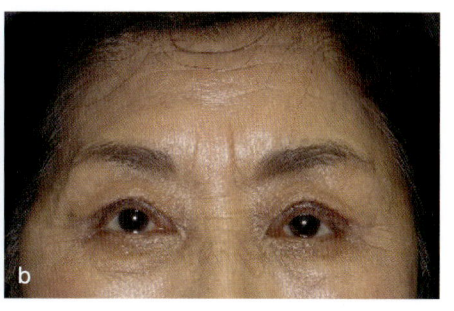

図 6-19　腱膜性眼瞼下垂
a：術前. 瞼裂狭小化, 眉毛挙上, 額のしわを認める.
b：術後. 瞼裂は開大し, 眉毛は降下, 額のしわも目立たなくなった.

転術などで眼瞼下垂が改善された場合には, 通常前頭筋の緊張は低下し, 眉毛高は下降する（図 6-19b）.

1　腱膜性眼瞼下垂

　後天性の眼瞼下垂のなかで, 最も頻度の高いものである. 上眼瞼（瞼板）の挙上は主に上眼瞼挙筋の, さらに瞼板上縁に停止する交感神経支配平滑筋であるミュラー筋の作用により行われる. 上眼瞼挙筋腱膜と瞼板との結合が緩むと瞼板を挙上する力が弱くなり, 十分な開瞼が得られなくなる.

　腱膜性眼瞼下垂はさまざまな原因で起こりうるが, 加齢による上眼瞼挙筋腱膜と瞼板の結合の緩みを原因とするものを加齢性（老人性）眼瞼下垂という. それ以外ではハードコンタクトレンズの長期装用や, アトピー性皮膚炎やアレルギー性結膜炎などで頻繁に眼瞼をこする動作や, 白内障などの内眼手術で用いる開瞼器による強い眼瞼の牽引操作も原因となりうる. 上眼瞼挙筋機能自体は正常であることが多いため, 腱膜と瞼板との再固定を行うことで眼瞼下垂を矯正することができる（図 6-19）.

2　筋原性・神経筋接合部性・神経原性眼瞼下垂

　上眼瞼挙筋またはミュラー筋の機能不全が原因となり, 眼瞼下垂をきたすものである.

A　重症筋無力症 myasthenia gravis（MG）

　抗アセチルコリンレセプター抗体による神経筋

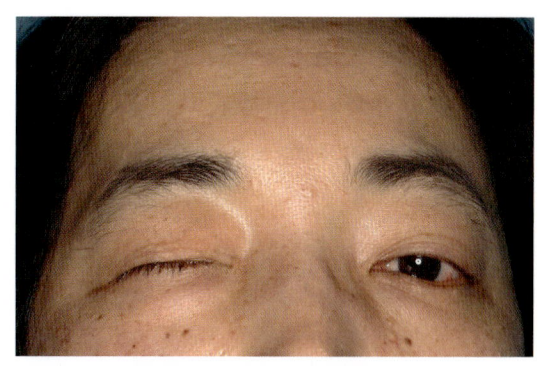

図 6-20　右動眼神経麻痺による眼瞼下垂
右の開瞼がほぼ不可能となっている.

接合部の機能不全をきたす, 自己免疫疾患である. 全身の筋力低下, 易疲労性などの多彩な症状が出現するが, 眼瞼下垂や複視などの眼症状を認めることが多い（眼周囲に症状が限局するものを眼筋型, 全身症状を認めるものを全身型という）. 重症筋無力症に伴う眼瞼下垂症状は, その程度に日内変動（夕方以降に症状が悪化）や日差変動（日によって症状の程度が異なる）がみられることが多い.

　コリンエステラーゼ阻害薬, ステロイド, 免疫抑制薬などが薬物治療に用いられる. 胸腺腫を高率に合併することが知られており, 胸腺腫合併例では胸腺摘除術の適応となる.

B　動眼神経麻痺 oculomotor palsy

　脳梗塞・脳動脈瘤・外傷, 糖尿病など, 種々の原因により動眼神経麻痺を生じると支配筋である上眼瞼挙筋の麻痺が起こり, 眼瞼下垂をきたす（図 6-20）. 動眼神経麻痺に伴う眼瞼下垂症では, 外眼筋麻痺に伴う症状〔開瞼時の複視の顕在化や

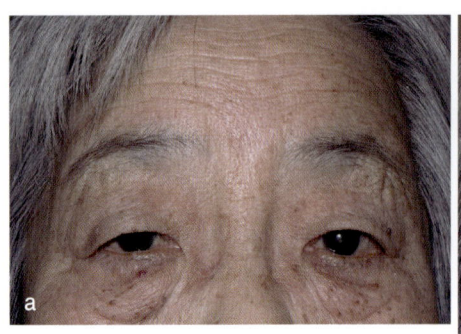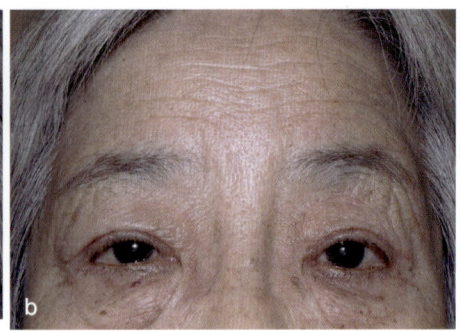

図 6-21　上眼瞼皮膚弛緩症
a：術前. 瞼裂狭小化, 眉毛挙上, 額のしわを認める.
b：術後. 上眼瞼余剰皮膚切除, 重瞼形成により症状が改善した.

閉瞼時の眼球上転（Bell 現象）の欠損〕が存在しており, 挙筋前転術などの眼瞼下垂の手術を行うにあたっては複視の悪化や乾燥性角結膜炎を生じやすいため, 細心の注意を要する.

C 筋ジストロフィー muscular dystrophy

筋緊張性筋ジストロフィー, 顔面肩甲上腕型筋ジストロフィー, 眼咽頭筋ジストロフィー, ミトコンドリア病, 慢性進行性外眼筋麻痺などの筋疾患において, 眼瞼下垂が合併することが知られている.

D ホルネル症候群 Horner syndrome

交感神経遠心路の障害により, ミュラー筋の機能不全・麻痺を生じるために眼瞼下垂を生じる. 縮瞳や発汗低下を伴う. 視床下部から眼球に至る交感神経遠心路の, いずれの部位の障害によっても本症を生じうる.

③ 機械性眼瞼下垂

上眼瞼の外傷や炎症（眼部帯状疱疹, 霰粒腫, 結膜炎など）による腫脹, 眼瞼の腫瘍など種々の物理的要因により, 十分な瞼縁の挙上が得られなくなる場合がある. 断裂した腱膜の修復・癒着の剝離, 抗ウイルス薬・抗菌薬の投与, 切開排膿や腫瘍の切除など, 原因となっている病態の治療が必要となる.

④ 眼瞼下垂と混同されやすいもの

瞼裂が狭小化し, 視界が妨げられる症状が生じるものの, 真の眼瞼下垂症とは区別すべき代表的なものを以下に挙げる.

A 眼瞼皮膚弛緩症 blepharochalasis

上眼瞼の皮膚が弛緩し, 瞼縁よりも下方にまで覆いかぶさることで瞼裂が狭くなる状態をさし, 俗に「皮膚性眼瞼下垂」と呼ばれることもある. 実際に瞼縁の挙上が不十分（真の眼瞼下垂が合併する）であることも少なくないが, 皮膚の弛緩のみが問題で, 瞼縁が正常に挙上されている場合は「偽眼瞼下垂」として真の眼瞼下垂とは区別する.

治療は, 余剰の皮膚を切除, 重瞼を作成する, 前頭筋の吊り上げを行うなどの外科的なものが主となる（図 6-21）.

B 顔面神経麻痺 facial palsy

顔面神経側頭枝の麻痺により前頭筋の麻痺が生じ, 眉毛挙上困難・眉毛下垂となると, 眉毛の下の上眼瞼のたるみによって瞼裂に上眼瞼皮膚が被さりがちとなり, 瞼裂が狭小化する偽眼瞼下垂の状態となる. これが代償的な前頭筋緊張を惹起する（狭くなった瞼裂を広げようと眉毛を挙げようとする）が, 眉毛は健側でのみ挙上されるため, 眉毛高の左右差はより顕著となる（図 6-22）.

治療は, 患側の眉毛の吊り上げ術・上眼瞼形成術などの外科的治療が主となる.

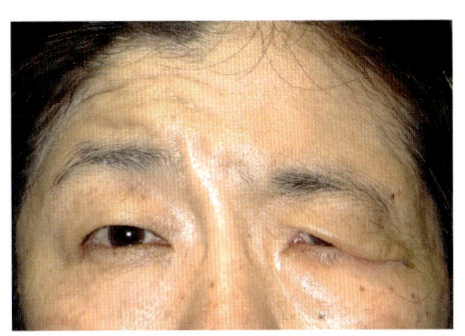

図 6-22　左顔面神経麻痺による偽眼瞼下垂
眉毛下垂, 上眼瞼皮膚の高度の弛緩, 顕著な眉毛高の左右差を認める.

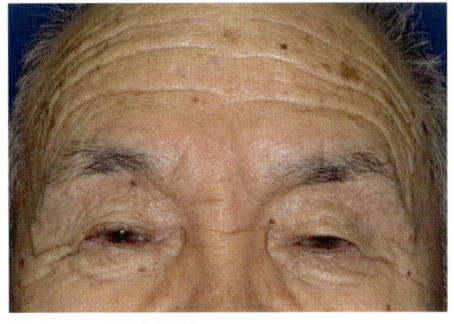

図 6-23　眼瞼痙攣
不随意的な閉瞼による開瞼困難に加え瞬目過多, 眼瞼の攣縮, 羞明感, 眼の不快感を訴える.

Ⓒ 眼瞼痙攣 blepharospasm

　眼瞼周囲の筋, 主に眼輪筋の間欠性あるいは持続性の過度の収縮により不随意的な閉瞼が生じる疾患で, かつ他の神経学的, 眼科学的異常が原因となっていないものと定義されている. 不随意的な閉瞼が起こることで開瞼が困難もしくは不可能となる(図 6-23). 視床, 大脳基底核, 中脳または脳幹の病変により正常な瞬目の制御が障害されることが主な原因と考えられており, 瞬目過多, 眼瞼の攣縮, 羞明感, 眼の不快感・異物感・乾燥感・痛み, 頭痛・耳鳴り・抑うつなど, 多くの症状を訴える.

　治療は, 抗痙攣薬, 抗コリン薬, 抗不安薬, 抗うつ薬などの内服療法, ボツリヌス A 型毒素の局所投与, 眼輪筋・皺眉筋の減量・切除術, 前頭筋の吊り上げ術など多くの治療法が報告されており有効であるものの, いずれも対症療法であり難治性である. 攣縮が他の顔面・頚部の筋や舌, 咽頭にまで及ぶものを Meige(メージュ)症候群と呼ぶ.

● 参考文献

1) 松田健, 他：【きれいな重瞼術—私のコツ—】開瞼・閉瞼のメカニズムと重瞼線. 形成外科 55：123-131, 2012
2) 日本形成外科学会, 他(編)：形成外科診療ガイドライン 2021 年版 1　皮膚疾患　頭頚部・顔面疾患　体幹・四肢疾患. pp238-240, pp272-289, 金原出版, 2021
3) 日本神経眼科学会(編)：眼瞼けいれん診療ガイドライン第 2 版(2022). 日本神経眼科学会, 2022

6

難治性潰瘍・変性疾患・膠原病

第7章 再建外科

A 頭頸部

1 頭頸部の特徴

頭頸部領域は摂食，嚥下，構音といった重要な機能を有することに加え，顔面という社会生活を送るうえで必要不可欠な部位を含むため整容的にも重要な部位である．したがって，頭頸部再建の目標は機能と形態の回復であり，このためには他の部位の再建とは異なる工夫が必要である．

頭頸部再建が必要となる患者の原疾患は悪性腫瘍が多くを占め，舌癌，歯肉癌，耳下腺癌，上顎癌，中咽頭癌，下咽頭癌などが多い．形成外科による再建が可能となると切除側である耳鼻科・口腔外科も十分な切除マージンをとることができるため，根治性にも貢献する．

2 再建の方法

頭頸部腫瘍に対して広範切除を行うと組織欠損が生じるが，周囲に組織が少ないため単純縫合できるサイズは限られる．そこで欠損部から離れた部位から大きな組織を移植することが多い．その方法としては以下のように，大きく有茎皮弁と遊離皮弁がある．

実際の臨床では，ある程度以上の欠損には，まず遊離皮弁が最初に検討される．これが困難な場合（血管吻合に適した血管がない，全身状態不良で短時間手術を求められる場合など）や，遊離皮弁が壊死したなどのトラブル時に二次的に有茎皮弁が検討される場合が多い．

A 頭頸部再建で頻用される遊離皮弁

遊離皮弁は組織の栄養血管をいったん切り離し，欠損部に移動したのちに，マイクロサージャリーを用いた血管吻合によって血流を再開させることによって組織を移植する方法である．

1 皮膚・軟部組織の再建

a 腹直筋皮弁（図7-1）

下腹壁動静脈を血管茎とする筋皮弁で，十分なボリュームをもつので大きな欠損に対して用いる．筋肉を含むため感染に強い．その一方で，腹壁瘢痕ヘルニアを生じるリスクがある．

b 前外側大腿皮弁（ALT皮弁）（図7-2a）

外側大腿回旋動脈下行枝を血管茎とし，大腿部の前外側から採取する．小さめ〜中等度の欠損に対して適応がある．腹直筋皮弁よりは小さいことが多いものの，外側広筋を含めればボリュームも増やすことができる．皮弁採取部の犠牲が少なく，頭部から離れているため腫瘍切除と同時進行しやすいため，近年最も頻用されている．ただし血管の解剖学的変異が多く，技術的にやや難易度が高い．

c 前腕皮弁（図7-2b）

橈骨動静脈を血管茎とする皮弁で，薄くしなやかな皮弁が採取できる．しかし皮弁採取部に植皮を要し瘢痕も目立つことなどから，近年は前外側

> **NOTE**
>
> **皮膚・軟部皮弁の選択基準**
>
> 軟部遊離皮弁には複数の選択肢があるが，まず最初に必要とする組織量で考える．また，筋肉を含む皮弁のほうが感染に強いため，患者体型や体毛の濃さなども考慮に入れて選択を行う．放射線照射後症例などでは選択されやすい．

7
再建外科

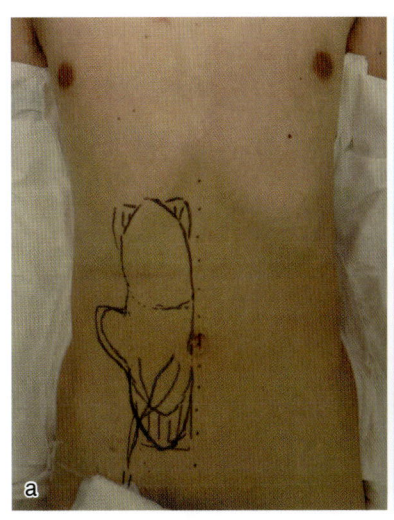
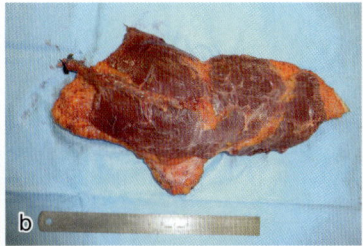
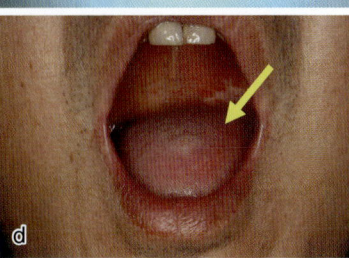
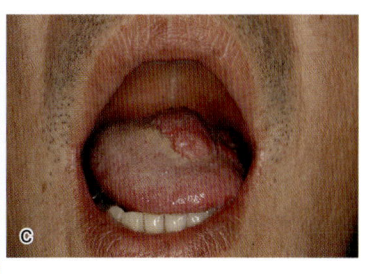

図7-1　遊離腹直筋皮弁を用いた舌亜全摘後の再建
右腹直筋皮弁を深下腹壁動静脈を血管茎として挙上し（a，b），欠損部に移植した（d）.
c：術前
d：術後1年．腹直筋皮弁（矢印）

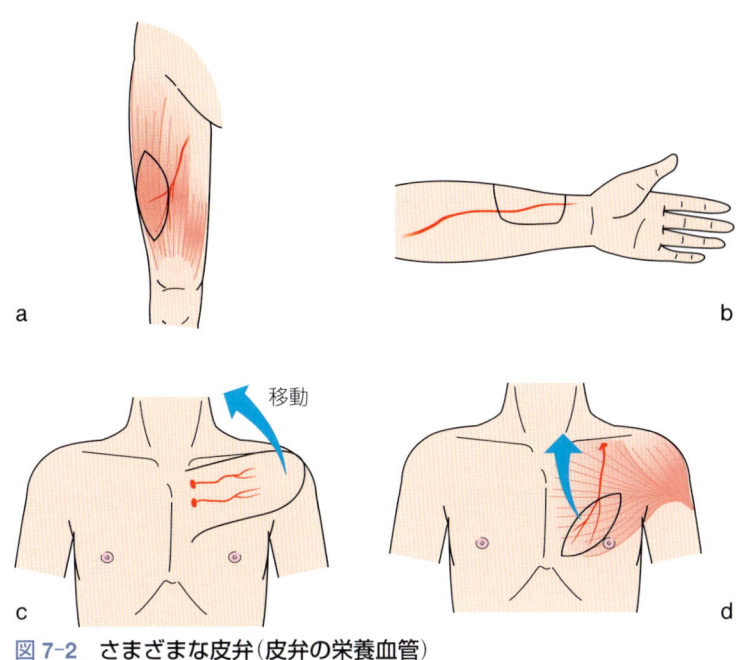

移動

図7-2　さまざまな皮弁（皮弁の栄養血管）
a：遊離前外側大腿皮弁（外側大腿回旋動脈下行枝）
b：遊離前腕皮弁（橈骨動静脈）
c：DP皮弁（第2，3内胸動脈穿通枝）
d：大胸筋皮弁（胸肩峰動静脈）

大腿皮弁にとって代わられてきている.

2 ● 骨の再建（図7-3）

骨皮弁としては腓骨皮弁，肩甲骨皮弁，腸骨皮弁の3つが一般的に用いられるが，腓骨皮弁が最も多く用いられる．腓骨皮弁は腓骨動静脈を血管茎として，腓骨を20 cm程度の長さで採取できる．長い直線的な骨のため，欠損部に合わせて適宜，骨切りをして組み合わせる.

3 ● 特殊な欠損（図7-4）

下咽頭癌に対する咽頭喉頭頸部食道全摘に対して遊離空腸移植が用いられることが多い.

B 頭頸部再建で頻用される有茎皮弁

組織を体から切り離さずに栄養血管をつなげた

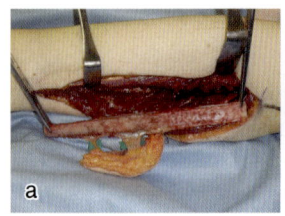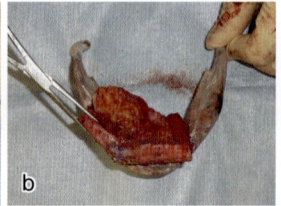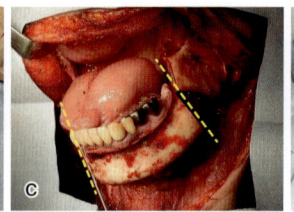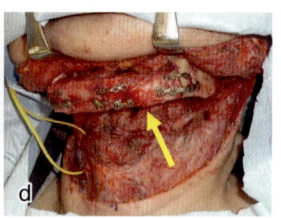

図 7-3　下顎骨区域切除に対する遊離腓骨皮弁を用いた再建
a〜c：左下腿より腓骨皮弁を採取し，骨欠損の形状に合わせて加工した後，欠損部に移植し固定した．
d：腓骨皮弁（矢印）．

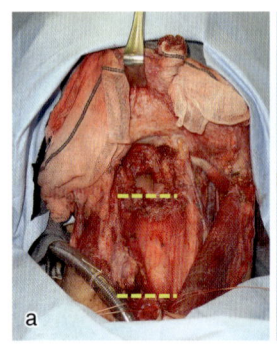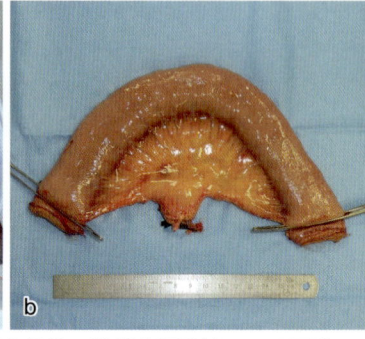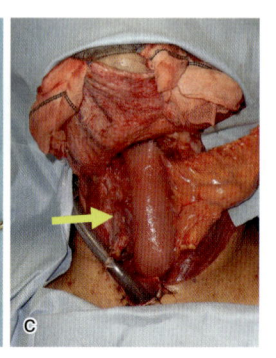

図 7-4　咽頭喉頭頚部食道全摘後の遊離空腸移植による再建
中咽頭と食道の間の消化管欠損（a）に対して遊離空腸（b）を間置した．
c：遊離空腸（矢印）

まま，組織欠損部に移植する方法である．

a DP 皮弁（図 7-2c）

　第 2, 3 内胸動脈穿通枝を血管茎として，肩部から前胸部の皮膚を移動することができる．比較的薄い皮弁で，頚部の皮膚や粘膜の欠損を再建できる．

b 大胸筋皮弁（図 7-2d）

　胸肩峰動静脈を血管茎として，鎖骨中点付近をピボット点として乳頭付近の皮膚軟部組織を大胸筋を含めて頚部〜舌付近まで移動可能である．比較的大きな皮弁が挙上でき，また筋肉を含むため感染にも強い．

NOTE

皮弁の変遷

　さまざまな皮弁が開発され，頻用される皮弁も時代とともに大きく変わった．移動性の観点から有茎皮弁から遊離皮弁が主流となり，また遊離皮弁のなかでも，より使い勝手がよく，皮弁採取部の犠牲が少ないものへと進んできた．

❸ 部位別の切除と再建法

Ⓐ 舌（図 7-1）

　舌の半分以上が切除された場合，単純閉鎖は難しいため皮弁による再建が必要となる．舌の機能としては主に構音と食物の送り込みがあるが，これらを再建するためには舌背が硬口蓋に接するように再建舌を高く盛り上がった形状にするのがよいとされる．舌 2/3 を超える欠損に対しては，十分な組織量を移植できる腹直筋皮弁や前外側大腿皮弁を用いることが多い．一方で，舌の 1/2 程度の欠損では過度のボリュームでは逆に残存舌の動きが妨げられるため，小さめの前外側大腿皮弁や前腕皮弁を用いる．

Ⓑ 中咽頭

　中咽頭は口腔の奥に位置する領域で，舌根，軟口蓋，口蓋扁桃などを含む．中咽頭癌は，従来は飲酒や喫煙に起因するものが多かったが，近年はHPV 感染に伴うタイプが増加しつつある．中咽頭では鼻腔への通り道をふさぐ鼻咽腔閉鎖機能が

重要で，これにより食物の嚥下時に鼻腔に逆流せず，また破裂音（パ，タ，カ行など）の構音が可能となる．薄くしなやかな皮弁が求められるため，前腕皮弁や前外側大腿皮弁が用いられることが多い．

Ⓒ 下咽頭（図 7-4）

下咽頭癌や進行した喉頭癌では，咽頭喉頭頚部食道全摘が行われる．この場合，中咽頭と食道の間に筒状の消化管欠損が生じるため，食物が通過する経路を再建することが目標となり，遊離空腸移植を行う．採取した空腸の上端を中咽頭に，下端を食道に吻合して再建する．

Ⓓ 上顎骨

顔面中央にあるため整容面での再建が重要であり，また眼窩底まで切除された場合は眼球位置のずれによる複視，また咀嚼に対する機能再建が必要となる．しかし予後が悪い場合も多いため，初回手術から骨移植を伴う複雑な再建を行うか，軟部組織のみの再建にとどめ，長期生存が望めるようになってから骨再建を行うかに関しては議論がある．

Ⓔ 下顎骨（図 7-3）

下顎骨の連続性を再建することで，義歯やインプラントによる咬合・咀嚼の再建をめざす．遊離腓骨皮弁を用いることが最も多い．一方で高齢者や無歯顎症例などでは，骨移植ではなくチタン製プレートのみで再建する場合や軟部皮弁のみによる再建などもある．

4 吻合血管の選択

遊離皮弁ではマイクロサージャリーを用いた血管吻合が必要となる．動脈でよく用いられるのは，上甲状腺動脈，横頚動脈，顔面動脈，浅側頭動脈などである．静脈は，内頚静脈，外頚静脈，顔面静脈，浅側頭静脈などが一般的である．内頚静脈への吻合は血管の口径差があるため，通常，端側吻合を用いる．

5 頭頚部再建の合併症

頭頚部再建は合併症が多い．口腔や咽頭は唾液のため細菌が多くいるため感染を生じやすいこと，また残存組織の嚥下運動などによって縫合不全を生じやすいことが挙げられる．ここに放射線照射後などの条件も重なるとさらに合併症を生じやすくなる．

頭頚部癌切除では頚部リンパ節郭清がよく行われるが，郭清によって総頚動脈や内頚静脈などの大血管が露出する．ここが唾液などで汚染されると大血管の破綻という事態となる．これを防ぐのが頭頚部再建のまず初めの目標である．

●参考文献
1) Neligan PC（ed）：Plastic Surgery（5th ed）. Elsevier, Amsterdam, 2024

Ⓑ 顔面神経麻痺

顔面神経麻痺は，単に顔面神経支配の筋肉の機能障害にとどまらず，整容的にも問題になり，障害部位によっては，唾液や涙液の外分泌機能不全など，さまざまな障害を引き起こす疾患である．本症はウイルス性〔Rumsey Hunt（ラムゼイハント）症候群など〕，特発性（Bell 麻痺：この多くがウイルス性と考えられている）のほか，頭蓋内病変，内耳・中耳疾患，顔面・頚部腫瘍，顔面・頭部外傷などさまざまな原因で生じる．

1 顔面神経の解剖

顔面神経は，顔面神経核から出る運動線維と，上唾液核と孤束核から出る分泌・味覚線維からなる．その枝の分布は複雑で多くの機能を有しているが，詳細は解剖学の成書に譲り，ここでは概略を述べるにとどめる．

顔面神経は内耳道から側頭骨内に入り（顔面神経管），大錐体神経（涙腺・鼻腺の分泌，軟口蓋の知覚など），アブミ骨筋神経，鼓索神経（顎下腺・舌下腺の分泌，舌前 2/3 の味覚）の分枝を出す．茎乳突孔で側頭骨を出たあと，数枝（上・後耳介神経，後頭枝，一部知覚枝）を出したあと，頚枝，下

顎縁枝，頬筋枝，頬骨枝，側頭枝に分枝して筋肉（広頸筋，茎突舌骨筋，顎二腹筋，各表情筋）に分布する．この分枝形態には個人差が大きく，頬筋枝と頬骨枝の間には密なネットワークがあるが，下顎縁枝と側頭枝は他枝との交通に乏しい（図7-5，6）．

② 診断

Ａ 症状

　顔面神経は多様な神経を含む混合神経であるため，その麻痺により多彩な症状を示す．また，顔面神経が障害される部位と程度によっても症状は異なる．形成外科での治療の対象になるのは，茎乳突孔から出たあとに分枝する運動神経の麻痺による表情筋麻痺がほとんどであるが，頭蓋内から茎乳突孔を出るまでの部位で神経障害が生じると，舌前2/3の知覚障害，唾液分泌障害による口渇感，涙分泌減少，アブミ骨筋神経麻痺による聴覚過敏などもみられる．

　表情筋麻痺による症状は以下のとおりである．前頭筋麻痺により眉毛が下垂し，続発的に上眼瞼皮膚も下垂するので視野狭窄をきたす．また，眼輪筋麻痺によって閉瞼困難になり，麻痺により眼輪筋が萎縮すると下眼瞼が外反・下垂をきたすため，閉瞼不全が顕著になる．そのため眼痛を訴え，結膜炎を伴うと結膜が充血して赤くなり（兎眼），これを放置すると角結膜炎から角膜潰瘍に至る場合がある．流涙も生じるが，これは角・結膜への刺激，下眼瞼外反に伴う涙点の偏位，眼輪筋麻痺による涙小管のポンプ機能不全など種々の要因によって生じる．前頭筋麻痺により眉毛下垂・上眼瞼下垂が生じ，視野狭窄をきたすにもかかわらず，眼輪筋麻痺と下眼瞼下垂により閉瞼不全にもなるという特異的な症状となる．

　頬部・口唇・口角部では，口輪筋の麻痺により風船を膨らます，ストローで吸うことが困難になり，笑筋・大小頬骨筋などの麻痺により鼻唇溝が消失して口角が下垂する．笑うと口唇が健側に移動して著しい顔貌障害をきたすので，笑うことを避けるようになる．その他，構音障害，咀嚼障害，摂食障害（口から食べ物がこぼれるなど）が生じる．

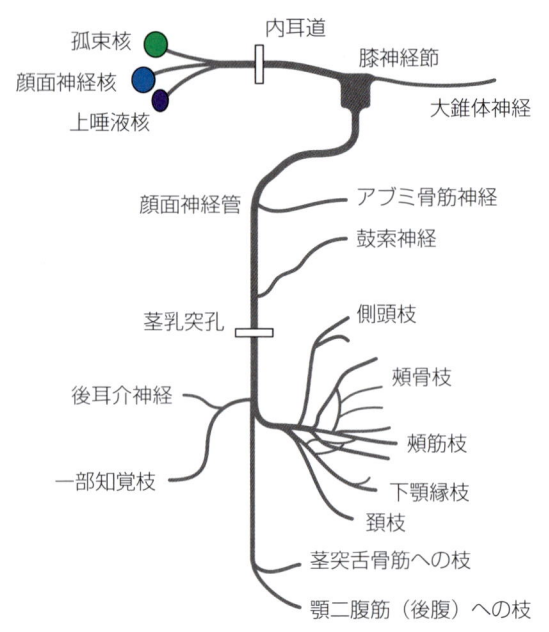

図 7-5　顔面神経の走行概略

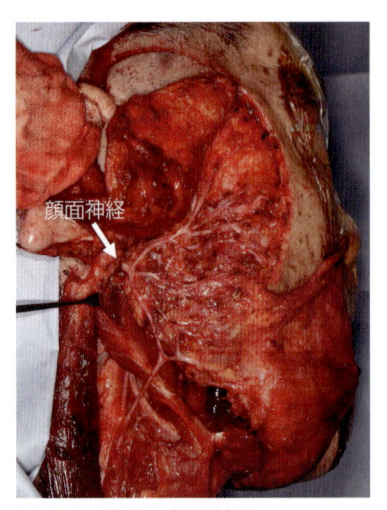

図 7-6　実際の顔面神経
顔面神経を温存した腫瘍切除時の所見．

Ｂ 障害部位の診断と障害程度の評価

　顔面神経が障害された部位は，顔面神経の解剖と臨床症状を対比することにより推測可能である．表情筋の麻痺による顔面変形・機能障害の肉眼的な障害程度の評価法としては，顔面を区分して変形や運動障害を点数化する40点法とSunnybrook法がある．全体的な印象で程度分けするものとしてはHouse-Brackmann法があるが，複雑

な麻痺の程度を表すにはどれも一長一短がある.

電気生理学的検査法としては，通常の筋電図のほか，神経興奮性検査（nerve excitability test：NET），神経電図（electroneurography：ENoG）などがある.

③ 治療

Bell 麻痺，Rumsey Hunt 症候群の急性期など，保存的治療が第一選択になるものは耳鼻咽喉科の成書に譲り，形成外科で行われる外科的治療について述べる.

治療の時期によって新鮮症例と陳旧症例に対するものに分けられ，手技的には顔面神経自体の再建と顔面神経麻痺の症状に対する再建，効果としては静的再建術（動くようにはならない，つじつま合わせ）と動的再建術（実際に動くようになる）に分けられる.

Ⓐ 新鮮症例に対する治療

外傷による顔面神経の切断，腫瘍切除時の神経合併切除などの症例に対する治療で，顔面表情筋機能を回復させることが目的となり，障害された神経自体の再建が主となる．神経が切断されてから長期間が経つと，表情筋が非可逆的に萎縮してしまうので神経を再建しても筋力は回復しないため，可及的早期に行う必要がある.

1 ● 神経縫合術

顕微鏡下に，10-0 ナイロン糸を用いて切断された神経の断端同士を直接縫合し接着する．これによりすぐに軸索がつながるわけではなく，元の神経の鞘の中を軸索が伸長できるようにするのが神経縫合の目的である．ただし，神経縫合により軸索が伸長して筋肉に到達しても，元の筋肉に到達するとは限らないため，患者の意思どおりに動かなくなる（病的共同運動）のが，顔面神経再建の難しい点である.

2 ● 神経移植術

顔面神経の損傷部が広範で，断端同士の縫合ができない場合は，神経を移植し神経断端間を間置する．縫合部が 2 か所になるため神経縫合術より成績は劣るが，ある程度の回復が期待できる．移植に用いる神経としては，頸神経叢，大耳介神経，腓腹神経などの知覚神経が採取される．採取した知覚神経の支配領域には感覚障害が生じるが，その不利益よりも顔面神経を再建する利益のほうが大きいという観点で行われている.

人工神経も商品化されており，2〜3 cm 以内の神経欠損に対する間置に用いることにより，知覚神経では有効性が確認されているが，運動神経に関しては現在のところ効果が不定である.

3 ● 神経移行術

頭蓋内病変や顔面神経管周囲の病変で広範に顔面神経が障害されて，顔面神経の中枢側断端を求められない場合は，神経移植も困難である．このような場合は，同側の別の脳神経（舌下神経，三叉神経運動枝，副神経など）の一部を移行して，顔面神経末梢側断端に縫合して力源とする方法がある.

舌下神経を用いる場合，全体を切断して力源として用いると重篤な舌運動障害が生じるため，現在は一部を裂いて縫合したり舌下神経と顔面神経の間に神経移植したりする方法や，咬筋神経（三叉神経の枝）の一部を吻合する方法が行われるようになった．この場合は，健側の表情とは無関係に表情筋が収縮するようになるので，閉瞼や笑いの表情を作るのに訓練が必要となる.

4 ● 顔面神経交叉移植術

健側の顔面神経の枝と患側の顔面神経末梢側断端の間に，神経を移植して間置する方法である（図 7-7）．健側表情筋の動きに同期して患側表情筋の収縮を得ることを目的として行われるが，病的共同運動は必発である．また，長い移植神経を必要とする．神経線維が患側表情筋に到達するまでに時間がかかり（半年以上），筋肉の萎縮が生じるため，機能回復は必ずしも十分ではない.

Ⓑ 陳旧症例に対する治療

陳旧症例とは，神経の障害から時間が経ち，本来の顔面表情筋の機能回復が望めない症例をさし，顔面神経そのものの再建ではなく，顔面神経麻痺の症状に対しての再建が中心となる.

7

再建外科

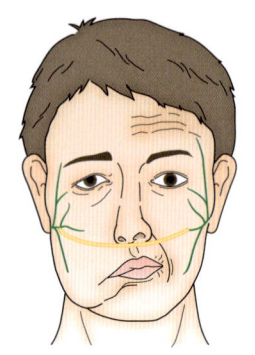

図 7-7　顔面神経交叉移植術

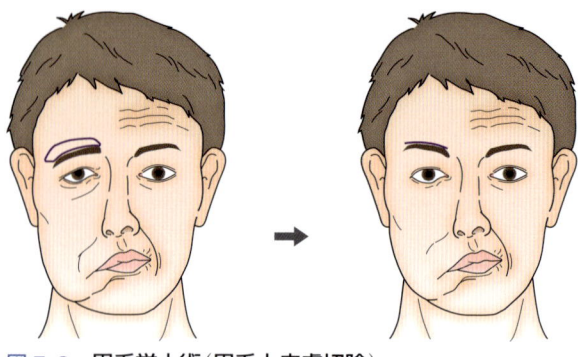

図 7-8　眉毛挙上術（眉毛上皮膚切除）

1 ● 眉毛下垂・上眼瞼下垂に対する再建

a 眉毛挙上術

　下がった眉毛を挙上する最も一般的で効果的なのは，眉毛上縁に沿って前額の皮膚を切除し縫合する方法である（図 7-8）．これにより下垂して瞼裂に覆いかぶさった上眼瞼皮膚も挙上され，視野が広がる．

b 上眼瞼形成

　眉毛挙上術のみで効果が不十分な場合は，上眼瞼皮膚の部分切除や重瞼作成により，上眼瞼皮膚が瞼裂に覆いかぶさった状態を解除する．

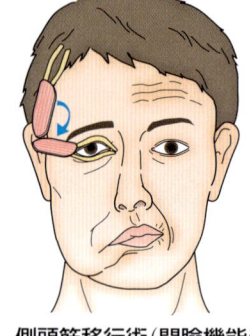

図 7-9　側頭筋移行術（閉瞼機能の再建）

2 ● 閉瞼不全に対する再建

a 挙筋腱膜延長術

　上眼瞼挙筋腱膜を切開して筋膜を移植するなどして腱膜を延長し，開瞼を弱くすることにより閉瞼を助ける方法であるが，やや眼瞼下垂になるという欠点がある．以前は，上眼瞼の瞼板前に金製の小板を植え込み，その重さにより閉瞼機能を助ける方法が繁用されていたが，これ用の金板が手に入らなくなったため，現在は行われなくなった．

b 下眼瞼形成

　眼輪筋萎縮による下眼瞼外反・下垂に対する矯正法である．下眼瞼をホームベース状に切除して，緩んだ下眼瞼の緊張を回復させる Kuhnt-Szymanowski 法などが行われる．

c 側頭筋移行術（閉瞼機能の再建）

　三叉神経支配の側頭筋の一部を，その先端に深側頭筋膜をつけて上下眼瞼に通して，噛む動作により意図的閉瞼ができるようにする動的再建法である（図7-9）．不随意の瞬目には効果が少ないが，洗髪時などで意図的に閉瞼したいときに効果を発揮する．

NOTE

顔面神経不全麻痺と病的共同運動

　顔面神経麻痺というと，顔面神経が障害されて表情筋が完全に麻痺した状態を思い浮かべがちであるが，近年の脳神経外科・耳鼻咽喉科領域の治療の進歩や顔面神経切断時の即時再建の進歩により，実際には完全麻痺症例は少なく，麻痺後に神経がある程度回復したが健側と同等にはならなかった不全麻痺症例が9割以上を占めている．

　不全麻痺というと，「各表情筋の動きが弱い」状態を思い浮かべるかもしれないが，実際には，単に動きが弱い不全麻痺の症例は先天性の麻痺がほとんどで，顔面拘縮（頬骨筋の拘縮により，平常時にむしろ患側の鼻唇溝が深くなっているなど），病的共同運動（閉瞼しようとすると眉毛が挙がる，口角が引っ張られる，口唇を動かそうとすると閉瞼してしまうなど，意思とは異なる動きをする症状），顔面痙攣，ワニの涙（食事中に涙が流れる症状）などを伴う複雑な病態を示すものが多い．

　これらは Bell 麻痺や Rumsey Hunt 症候群で障害された顔面神経が，自然回復する過程や切断された顔面神経の縫合後の過程で，神経の過誤支配が生じやすいこと（元の筋肉に伸長軸索が到達しない），神経刺激の求心性線維によるフィードバックが効かないこと（表情筋には筋紡錘がなく，顔面神経には求心性感覚線維が欠落しているため）が原因とされている．このような複雑な後遺症を伴う不全麻痺症例に対しても，形成外科的治療法やボツリヌス菌毒素注射などによる治療の適応となる．

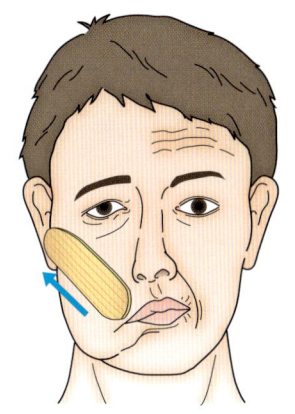

図 7-10　筋膜移植術（口角吊り上げ）

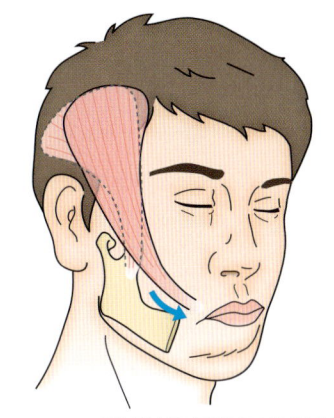

図 7-11　側頭筋移行術（口角挙上）
側頭筋停止部を前下方に移動させ，口角を吊り上げる術式．

3 ● 口角下垂に対する再建・笑顔の再建

a 筋膜移植術（口角吊り上げ）

筋膜を頬部皮下に移植し，口角や鼻唇溝部真皮を筋膜で頬骨体部や弓部に引き上げて固定する方法である（図 7-10）．筋膜の代わりに人工材料を用いる場合もある．動くようになるわけではないので静的再建術に属する．

b 側頭筋移行術（口角挙上）

側頭筋の停止部を前下方に移動させ口角を吊り上げる術式（図 7-11）や，側頭筋を下方茎として翻転し，その先に側頭筋膜を付着させて口角部の吊り上げを行う術式がある．噛む動作により口角が上がるので動的再建に属するが，無意識に笑うのは難しいとされる．

c 神経血管柄付遊離筋肉移植術（笑いの再建）

左右対称な鼻唇溝の動きを獲得し，笑えるようになることを目的として行う動的再建法である（図 7-12）．鼻唇溝・口角部と頬骨弓部の間に，微小血管吻合によって血行を温存したまま体幹や四肢の筋肉を移植し，筋肉に入る神経を対側顔面神経や患側咬筋神経，舌下神経の枝に縫合する．

移植する筋肉としては広背筋や薄筋を用いることが一般的であり，神経を対側顔面神経に縫合すれば，対側の笑いと同期して無意識に口角を上げることが可能になる．神経縫合を行ってから3〜10か月ほどで筋肉が動くようになり（動き始める時期は，神経縫合部から筋肉に入るまでの距離による），1〜2年で動きが安定する．

4 ● その他

特殊な治療法として，健側の筋肉にあえて障害

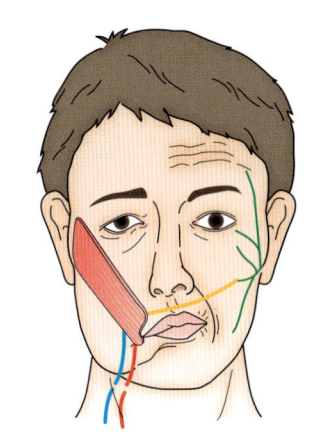

図 7-12　神経血管柄付遊離筋肉移植術（笑いの再建）
神経は対側顔面神経に縫合している．

を与えて顔の動きの対称性を得る方法もある．主として下口唇の対称的な動きを獲得させる目的で，健側の口角下制筋やその支配神経を部分切除したり，ボツリヌス菌毒素注射により健側下制筋を麻痺させたりする方法が用いられている．

C 躯幹

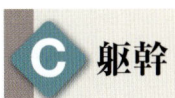

躯幹部は，横隔膜を境とする胸腔・腹腔という2つの体腔を有し，それぞれ生命維持にかかわる重要臓器を内蔵している．したがって，躯幹の再建で最も重要な項目は，体腔を保持するための胸壁・腹壁再建である．胸壁・腹壁は，それぞれ適した支持性が必要であり，また完全な閉鎖腔を確

保しなければならないため，全層性の胸壁・腹壁欠損に対しては，**支持性再建**と**皮膚再建**両面を考慮する必要がある．また，感染を伴う死腔を生じた場合は，血流のよい組織での充填術が必要な場合がある．さらに，乳癌患者においては，癌切除後の生活の質（quality of life：QOL）を高めるために，乳房再建を希望する症例が近年増加傾向にある．

　いずれにおいても，その術式は人工物を再建材料とするものと自家組織移植に大別される．人工物による再建は，他部位に患者自身の犠牲を伴わないことが大きな利点であるが，感染を伴った場合は使用できないのが大きな欠点である．一方，自家組織移植による再建は，皮膚再建が可能であり，また感染に対する抵抗力を有する．しかし，組織採取部位での犠牲を伴うことが大きな欠点であり，再建目的に応じて適した再建術式を選択することが重要である．

❶ 胸壁再建

　胸腔は胸壁により保護された閉鎖腔で，縦隔により左右に分離されている．胸壁の内面は壁側胸膜に覆われており，胸郭（胸椎，肋骨，胸骨）とそれに付着する筋肉・筋膜，および皮膚により構成されている．胸腔内圧は陰圧に保たれており，外

界との交通により気胸を生じるため，全層性の胸壁再建においては空気も漏れない厳密な皮膚再建が必要になる．

　広範囲の胸壁全層欠損の場合，皮膚・軟部組織再建のみでは，陰圧が強まる吸気時に胸壁が陥凹する奇異呼吸を生じ，呼吸効率が低下する．これに対しては，ポリテトラフルオロエチレンやポリプロピレン繊維，金属ストラットなどの人工物，もしくは広背筋弁や前鋸筋弁に付着させた肋骨弁などにより支持性再建を行う場合もある．

　一方，開心術後や肺葉切除後の感染を伴った死腔に対しては，組織の充填術が必要である．前述のように，筋肉は血流に富んだ組織であるため，筋弁を死腔に充填するのが一般的である（図7-13）．

❷ 腹壁再建

　腹腔内は臓器で満たされており，陽圧である．胸郭のような骨性組織で囲まれていないため，腹壁の支持性が失われると，内圧により腸管や大網などの腹腔内組織が突出して膨隆する．この状態をヘルニアと呼び，特に瘢痕による腹壁の脆弱化により生じたヘルニアが**腹壁瘢痕ヘルニア**である（図7-14）．

　腹壁再建においても，人工物を用いる場合と，

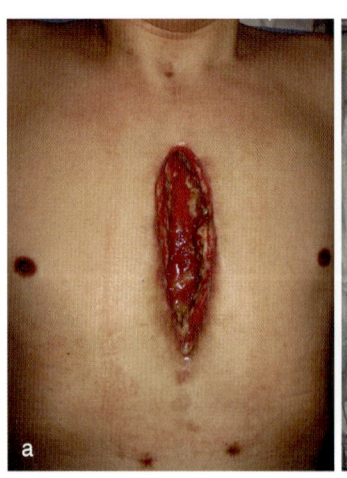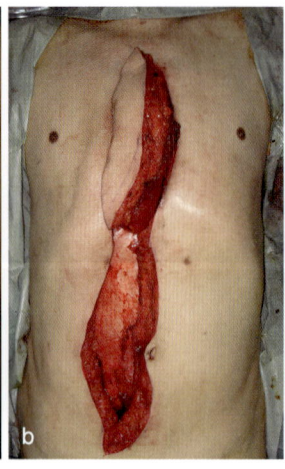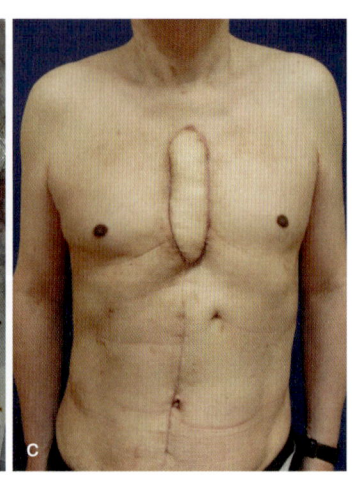

図 7-13　胸壁再建
a：開心術後縦隔洞炎により生じた死腔．
b：有茎腹直筋皮弁を挙上．上腹壁動静脈を血管茎として，腹直筋を死腔に充填した．同時に皮弁で創部を閉鎖した．
c：術後1年．感染の再燃を認めない．

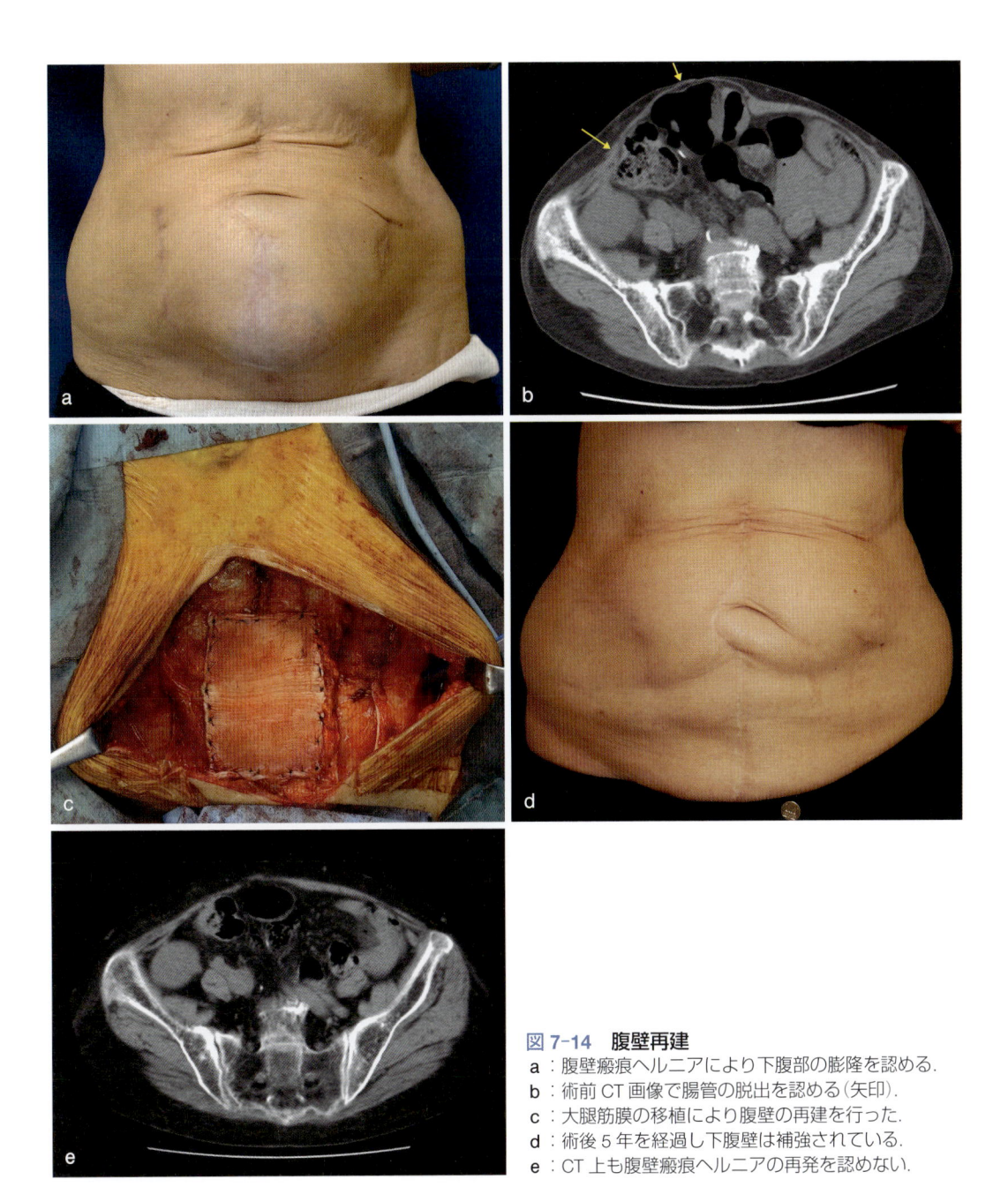

図 7-14　腹壁再建
a：腹壁瘢痕ヘルニアにより下腹部の膨隆を認める.
b：術前 CT 画像で腸管の脱出を認める（矢印）.
c：大腿筋膜の移植により腹壁の再建を行った.
d：術後 5 年を経過し下腹壁は補強されている.
e：CT 上も腹壁瘢痕ヘルニアの再発を認めない.

自家組織移植を行う場合とがある．自家組織のなかで張力に優れ，ある程度の支持性を期待できる組織は筋膜であり，特に大腿外側の筋膜は肥厚しており腹壁再建に適している．筋膜は，単に切開，採取してそのまま移植する筋膜移植と，血流を保ち筋膜弁として移植する場合がある．腹壁の全層欠損で，皮膚再建を同時に行わなければならない場合は，**筋膜皮弁**として腹壁の支持性再建と皮膚再建を同時に行うことも可能である．

●参考文献
1）櫻井裕之，他：皮弁分類とその根拠　日本形成外科学会としての標準化に向けて．日本形成外科学会「2004 皮弁分類」について．形成外科 48：717-728，2005

D 乳房

乳房再建は「こころの再建」ともいわれ，女性の

シンボルである乳房の喪失感を補い，患者の生活の質を高める治療である．

① 再建の適応・非適応

早期癌で乳房全摘であれば，多くの場合，再建を提案することが可能である．温存療法など部分切除後の再建も時に行われる．合併症増加のリスクとして喫煙，肥満，放射線照射の既往，採取部の手術歴，全身的併存症が挙げられる．再建しない選択肢も含めて患者の希望を聞き，対側乳房の大きさと形，術後補助化学療法・放射線療法の必要性なども考慮して，再建の有無と行う場合は方法を決定していく．

② 再建時期・回数による分類

乳房マウンド再建を行う時期により一次，二次と分かれ，組織拡張器（エキスパンダー）を用いるかどうかで一期，二期に分かれる．また，一次もしくは二次で再建したものの，乳房インプラント破損，被膜拘縮や不十分な皮弁再建により再度の再建を行うことを再再建もしくは三次再建と呼ぶ．

Ⓐ 一次再建

乳癌手術と同時に乳房マウンド再建を開始する．解剖学的ランドマークと皮膚を温存できるため，整容的によい結果を得やすく，手術が1回少なくなるため経済的である．一方で温存する皮膚の血流評価が難しく，皮膚壊死，感染などの局所合併症がやや多い．それにより術後補助化学療法や放射線療法が必要な場合に，開始時期が遅れるリスクがある．

Ⓑ 二次再建

乳癌治療が落ち着いた半年から数年後に再建を行う．局所合併症が少なく，患者自身の再建への理解が深まる利点がある．一方，乳房喪失感が長引き，乳房の皮膚形態と乳房下溝など解剖学的構造が失われることが欠点である．

Ⓒ 一期再建

人工物では乳房インプラントを同時に挿入するが，乳房の皮膚，皮下組織が十分に残る症例に限

られる．皮弁は一期で行われることが多く，乳房皮膚の欠損は移植皮弁の皮膚で置き換える．

Ⓓ 二期再建

エキスパンダーを大胸筋下あるいは皮下に挿入する．生理食塩水を徐々に注水し，半年後の2回目の手術で，乳房インプラントもしくは皮弁を移植する．エキスパンダーを入れることで乳房皮膚を拡張して利用できる．一方で乳房マウンド再建に2回の手術が必要になる．

③ 再建術式

Ⓐ 人工物

シリコンインプラントが用いられ，その構造は外郭の多層構造シェルと内部の高粘度ゲルから成る．形態はラウンドタイプと乳房の形に似せたアナトミカルタイプがある．外郭は滑らかな表面（スムース）とザラザラな表面（マイクロテクスチャード）が存在する．利点は体への負担が少ないことである．

一方，放射線治療後は適応しにくいこと，長期的には被膜拘縮による変形，劣化，破損のリスクがある．インプラントの容量は100〜1,050 mL程度であり，インプラントの形に規定されるため，再建できる形態には制限があり，下垂した乳房は再建が難しい．多くの場合は二期再建が行われ，大胸筋下にインプラントを留置する．皮膚欠損が少なく皮下組織の厚みが十分などの条件が整えば，一期再建も可能である．欧米では大胸筋上の留置も見直されている（図7-15）．

Ⓑ 皮弁

有茎もしくは遊離皮弁として皮膚，脂肪，筋を血流が維持された状態で移植する．自然な形態が再建しやすく，生着すれば永久的で，放射線治療後も再建可能である．一方で採取部が増え，手術時間が長いため，短期的に体への負担が大きい．

1 ● 有茎皮弁

a 広背筋（LD）皮弁

広背筋とその内部を走行する胸背動静脈を血流のキャリアとして背部の皮膚，脂肪，筋を有茎で

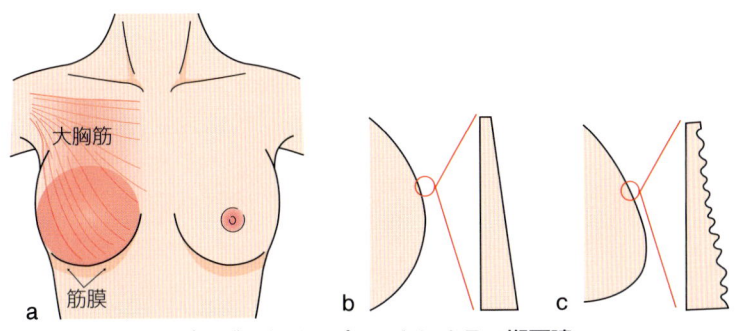

図 7-15　エキスパンダーとインプラントによる二期再建
大胸筋下に挿入（**a**）．インプラントはスムースラウンド（**b**），マイクロテクスチャードアナトミカル（**c**）に大別される．

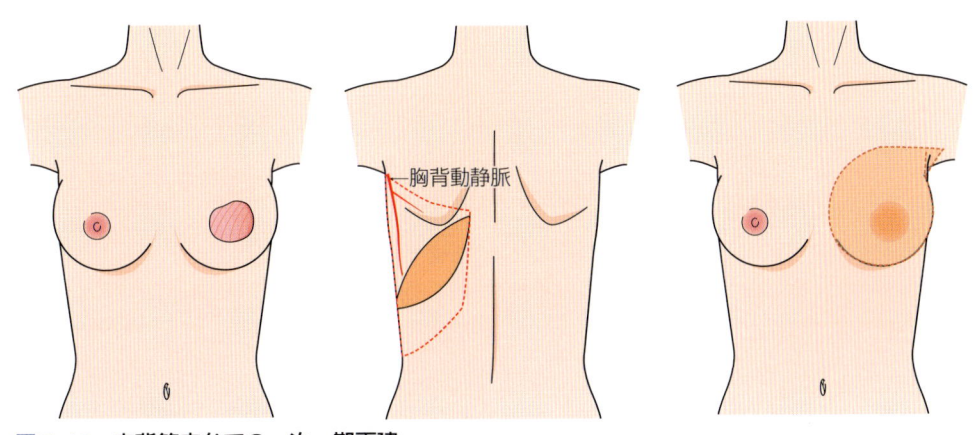

図 7-16　広背筋皮弁での一次一期再建
胸背動静脈を血管茎として点線範囲の筋皮弁を移動する．

移動する．採取できる組織量が限られるため，小さめから中等度の大きさの再建に適する．欠点として採取部の漿液腫率が高い（図 7-16）．

b 有茎横軸方向腹直筋（pTRAM）皮弁

上腹部の腹直筋とその内部を走行する上腹壁動静脈を血流のキャリアとして，下腹部の皮膚と脂肪を有茎で移動する．大きな乳房や下垂乳房の再建も可能で，腹部の形態も整えることができる．

一方，上腹壁動静脈と深下腹壁動静脈の間の細かい連結血管の繊細な血流に依存するため，部分壊死がやや多く，筋・筋膜採取による筋力低下や瘢痕ヘルニアのリスクがある．近年は，深下腹壁動静脈を血管茎とした遊離皮弁が多く行われる．皮弁の灌流区域は以下のように分類される（図 7-17）．

　Ⅰ：血管茎の同側，腹直筋の上
　Ⅱ：血管茎の対側，腹直筋の上
　Ⅲ：血管茎の同側，腹直筋の外側

　Ⅳ：血管茎の対側，腹直筋の外側

2 ● 遊離皮弁

移植床血管の選択肢として内胸動静脈，胸背動静脈がある．内胸動静脈は肋軟骨もしくは肋間筋を外して露出する．血管径が移植皮弁の血管径と同等であり，移植皮弁を乳房の位置に配置しやすい．一方で静脈の壁が薄く，左の静脈は右に比べて径が細い．胸背動静脈は解剖学的に安定して存在するが，皮弁が外側配置になりやすく，吻合時の操作がやや難しい．また本幹を使用した場合には，再再建時に広背筋皮弁を使用することができなくなる．

a 遊離横軸方向腹直筋（fTRAM）皮弁

有茎と同じ範囲の組織について深下腹壁動静脈を血管茎として挙上する．pTRAM よりも血流が豊富で脂肪硬化や皮弁部分壊死が少ない．

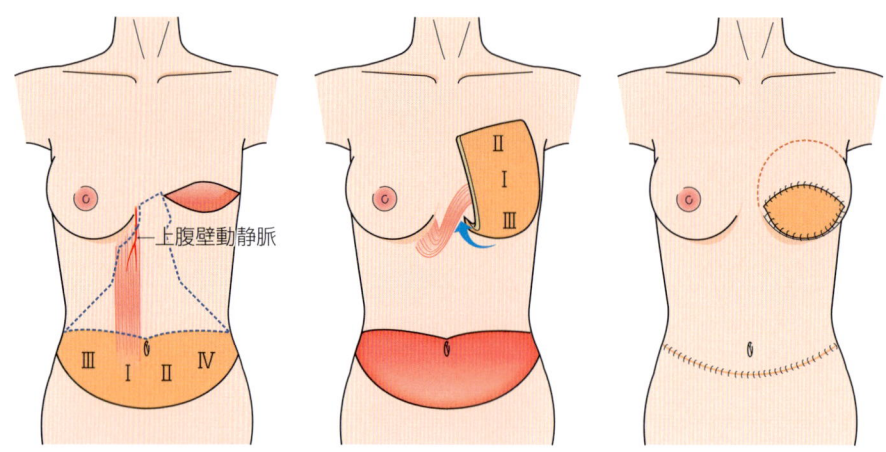

図 7-17　有茎横軸方向腹直筋皮弁での一次一期再建
季肋部の皮下トンネルを通して移動する.

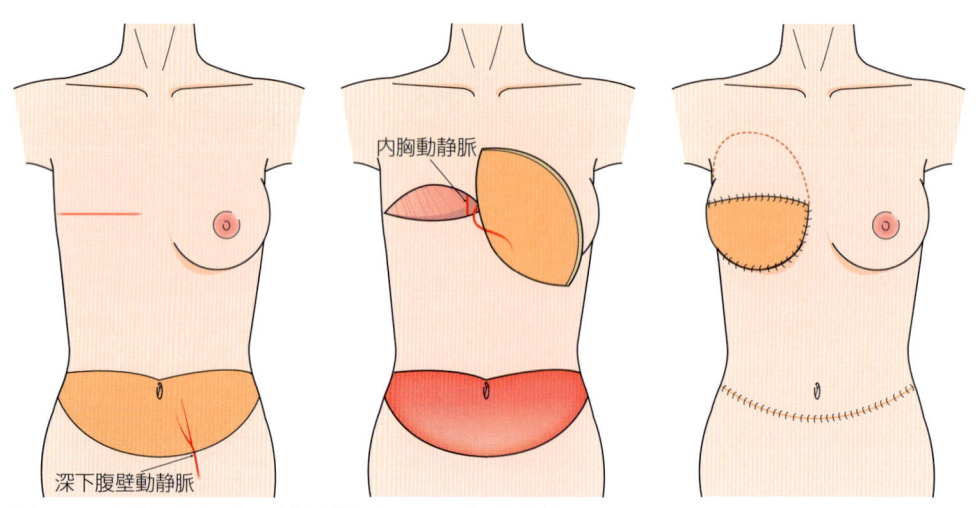

図 7-18　遊離深下腹壁動脈穿通枝皮弁での二次一期再建
胸背動静脈と血管吻合を行うこともある.

b 遊離深下腹壁動脈穿通枝（DIEP）皮弁

　fTRAM の筋肉を温存したもので穿通枝を複数含める場合もある. 採取部の機能障害がより少ない. 一方で血管茎の剝離のため手術時間がやや長くなる（図 7-18）.

c 大腿深動脈穿通枝（PAP）皮弁

　大腿深動脈穿通枝の血流で, 大腿基部内側から後面の皮膚と脂肪を移植する. 小さめから中等度で, 乳房上極の欠損が少ない場合に適応がある. 血管茎がやや短く, 皮膚の性状が乳房とやや異なる（図 7-19a）.

d 上（下）殿動脈穿通枝（SGAP，IGAP）皮弁

　上（下）殿動脈穿通枝の血流で殿部の皮膚脂肪を移植する. 脂肪の厚みは十分だが, 血管茎はやや短く, 皮膚の性状が乳房とやや異なる. 術中の体位変換が必要となる（図 7-19b）.

ⓒ 脂肪注入

　下腹部, 大腿, 腰部などから脂肪を吸引し, 遠心機などを用いて脂肪を精製する. これを乳房皮下あるいは大胸筋内にできるだけ細かく注入して, 乳房マウンドの一部もしくは全部を再建する. 移植された脂肪細胞の生着は周囲からの血流再開に依存するため, 非常に細かく注入しても 30〜50％の生着率であり, 1 回の脂肪注入量が限られるため数回に分けて行うことが多い. 利点は

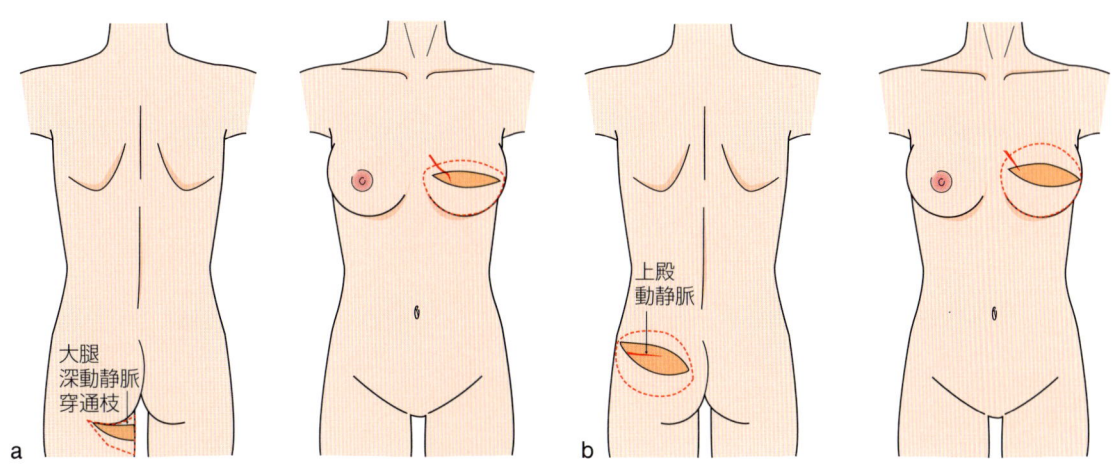

図7-19 大腿深動脈穿通枝皮弁（**a**），上殿動脈穿通枝皮弁（**b**）での再建

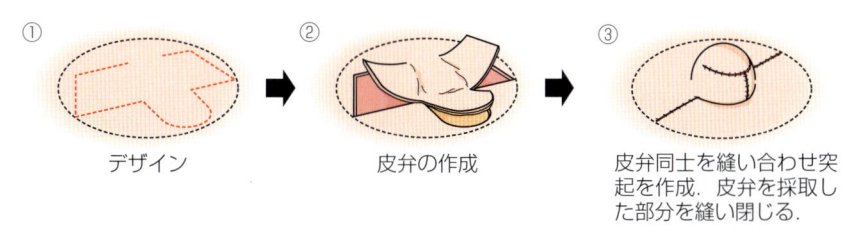

① デザイン　② 皮弁の作成　③ 皮弁同士を縫い合わせ突起を作成．皮弁を採取した部分を縫い閉じる．

図7-20 局所皮弁での乳頭再建

小さな傷で済むことである．全再建は適応が限られるが，部分的な再建には有用である．

4 乳頭乳輪再建

　種々の方法があるが，再建の基本は左右対称な位置に乳頭乳輪を作ることであるため，乳房マウンドの形態が安定してから行う．乳頭再建は局所皮弁を用いる方法（図7-20）と，健側乳頭が大きい場合にその一部を移植する方法がある．色の再建には刺青を用いる場合と，色素沈着を生じる大腿基部内側皮膚の全層移植を用いる場合がある．

E 殿部・陰部

　殿部には厚い皮下脂肪が存在し，仰臥位，座位の際にクッションの役割を果たしている．殿部の筋肉群は股関節の伸展や外転などの下肢運動に関与している．陰部は肛門，外尿道口などの排泄口と，陰茎や陰囊，陰唇や腟などの外生殖器が存在する特殊な部位である．

　殿部・陰部における再建術の対象は，腫瘍切除後欠損や褥瘡，熱傷などの外傷疾患，難治性の直腸腟瘻や毛巣洞などの炎症性疾患など多岐にわたる．再建術では，殿部では過重部のクッション機能や下肢運動機能，陰部では排泄，生殖機能を可及的に温存もしくは回復することが大切である．部位特殊性から消化器外科，泌尿器科，産婦人科などと協力して再建手術を行うことが多い．

1 殿部の再建

　欠損や外傷による損傷が浅く，非過重部である際は植皮術で対応する．しかし，腫瘍切除後や損傷組織デブリードマン後に深い広範な欠損が生じる際は，皮弁を用いて再建を行う．代表的な筋皮弁・筋膜皮弁として，大殿筋皮弁，大殿筋穿通枝皮弁，後大腿皮弁などがある（図7-21）．それぞれの皮弁の長所短所を理解して，個々の症例に応じて適切な皮弁を選択することが重要である．

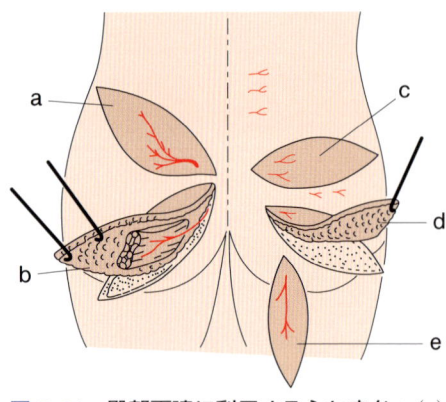

図 7-21 殿部再建に利用する主な皮弁：( )
内は栄養動脈

a：大殿筋皮弁（上殿動静脈）
b：大殿筋皮弁（下殿動静脈）
c：大殿筋穿通枝皮弁（上殿動静脈からの皮膚穿
通枝）
d：大殿筋穿通枝皮弁（下殿動静脈からの皮膚穿
通枝）
e：後大腿皮弁（下殿動静脈の下行枝）

Ⓐ 大殿筋皮弁

　大殿筋は殿部に存在する最大の筋肉であり，従
来より殿部再建によく使用されてきた．筋体を含
んだ筋皮弁であるため，大きな死腔を充填する際
に適した皮弁である．しかし，大殿筋の広範な採
取は術後の下肢機能障害につながることがあるた
め，上殿動脈に栄養される上半分，もしくは下殿
動脈に栄養される下半分に限って採取される．

Ⓑ 大殿筋穿通枝皮弁

　大殿筋を貫いて皮膚・脂肪を栄養する穿通血管
に栄養される皮弁である．大殿筋皮弁とは異な
り，大殿筋体を損傷することなく，大きな皮膚・
皮下脂肪の皮弁を移動できる有用な皮弁である．

Ⓒ 後大腿皮弁（図 7-22）

　下殿動脈下行枝を栄養血管として大腿後面から
採取する筋膜皮弁である．皮弁の挙上は比較的容
易であり，転位皮弁，回転皮弁，島状皮弁や前進
皮弁として利用される．後大腿皮神経を含む知覚
皮弁として利用できるため，坐骨部や仙骨部など
の褥瘡好発部位にも有用である．

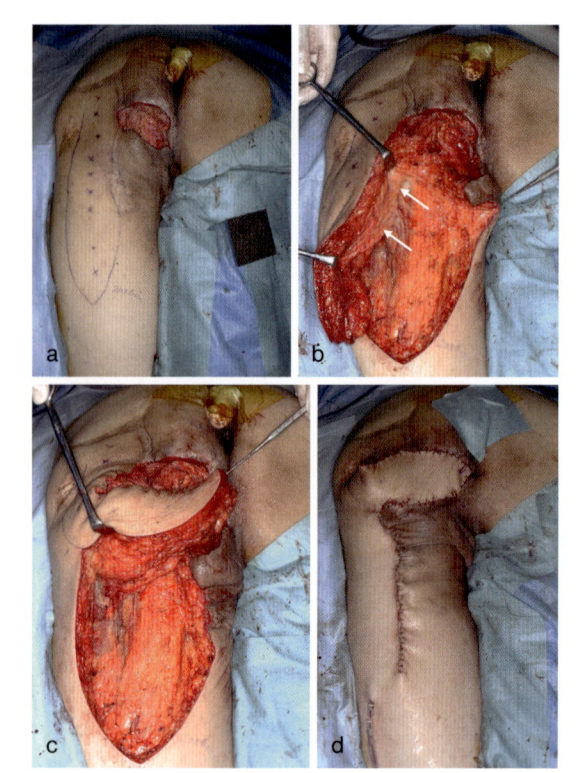

図 7-22 後大腿皮弁を用いた左坐骨部褥瘡デブリー
ドマン後の再建

a：坐骨部欠損に対して左大腿後面に後大腿皮弁をデザイ
ン．
b：下殿動脈下行枝を栄養血管として皮弁を挙上．
c：皮弁を欠損部に移動．
d：皮弁縫着直後．皮弁採取部は縫縮．

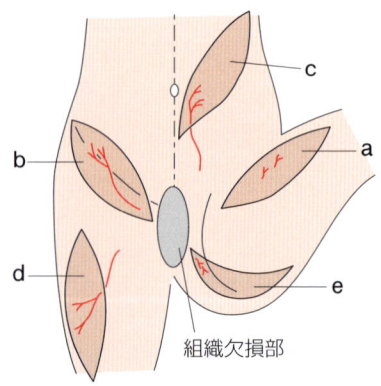

図 7-23 陰部再建に利用する主な皮弁：( )
内は栄養動脈

a：薄筋皮弁（内側大腿回旋動脈からの分枝）
b：鼠径皮弁（浅腸骨回旋動脈）
c：腹直筋皮弁（深下腹壁動脈）
d：前外側大腿皮弁（外側大腿回旋動脈下行枝）
e：殿溝皮弁（内陰部動脈からの皮膚穿通枝）

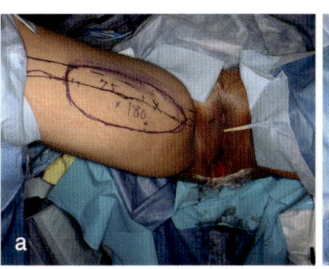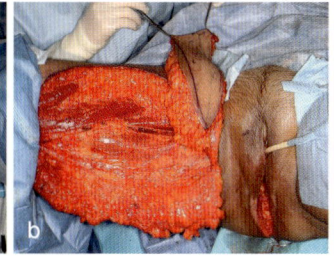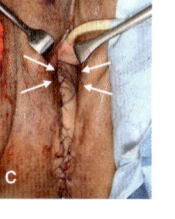

図 7-24　薄筋皮弁を用いた腟後壁再建
a：大腸癌が腟に浸潤していたため，大腸肛門とともに腟後壁を切除．薄筋皮弁を大腿内
　側にデザイン．
b：皮弁挙上後
c：皮弁を陰部に移動し，腟後壁を再建（矢印）．

7 再建外科

❷ 陰部の再建

　陰部には肛門や尿道口が存在するため，再建術によって術後排泄機能を維持することが重要である．浅い欠損に対しては植皮術を使用することもあるが，術後の瘢痕拘縮が生じると，排尿時に尿線の乱れなどの機能障害を生じることがある．そのため，欠損の部位，範囲，深さに応じて，術後の瘢痕拘縮が少ない適切な皮弁を選択することが重要である．陰部再建では大腿部，腹部，大腿部から採取される皮弁を有茎皮弁として用いることが多い．代表的な皮弁として，薄筋皮弁，前外側大腿皮弁，腹直筋皮弁，殿溝皮弁，鼠径皮弁などがある（図 7-23）．

Ⓐ 薄筋皮弁（図 7-24）

　大腿内側を走行する薄筋と，その上の皮膚・皮下脂肪を含むことができる筋皮弁であり，内側大腿回旋動静脈の分枝を栄養血管として採取される．大腿遠位部の皮膚血流はやや不安定で，部分壊死リスクが高いため，通常は大腿近位 2/3 の皮膚を採取する．

●参考文献
1）波利井清紀（監），野崎基弘（編）：形成外科 ADVANCE
　シリーズ　Ⅱ-7. 会陰部の再建と褥瘡の治療　最近の
　進歩　改訂第 2 版．克誠堂出版，2009

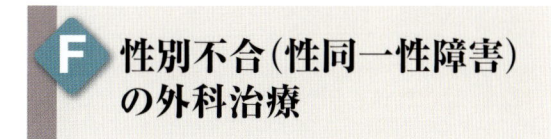

Ｆ 性別不合（性同一性障害）の外科治療

性同一性障害（gender identity disorder：GID）

と呼ばれてきたが，国際疾病分類第 11 版（ICD-11）より，性別不合（gender incongruence）に疾病名が変更となった．しかし，治療ガイドラインには大きな変更はなく，診断は精神科医が担当する．

　身体的治療の適応判断は，精神科医，産婦人科医，泌尿器科医，形成外科医などから構成される手術適応判定会議で検討される．特に生殖機能を廃絶する性別適合手術を実施する場合には，母体保護法 28 条への抵触を回避するために必須のプロセスである．従来，female to male transsexual（FTMTS），male to female transsexual（MTFTS）と呼ばれてきたが，非常にデリケートな分野であり，呼称がしばしば変更になる傾向がある．現時点では，トランス男性（trans men），トランス女性（trans women）という呼称がよく使用されている（図 7-25）．

❶ 手術治療の背景

　2003 年 5 月に成立した「性同一性障害者の性別の取扱いの特例に関する法律」（いわゆる GID 特例法）により特定の要件を満たせば戸籍の性別変更が可能となった．しかし，要件に手術治療が含まれていることは法律が手術を強制することになり人権侵害であるとして，2014 年 WHO などが手術要件の撤廃を求める共同声明を発表した．

　これを受けて，手術要件の撤廃の気運が高まり 2023 年最高裁は特例法第 4 号要件「生殖腺がないこと又は生殖機能を永続的に欠く状態にあること」が違憲であると判断した．以降，トランス男性に関しては，子宮卵巣摘出術を受けずに戸籍の変更が可能となった．ただし，第 5 号要件「その身体

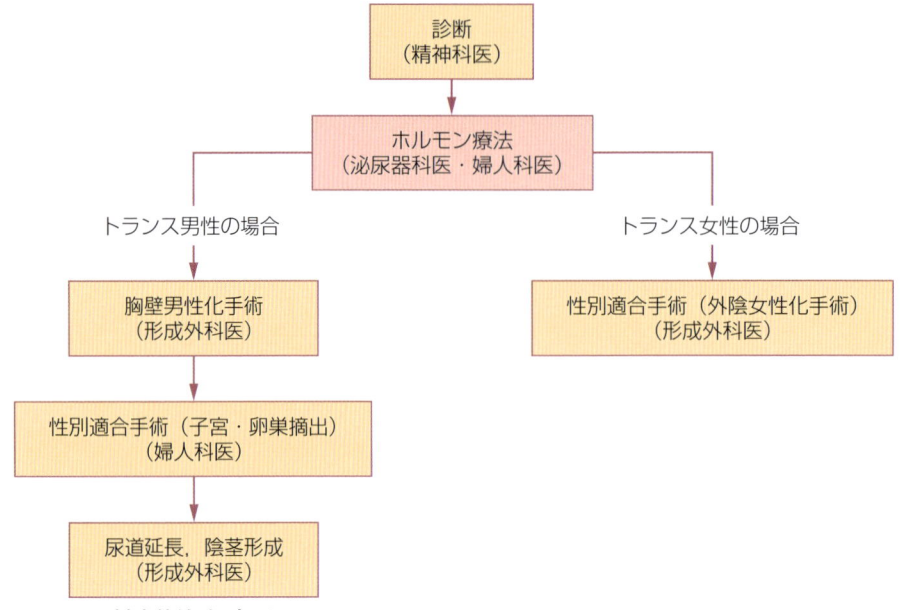

図 7-25　**基本的治療プロセス**

について他の性別に係る身体の性器に係る部分に近似する外観を備えていること」が高裁に差し戻しになったため，トランス女性はいまだ性別適合手術が必要となっている．

　2018年4月より性同一性障害の外科治療の公的健康保険の適用が開始された．GID学会（GI学会と改称）の認定医が認定施設で，日本精神神経学会が策定した性同一性障害に関する診断と治療のガイドライン（GID治療ガイドライン）を遵守した医療にあたることが要件となっている．

② トランス男性に対する手術治療

Ⓐ 胸壁男性化手術（乳房切除術）

　単に乳房を切除することを目的とするのではなく，胸部形態を男性に見えるように形成する手術であることから，近年欧米では，chest masculinization surgery と呼ばれるようになった．余剰皮膚を切除せず乳腺脂肪組織を単純摘出する術式から，余剰皮膚切除を行う術式まで数種類の術式が存在するが，乳房の大きさや下垂の程度を加味して術式を選択する．

NOTE

母体保護法第 28 条

　1948年に成立した優生保護法は，1996年に母体保護法に改正された．これにより「不良な子孫の出生を防止する」という目的が削除されるとともに，優生手術に関する規定などが削除されることとなった．

　母体保護法は不妊手術および人工妊娠中絶に関する事項を定めることにより，母性の生命健康を保護することを目的とする．「何人も，この法律の規定による場合の外，故なく，生殖を不能にすることを目的として手術又はレントゲン照射を行つてはならない」とされており，ガイドラインを遵守し正当な手順で性別適合手術が実施されなければ，本法第28条に抵触することとなる．

NOTE

性同一性障害者の性別の取扱いの特例に関する法律（GID 特例法）

　性同一性障害者で特定の要件を満たせば，家庭裁判所の審判により法令上の性別の取扱い，および戸籍上の性別記載の変更を可能とする法律である．

　2003年7月10日衆参可決成立し2004年7月16日施行された．① 18歳以上であること（年齢要件），② 婚姻していないこと（非婚要件），③ 未成年の子がいないこと（子なし要件），④ 生殖腺がないこと又は生殖腺の機能を永続的に欠く状態にあること（生殖機能欠如要件），⑤ 性器について近似する外観を備えていること（外観要件）の5要件となっているが，2023年の最高裁による要件 ④ の違憲判断を受けて現在すでに要件 ④ は無効となっている．

Ⓑ 子宮卵巣摘出術

本手術は，婦人科で実施される．開腹による術式に加えて，腹腔鏡視下，ロボット手術などが行われている．

Ⓒ 尿道延長術

のちの陰茎形成の前段階手術として行われ，子宮卵巣摘出術と同時に行われることが多い．

Ⓓ 陰茎形成術

尿道となる内腔面と外側の皮膚面の再建が必要となる．前腕皮弁，大腿皮弁，腹壁皮弁，鼠径皮弁などを有茎あるいは，マイクロサージャリーを用いた遊離皮弁として移植することになり，非常に合併症が多く難易度の高い手術である．

❸ トランス女性に対する手術治療

Ⓐ 性別適合手術（外陰女性化手術）

トランス女性に対する性別適合手術は，外陰形成，陰茎・精巣切除，造腟からなるが，近年，genital feminization surgery（外陰女性化手術）と呼ばれることが多くなった．

陰茎・精巣を切除し，陰茎背神経血管束を温存した亀頭の一部を用いて陰核を形成し，直腸と膀胱・尿道の間に造腟を行う．造腟の内腔面には，陰茎皮弁，陰嚢皮弁などの皮弁による方法とＳ状結腸を用いる方法がある．

Ⓑ 顔面女性化手術

人々は瞬時のうちに他者が女性であるか男性であるか認識しているとされる．トランス女性が社会生活を営むうえで女性と認識されることは非常に重要なことである．顔面女性化手術（facial feminization surgery；FFS）は，前頭部，下顎部，頬骨部，鼻部などの手術により顔貌を女性に見えるように形成する治療である．喉頭隆起（のど仏）の切除や声の音程を変化させる音声手術もこの範疇に入れられている．

Ⓒ 胸壁女性化手術

いわゆる豊胸術である．女性ホルモン剤の投与によって，乳腺が肥大し十分な大きさの乳房となることもあるが，患者本人の希望によりシリコン乳房インプラントなどを用いた豊胸術が行われる．

注）「性同一性障害」は，「性別不合」に呼称変更となる予定であるが，法律名など「性同一性障害」の呼称を用いた．

● **参考文献**
1) 百澤明，他：性同一性障害の治療の現状 性同一性障害に対する外科治療 乳房切除術．形成外科 57：857-865，2014
2) 百澤明：形成外科の治療指針 update2019 体幹疾患 性同一性障害．形成外科 62：S147，2019

Ⓖ 四肢

❶ 四肢の再建

形成外科において四肢の再建術が必要となる病態としては，先天異常，外傷，腫瘍が多くを占めるが，本項では主として腫瘍切除後や外傷後の組織欠損に対する再建手術について述べる．

Ⓐ 病態別の基本的な考え方

欠損の原因となった基礎疾患の治療戦略への理解と配慮が重要である．悪性腫瘍の治療においては，まず悪性腫瘍の治癒が第一の目的で，その治療戦略の柱の１つとして外科的切除がある．

進行癌では切除範囲が大きくなるためこれに付随して再建術が必要となる．しかし悪性腫瘍の治療は手術だけではない．化学療法や放射線治療などの併用が基本となるため，再建手術がこれらの基本治療の妨げにならないよう配慮することが必要となる．重症の四肢外傷では損傷を受けた四肢の血行を再建して患肢を救済すること，そして速やかに創部を被覆して感染などの合併症なく骨折部や腱の露出部を被覆することが基本戦略である．これらの目的を達成するには，適切な再建術のタイミングと目的に配慮した再建を行うことが重要となる．

Ⓑ 再建術式選択の基本的な考え方

四肢に限らず組織欠損に対する再建方法の選択

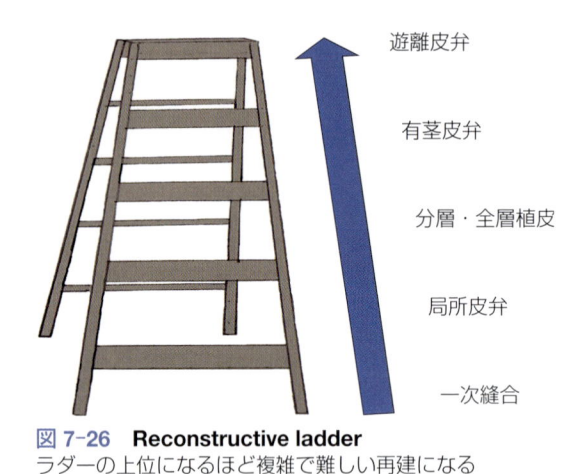

図 7-26 Reconstructive ladder
ラダーの上位になるほど複雑で難しい再建になる

表 7-1 四肢における代表的な皮弁選択

	上肢	下肢
局所皮弁	菱形皮弁 母指球皮弁 中手動脈穿通枝皮弁 橈骨動脈穿通枝皮弁	菱形皮弁 大腿筋膜張筋皮弁 腓腹皮弁
有茎皮弁	逆行性指動脈皮弁 逆行性橈側前腕皮弁 後骨間動脈皮弁 広背筋皮弁，肩甲皮弁	腹直筋皮弁 腓腹筋皮弁（＋植皮術） 後大腿皮弁 逆行性腓腹皮弁
遊離皮弁	前外側大腿皮弁 広背筋皮弁 鼠径皮弁 内側足底皮弁 足趾移植	広背筋皮弁 前外側大腿皮弁 鼠径皮弁 腓骨皮弁 内側足底皮弁

は，通常は reconstructive ladder（図 7-26）に従って選択する．すなわち過度な緊張なく縫合可能であれば一次縫合を行う．一次縫合できない場合は，近隣のゆとりのある部分から組織を移動してくる菱形皮弁などの局所皮弁術を行う．局所皮弁での被覆が困難な場合は遊離植皮術を選択する．骨や神経血管などの深部組織が露出する大きな欠損の場合は広背筋皮弁などの有茎皮弁移植を行い，有茎皮弁が到達できない部位に対しては遊離皮弁移植を選択する．

以上は四肢再建における術式選択の基本であるが画一的なものではなく，部位による解剖学的特徴に合わせて選択したり，複数の方法を組み合わせて選択したりする．また関節部の屈曲伸展機能については，筋肉移植や筋膜移植，腱移植，神経移植などさまざまな方法で機能再建を図る．

C 部位別に考慮すべき基本的な考え方

四肢は上肢と下肢に分けられ，それぞれ再建にあたり考慮すべき要素が異なる．上肢は物をつかむ，持ち上げるなど日常生活に重要な物理的機能に加えて，感情表現や手話など意思を伝える役割も担っている．また肘関節以遠は人目にさらされる露出部であるという特徴を有する．特に手指は「手タレ」のように手だけを出演させるタレントの職業分野も存在するほど整容的な意味合いも強い部位である．下肢は歩く，走る，階段昇降など主に物理的な移動手段としての機能が重要である．わが国では屋内で素足になり，また正座をするなど文化的・整容的な要素も大きい．

すなわち四肢の再建においては，日常生活動作を問題なく行えるかどうかという，機能的な再建を第一に念頭に置くが，患者個人の考え方や職業などによっては，機能と同程度あるいは整容的な配慮がより重要な場合もあることを理解することが必要である．

四肢の再建術において守るべき事項は次のとおりである．① 腫瘍，外傷いずれの場合でも無理ない再建術は避け，術者の技量に応じた安全で確実性の高い再建術を行う．② 原疾患の治療戦略を阻害しない再建方法を選択する．③ 最大限の機能回復が可能な再建術を選択する．④ 皮弁採取部の犠牲を可能な限り小さくする．⑤ できるだけ整容的な配慮を行う．

② 部位ごとの特徴と選択肢（表 7-1）

A 上肢の再建

1 ● 肩甲帯から上腕

a 肩関節

上肢の運動に重要な役割を担っている．上肢を引き上げる筋肉として僧帽筋，三角筋があり，上肢を前後方向に動かす筋群として広背筋，前鋸筋，大円筋，小円筋などがある．肩関節の伸側は皮膚皮下組織が薄く，組織にゆとりがないため一次縫合や局所皮弁が適応できないことも多い．骨や腱の露出がなければ遊離植皮術が選択可能である．

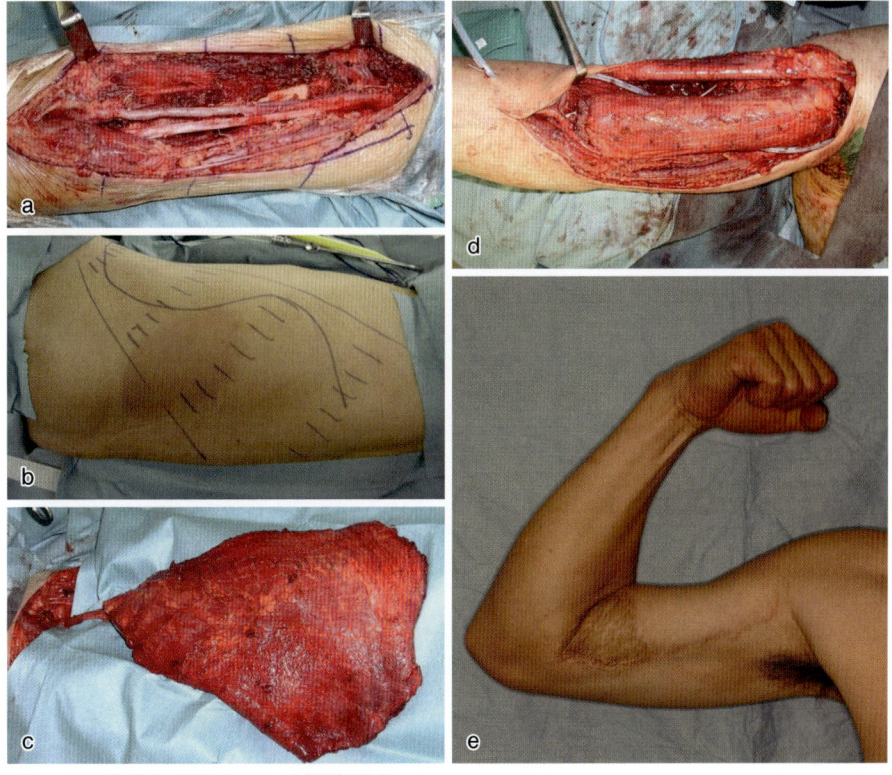

図 7-27　有茎広背筋弁による機能再建
a：50 代男性．右上腕軟部肉腫切除後の上腕二頭筋欠損を認める．
b：右背部に広背筋弁を採取するデザイン．
c：血管・神経がつながった状態で筋弁を挙上した．
d：筋弁を筒状に丸めて移植し上腕二頭筋を再建した．
e：術後，肘屈曲機能が回復している．

b 上腕部

　上腕二頭筋，三頭筋など主に肘関節の運動に関与する筋肉があり，深部には上腕動脈，橈骨神経，尺骨神経など重要な組織が走行する．これらが露出した場合は厚みのある組織で欠損部を閉鎖するために，局所皮弁や有茎皮弁を用いることが多い．上腕二頭筋や三頭筋の機能再建を目的として有茎広背筋移植が行われることもある（図 7-27）．

2 ● 肘関節周囲から前腕部
a 肘関節

　伸側は皮膚皮下組織が薄く皮下組織の直下に上腕骨，尺骨，橈骨が存在する．上腕骨内顆部には肘部管があり浅層に尺骨神経が走行する．屈側は比較的皮膚と皮下組織にゆとりがあるが，肘窩では上腕動脈，正中皮静脈，正中神経，橈骨神経が容易に露出するため，これらを被覆する．浅い広

範囲の欠損には伸側屈側ともに植皮術を行うことが可能である．有茎広背筋皮弁は肘窩程度まで到達できるため，厚みのある組織が必要な場合に選択される．

b 前腕部

　橈骨動脈および尺骨動脈の 2 本の主要血管で栄養され，皮膚皮下組織を栄養する小血管が多数存在する．皮膚皮下組織には比較的ゆとりがあり，一次縫合，局所皮弁，植皮術が多用される．この部位は狭い範囲に筋肉，腱，骨，神経，血管が密集している．このため再建にあたって注意する点として，無理に一次縫合を行うと筋膜下の組織圧が上昇してコンパートメント症候群をきたし，重篤な機能障害を生じる点が挙げられる．

　前腕は露出部位であり皮膚皮下組織が薄いため，大腿部や鼠径部から薄い遊離皮弁移植を行う場合が多い（図 7-28）．

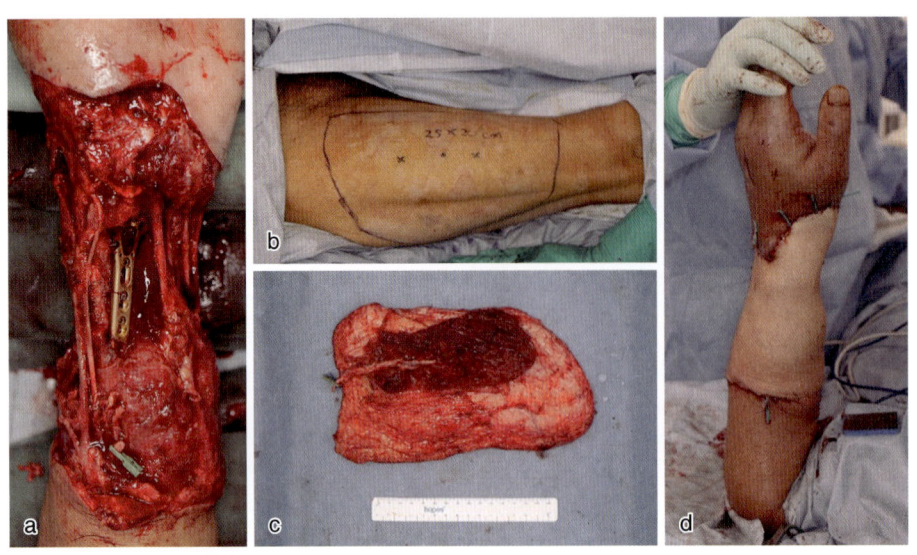

図 7-28　前外側大腿皮弁
a：70代男性．右前腕広範囲軟部組織欠損と橈尺骨骨折を認める．
b：右大腿から遊離前外側大腿皮弁を採取するデザイン．
c：皮膚，皮下組織，外側広筋，血管柄を含めて採取した．
d：皮弁の血管と前腕の血管をつなぎ合わせて，移植組織で死腔を充塡し前腕部を再建した．

3 ● 手関節部以遠
a 手部

　巧緻な動作を行うため，極めて複雑な解剖と機能を有しており，再建術も難しい．手背，手掌ともに組織のゆとりは少なく一次縫合は難しい．特に手掌は局所皮弁も作成が難しいため植皮術を選択することも多いが，植皮術を行う場合には手掌と手背の皮膚の性質の違いを理解することが必要である．手掌の皮膚は真皮層が厚く，汗腺が発達し，物をつかむなどの動作に向いており強い刺激にも耐える．同様の性質を有する皮膚は対側の手掌か足底しかない．手掌に植皮術を行う場合は，土踏まず部や内果部下方からの分層植皮術がよい適応である．また遊離皮弁の場合は内側足底皮弁を用いる．

　指部で植皮術が適応できない場合は逆行性指動脈皮弁や母指球皮弁，中手動脈穿通枝皮弁などが用いられる．1本の指全体の欠損の場合は，足趾移植を行う場合もある．

B ● 下肢の再建術

　下肢は上肢ほど整容性への要求が大きくないことと，皮膚軟部組織の血流が上肢ほど豊富ではないため，局所皮弁を選択することは多くはない．

広範囲の浅い欠損では植皮術が，広く深い欠損では主軸栄養血管を含む有茎皮弁を用いることが多い．

1 ● 大腿

　一般的に大腿内側部では皮膚皮下組織のゆとりがあり，外側部はゆとりが少ない．このため，内側部は縫合閉鎖を選択できることが多いが，外側部ではreconstructive ladderに従い浅い欠損創に対して植皮術が行われることが多い．広く深い欠損では遊離広背筋皮弁が選択されることが多いが，大腿近位部の再建では有茎腹直筋皮弁も選択肢に挙げられる．

　膝関節周囲は，膝関節の伸側は皮膚が薄くゆと

NOTE

逆行性皮弁とは

　四肢は遠位に行くほど組織量が少ないため，より中枢側の組織を利用して末梢側の再建を行うことがある．このときに皮弁の血流のもとになる血管茎を末梢側（手関節や足関節付近）におき，皮弁を中枢側（上肢では肘関節，下肢では膝関節の方向）に向かって作成する．

　つまり皮弁の中では，血流が末梢側から中枢側に向かい逆向きに流れる形態になるため，このような呼び名になっている．

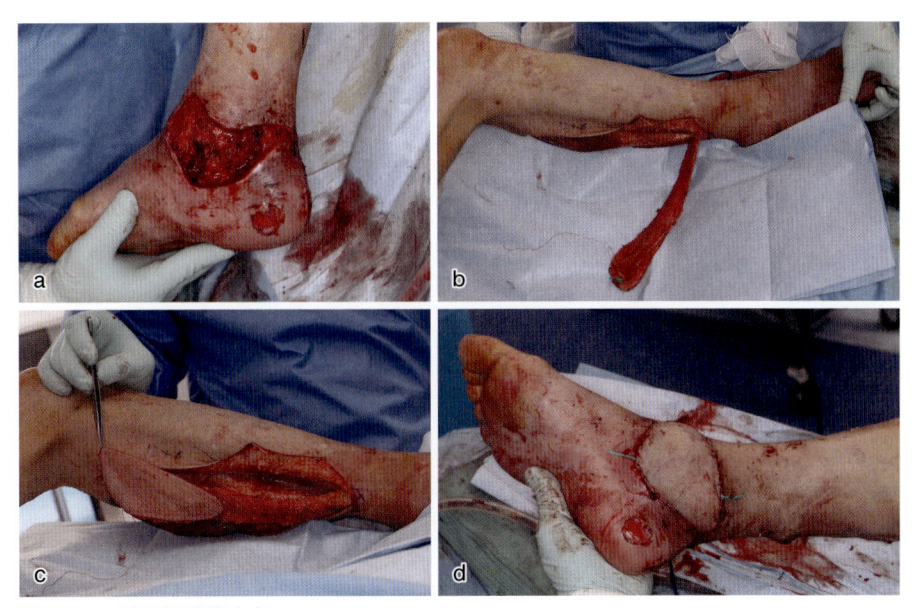

図 7-29　逆行性腓腹皮弁
a：70 代男性．右足内果部の脱臼骨折に伴う組織欠損を認める．
b：膝関節付近の下腿に皮島を有する皮弁を挙上した．
c：血管柄は右足外果部のやや頭側で，血流は心臓に向かって逆行するように流れる．
d：皮弁をアキレス腱の表面を通して内果部に縫合した．

りがないうえに，直下に骨組織を触れるため一次縫合閉鎖や植皮術での再建が難しい場合が多い．膝周囲の再建に頻用される術式としては，腓腹筋内側頭または外側頭を用いた有茎筋弁に植皮術を併用する方法である．この術式が選択できない場合は遊離皮弁移植の適応となり，多くの場合広背筋皮弁が用いられる．

2 ● 下腿

　下腿前面では脛骨が皮下直下に存在し，一次縫合，植皮術，局所皮弁いずれも選択できない場合が多い．下腿前面の遠位部や足関節部では逆行性腓腹皮弁が有用である（図 7-29）．下腿近位部では腓腹筋内側頭または外側頭を用いた有茎筋弁を選択するが，到達範囲が限られる．

3 ● 足部
a 足背

　皮膚が薄くゆとりがない，足背部の再建におい

ては靴を履くという機能的な観点から，薄い組織での再建が求められる．浅い組織欠損では植皮術が有用であるが，骨や腱が露出した大きな欠損では遊離皮弁移植が必要である．その場合，薄い皮弁として前外側大腿皮弁などが用いられる．

b 足底

　体重を支えるために皮膚の解剖学的構築が他の部位の皮膚とは異なっており，同等の性質を有する組織移植が可能な部位は健側の足底以外にない．足底の荷重部位における浅い組織欠損では，健側の土踏まず部からの分層植皮術が有用である．全層の組織移植が必要な場合は，健側の土踏まず部から採取する遊離内側足底皮弁移植が可能で，皮弁採取部には他の部位から植皮術を行って閉鎖する．

第 IV 編

美容外科

第8章 美容外科

A 皮膚の美容外科

多岐にわたる美容治療のなかで，わが国では皮膚に関する治療ニーズが最も大きく，施術数の8割を超える．1990年以降，医療機器や材料の進歩とともに，低侵襲で回復期間が短い美容治療法が数多く開発され，広く普及するに至った．

1 治療手技

皮膚の美容治療には，その目的に応じてさまざまな治療手技が単独もしくは併用して用いられる．代表的なものは，レーザーほか照射用光学治療機器，ケミカルピーリング，レチノイド，漂白剤（美白剤），イオントフォレーシス（エレクトロポレーション），フィラー（充填用注入剤），ボツリヌス菌毒素，アブレージョン（削皮術），美容手術などである．目的によっては，内服剤（脱毛症，にきびなど）や増殖因子の注射（bFGF，プラセンタエキス，多血小板血漿，幹細胞培養上清など）が用いられることもある．さらに化粧品の範疇になる抗酸化外用剤，保湿剤，サンスクリーンなどの知識も必要である．

1990年以降，レーザー技術は飛躍的に進歩し，しみ，しわ，赤ら顔，たるみをはじめとして，数多くの目的で利用されるようになった．また，ヒアルロン酸注入剤やボツリヌス菌毒素の製剤は高い効能とともに，その簡便さ，安全性が高く評価され，わが国においても承認された（自費）．手術では，施術者の熟練とともに，吸収性の糸を使ったスレッドリフトによる顔のたるみ治療も普及した．

2 治療の目的（美容的愁訴）

美容治療の目的は，患者のニーズに基づく．しわ（大じわ，小じわ，表情じわ），しみ（さまざまな色素沈着），あざ，血管拡張（赤ら顔），皮膚の小腫瘍（ほくろ，いぼ），にきび（皮脂過多），にきび痕（凹凸，色素沈着，紅斑），脱毛症（はげ），多毛症，醜状瘢痕，毛穴の開き（毛孔開大），皮膚線条（妊娠線），刺青除去，さらにはくまやたるみと，患者の美容的愁訴は多岐にわたる．

大きく分けると，① 皮膚の加齢による症状，② 遺伝的要因による症状（あざ，小腫瘍など），③ ホルモンによる症状（にきび，禿髪など），④ けがや炎症に起因する症状（瘢痕，刺青や炎症後色素沈着など）に分けられる．メラニンが少ない白人では，紫外線に起因する皮膚がん，小じわ，血管拡張症が多いが，メラニンが多いアジア人では白人に比べて皮膚がんや小じわが少なく，紫外線や炎症後色素沈着（しみ）の愁訴が多い．

3 治療法

A レーザーなど光学治療機器

美容目的で使われる代表的レーザーは，ルビー（波長694 nm），アレキサンドライト（755 nm），ダイオード（810 nm），Nd：YAG（1,064 nm）レーザーなどのメラニンを標的とするレーザー，ヘモグロビンを標的とする色素（ダイ）レーザー（590 nm前後），および水を標的とする炭酸ガスレーザー（10,600 nm）などである（図 8-1）．さらに高密度焦点式超音波照射機器（HIFU）も，皮下に熱を加えるたるみの治療として普及してきた．

脱毛や血管腫などではその標的の周囲の組織に

傷害を加えることが必要であるため，パルス幅（照射時間）を長くする（ロングパルス）が，シミなどでは標的周囲へのダメージを最小限に抑えるためにナノ秒レベルまで短くする（Q スイッチ）．最近は連続波長光（インテンスパルスライト），赤外線や高周波，ラジオ波などを用いた治療器も出てきている．

Ⓑ フィラー（注入充塡剤）（図 8-2a）

架橋したコラーゲンやヒアルロン酸など細胞外基質成分を利用したものが多い．従来はしわ治療

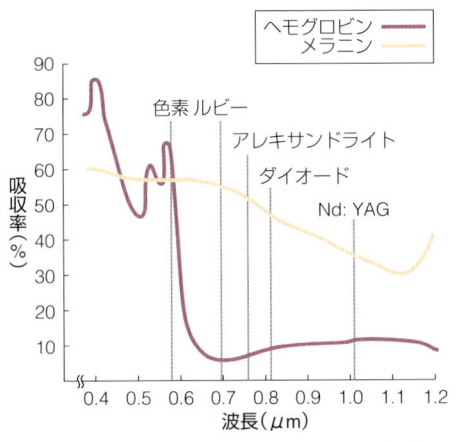

図 8-1　**メラニン，ヘモグロビンの吸収率とレーザー波長の関係**
メラニンを標的とするルビー，アレキサンドライト，ダイオードおよび Nd：YAG などのレーザーの波長は，ヘモグロビンに吸収されにくくメラニンに吸収されやすい波長である．これらの波長は主に可視光領域（400〜700 nm）であるが，水分を標的とする炭酸ガスレーザーはさらに波長の長い赤外線領域である．

（しわの凹みを埋める）に使われたが，最近では隆鼻，おとがいや目の下のくまなどの軟部組織増大の目的でも広く使用されるようになった．

Ⓒ ボツリヌス菌毒素（図 8-2b）

神経毒で，運動神経末端の神経筋接合部でアセチルコリン放出を抑える．伝達遮断により骨格筋を麻痺させることができるとともに，交感神経を麻痺させること（発汗抑制など）にも有効である．麻痺は一時的で2〜6か月で自然回復する．各種表情じわ（眉間，眼瞼周囲，口周囲，鼻唇溝ほか）の治療，咬筋の廃用性萎縮によるエラの治療や多汗症，ガミースマイルの治療などに使われる．

Ⓓ リサーフェシング（ピーリング）

皮膚表面を剝離し，その後の皮膚新生を促すことにより，皮膚の機能的・美容的改善をめざす．レーザー（炭酸ガスレーザーなど）によるもの，機械的なもの（電動グラインダーによる削皮など），化学薬品によるもの（ケミカルピーリング）などがある．ケミカルピーリングには AHA（αヒドロキシ酸），サリチル酸や TCA（トリクロル酢酸）などが使用される．

Ⓔ レチノイド

ビタミン A の誘導体の総称で，代表的な成分はトレチノイン（オールトランスレチノイン酸）である．外用剤として，角質剝離作用，表皮角化細胞増殖作用があり，表皮のターンオーバー（新陳代謝）を早めて表皮内メラニンの排出を促進するとともに，光老化に伴う真皮の諸症状（菲薄化，血流

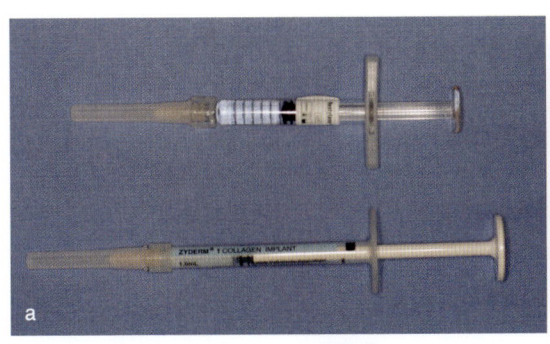
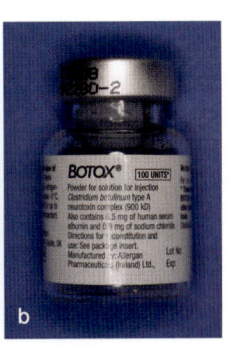

図 8-2　**フィラーとボツリヌス菌毒素**
a：フィラーの代表的なものは，ヒアルロン酸（上）とコラーゲン（下）である．
b：ボツリヌス菌毒素は，溶解後に表情筋に注射して麻痺を起こさせる．

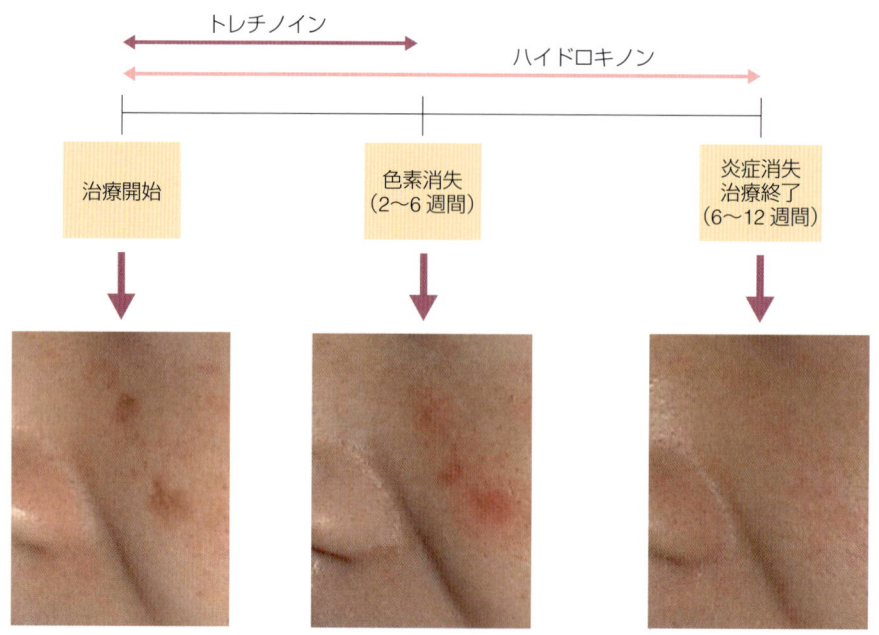

図8-3　トレチノイン・ハイドロキノン外用療法による色素沈着の治療プロトコール
表皮内の色素沈着は外用療法も可能である．前半はトレチノインとハイドロキノンを併用して漂白を行う．茶色い色素沈着が消失したら（最長8週間まで）トレチノインを中止し，後半はハイドロキノン単独で炎症をゆっくりさましていく．

悪化など）を改善する効果がある（図8-3）[1]．

F 漂白剤（美白剤）

ハイドロキノンに代表される．メラニン産生を抑え，皮膚の色を改善する．

G 化粧品

医療においては，①遮光（サンスクリーン），②保湿（セラミドやヒアルロン酸など），③カモフラージュ（カバーリングファンデーションなど），④抗酸化（ビタミンCなど）が主な使用目的である．

H ホルモン剤

性ホルモンに起因する美容的愁訴には，にきび，脂漏過多，多毛症，男性型脱毛症（若はげ），性機能不全（男性更年期），女性化乳房，性同一性障害などがある．これらの治療に，ホルモン動態を是正，操作する目的で，ホルモン剤（阻害薬，外用剤，サプリメントなど）を使用することがある．

4 治療対象

A しみ（色素沈着），あざ

しみの治療は正確な臨床診断が治療の鍵であり，治療結果を左右する[1]．メラニンの局在，メラノサイトの有無など症状に応じて，レーザー，トレチノイン，ハイドロキノンなどを組み合わせて，適切な治療法を選択する．

B しわ

大きなしわはヒアルロン酸注射剤で，しわに沿って皮内に注射し，平坦化させる．安全性は高いが，6か月程度で吸収されるため，効果の持続には反復治療が必要になる．小じわ，ちりめんじわには，リサーフェシングが行われる．表情じわ（動きじわ）は，ボツリヌス菌毒素製剤を表情筋に注射して麻痺させる．

C たるみ

フェイス・リフト手術で吊り上げるのが一般的であったが，最近では吸収性の糸を埋め込んで吊り上げる施術（スレッドリフト）が一般化してきて

いる．自家脂肪（吸引脂肪組織）やフィラーなどの注入で陥凹部位を膨らませて，皮膚の張りを出す治療も多く行われている．

Ⓓ にきび，にきび痕

治療には，ケミカルピーリング，レチノイド外用・内服，レーザーなどで角栓を剝がす治療が有効である．抗アンドロゲン療法（男性ホルモン受容体拮抗阻害薬など）は，皮脂の分泌を強力に抑える．にきび痕の凹凸は，フラクショナルレーザーやアブレージョンが試みられるが，劇的な改善は難しい．

Ⓔ 血管拡張（血管腫）

顔面では光老化（紫外線の影響でできる加齢現象）でできるほか，原因不明の赤ら顔や血管腫も多い．最近は下肢静脈瘤の治療も盛んで，硬化療法（硬化剤の血管内注射）やレーザー治療が行われる．

Ⓕ 脱毛症（はげ）

男性型脱毛症であれば抗アンドロゲン療法（フィナステリド，製品名プロペシア，5α リダクターゼ阻害薬）やミノキシジルの外用・内服（内服は国内未承認），増殖因子（多血小板血漿や培養上清など）の注射，自家植毛手術（後頭部より）などが行われる．

Ⓖ 多毛症（脱毛治療）

メラニンを標的とする波長（アレキサンドライト，ダイオード，Nd：YAGなど）でパルス幅の長い脱毛レーザーが使われる．毛幹を焼灼するとともに周囲の毛包組織の破壊を目的とする．1〜2か月ごとに数回の反復治療が必要である．

Ⓗ 皮膚の小腫瘍

治療対象は，母斑細胞性母斑（主に黒いホクロ），脂漏性角化症（老人性疣贅），尋常性疣贅，青年性扁平疣贅，黄色腫，汗管腫，稗粒腫など．

すべてスキャナー付きの炭酸ガスレーザーで治療することが可能である．大きいものは切除縫合術を行う．

美容皮膚治療の対象の多くは，老化に伴う症状（すなわち進行性）であり，反復治療が必要になる

ことが多い．患者の美容的愁訴は千差万別であり，的確な臨床診断とともに，多岐にわたる治療薬・治療機器の知識，皮膚科学や内分泌学の知識，化粧品・スキンケアや生活指導など広範な知識が必要になる．この医療分野は日々進化しており，最新の医療技術に関する知識や経験も求められる分野である．

●参考文献
1) Kurita M, et al：A therapeutic strategy based on histological assessment of hyperpigmented skin lesions in Asians. J Plast Reconstr Aesthet Surg 62：955-963, 2009

Ⓑ 顔面の美容外科

① 顔面輪郭の美容形成

Ⓐ 美容外科における輪郭形成

美容で行う輪郭形成には，顔貌を審美的に変えたい場合と加齢性変化を修正したい場合とがある．

加齢性の輪郭変化は，骨格性には，眼窩の拡大，頬骨前面の後退，上顎骨と下顎骨の減量と歯の咬耗や喪失による顔面高径の縮小などがある．軟組織においては，皮膚のたるみによる下垂と脂肪の厚い位置が加齢により変化するために，眼窩下部と上頬部のボリュームが減少し，下頬部やおとがい下のたるみが増加する．問題の原因が骨格か軟組織かにより，それに応じた修正が行われるべきではあるが，美容においては骨格性の問題点も軟組織の修正ですませるケースがある．

Ⓑ 軟組織による輪郭形成

1 軟組織減量による顔面の痩せ

口腔内切開から頬脂肪にアプローチし，これを切除減量する．頬部の皮下脂肪を，耳前ないし耳後部から脂肪吸引により減量する術式もある．

顎角部の減量（いわゆるエラ張りに対する手術）には骨格の手術も有効ではあるが，精製ボツリヌス菌毒素注射が多く行われている．経皮的に咬筋内へ注射し，咬筋の運動麻痺から廃用性萎縮を得る．ボツリヌストキシンの効果は徐々に減弱するので，繰り返しの注射が必要である．

2 ● フェイス・リフト

　目立たないように前額から耳前部にかけての生え際，耳前から耳垂下部に皮膚切開を置き，顔面の皮膚のたるみを切除する．これにより皮膚の緊張が回復して小じわがなくなる．さらにSMAS（superficial musculoaponeurotic system）と呼ばれる，耳下腺浅筋膜を引き上げて縫縮する操作を行うことで，頬部，口囲の軟組織の下垂が引き上げられ若返る．手術には専門的知識と高度な技術を必要とする．

3 ● フィラーなどの人工材料注入

　フィラーと呼ばれる人工材料を経皮的に注射し，加齢により失われた顔面の隆起や張りを回復する．上下の眼瞼部や頬骨部などが多い．形態的に若返るだけでなく，皮膚の緊張が増すことで細かいしわが減る．また鼻眼瞼溝や鼻唇溝などのしわ自体に対しても，しわの局所皮下にフィラーを注入することで改善できる．一方，眉間のしわや外眼角にできる「カラスの足あと」などの表情筋の運動に伴ってできるしわは，ボツリヌス菌毒素注射により表情筋の運動を制限する方法を用いると改善する．

　現在，フィラーとして用いられるのは，主にヒアルロン酸製剤，コラーゲン製剤が主流である．合併症にはアレルギー反応や感染，また血管内への誤注入による皮膚壊死，失明や脳梗塞などが生じることも稀にある．徐々に吸収減量するので，結果が不満足な場合は吸収を待てばよく簡便である．

C 硬組織による輪郭形成

1 ● 人工材料による骨格の増量

　埋入される材料にはハイドロキシアパタイト，シリコンなどがある．あらかじめ部位や体格に応じた適切な形態で用意されている材料もある．欠点は感染に弱いことである．感染は術後経過の良好な症例でも，突如発生することがある．埋入部位はおとがい部，前額部，頬骨部などが多い．最近の患者は男女ともに小顔願望が非常に強く，下顎が小さいことを希望するが，おとがいがバランスよく突出していることは大変重要である．小下顎であることは子どもっぽい印象や可愛い印象を強めるが，おとがいの隆起は小下顎の患者に大人

の印象や意志の強さなどの印象を加えることができる．

　前額部の増量は顔面の前後径を増し，彫りの深い立体的な顔貌を作り出すが，男性的要素が強まるうえ顔面が大きい印象になるので，男性化を希望する患者に行われることが多い．頬骨部を前方へ増大することは，中顔面の発育の不足している凹面な顔貌の患者には審美的改善が得られる．また若さを印象づけるので，抗加齢目的にも行われる．鼻への人工材料の埋入は，最も多く行われる美容外科的手術で，鼻根部から鼻尖まで一体のシリコンを用いるのがほとんどである．

　それぞれ患者の希望と医師による客観的な審美性の評価により，埋入する人工材料の形態とサイズを決める．

2 ● 骨切りによる輪郭修正

　骨切り術は顔面各部の減量にも増量にも用いることができる．

　頭蓋骨および眼窩により構成される上顔面，鼻骨と頬骨，上顎骨から構成される中顔面，下顎骨により決定づけられる下顔面，この三者のバランスと相対的位置関係が顔面の印象やタイプを決める（図8-4）．その骨格の修正は，真に美しい顔貌の獲得において大切なものである．また顎変形症に対する骨切り術には歯の矯正移動を必要とし，治療期間は長くなる．

　手術の侵襲は比較的大きく，多くは全身麻酔下の手術で行われる．また術後血腫や輸血を必要とするような大量出血，知覚神経や顔面神経の障害などの合併症が生じる可能性がある．

a 下顎角部骨切り術

　いわゆる「エラ削り」手術である．下顎角部の外側に張り出した部分を骨切りにより切除する．下顎神経を温存する必要があるため切除できる骨量は比較的少なく，咬筋の減量術を併用することが多い．術式には経皮的に行うものと，口腔内から行うものとがあるが，傷跡を顔面には残さない経口腔的手術が多く行われる[1]．

b おとがい形成術（図8-5）

　基本的にはおとがいの尖端をほぼ水平に骨切りし，この骨片を前方へ突出，後方へ後退，あるいは非対称の修正のために左右に移動させるなどしたうえで，骨固定用のプレートとスクリューによ

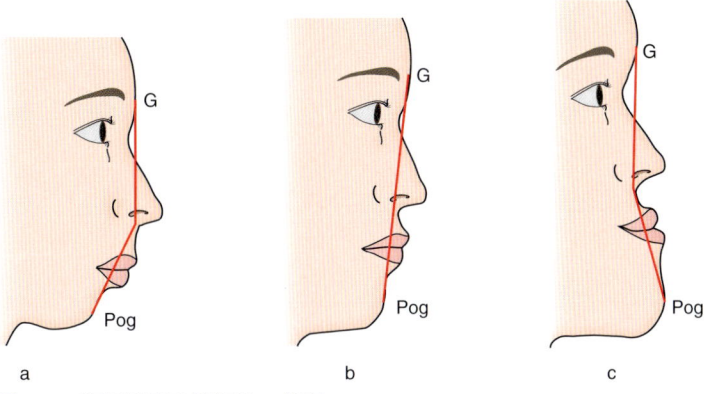

図 8-4 顔面輪郭の代表的 3 分類
a：Convex 型（突出型）， **b**：Normal 型（正常型）， **c**：Concave 型（陥凹型），
G：前額部外形線上の最突出点， **Pog**：下顎骨おとがい隆起部の最突出点．

り固定する．また垂直方向への短縮を必要とする場合は，スライス状の骨片を中抜きして行う．おとがい尖端の骨片は自然なおとがいの形態を維持するために必要で，これを削ったり切除したりしてしまうと審美的によい結果は得られない．

c 頬骨骨切り術

頬骨は顔貌の横幅を決定づける重要な部分である．これが横方向に張り出している場合は，骨切りにより顔面横径の縮小を図る．口腔内切開と下眼瞼縁切開から行われることが多い．

d 前額部骨形成術

前額特に眉毛部の骨を減量する．この部分の前方への突出は男性顔の特徴であり，これを好まない女性の患者や女性化を希望する男性患者が対象となる．前額の部分は骨削除の方法を用いるが，眉毛部の骨突出は上顎洞前壁なので，前壁の骨を温存しつつ，これを後退させるような骨切りが必要である．切開は，傷跡が有毛部内に隠れる頭蓋環状切開を用いる．

e 顎変形症手術

顎変形症とは下顎と上顎を中心とした骨格性の変形をいう．歯の咬合関係にも影響するため，多くの症例では咬合不正を伴う．この手術は顔面輪郭の大きな改善をもたらすので，美容外科でも広く行われている．

術式には，上顎骨骨切り術と下顎骨骨切り術，および両方を同時に行う上下顎骨骨切り術がある．上顎全移動術は Le Fort（ルフォー）型骨切り術（図 4-16 参照➡139頁）と呼ばれ，上顎骨折の分類に準じて I 〜 III 型まである．部分骨切り術とし

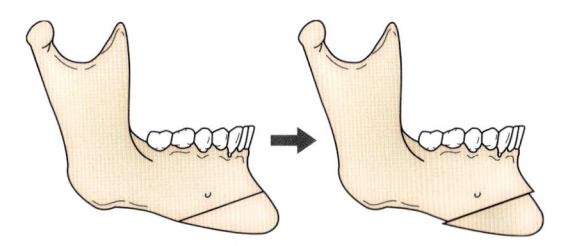

図 8-5 おとがい形成術の術式
おとがい尖端の形態を温存したおとがい縮小術．

ては上顎前歯部歯槽骨切り術がある．下顎全移動術には，下顎枝矢状分割法と下顎枝垂直骨切り法がある．これに加え下顎前歯部歯槽部骨切り術がある．ほとんどの手術は口内法で行われ，顔面には瘢痕を残さない．

顔面骨格の評価は，頭部 X 線規格写真で行われる（図 8-6）．正常群の平均値が理想的骨格であると考えられている[2,3]．美容外科では患者の希望や医師のセンスが重視されるなかで，こうした分析法は貴重な客観的指標である．シミュレーションサージェリーなどで患者の納得を得るための十分な検討を行ったうえで手術を計画することが大切である．

●参考文献

1) Deguchi M, et al：Angle-splitting osteotomy for reducing the width of the lower face. Plast Reconstr Surg 99：1831-1839, 1997

2) 宍倉浩介：頭部 X 線規格写真による硬組織と軟組織とについての計測学的研究．日本人青年の正常咬合および Angle Class I のものについて．日矯歯誌 28：263-273, 1969

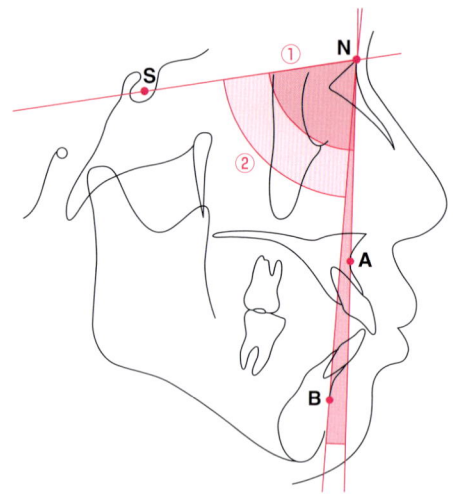

図 8-6　頭部 X 線規格写真の代表的分析法（Steiner 分析）

S：Sella（トルコ鞍中央点）
N：Nasion（鼻骨前頭縫合）
A：上顎歯槽基底点，B：下顎歯槽基底点
SNA 角：頭蓋底に対する上顎の相対的位置を表す
　　　　　角度計測（①）
SNB 角：頭蓋底に対する下顎の相対的位置を表す
　　　　　角度計測（②）

3) Tweed CH：The Frankfort Mandibular incisor angle
(FMIA) in orthodontic diagnosis, treatment planning
and prognosis. Angle Orthod 24：121-169, 1954

② 眼瞼の美容外科

Ⓐ 日本人の形態的特徴と美容外科手術

　東洋人では眼裂幅と内眼角距離は，ほぼ等しいのがよいとされている．西洋人（Caucasian）では内眼角間距離が狭く，眼裂幅が大きい．見かけの内眼角間距離は，東洋人においては蒙古襞（mongolian fold）のためにより広くなって見える．そのため眼裂幅を広く見せるための内眼角形成術が行われる．また，眼裂の傾斜は東洋人では外眼角が内眼角より高く，西洋人ではその傾斜は水平に近い．上眼瞼瞼縁には重瞼（double eyelid fold, いわゆるふたえまぶた）といわれる皮膚の皺襞がある場合と，皺襞のない一重瞼とがある．一重瞼には，完全な一重瞼と，重瞼でありながら重瞼線が瞼縁を越えて下垂しているために一重瞼に見えている場合とがある．

　白人（Caucasian）の多くは完全な重瞼である．東洋人では上眼瞼部の眼窩脂肪織が瞼板の前面に下がっていることが多く，また瞼板前脂肪織も多いことから眼瞼が分厚い印象を作っているのが特徴である．これらに対して，重瞼術や上眼瞼脂肪の切除術が行われる．

　一方，下眼瞼には涙袋と呼ばれる眼輪筋の肥厚による隆起があり，これを若さと可愛さの象徴として好むことがあり，涙袋形成が行われる．

Ⓑ 加齢による変形

　加齢により皮膚が弛緩し，上眼瞼では重瞼線の本数が増えて乱れる．緩んだ眼瞼皮膚が上眼瞼縁を越えて垂れ下がってくることで視野を遮るようになる．それにつれ重瞼幅は狭くなって，外見上一重瞼となる．この状態を皮膚性の眼瞼下垂症と呼ぶ．通常，この皮膚のたるみは外側から顕著になってくる．

　また，加齢により眼瞼挙筋の作用が減弱し，開瞼量が減る．この状態が眼瞼下垂症である．眼瞼下垂症では，眼瞼が視野を遮り見にくくなるので，眉毛を引き上げるようになる．眉毛を挙上すると前額に横皺が増えてますます加齢して見えるうえに，前頭筋の緊張から疲労感や頭痛などの愁訴が生じてくる．このような状態を老人性の眼瞼下垂と総称する．また上眼瞼では，眼窩脂肪組織の萎縮により眼瞼が陥凹する（sunken eye）．

　下眼瞼では，加齢性の変化により下眼瞼が半円形に膨隆し，その下縁に深い溝を形成する袋状眼瞼症（baggy eyelid）が生じる．これは眼窩隔膜の弛緩と眼球を支えている支帯の弛緩とにより，眼窩脂肪の逸出が生じることによる．同じように皮膚の弛緩により外眼角部に「カラスの足あと（crow's feet）」と呼ぶ大きなしわや細かなちりめんじわが目立つようになる．さらに加齢が進むと下眼瞼は外反を呈するようになる．

Ⓒ 美容外科的眼瞼の手術

1 ● 重瞼術

　重瞼線は，挙筋腱膜の一部が眼窩隔膜・眼輪筋を貫いて皮膚に付着していることでできる（図 8-7）．一重瞼の人ではこの付着がないので，これと同様の線維性の癒着を手術で形成することで二重瞼にすることができる．重瞼の型は大別して平行

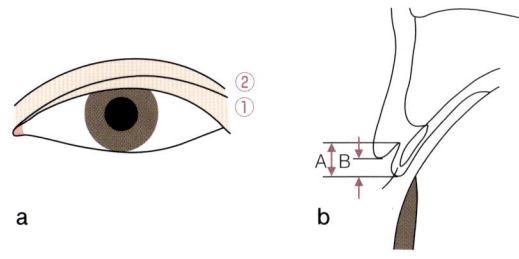

図 8-7　重瞼線（上眼瞼溝）の型
a：末広型（①）と平行型（②）
b：二重瞼における実際の重瞼幅(A)と見かけ上の重瞼幅(B)

〔谷野隆三郎：美容外科各論顔の各部．鬼塚卓彌（監修）：標準形成外科学（第4版）．pp288-297, 医学書院, 2000 より改変〕

型と末広型に分けられる．東洋人では末広型が多い．

　手術により作る重瞼線の形と幅は患者の希望を聞きながら，的確なアドバイスを交えて決める必要がある．末広型の重瞼は知的で上品な印象となり，幅の広い平行型の重瞼は目が大きく派手な印象が得られる．幅の広過ぎる重瞼術が行われた症例を後から細く変えることは可能だが難しい．東洋人では重瞼幅は6〜8 mm 程度がよいとされている．

　手術は局所麻酔下に行われ，切開法と非切開法（いわゆる埋没法）とがある．切開法では重瞼予定線に沿って上眼瞼皮膚を切開し，皮膚と瞼板の間に線維性の癒着を形成させる．切開法は，瘢痕が残るが重瞼線の消失が少なく確実である．また，いわゆる「腫れぼったい目」に対しては切開法を用いることで眼窩脂肪を切除減量することができる．手術では，十分な止血を行うことと脂肪を取り過ぎないことが重要である．取り過ぎると上眼瞼陥凹症となり，老けた印象が強くなる．

　非切開法（埋没法）は重瞼予定線に沿って3〜4か所の浅い小切開を置き，皮膚と瞼板を縫着する．瞼板の結膜側から糸を通し，全く皮膚切開を要さない方法もある．非切開法は手技が簡単で瘢痕も残らないが，重瞼線の消失が起こりやすい．

　一般的には非切開法を優先し，眼瞼の厚ぼったい症例で眼窩脂肪減量を要する症例や，弛緩した余剰皮膚の切除を要する症例，埋没法で行った重瞼線が外れた症例などには切開法を用いる．

2 ● 内眼角形成術

　東洋人に多い蒙古襞は，その程度が重いと内眼角部の眼裂が隠され小さく見え，眼窩隔離症のように見える．また蒙古襞によって重瞼線も末広型となって，平行型になりにくい．これを切除したりZ形成術，ダブルZ形成術などで形成することにより，眼裂が大きくなり明るい印象の目になる．いわゆる目頭切開と呼ばれている手術であるが，内眼角自体を切開するものではない．

3 ● 外眼角形成術

　内眼角形成術と異なり，外眼角形成術は実際に外眼角を切開して眼裂を大きくする．しかし外眼角は骨性の眼窩外側縁との距離が非常に近く，切開による延長量は1〜2 mm である．

4 ● 上眼瞼除皺術（図 8-8）

　上眼瞼のたるんだ皮膚を重瞼線上で切開し，眼輪筋の一部を含めて切除する．同時に切開式重瞼術を行い，重瞼幅を調整する．これにより重瞼が回復し，皮膚性の眼瞼下垂症を改善することができる．皮膚切除を眉毛下で行う眉毛下除皺術もあり，こちらのほうが術後の腫脹も少なく，最近は多く行われている．

5 ● 下眼瞼除皺術

　睫毛下1〜2 mm のラインで下眼瞼を切開し，外眼角より外方はしわに沿って外下方へ切開線を延長する．弛緩した皮膚を切除することで，細かいしわが消える．皮膚を取り過ぎると眼瞼外反が生じるので注意を要する．

6 ● 眼瞼下垂症手術

　近年よく知られるようになって，多くの施設では手術件数が激増している．患者の視機能を改善するための機能的な手術であるが，眼瞼・眼裂の加齢による形態変化が改善され，前額のしわもなくなるため，結果として大いに若返る．患者にとっては美容的な効果も大きい手術である．

　腱膜性眼瞼下垂と呼ばれる眼瞼挙筋の作用低下によるものに対しては，眼瞼挙筋の前転法と呼ばれる挙筋の短縮再縫着術を行う．これにより挙筋機能が回復し，開瞼が改善する．この手術は開瞼が楽になり普段から瞼裂が大きくなるが，その分

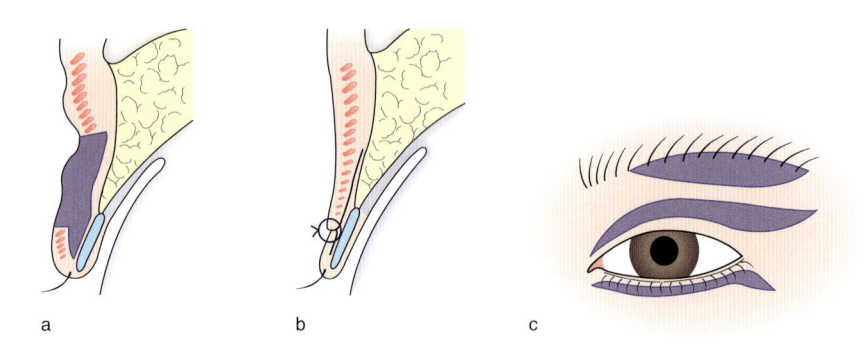

図 8-8 眼瞼除皺術
a：上眼瞼除皺術における切除範囲
b：上眼瞼除皺術後の眼瞼
c：眼瞼除皺術における上下眼瞼の皮膚切除部位
〔谷野隆三郎：美容外科各論顔の各部. 鬼塚卓彌(監修)：標準形成外科学(第4版). pp288-297, 医学書院, 2000 より改変〕

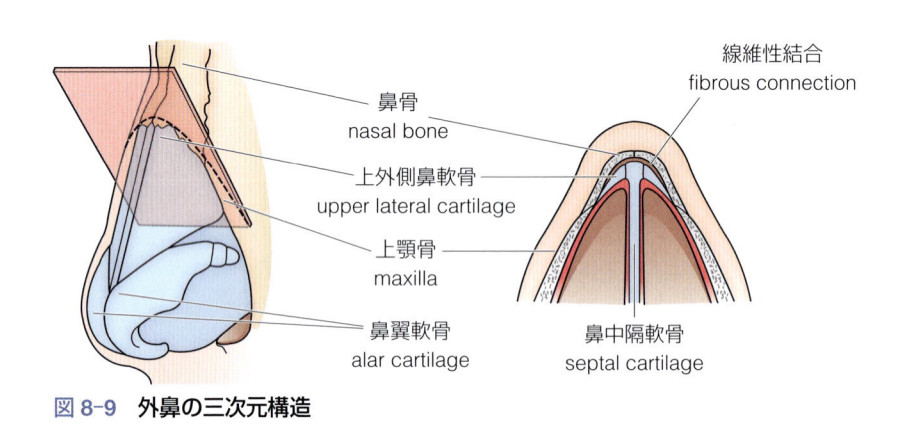

図 8-9　外鼻の三次元構造

線維性結合
fibrous connection

鼻骨
nasal bone

上外側鼻軟骨
upper lateral cartilage

上顎骨
maxilla

鼻翼軟骨
alar cartilage

鼻中隔軟骨
septal cartilage

閉瞼しにくくなるため兎眼を作らないよう注意が必要である.

3 鼻の美容外科

外鼻，いわゆる鼻は顔の中心に位置しているため，その形態は顔貌に大きな影響を与える. 鼻の美容外科では，顔面全体のバランスが重要となり，「形のよい鼻」という標準形は存在しない.

A 外鼻の解剖

外鼻の立体的構造は，骨・軟骨が基礎構造として土台をなしており，支持組織(靱帯，結合組織)が，骨-軟骨，軟骨-骨を連結している. この土台が皮膚，軟部組織で被覆されており，外鼻という3次元構造を形成している(図 8-9, 10).

B 外鼻の治療

1 隆鼻(鼻すじ)

鼻根部を中心に，鼻背の高さ/幅の比を変えて顔全体との調和を得る，すなわち鼻すじを変える施術が隆鼻術である. 日本人は，欧米人と比べ低く平坦であるため，高くて比較的シャープな鼻を好まれる. 鼻背部の移植材料として，自家組織である肋軟骨，側頭筋膜，人工素材としてはシリコン，ゴアテックスなどが挙げられる. また培養技術を用いた軟骨細胞や脂肪細胞が用いられているが，簡便性や侵襲性などの観点から，ヒアルロン酸による注入(フィラー)が最も普及している(図 8-11).

斜鼻，広鼻，わし鼻(ハンプ)修正に対して，骨切り術が適応となる(図 8-12).

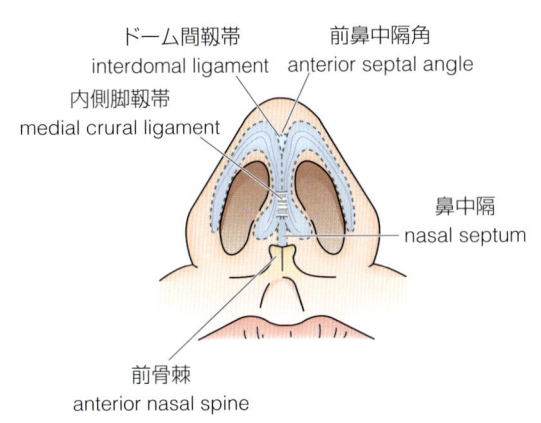

図 8-10　鼻翼軟骨の構造

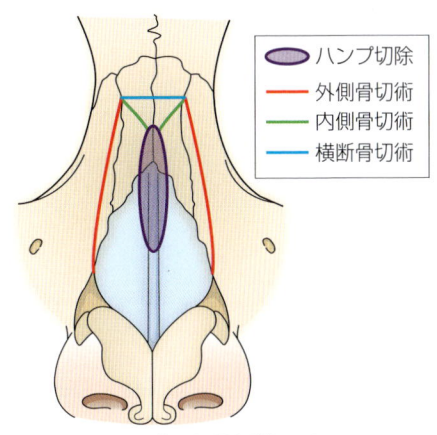

図 8-12　さまざまな骨切術ライン

8
美容外科

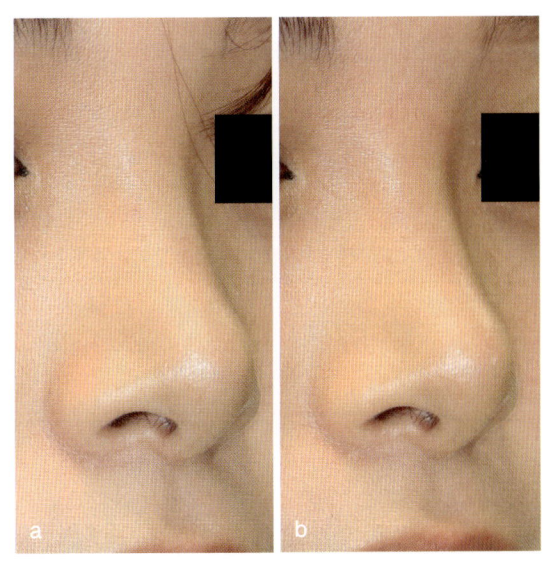

図 8-11　ヒアルロン酸注入
a：施術前
b：施術直後

2 ● 鼻尖形成

　鼻尖の形状を変えることが主体となる手術で，いわゆる団子鼻に対して，鼻翼軟骨形成や耳介軟骨移植が一般に行われる（図 8-13）．鼻尖部にフィラーを行うと血流障害により皮膚壊死を引き起こすため，推奨されない．

3 ● 鼻翼形成

　鼻翼の形態は，幅や大きさだけでなく鼻孔という立体構造をなす．日本人は鼻翼幅が広く鼻孔の形態が丸く張り出している，いわゆる獅子鼻という特徴をもつ．手術では大きく張り出した鼻孔を目立たなくさせることを主眼とする．鼻翼基部を

皮膚・鼻翼軟骨を一塊として切除し縫縮することが頻用される．

4 口唇の美容外科

　口唇は人種間だけでなく個体間でも形態に差があり，意志の強さや品性まで表すため，人相に大きく影響する．治療は形態的に口唇を厚くするか，薄くするかの2つに大別されるが，口唇は加

NOTE
不用意な鼻翼形成には注意

　外鼻の悩みは，「鼻が低い」「鼻先が大きく丸い」「鼻の穴が大きい」が挙げられる．隆鼻に比べ，鼻尖・鼻翼形成は患者との術後イメージを共有することが難しいため，写真は手術によるイメージを少しでも共有するため2回に分け，手術（1回目にシリコンによる隆鼻，2回目に鼻尖形成）を行った（図）．特に男性は，精神的な問題を有していることが多いので，過度な変化やイメージをもっている患者には注意を要する．

　また皮膚・鼻翼軟骨の切除による鼻翼形成は，鼻孔が縮小するため，呼吸の妨げとなる．鼻腔抵抗の約80％は外鼻の形態に依存するといわれ，不用意な鼻翼形成は，口を常時開けた口呼吸主体の顔貌に変化する可能性があるため，注意しなければならない．

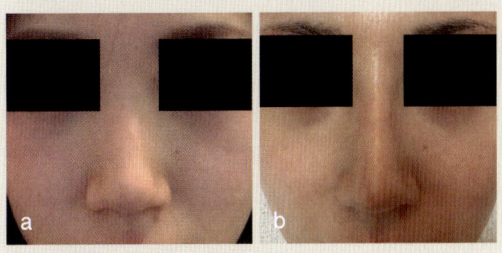

図　隆鼻および鼻尖形成施行
a：術前，b：術後

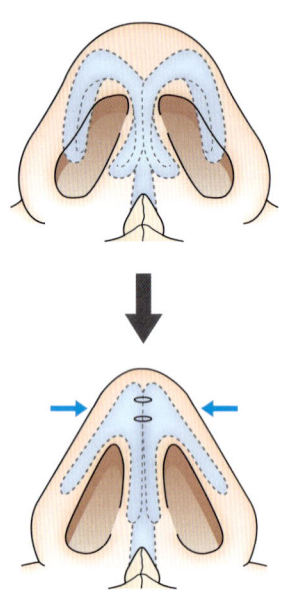

図 8-13　鼻尖形成術
左右の鼻翼軟骨を引き寄せる.

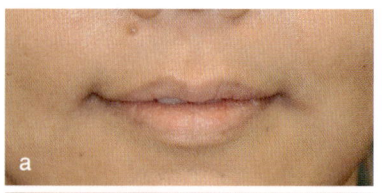

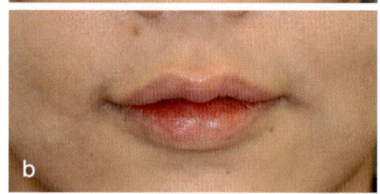

図 8-14　口唇に対するフィラー(ヒ アルロン酸注入)
a：施術前．b：施術後

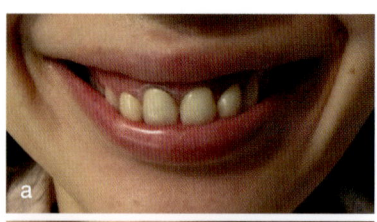

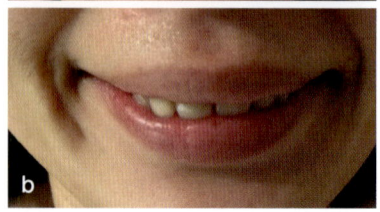

図 8-15　ガミースマイル
a：笑うと上顎歯肉が露出する.
b：施術後は上顎歯肉がみられない.

齢とともに変化し, 可動性があるため静止時と運動時では, 形態が異なることを理解させなければならない. 以前はアヒル唇を希望する若者が多く流行りであったが, 極端な口唇の変化を望まない傾向にあるように思われる.

Ⓐ 口唇の解剖

口唇は白唇部と赤唇部に分けられ, 外表から皮膚, 皮下組織, 口輪筋, 粘膜下組織, 粘膜から構成される. また, 腺組織をもつ赤唇粘膜を wet mucosa(歯肉側), それをもたない赤唇粘膜を dry vermilion(皮膚側)という(口唇の詳細な解剖は先天異常の項目を参照➡92頁)

Ⓑ 口唇の治療

1 ● 口唇を厚くする場合

隆鼻と同様に, ヒアルロン酸を用いたフィラーが大多数である. アヒル唇を希望される場合は, ヒアルロン酸を赤唇部の両外側部に多く注入することになる. 肉感的, 若々しい印象を与える(図8-14).

2 ● 口唇を薄くする場合

wet mucosa 側(縫合線が外表から観察されない部位)で, 粘膜および口輪筋の一部を切除し縫縮する. 薄い口唇は, 理知的であるが, 性格が冷たく, 老けた印象を与えるため頻用されない.

a ガミースマイルの治療

笑ったときに上顎歯だけでなく, 歯肉が露出することをガミースマイルという. 欧米人に比べ日本人はガミースマイルが多い. 上顎骨の短縮術(LeFort Ⅰ型骨切り術)や上唇挙筋群の切除が行われるが, 外科的侵襲の観点からフィラーを希望されることが多い(図8-15).

❺ 耳介の美容外科

耳介の変形は, 耳輪の変形が最も目立ちやすく, 形状やサイズによって40種類以上に分類される. 美容外科で取り扱う耳介の変形の多くは, たち耳である. 日本では, たち耳はほとんど気にされないが, 欧米ではコミカルな醜形として, いじ

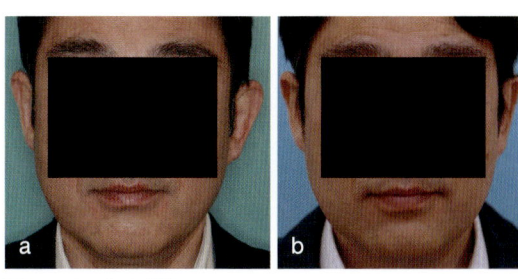

図 8-16　たち耳
b（手術後）に比べ，a（手術前）の聳立度が大きい．

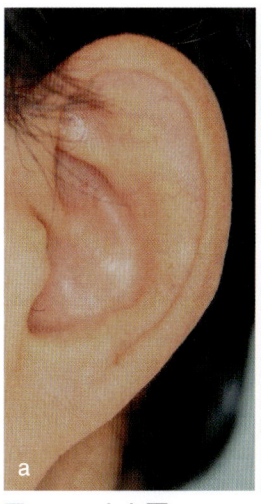 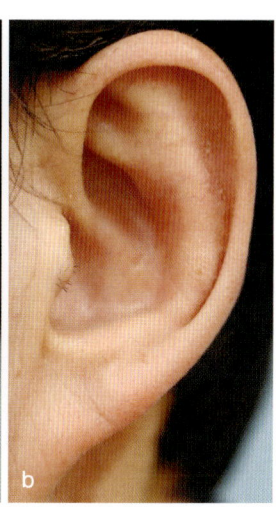

図 8-17　たち耳
図 8-16 と同一症例．
a：術前．対耳輪が不明瞭で，舟状窩が消失している．
b：術後．対耳輪，舟状窩が形成されている．

めの対象となるため手術が極めて盛んに行われている．

　たち耳は対耳輪の形成不全であり，側頭骨面と耳輪面のなす角（θ：聳立度）が 40° 以上，あるいは，その距離が 2.5 cm 以上をたち耳とされる（図 8-16）．

Ⓐ 耳介の解剖

　耳介の解剖は，先述した先天異常の項目と重複するので割愛する．

Ⓑ 耳介の治療

　手術は，耳介後面にレンズ状の皮膚切除を行う．耳介軟骨をマットレス縫合することにより，対耳輪が形成されるため，耳介の聳立度が小さくなる（図 8-17）．

●参考文献
1）広比利次：美容外科手術手技　鼻形成術．克誠堂出版，2012
2）Hong RJ：Aesthetic Plastic Surgery of the East Asian Face. Thieme, Stuttgart, 2016

Ⓒ 躯幹，四肢の美容外科

① 乳房の美容外科

　乳房から腰部，殿部に至るボディラインは女性らしい魅力を高める．そのなかでも乳房は女性の「美の象徴」であり，その形，サイズ，プロポーション，ポジションは患者の美意識や心理面に大きな影響を及ぼす．理想の乳房像については人それぞれ独自の考えに基づく．医師は患者の希望を十分に理解し，乳房の外観だけでなく，触感や性

的感覚にも配慮して治療する必要がある．

　美容外科で扱う乳房手術には，豊胸術，乳房固定術（吊り上げ術），乳房縮小術，陥没乳頭形成術，乳頭縮小術，乳輪縮小術，女性化乳房の手術，性別不合（GI）に対する手術などがある．

Ⓐ 乳房の発生・成長と解剖

1 ● 乳房の発生と成長

　乳腺は外杯葉性起源である．発生学的には胎生 4 週目に乳腺堤（ミルクライン）として腋窩から鼠径部にかけて出現し，通常は第 4 肋間の一対のみが発達し，その他は退縮する．腋窩や乳房下溝線部などに遺残した場合を副乳と呼ぶ．

　女性の乳房の発達は，思春期にエストロゲンにより乳管が増え，エストロゲンとプロゲステロンにより腺房が増えることで，成人の乳房の大きさと形に落ち着く．乳腺は性ホルモンの影響を受けて増殖と退縮をきたす．出産直後にはプロラクチンの影響で，乳房は母乳を含み乳房皮膚や乳輪も大きく伸展する．加齢や閉経により乳房の乳腺は退縮し，脂肪組織の割合が増える．

2 ● 乳房の解剖

　成人女性の乳房は，第 2〜6 肋骨の間で大胸筋上に位置する．重要な解剖学的および美容的なランドマークとして，乳房上極，乳房下極，乳房上縁，

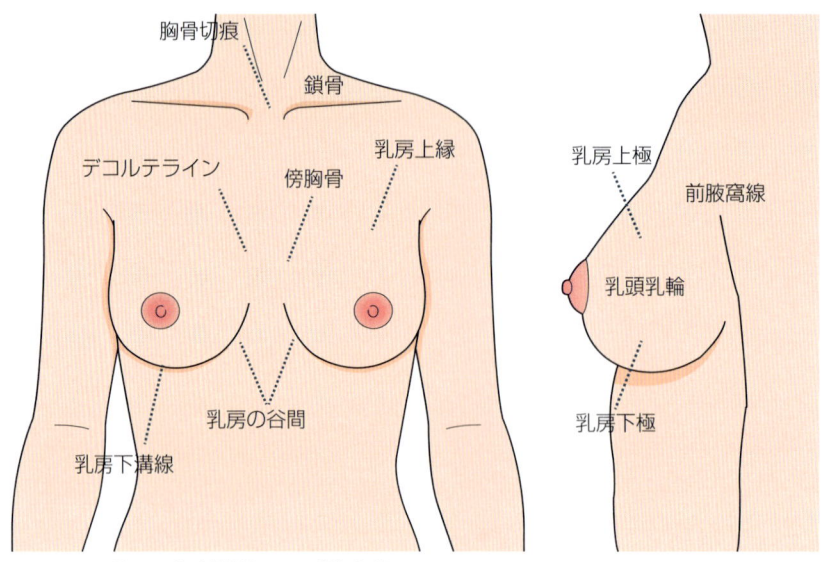

図 8-18 乳房の解剖学的および美容的ランドマーク

乳房下溝線，乳頭乳輪，乳房の谷間，デコルテライン，鎖骨，胸骨切痕，傍胸骨，前腋窩線がある．乳房の形を構成する要素として，乳房皮膚，乳頭乳輪，皮下脂肪，筋膜，クーパー靱帯，乳腺，大胸筋，小胸筋，肋骨・肋軟骨，胸骨，胸椎などが挙げられ，これらが複雑に組み合わさっている（図 8-18）．

　乳頭は直径が約 1 cm の隆起で，若い成人女性では第 4 肋骨の高さに位置している．乳頭には 15〜20 本の乳管が開口している．乳輪は直径 35 mm 前後の円形で，皮脂腺であるモントゴメリー腺を有する．乳頭乳輪の深部には平滑筋線維が同心円状，放射状に配列して乳頭の勃起に関与する．

　乳腺は浅筋膜の浅葉と深葉の間に囲まれ，クーパー靱帯で周囲の皮膚や筋膜に固定される．乳房の支持構造であるクーパー靱帯が緩むことが，乳房下垂の主要因の 1 つとなる．

　乳腺への主要な血流は，内胸動脈穿通枝（第 2〜第 5 肋間），外側胸動脈，肋間動脈穿通枝（第 4 肋間）である．また乳頭の知覚は，肋間神経外側皮枝（第 3〜第 5 肋間）および，肋間神経前皮枝（第 2〜第 4 肋間）による支配を受ける．

B 美容外科手術

1 ● 豊胸術 augmentation mammaplasty

　豊胸術はシリコン乳房インプラントの挿入，脂肪注入，充填剤（フィラー）注入などにより乳房を増大させる手術である．

a 豊胸術の変遷

　わが国では，1950 年代よりパラフィン系物質であるオルガノーゲンやワセリン，70 年代にはシリコンの乳房への注入により行われた．しかしこれらの注入異物が，乳房内で異物肉芽腫を形成し，乳腺，大胸筋，皮下脂肪，皮膚への移動や浸潤により変形や皮膚潰瘍，感染を合併することが大問題となった．注入材料の血管内注入による致死性肺水腫の報告もあった．

　1960 年代には，バッグ内にシリコンジェルを充填したシリコン乳房インプラントが開発された．以後，これが世界の主流となったが，バッグ破損や内容液漏出，自己免疫疾患の 1 つであるヒトアジュバント病などの問題により，1990 年代に世界的に使用禁止となった．米国ではその後，安全性を考慮して生理食塩水バッグが用いられていたが，コヒーシブシリコンなど粘度が高く漏出時の危険が少ない素材が登場し，2006 年に豊胸術用シリコンゲルインプラントとして認可された．

　2019 年に BIA-ALCL（ブレスト・インプラント関連未分化大細胞型リンパ腫）により，表面構造が凸凹したマクロテクスチャードのインプラントが使用禁止となり，現在では表面構造がより滑らかなナノテクスチャード，マイクロテクスチャード，スムースのインプラントが豊胸術に用いられている．

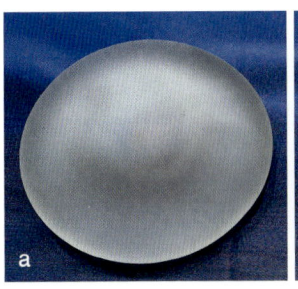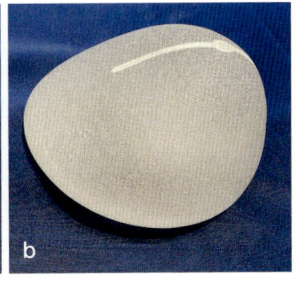

図 8-19　乳房インプラント
a：ラウンドタイプ．表面構造がナノテクスチャード
b：アナトミカルタイプ．表面構造がマイクロテクスチャード

脂肪注入は 1980 年代から豊胸術に用いられていたが，移植脂肪がほとんど生着せず脂肪壊死となり囊胞や石灰化が問題となった．乳癌との鑑別も困難なため，米国形成外科学会は反対する立場を表明した．しかしその後，手術手技の改良により移植脂肪の生着が改善した．また画像診断技術の向上により乳癌との鑑別も可能となり，脂肪注入による豊胸術が見直されるようになった．

b 乳房インプラントによる豊胸術

豊胸術に用いられるシリコン乳房インプラントの形状は，お椀を伏せた半円形のラウンドタイプ，涙のしずく形のアナトミカルタイプがある（図 8-19）．また表面構造からナノテクスチャード，マイクロテクスチャード，スムースの各インプラントに分類される．

インプラントを埋入する部位は乳腺下，大胸筋下，もしくは大胸筋下から乳腺下に移行する dual plane の 3 種類がある（図 8-20a）．インプラントを挿入するための皮膚切開アプローチは，腋窩，乳輪辺縁，乳房下溝線の 3 つである．腋窩切開は皺線に沿い 3 cm 程でキズあとが目立たないが，内視鏡併用かブラインドでの剥離操作となる．乳房下溝線は直視下に創内を観察でき安全であるが，キズあとが目立つことがある．

豊胸術の合併症として周術期には出血，血腫，漿液腫，感染がある．インプラントに由来する晩期合併症として，リップリング（波打ち変形），被膜拘縮，インプラントの位置異常や破損があり，被膜の切開や切除，脂肪注入，インプラント交換や抜去などの修正術を要することがある．

c 脂肪注入による豊胸術

脂肪注入による豊胸術も選択肢の 1 つで，近年，手術例が増えている．腹部，大腿部，腰部から脂

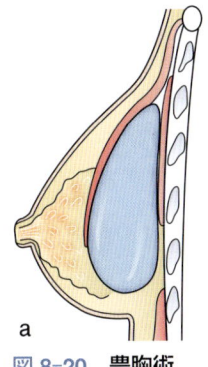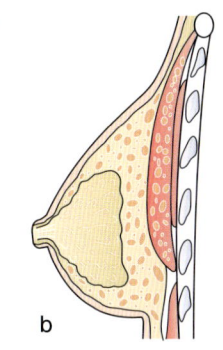

図 8-20　豊胸術
a：乳房インプラントによる豊胸術．大胸筋下～乳腺下に移行する dual plane 法．
b：脂肪注入による豊胸術．皮下や大胸筋内に脂肪注入し，乳腺内には注入しない．

肪吸引し，遠心分離などの精製後に脂肪注入する．赤血球，白血球，オイル，結合織，麻酔液などの不純物をできるだけ取り除き，乳房の皮下，乳腺下，大胸筋内や筋下に多方向，多層に細かく，少量ずつ脂肪注入することで移植脂肪の生着を高める（図 8-20b）．乳腺内には注入しない．このほかに再生医療として血管間質細胞群，培養脂肪幹細胞などを付加した脂肪注入，体外式乳房拡張器を併用して移植脂肪の生着を高める方法が報告されている．

d 充填剤（フィラー）による豊胸術

豊胸を目的とした吸収性フィラー（ヒアルロン酸），非吸収性フィラー（ポリアクリルアミドハイドロジェル）が注入材料として用いられているが，安全性が確立されていない．

ヒアルロン酸は注入後の体内移動，大量注入による被膜拘縮や結節形成，反復注入による持続的な炎症が報告されている．豊胸への注入は米国

FDA（食品医療薬局）で許可されておらず，世界的にも承認品が存在しない．ポリアクリルアミドハイドロジェル注入は，感染，腫瘍形成など難治性合併症の報告が相次ぎ，関連学会から豊胸目的に注入すべきではないと警告している．

2 ● 乳房固定術（吊り上げ術）mastopexy

乳房固定術（吊上げ術）は，乳頭乳輪または乳房の下垂を，サイズを減らすことなく挙上させる手術であり，サイズを減らす場合が乳房縮小術である．

a 乳房下垂の分類

下垂の程度は乳房下溝線と乳頭の位置関係を基準として決められる．乳頭が乳房下溝線よりも上方にあれば下垂はない．乳頭が乳房下溝線よりも上方にあるが，乳房下極が下溝線より下方にある場合を偽下垂と呼ぶ．

Regnault は下垂の程度を3つに分類し，I度は乳頭が乳房下溝線から1 cm 下方までの軽度の下垂である．II度は乳頭が乳房下溝線よりも1～3 cm 下方にあるが，乳頭は乳房下極よりも上にある中等度の下垂である．III度は乳頭が乳房下溝線より3 cm 以上下方にある．あるいは乳頭が乳房下極の最下方に位置する高度な下垂である（図8-21）

b 手術法

乳房固定術（吊り上げ術）は皮膚切開の部位により，乳輪辺縁の皮膚をドーナッツ状や，乳輪上縁を三日月状に切除する乳輪辺縁切開法（peri-areolar incision），乳輪辺縁と乳房下溝線へ縦方向に皮膚切開する垂直切開法（vertical incision）に分けられる．乳頭乳輪の位置を上方に修正しつつ乳房の形を整える．

c 合併症

乳頭乳輪や乳房皮膚の血流障害，肥厚性瘢痕，乳房の位置異常や知覚異常がある．

3 ● 乳房縮小術 reduction mammaplasty

乳房肥大では間擦疹，肩こり，背部や頚部の痛みなどの症状がある．肥大の程度は軽度，中等度，重度，巨大に分けられる．乳房縮小術は乳房のサイズを減少させることで，乳房の大きさと形態を整え，乳房肥大に伴う症状を改善させることを目的とする．乳房肥大の多くは乳房下垂を合併する

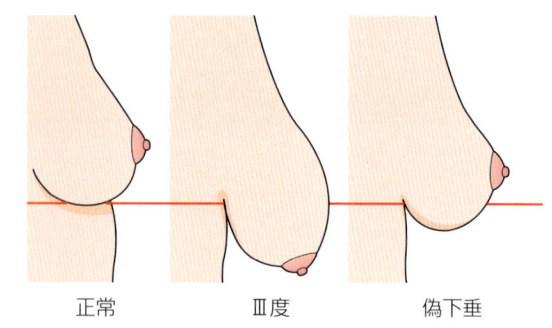

正常　　　　　III度　　　　　偽下垂

図 8-21　乳房下垂の分類（Regnault's classification of ptosis）
正常：乳頭が乳房下溝線より上にある．I度：乳頭が下溝線より1 cm 下方までにある．II度：乳頭が下溝線より1～3 cm 下方までにある．III度：乳頭が下溝線より3 cm 以上下方にある．偽下垂：乳房下極が下溝線より下方にある．

ため，手術では乳房を減量しつつ乳頭乳輪の位置を上方に移動する．

a 手術法

手術方法には，従来から行われているワイズパターン切開（wise pattern incision）と手術瘢痕を短くした垂直切開（vertical incision）の2種類がある（図8-22）．ワイズパターンでは鍵穴型に皮膚皮下脂肪，乳腺組織を切除する．乳輪乳頭複合体は有茎皮弁として上方に移動し，術後は逆T字の手術瘢痕が生じる．この方法では乳房皮膚（スキンブラジャー）の調節が容易で，標準術式として広く行われてきた．

一方，最近のトレンドは垂直切開法で，皮膚切除のデザインを工夫し，切開線の下方で巾着縫合を併用する．短い切開線で乳房縮小術が可能となる．

b 合併症

乳房吊り上げ術の場合と同様である．切除量が多いほど，乳頭壊死など血流障害に由来する合併症の頻度が高くなる．

4 ● 陥没乳頭 inverted nipple

陥没乳頭は乳頭先端が周囲の乳輪と同じ高さか，陥凹している状態である．乳管および乳管周囲組織が短縮しており，授乳困難，乳腺炎，乳輪下膿瘍を引き起こす．用手的に突出する軽度なものから，突出するがすぐに元に戻る中等度，突出しない高度なものに分けられる．

手術では，乳頭陥凹部から基部まで縦切開し，

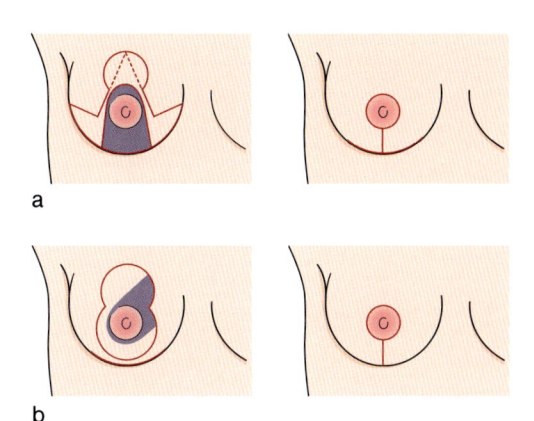

図 8-22　乳房縮小術
a：ワイズパターン切開．乳頭乳輪の血流が下方茎
b：垂直切開．乳頭乳輪の血流が内上方茎

ルーペ下に短縮した乳管周囲の索状物を剝離し乳管を伸展させる．若年者の場合は乳管を温存して授乳機能を残す必要がある．乳頭基部を Z 形成術によりくびれを形成する．重症例では手術後の再発が多い．術後合併症には乳頭血流障害がある．

●参考文献
1) de la Torre JI, et al：Anatomy for plastic surgery of the breast. Plastic Surgery Key.
2) 三鍋俊春，他：乳房増大に対するフィラー（充塡剤）による治療．美容医療診療指針（令和 3 年度改訂版）．日美外報　44（特別号）：65-73，2022
3) 佐武利彦，他：乳房増大に対する脂肪注入治療．美容医療診療指針（令和元年度厚生労働科学特別研究事業）．42（特別号）：43-48，2020
4) Ashraf BW, et al：Breast Augmentation. *In* Nahabedian MY（ed）：Cosmetic and Reconstructive Breast Surgery. pp119-133, Saunders, Elsevier, Amsterdam, 2009
5) Regnault P：Breast Ptosis. Definition and treatment. Clin Plast Surg 3：193-203, 1976
6) Hall-Findlay E, et al：Concepts and Principles of Breast Reduction Surgery. *In* Hamdi M（ed）：Vertical Scar Mammaplasty（2nd ed）. pp13-30, Springer-Verlag GmbH, Heidelberg, 2018

2 臍の美容外科

臍ヘルニアは 2 歳までに多くが自然閉鎖するが，余剰皮膚だけが臍突出（でべそ）として残ることがある．突出した皮下には腹膜や腹膜前脂肪の脱出がある．機能的には問題ないが整容的な問題

となる．小児で腹部の皮下脂肪が薄くカエル腹様の場合，臍部の突出が目立つが皮下脂肪が厚くなるにつれ臍は埋まり込むようになり，目立たなくなることも多い．

手術では，脱出している腹膜や脂肪組織を腹腔内に戻し，余剰な皮膚や瘢痕組織を切除する．臍窩の形成では自然な陥凹を作るため，皮弁デザインに工夫を要する．

3 躯幹などの脂肪過多

肥満とは病的な状態でなく，脂肪が過剰に蓄積した状態を表している．一方，肥満症とは病的な状態，すなわち肥満に起因ないし関連する健康障害を合併するか，その合併が予測される場合で医学的に減量を必要とする病態である．

肥満の程度は，**BMI（body mass index）＝体重（kg）÷身長（m）÷身長（m）**で判定される．BMI が 18.5＜を低体重，18.5≦～＜25 を普通体重，25≧を肥満（1～4 度）としている．

A 手術の適応

脂肪蓄積の程度と部位，皮膚のたるみと体幹の筋肉が体型を規定している．脂肪組織は主に下腹部と側腹部に蓄積する．また，殿部，大腿，上腕にも沈着しやすい．

減量手術後や相当量の体重減少によるたれ腹や四肢のたるみの症例は手術の適応になる．

B 手術法

手術は部分的な痩身であり，体重減少を目的とするものではない．たるみに対しては余剰な皮膚と皮下脂肪を切除する方法が行われる．腹部では皮下脂肪量の程度や皮膚弛緩の方向によって皮膚切除のデザインを考慮する（図 8-23）．

これに対し，小さな皮膚切開口から皮下脂肪を吸引する方法を脂肪吸引術（liposuction）という．ほかにはレーザーなどの機器を用いてボディラインを改善させるものや，炭酸ガス注入療法，薬剤を脂肪組織内に直接注入するメソセラピー（mesotherapy）などがある．

●参考文献
1) Aston SJ, et al：Aesthetic plastic Surgery. pp729-846,

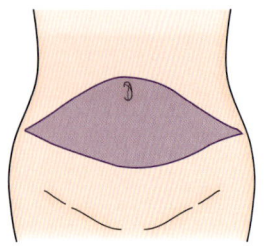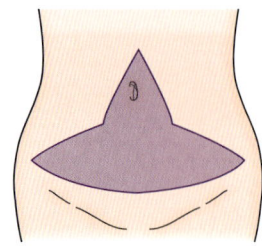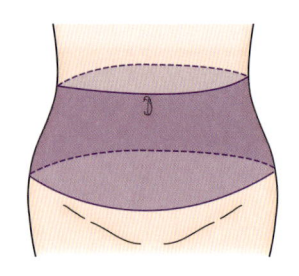

図 8-23　腹壁形成術での皮膚切除のデザイン
余剰皮膚の状態にあわせて腹部の切開線をデザインする．背部まで全周性に切除を行う場合もある．

Saunders Elsevier, Philadelphia, 2009
2) 日本肥満学会（編）：肥満症診療ガイドライン 2016. ライフサイエンス出版，2016

④ 腋臭症・多汗症

Ⓐ 腋臭症

腋臭症とは「わきが」とも呼ばれ，腋窩が特異な臭いを放つ状態である．欧米ではある程度生理現象として認識されているが，東アジアでは臭いや衣服の黄ばみなどに嫌悪感を抱く傾向がある．汗腺のうちエクリン汗腺は全身皮膚に分布し，皮表に直接開口しているが，アポクリン汗腺は腋窩，乳輪，陰部などの特定部位にのみ分布し，毛包内に開口している．

腋臭は，アポクリン汗腺が発達する思春期以降にみられる．アポクリン汗腺から分泌されたものはほとんど無臭といわれているが，皮膚に存在する常在菌により低級脂肪酸，揮発性硫黄化合物，揮発性ステロイド類などに分解され体臭となる．腋臭が著しい場合，腋臭症と診断する．湿潤性の軟らかい耳垢の人に腋臭症の合併が多いといわれている．

治療としては，非手術療法と手術療法がある．非手術療法では腋毛の処理や脱毛，制汗剤・防臭剤の使用，抗コリン薬・精神安定薬の内服，イオントフォレーシス，ボツリヌス菌毒素の注射などがある．最近では，マイクロ波でアポクリン腺を破壊する治療も行われる．手術では皮膚切除法，掻爬法，吸引法，超音波法，剪除法などがある．

Ⓑ 多汗症

汗は外分泌液であり体温調節，湿度保持機能を

はじめ人体にとって重要な働きをしている．エクリン汗腺の機能亢進により体温調節に必要な量を超えて発汗があり，日常生活や仕事に障害がある状態を多汗症という．頭部・顔面，手掌，足底，腋窩に温熱や精神的負荷の有無にかかわらず大量の発汗を生じる状態を原発性局所多汗症という．

治療は，塩化アルミニウムの単純あるいは密封療法（occlusive dressing technique：ODT）外用，イオントフォレーシス，ボツリヌス菌毒素の注射，外用抗コリン薬などがある．交感神経遮断術は，手掌多汗症に有効性が高いが代償性発汗の問題がある．重症で保存的治療に抵抗性がある場合に，十分なインフォームドコンセントのもとで行われる．

●参考文献
1) 細川亙，他：腋臭症・多汗症治療実践マニュアル．全日本病院出版会，2012
2) 日本形成外科学会，他（編）：形成外科診療ガイドライン 7　体幹・四肢疾患．金原出版，2015
3) 藤本智子，他：原発性局所多汗症診療ガイドライン 2015 年改訂版．日皮会誌 125：1379-1400，2015
4) 河野太郎，他：CQ4-1 腋窩多汗症にマイクロ波治療は有効か？．日美外報 44：80-81，2022

⑤ 多毛症・無毛症

Ⓐ 多毛症

原因は多彩であるが，女性の顔面や躯幹にアンドロゲン依存性の体毛が過剰に発生したものを男性型多毛症という．アンドロゲン作用の強弱によって多毛や無毛が発現する．女性にとって発毛状態の異常は疾患に対する治療に加え，整容的にも問題になる．

多毛症の70%以上は多嚢胞性卵巣症候群である. その他副腎過形成, アンドロゲン産生腫瘍, Cushing(クッシング)症候群, 高プロラクチン血症, 薬剤性, 原因不明多毛などがみられる. 器質的疾患では原疾患の治療を優先する.

治療では, 経口避妊薬や抗アンドロゲン薬, インスリン抵抗性改善薬, 発毛抑制軟膏などがある. 美容的な治療として剃毛やクリームよる除毛がある. 脱毛治療には, 電気融解やレーザー機器がある.

B 無毛症

先天性脱毛症として無毛症, 乏毛症と他の先天異常を伴うものがある. 先天性無毛症の1つである先天性汎発性脱毛症は, 頭髪の脱落後, 毛の再生をみない. 先天性乏毛症では頭髪は細く縮れており, 壊れやすく長い毛とならない. 有効な治療法はまだない.

●参考文献
1) Ferriman D, et al : Clinical assessment of body hair growth in women. J Clin Endocrinol Metab 21 : 1440-1447, 1961
2) 沖利通:【ホルモン療法実践マニュアル】生殖内分泌分野　多毛症. 産と婦 80(Suppl): 253-260, 2013
3) 玉置邦彦(総編):最新皮膚科学大系　第17巻. 付属器・口腔粘膜の疾患. 中山書店, 2002
4) 大塚藤男:毛髪の疾患. 大塚藤男, 他(編):皮膚科学　第11版. p761, 金芳堂, 2022

❻ 禿髪

毛髪は成長期, 退行期, 休止期からなる毛周期を繰り返している. ヒトの頭髪が発育成長する成長期が2〜6年, 成長が停止する退行期が2〜3週間, 毛が脱落する休止期が3〜4か月といわれている. 1日に50〜100本程度の頭髪が抜けるのは生理的範囲内と考えられるが, これ以上の毛が抜け, 毛が少なくなった状態を脱毛症という. 原因は多岐にわたるが, 代表的なものに円形脱毛症と男性型脱毛症がある.

A 円形脱毛症

毛髪組織に対する自己免疫疾患で, 病理学的には毛包周囲に密なリンパ球浸潤がみられる. 約半

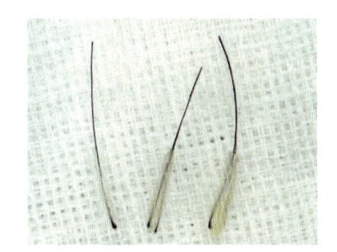

図 8-24　**1本毛, 2本毛, 3本毛**

数の症例でアトピー素因を伴う. 軽症例では塩化カルプロニウム液, ステロイドの外用や局所注射, 抗アレルギー薬の内服などを組み合わせて行う. 重症例ではステロイドパルス療法, 感作物質を用いた局所免疫療法を行う. また, 近年はJAK阻害薬も用いられる. ステロイド全身投与やPUVA療法も行われるが, 小児(15歳以下)には適応しない.

B 男性型脱毛症

男性型脱毛症とは, 思春期以降に始まり徐々に進行する脱毛症である. 前頭部から頭頂部を主体に軟毛化現象を起こし, パターン化した脱毛がみられる. テストステロンはⅡ型 $5a$-還元酵素の働きにより, さらに活性が強いジヒドロテストステロン(DHT)に変換され受容体に結合する. 髭では成長期が延長するが, 前頭部や頭頂部では成長期が短縮する. このため男性型脱毛症となる.

治療は, フィナステリドおよびデュタステリドの内服, ミノキシジルの外用などが有効である. 近年, LEDおよび低出力レーザーなども推奨されている.

手術では, 主に自毛植毛術が行われる. 禿髪部の切除では単純切除法と, 数回に分けて切除縫合を繰り返す分割切除法が行われる. また, ティッシュエキスパンダー法もある. 皮弁法には有茎皮弁法や血管柄付遊離頭皮皮弁法がある. 前者は比較的簡単に行えるが, 移動により毛流が逆になる問題がある. 近年では, これらの手術は男性型脱毛症にはあまり行われず, 自毛植毛術が行われる.

自毛植毛術では毛包を単位として移植するため毛流の再現性がよい. また, 生え際などには1本毛さらに上方には2本毛や3本毛(図8-24)を植えるなどの工夫をして自然な状態を形成する(図8-25). 毛包の採取では, 皮膚を切除する方法と毛

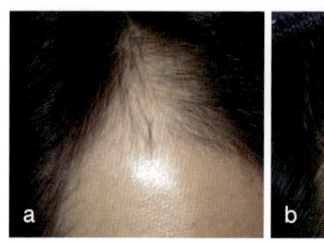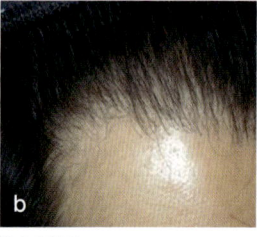

図 8-25　FUT による生え際の植毛
a：術前，b：術後 1 年
FUT：follicular unit transplantation

包ごとにくり抜く方法がある．

●参考文献
1) 眞鍋求，他：男性型および女性型脱毛症診療ガイドライン 2017 年版．日皮会誌 127：2763-2777，2017
2) 坪井良治，他：日本皮膚科学会円形脱毛症診療ガイドライン 2017 年版．日皮会誌 127：2741-2762，2017
3) 乾重樹：皮膚の異常　脱毛・多毛．綜合臨牀 60（増刊）：911-914，2011
4) 武田啓：毛髪．ppⅧ-Ⅸ，克誠堂出版，2018

和文索引

① 五十音順配列とした.
② ——でつないだ言葉はそのすぐ上の見出し語につなぐものである. また——のあとに,（カンマ）をつけてつないだ言葉は逆引きである.
③ 頭がアルファベットではじまるものは欧文索引に配列し, ギリシャ文字・数字ではじまるものは欧文索引の冒頭に並べた.

和文索引

和文索引

和
文
索
引

欧文索引

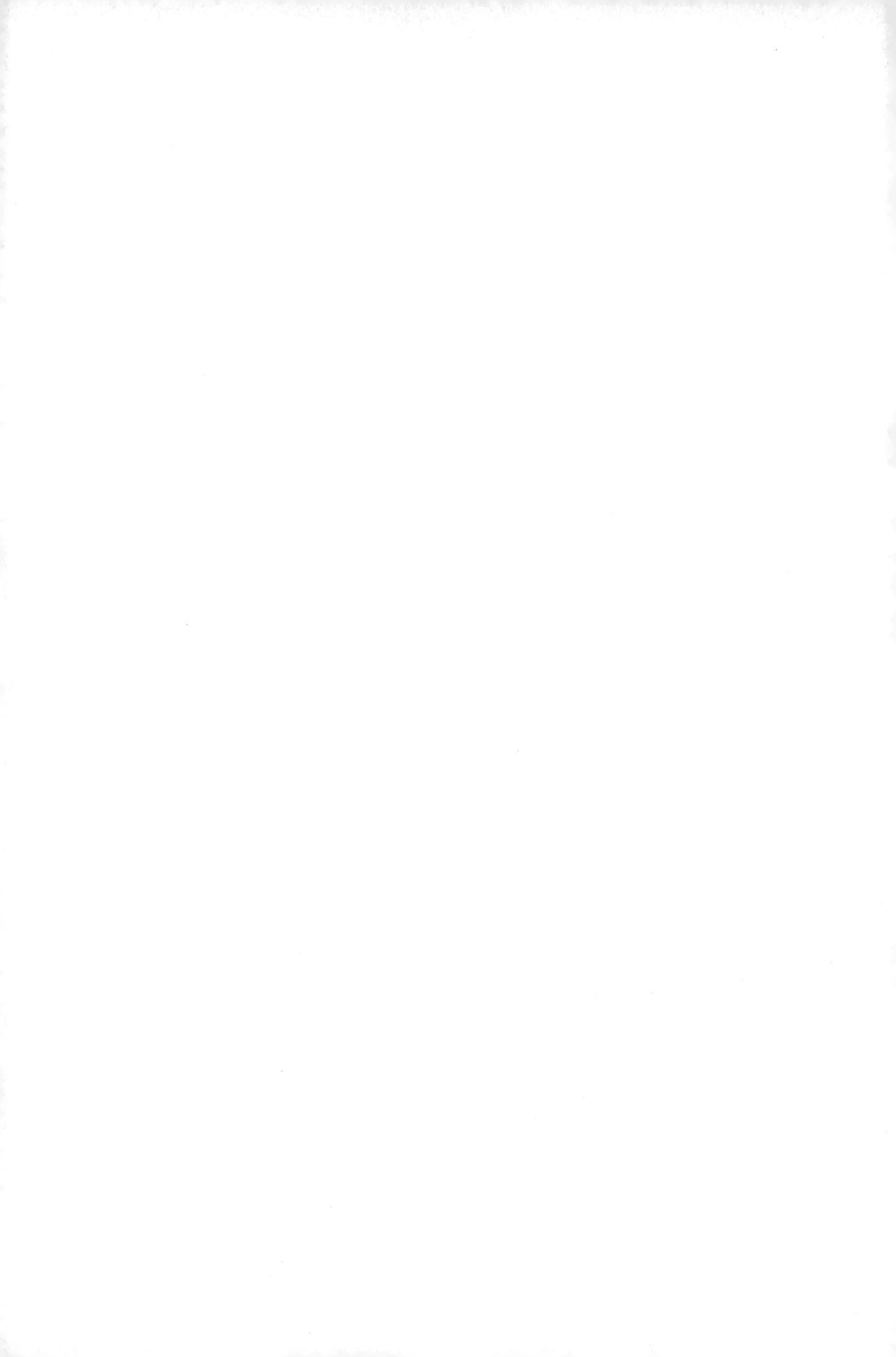